能然⋯⋯屈膝⋯⋯

醫院主席時常往病房科

中醫感西醫診症者一位

周主席曰現醫官列來之便

醫診治倘不能接納中醫

醫診否

勞英群先生曰今日西醫遍⋯

染疾不用中醫診治⋯

弟有意見四點提出討論

(一)中醫不得診治傳染症⋯

宣佈在法律上言不能⋯

(二)本院為全港華人⋯

本西醫輔之費為利便⋯

今日華人仍⋯信診數信

殖民权力与
医疗空间

香港东华三院中西医服务变迁

（1894~1941年）

COLONIAL POWER AND
MEDICAL SPACE

The Transformation of Chinese and
Western Medical Services
in the Tung Wah Group of Hospitals

1894–1941

杨祥银 著

社会科学文献出版社

SOCIAL SCIENCES ACADEMIC PRESS (CHINA)

序

本书是杨祥银教授博士论文的修订版，其结论部分篇幅大增，突显了作者以强烈的反殖话语批判"西医霸权"的措意。杨教授在香港攻读博士课程时，师从香港中文大学历史系郭少棠教授，接受世界史和宏观理论方面的熏陶。郭教授转往他校任教后，本人接任博导之责，而据悉郭教授仍常关心祥银论文撰写进度，并提供意见。

在学时的祥银以勤快、敏锐见称，终在最短修业期内完成论文毕业。多年后的今天，我再捧读有关文稿，仿如昨日。近年本人力促年轻学者从事香港殖民地史的研究，深感 Edward W. Said 的"东方主义"论等后殖学说已成老掉牙话语时，香港的案例仍无人善用以立新说，实令人纳闷。现喜见祥银新著直接以香港为案例，论列殖民权力问题。一向重视理论的他详征博引大量西方论著，其书中的冗长结语、脚注和参考文献处处显示国外后殖研究远远超前。在汉语学界，虽有少数华文著作曾就"文化调适"，甚至"空间政治"等概念切入，探讨中西医的接触、踫撞、交锋等关系，但与有关外文论著数量相较，简直不成比例。愿是书的出版令香港等曾受殖民主义影响的地方的历史能为后殖研究提供从比较角度进一步分析的内容。

地方史（包括殖民主义影响下的地方的历史）研究在乎"在地性"的掌握。杨书以香港一地的中西医服务为论析对象，虽以理论为重，作者仍深知原始资料的重要性，故务求详阅东华三院档案包括征信录、董事局会议记录、院务报告、政府来函、致政府书函等，并尽力搜寻相关中英文报刊记载，充分利用在港留学的机会接触主要原始材料，并从中推敲出 1894 年香港的鼠疫危机冲击下，东华董事局在港英政府与华人社会和中医间调停及斡旋时，总是处于左右为难的尴尬境地，而更多时竟是两面都不讨好。他又发现"西医生（不管是欧人西医还是华人西医）对于中医的偏见和傲慢情绪是相当强烈的"，而东华的"医务委员会成员构成中，……作为代表医院中医服务的中医生却没有任何代表"。这些一手资料的充分利用，可充实话语分析，甚或取代旧话语（无论是 Said 的"东方主义"论，Antonio Gramsci 的"文化霸权"

论，以至与本书主题息息相关的 Michel Foucault 的"空间是任何权力运作的基础"论），建立新说。相信扎根于实证的理论建构可令本课题的开展潜力无穷，当能超越"西医乃殖民主义工具"这类曾语出惊人但已成滥调的言说。

"在地性"的追求还为了让被研究者发声，本书作者叹息说："如果我们的焦点始终集中于殖民者的身上，始终以殖民者的帝国利益为考虑的出发点，那么就永远无法捕捉到被殖民者的真实体验"。他说得好：中医生是缺乏发声渠道的人群，有关他们的态度的话语"主要是来自他者的叙述"。是的，被殖民者的声音、主体性、主观能动性、生存策略等一直是后殖研究中有待补充的环节。相信作为口述史学者的祥银深知有关取径的重要，东华三院口述史料的继续编纂，将有助这方面的后续研究。无论如何，在香港史领域内多所涉猎，方有更多"在地性"的发现。此外，对中西医的性质、疗效等做专业知识论的理解虽非易事，但舍此无法令有关批判（如说西医对中医无知）有正确认知的学理根据。香港中医的发展史仍是个尚待开拓的领域，与其说香港中医被西医淘汰，不如说后者转移了空间而一直存在，且可能因此逃脱了以中西医结合为名的"西医化"命运。也许香港这片土地的"空间"特色，为中医造就了"剩余空间"。杨书末段就简述了东华三院在"九七回归"后复兴中医的情况。有关基础其实早已存在，而香港的"幸存"中医学体系竟令不少南下的交流团耳目一新，这也是始料不及的。

其实，有关研究的开展潜力无穷，例如，"西医霸权"的建立也涉及"西医的现代性"这个课题，充实这方面的论述，不仅可令有关研究对"后殖民"史学有贡献，也对"后现代"史学有所发明，并使课题有宏观比较史和全球史意义。无论如何，是书作者不仅以其热血的反殖批判激荡人心，也将为相关课题的后续实证研究开启无限空间。

叶汉明

戊戌　冬

香江

目　　录

Contents

表目录

第一章　导论

从 19 世纪初开始，伴随着西方殖民主义的侵略与扩张，西方医学（western medicine）作为近代中国西学东渐思潮的一个重要组成部分而逐步传入中国，它的移植、传播与扩张对于中国的传统医疗格局以及中国人的医疗观念与实践都产生了相当深刻的冲击与影响。[①] 作为东西文化交流的中心，香港成为西方医学

① 综观目前有关近代中国西医东渐的研究现状，可以发现大部分成果都是基于对西方医学在整个中国传播过程的考察，主要涉及医疗传教、中西医交流与论争、医疗制度与公共卫生事业、西医教育、西医专科发展以及西医代表人物和群体等主题。代表性成果可参阅 Carl F. Nathan, *Plague Prevention and Politics in Manchuria, 1910 – 1931*, Cambridge: East Asian Research Center, Harvard University, 1967; Ralph C. Croizier, *Traditional Medicine in Modern China: Science, Nationalism, and the Tensions of Cultural Change*, Cambridge: Harvard University Press, 1968; Theron Kue – Hing Young, "A Conflict of Professions: The Medical Missionary in China," *Bulletin of the History of Medicine*, Vol. 47, No. 3, 1973, pp. 250 – 272; John Z. Bowers, *Western Medicine in a Chinese Palace: Peking Union Medical College, 1917 – 1951*, New York: Josiah Macy, Jr. Foundation, 1974; Mary Brown Bullock, *An American Transplant: The Rockefeller Foundation and Peking Union Medical College*, Berkeley: University of California Press, 1980; Sheila M. Hillier and J. A. Jewell, *Health Care and Traditional Medicine in China, 1800 – 1982*, London and New York: Routledge, 1983; Kerrie L. Macpherson, *A Wilderness of Marshes: The Origins of Public Health in Shanghai, 1843 – 1893*, Oxford and New York: Oxford University Press, 1987; 赵洪钧：《近代中西医论争史》，安徽科学技术出版社，1989; Gerald H. Choa, *"Heal the Sick" Was Their Motto: The Protestant Medical Missionaries in China*, Hong Kong: Chinese University Press, 1990; Ka – che Yip, *Health and National Reconstruction in Nationalist China: The Development of Modern Health Services, 1928 – 1937*, Ann Arbor: Association for Asian Studies, 1995; Ruth Rogaski, *Hygienic Modernity: Meanings of Health and Disease in Treaty – Port China*, Berkeley: University of California Press, 2004; 杨念群：《再造"病人"：中西医冲突下的空间政治，1832 – 1985 年》，中国人民大学出版社，2006 和 2013; 何小莲：《西医东渐与文化调适》，上海古籍出版社，2006; 高晞：《德贞传：一个英国传教士与晚清医学近代化》，复旦大学出版社，2009; Iris Borowy (ed.), *Uneasy Encounters: The Politics of Medicine and Health in China 1900 – 1937*, New York: Peter Lang, 2009; Angela Ki Che Leung and Charlotte Furth (eds.), *Health and Hygiene in Chinese East Asia: Policies and Publics in the Long Twentieth Century*, Durham: Duke University Press, 2010; Guangqiu Xu, *American Doctors in Canton: Modernization in China, 1835 – 1935*, New Brunswick: Transaction Publishers, 2011; Tina Phillips Johnson, *Childbirth in Republican China: Delivering Modernity*, Lanham: Lexington Books, 2011; Connie A. Shemo, *The Chinese Medical Ministries of Kang Cheng and Shi Meiyu, 1872 – 1937: On a Cross – Cultural Frontier of Gender, Race, and Nation*, Bethlehem: Lehigh University Press, 2011; Bridie Andrews, *The Making of Modern Chinese Medicine, 1850 – 1960*, Vancouver: University of British Columbia, 2014; Sean Hsiang – lin Lei, *Neither Donkey Nor Horse: Medicine in the Struggle Over China's Modernity*, Chicago: University of Chicago Press, 2014; Mary Brown Bullock and Bridie Andrews (eds.), *Medical Transitions in Twentieth – Century China*, Bloomington: Indiana University Press, 2014; Liping Bu, *Public Health and the Modernization of China, 1865 – 2015*, London and New York: Routledge, 2017; Faith C. S. Ho, *Western Medicine for Chinese: How the Hong Kong College of Medicine Achieved a Breakthrough*, Hong Kong: Hong Kong University Press, 2017.

传播与实践的重要空间，港英政府、西方传教士、慈善组织与私人执业西医医生通过创办医院、诊所与药房，开设医学校培训西式医生和推动公共卫生宣传与健康教育等活动，积极推动西方医学在当地华人社会的发展与普及。

本书以香港东华三院（Tung Wah Group of Hospitals）西医引入过程与中西医服务变迁为例，来考察西方医学在近代中国传播过程中发生的中西医之间的对抗与互动关系，以及华人社会对于西方医学的认可与接受过程。考虑到香港当时处于英国的管治之下，本书则以殖民权力（colonial power）对东华三院医疗服务的干涉为主线，探讨东华三院作为一个医疗空间（medical space）如何在殖民权力和西医霸权的推进下从一个纯粹的中医医院逐步演变为中西医共存的医疗空间。

所谓殖民权力，简单而言，是指殖民政府对被殖民者的管治权。但这种权力除了压制性和支配性的一面，也有将管治权进一步合法化而建构的西方现代性和文明性的话语力量。正是这种西方文明的优越性和现代化的强势影响力，令西医霸权在殖民地得以确立。在此所谓霸权是对安东尼奥·葛兰西（Antonio Gramsci）说法的修饰，强调的是被统治者对统治者价值观的接纳和认可①。本书也指出，权力的运作是双向的，本书中的东华三院既是一个医疗空间，也是一个权力运作空间。其间，有关中西医的论争实与实际权力息息相关。在这个空间中的权力角力也是相向的，既有殖民权力，也有东华作为华人代表的权力。当然，强弱对比是很明显的。到了20世纪40年代，就其留医（住院）服务（inpatient services）来说，东华三院更是成为一个以西方医学为唯一治疗方法的西医医院。

当然，围绕着东华三院中西医服务变迁而发生的各种复杂关系也是本书考察的重点所在，其中涉及港英政府与华人社会、港英政府与东华三院董事局、中医医生与西医医生以及华人社会与东华三院董事局之间的多重关系。

---

① 即葛兰西所谓的"文化霸权"（cultural hegemony）或"道德和思想领导权"（moral and intellectual leadership）。在葛兰西看来，霸权的形成与确立不仅依赖于由监狱和法院等政治社会（political society）所建立的强制性政治支配，同时，它也强调通过学校和家庭等市民社会（civil society）实现被统治者对统治者主流意识形态与价值观念的默认与接受。详细内容可以参阅 Antonio Gramsci, *Selections from the Prison Notebooks of Antonio Gramsci*, edited and translated by Quintin Hoare and Geoffrey Nowell Smith, London: Lawrence & Wishart, 1971。另外，有关葛兰西的霸权理论可参阅 Walter L. Adamson, *Hegemony and Revolution: Antonio Gramsci's Political and Cultural Theory*, Berkeley: University of California Press, 1980; George Hoare and Nathan Sperber, *An Introduction to Antonio Gramsci: His Life, Thought and Legacy*, London and New York: Bloomsbury Academic, 2016.

为了解本书所涉及的历史背景与研究思路，导论部分将简单地介绍东华三院的历史、研究现状、所使用的主要研究资料以及选题动机与研究思路。

第一节　关于医院的故事：历史背景回顾

因本书主题涉及东华三院医疗服务，而且考察时段集中于 1894～1941 年①，因此有必要首先从医疗服务发展的角度简单地回顾 1870 年创院以来到 1941 年间的医院历史。由于 1894 年以后东华三院医疗服务的发展过程会在后文中详细讨论，这里侧重于介绍 1894 年以前医院的发展情况，即东华医院作为纯粹中医医院的历史时代。②

经过将近 150 年的发展，在历届董事局与社会各界的努力与支持下，东华三院一直秉承"救病拯危、安老复康、兴学育才、扶幼导青"的宗旨与承诺，如今已经发展成为香港最具规模的慈善机构，其服务涵盖医疗卫生、教育与社会服务。在医疗卫生服务方面，东华三院设有 5 间医院及多个中医药中心，提供医疗卫生、普查及诊断服务，其中包括医院服务、中医医疗服务、中西医结合服务、健康普查（诊断及治疗）服务、复康及牙科服务

① 本书将考察时段定于 1894～1941 年，主要是基于以下考虑：因为本书试图考察港英政府统治下东华三院中西医服务的变迁过程，以时间上限 1894 年来说，当年发生的香港鼠疫直接导致东华中医与西医的正面交锋，这场鼠疫危机也直接促使政府将西方医学强行引入东华医院。之所以将时间下限定在 1941 年，主要是因为从 1941 年 12 月开始香港进入三年零八个月的日本统治时期，而在此之前，东华三院西医服务主导格局也已经基本确立。因此，在这段时间内，东华三院基本上完成了西医引入、发展、扩张乃至主导地位确立的历史过程。当然，在分析过程中，本书也会相应地将考察时段向前后略微延伸。

② 需要指出的是，东华医院从创建开始就一直为华人社会提供牛痘接种服务，这当然是东华医院与西方医学有着紧密关系的重要例证。不过，一般来说，东华医院引入西医始于 1897 年，而之前不管在门诊还是留医服务方面都只是采用中医药治疗方法，因此仍然被视为一家纯粹的中医医院。有关东华种痘服务的研究可以参阅 *Annual Report of the Colonial Surgeon for 1875*，Hong Kong；"Vaccination in China," *Medical Times and Gazette*，October 1，1881，p. 421；"Hong‐Kong," *The Lancet*，May 6，1882，pp. 758－759；J. Dyer Ball，*Things Chinese，Or Notes Connected with China*，London：John Murrary，Fouth edition，Revised and Enlarged，1904，pp. 760－761；Elizabeth Sinn，*Power and Charity：The Early History of the Tung Wah Hospital，Hong Kong*，Hong Kong：Oxford University Press，1989，pp. 65－67；帆刘浩之：《近代香港天花流行与中医药的社会化》，发表于"社会文化视野下的中国疾病医疗史研究"国际研讨会（天津：南开大学中国社会史研究中心，2006 年 8 月 11－14 日）；Hong Kong Museum of Medical Sciences Society，*Plague，SARS and the Story of Medicine in Hong Kong*，Hong Kong：Hong Kong University Press，2006，pp. 23－26；Michael Ingham，*Hong Kong：A Cultural History*，Oxford：Oxford University Press，2007，p. 113.

等等。① 而在本书考察的这段时间内，东华三院医疗卫生服务主要由成立于1870 年的东华医院（Tung Wah Hospital）、1911 年成立的广华医院（Kwong Wah Hospital）以及1929 年成立的东华东院（Tung Wah Eastern Hospital）共同提供。为加强三院的行政管理与资源整合，三院于1931 年实现统一管理，统称东华三院②。

自从东华医院创建以来，与政府的努力相比，它们在向广大华人提供医疗服务方面承担了更多的责任，尤其是在医疗服务方面，东华三院显然成为港英政府医疗卫生体系的重要组成部分。根据统计，1938 年东华三院病床数目达到1000 多张，而同年政府两家普通科医院（玛丽医院和九龙医院）的病床数只有680 张左右，而且它们承担的留医与门诊压力也明显大于政府与其他非政府医院（包括教会医院和私家医院）。③ 在很大程度上，这种医疗服务的自给自足模式，充分体现了香港华人社会强烈的社群凝聚力与慈善传统。④ 它们对于改善政府医疗服务滞后与不足的状况起到了重要作用，同时在改善华人医疗服务水平与推动西方医学和公共卫生的传播等方面，也被证明是相当有效的。正如笔者在一些文章中所指出的，由于殖民医疗服务集中于殖民者的优先特征，在港英政府统治早期，大部分华人被排除在政府医院的医疗服务之外。⑤ 可以想象，当时华人患者应该主要向当地中医医生求诊或者以中药自我调理，当然也有相当一部分华人会在患病之后离港返乡治疗。

在1870 年东华医院创建之前，可以为华人提供医疗服务的医疗空间是一个并非出于医疗用途而事实上也会有病人到那里接受治疗或等待死亡的地方——"义祠"（I-tsz，I-ts'z 或Yee Chee）。义祠创建于1851 年，当时政府为避免华人社会中随意弃尸的现象，便拨地让华人兴建义祠以供奉祖先牌位和摆放灵柩之用。后来义祠渐渐发展成为一个收容难民和垂死患者的地方，当

① 有关目前东华三院的基本情况，可访问网站 http：//www. tungwah. org. hk/（2018 年8 月25 日访问）。此外还可参阅"东华三院"，维基百科，具体内容访问网站 https：//zh. wikipedia. org/wiki/東華三院（2018 年8 月25 日访问）。

② 东华三院百年史略编纂委员会编《东华三院百年史略》，东华三院，1970，第88 ~ 89 页。

③ *Annual Report of the Medical Department for 1938*，Hong Kong.

④ 正因如此，在政府报告中，东华三院与其他由华人慈善组织管理的医院通常都被统称为"华人医院"（Chinese hospitals）。

⑤ Yang Xiangyin，"The Development of Medical Services Network in Colonial Hong Kong，1841 – 1941，" paper presented at the Seminar on Chinese History in view of Medicine and Healing（Taipei：Institute of History and Philology，Academia Sinica，Taiwan，December 13 – 15，2005）；杨祥银：《近代香港医疗服务网络的形成与发展》，载李建民主编《从医疗看中国史》，联经出版事业股份有限公司，2008，第539 ~ 601 页；杨祥银：《试论香港殖民政府的早期医疗服务》，《社会科学战线》2009 年第2 期，第116 ~ 120 页。

然在这里病人也会得到一定的治疗，不过一般是由病人或其家属延请中医医生来诊治。义祠没有自己的医生和护理人员，也没有理想的医疗设备。正因如此，义祠很快被发现根本就不适合作为医疗空间，其恶劣的卫生条件（尤其是死人和病人杂处一室）逐渐引起政府和社会各界的关注。不过直到1869年义祠丑闻事件（义祠恶劣的卫生条件被英国媒体曝光）发生之后，政府才真正开始整治义祠。① 政府最初打算关闭义祠，可是遭到华人社会的强烈反对，而且即使关闭义祠也无法真正解决弃尸现象和华人的医疗服务问题。政府便意识到可能需要建设一家华人医院，才可能彻底解决这些问题，当然在政府计划之前，就有很多华人殷商提出兴建华人医院的提议。最后，政府与华人领袖协商建设一家华人医院，政府免费拨出一块官地并拨款11万余元，而当时华人社会募捐也达3万余元。就这样，香港第一家华人医院于1870年奠基，定名为东华医院，并于1872年正式开业。②

义祠事件也一定程度上揭示了当时华人对于西方医学的排斥情绪，即当他们患病时，宁愿选择没有专职医护人员和任何医疗设施的义祠，也不愿意向由政府管理和根据西方医学治疗的国家医院（Government Civil Hospital）求诊。③ 正如英籍德裔传教士欧德理（Ernest John Eitel）所说："殖民地的几乎所有华人宁愿像狗那样死去，也不愿意去国家医院。"④ 时任总督麦当奴（Richard Graves

---

① Elizabeth Sinn, *Power and Charity*：*The Early History of the Tung Wah Hospital*，*Hong Kong*，Hong Kong：Oxford University Press，1989，pp. 18 – 22；John M. Carroll，*A Concise History of Hong Kong*，Lanham：Rowman & Littlefield Publishers，2007，pp. 40 – 41；Chak Kwan Chan，*Social Security Policy in Hong Kong*：*From British Colony to China's Special Administrative Region*，Lanham：Lexington Books，2011，pp. 68 – 70；何启龙：《槟城、新加坡与香港开埠初期华人义冢之碑铭：华人移民社会的互助殓葬服务》，《元史及民族与边疆研究集刊》（第三十辑），2015，第195 – 198 页；Pui – yin Ho，*Making Hong Kong*：*A History of Its Urban Development*，Northampton：Edward Elgar Publishing，2018，pp. 60 – 61.

② 有关义祠历史、义祠丑闻调查报告以及东华医院创建过程和开幕仪式，请参阅1896年东华医院调查报告：*Report of the Commission appointed by His Excellency the Governor to enquire into the Working and Organization of the Tung Wa Hospital together with the Evidence taken before the Commission and other Appendices*，Hong Kong，1896，Appendix，pp. V – XLVII，该报告简称为"*Tung Wah Commission Report*"。

③ 国家医院创建于1848 年，在1937 年政府建立玛丽医院（Queen Mary Hospital）之前，这家被称为香港最高级别的政府医院却一直在改建的非医用途的建筑物和性病医院中运作，足见当时政府医院的条件并不是很好。有关国家医院的基本沿革和玛丽医院的发展历史，可以参阅Fung Chi – ming，*A History of Queen Mary Hospital Hong Kong*，*1937 – 1997*，Hong Kong：Queen Mary Hospital，1997；杨祥银、王鹏：《19 世纪末20 世纪初香港的医院体系》，《社会科学战线》2013 年第6 期，第92 ~ 97 页。

④ Ernest John Eitel，*Europe in China*：*The History of Hongkong from the Beginning to the Year 1882*，London：Luzac & Company，1895，p. 462.

MacDonnell，港督任期：1866～1872 年）爵士在 1869 年 6 月 21 日给殖民地部大臣（Secretary of State for the Colonies）的函件中，就曾指出当时华人对于国家医院的偏见，并同时强调设立华人医院（Chinese hospital）的必要性。他说：

> 将以应付华人之特别需求及适应其偏僻之成见，而此乃国家医院所不能应付者也，观去年之报告入国家医院者，欧西人与印度人为数九百三十四，而华人以十万之众为数仅二百二十三，可见一斑。……推此则爵士可权度此城中之浩大苦况及沉疾亟宜补救，其补救之法则不能完全为之计划，亦须略为维持仆意，此等弊端其补救之法惟有照仆现时进行中之计划，引其入胜使华人建立一适宜医院及庇护地，由欧西人监督而归华人管理及指挥之，于是土人之就之者必无裹足不前，一似其入国家医院之视为畏途者也。①

这段话清楚地表达了当时华人对于西方医学的偏见与恐惧情绪，不过更加令人意外的是，当时港英政府对于华人的这种偏见与特殊需求做出了妥协与让步，这跟后来港英政府不断干涉华人的医疗习惯形成强烈对比，尤其体现在对于东华医院中医服务的敌视态度与压制行动上。

正是考虑到华人对于西方医学与政府医院的偏见与抵制情绪，港英政府与华人领袖都一致认可拟筹建的医院应该具有相当明显的"华人性"特征；而这种特征可以阐释为东华医院的创院原则与宗旨，即它是一家完全不同于国家医院的"由华人管理，并免费为贫病华人提供中医药治疗服务"的华人医院。②而这一宗旨更在《1870 年东华医院条例》（*Chinese Hospital Incorporation Ordinance*，*No. 3 of 1870* ）中得以正式确立。条例规定，东华医院创建的目的是满足贫病华人的医疗需求；医院完全以中医中药治疗，费用全免。而且，医院通过公众募捐来维持，并由董事局全权负责院务。不过，为保证政府对于医院的有效监督，条例也规定政府有权在紧急情况下关闭医院，而且香港医官

---

① 《1896 年调查东华医院委员会报告书》，罗文锦等译，东华医院，1929，第 9 页。该报告书即上述 "*Tung Wah Commission Report*" 的中文译本。麦当奴总督函件英文原文可以参阅 Governor to the Secretary of State, June 21, 1869, in *Tung Wah Commission Report*, Appendix, pp. XX – XXIII.

② Isabella L. Bird, *The Golden Chersonese and the Way Thither*, New York: G. P. Putnam's Sons, 1883, p. 109；Sir George William Des Vœux, *My Colonial Service in British Guiana*, *St. Lucia*, *Trinidad*, *Fiji*, *Australia*, *Newfoundland*, *and Hong Kong*, *with Interludes* (Volume 2), London: John Murray, 1903, pp. 199 – 200.

(Colonial Surgeon) 和总登记官 (Registrar General) 可在适当时候巡视医院。[①]
该规定其实也预示了将来政府可能会对东华医院进行进一步干涉和控制的可能
性，而事实上也是如此。

可是，在日常运作中，东华医院中医中药治疗的创院原则却经常遭受政府
医官的指责和批评，他们怀疑中医中药的治疗功效并且坚持认为东华医院是与
时代不合的 (anachronism)。当然，他们的批评除了基于中医中药的固有偏见之
外，其中一个重要的原因是东华医院的高死亡率，这让他们相当怀疑东华医院
的医疗水平。在他们看来，东华医院跟义祠没有太大的区别，仍然是那些垂死
患者的"死亡之屋" (dying house)。[②] 根据统计，1872 年东华医院的入院数是
922 人次，而死亡人数达 287 人，死亡率超过 30%。[③] 而且，在 19 世纪末之前，
死亡率一直处于一个相当高的水平，达 40%～50%。当然，这里必须指出的是，
如此高的死亡率主要是因为大部分来院求诊的病人已经处于垂死状态，或者有
些病人就是来医院等死的。之所以出现这种情况有三种可能性，第一种说法是，
因为当时东华医院提供免费施棺和殓葬服务，所以很多穷人愿意来医院等死。
而第二种说法来自政府医官的解释，他们认为之所以会有这么多垂死病人，是
因为华人不愿入院治疗，除非他们再没有其他办法，因此很多病人送院的时候
病情已经相当严重了。第三种说法，当时华人非常忌讳病人死在家里，因为这
会给家人带来晦气，所以他们会在病人垂死时将他们送到东华医院（以前大部
分垂死病人都被送到义祠，所以某种程度上东华医院仍然承担了这种功能）。[④]

针对东华医院存在的上述弊端，政府医官强调，为了改善医院的医疗水平
和启蒙中国人的心智，东华医院必须引入西医。1872 年政府医官就曾提出，东
华医院应该拨出一部分病房用西医治疗或者在港岛的其他地区设立一个用西医
西药治疗的医局。[⑤] 但是，这个计划并没有实行，原因不是很明确，不过东华医
院的反对可能是一个重要的原因。直到 1894 年香港鼠疫的暴发才让港英政府有
足够的合理理由向东华医院施加改革压力，而改革的主要内容便是引入西医。

---

① 　该条例又称《倡建东华医院总例》，其英文全称为 *An Ordinance enacted by the Governor of Hong
Kong with the Advice of the Legislative Council thereof, for establishing a Chinese Hospital to be supported
by Voluntary Contributions, and for erecting the same into an Eleemosynary Corporation*。有关该条例详
细内容请参阅，*Hong Kong Government Gazette*, April 2, 1870, pp. 151–153.

② 　*Report of the Acting Principal Civil Medical Officer for 1900*, Hong Kong.

③ 　*Annual Report of the Colonial Surgeon for 1872*, Hong Kong.

④ 　*Annual Report of the Colonial Surgeon for 1872*, Hong Kong.

⑤ 　*Annual Report of the Colonial Surgeon for 1872*, Hong Kong.

1894 年 5 月香港出现鼠疫病例，政府立即规定所有送入东华医院的患者和尸体都必须接受欧洲医生的检查。显然，这个措施最初只是为了能够保证鼠疫不会进一步传染。但是，也正是因为鼠疫及其引发的东华医院与政府和华人社会之间的危机，最终促使港督任命委员会调查东华医院。该委员会成立于 1896 年 2 月，随后发表长达几百页的报告。① 该报告对于东华医院发展最为深远的影响是东华医院从 1897 年开始引入西医，它也因此成为一家中西医并存的新式医疗空间。同时，经过此次鼠疫危机，东华医院在华人社会中的威信和代表性也开始受到挑战。

尽管遭到上述批评和挑战，东华医院还是竭尽所能为全港华人提供尽可能广泛和优质的医疗服务，表 1 - 1 反映了 1896 年以前东华医院的主要医疗服务情况，由此也可以看出医院的留医和门诊以及种痘人次总体上都呈现逐渐增加的趋势，足见其在华人社会中的受欢迎程度。

表 1 - 1　东华医院留医和门诊与种痘人次（1872～1896 年）

单位：人次

年　份	留　医	门　诊	种　痘	年　份	留　医	门　诊	种　痘
1872	922		900	1885	1883	111878	2120
1873				1886	2048	122892	2206
1874			1246	1887	2231	130910	3138
1875	882	45685	1159	1888	2298	99721	1882
1876	1357		1746	1889	2050	144481	2494
1877	1409	54974	1374	1890	2260	173720	2515
1878	1443	83086	1683	1891	2514	154594	1875
1879	1673	77467	1769	1892	2455	229471	2227
1880	1283	81274	1594	1893	2857	135608	2639
1881	1217	79845	1722	1894	2354	124094	2104
1882	1348	67158	1763	1895	2732	163292	1939
1883	1479	91497	1797	1896	2041	129695	1601
1884	1474	102811	1694				

说明：空白处表示找不到相关记录。

资料来源：由历年《殖民地医官年度报告》（*Annual Report of the Colonial Surgeon*）和《总登记官年度报告》（*Annual Report of the Registrar General*）编纂所得。

---

① *Report of the Commission appointed by His Excellency the Governor to enquire into the Working and Organization of the Tung Wa Hospital together with the Evidence taken before the Commission and other Appendices*, Hong Kong, 1896.

不过，随着香港华人人口的日益增加，医院病床供应也逐渐紧张，经常出现人满为患和几个病人共用一张病床的情况。尤其是在政府于 1925 年建立九龙医院（Kowloon Hospital）之前，[①] 九龙地区没有一家医院，于是 1906 年一部分华人领袖提议在九龙兴建另外一家华人医院。[②] 1911 年 5 月，位于九龙油麻地的广华医院竣工并于 10 月正式开幕。[③] 广华医院有自己的董事局，不过东华医院对广华医院有着一定的监督和管理权力。需要指出的是，在九龙地区没有其他医院的情况下，这家华人医院为该地区警察和其他政府雇员提供一定的医疗服务，华民政务司也高度赞扬广华医院的服务已经超出了华人慈善的范围。[④]

基于同样原因，位于香港岛东区的东华东院于 1929 年 11 月开幕，相对于另外两家医院来说，东华东院被称为是华人医院的理想典范，因为当时东华东院是完全按照现代医院标准兴建的。[⑤] 在管理方面，东华东院没有自己的董事局，直接由东华医院管理。

与东华医院相比，在医疗服务上，广华医院与东华东院从创院开始就是中西医共存。在 1897 年东华医院引入西医开始，这三家医院对于推动西方医学在华人当中的传播具有非常重要的意义。如上所述，东华医院最初创建的目的是向那些厌恶和害怕西方医学的华人提供中医医疗服务，可是，具有讽刺意味的是，它却很快成为西方医学传播的主要场所。而这种态度转变之迅速也是很多政府医官始料不及的。[⑥] 以东华医院来说，在 1897 年引入西医之后，医院入院病人中选择西医治疗的比例迅速增加，到 20 世纪 30 年代末，这个比例已经远远高于选择中医治疗的比率。而在门诊方面，尽管西医门诊数仍然少于中医门诊数，可是西医门诊的服务内容不断扩张，甚至在儿科、妇科、产科和眼科等专科服务方面获得了专治权。同东华医院一样，广华医院和东华东院的西医服务发展也经历了类似的转变，这些都足以显示华人对于西方医学的偏见和抵制情绪逐渐减少。

---

① 有关该医院的历史可以参阅区结成主编《九龙医院七十周年》，九龙医院，1997；Cindy Yik-yi Chu, *The Maryknoll Sisters in Hong Kong, 1921–1969: In Love With the Chinese*, New York: Palgrave Macmillan, 2004, pp. 32–34.

② *Annual Report of the Registrar General for 1906*, Hong Kong.

③ *Annual Report of the Registrar General for 1911*, Hong Kong；《百载悬壶·广济华胞：6·29 广华医院百年庆典启动礼》，《东华通讯》2011 年 8 月号，第 1 页；《从油麻地的发展看广华医院的建立》，《东华通讯》2011 年 8 月号，第 4 页。

④ *Annual Report of the Secretary for Chinese Affairs for 1922*, Hong Kong.

⑤ *Annual Report of the Secretary for Chinese Affairs for 1929*, Hong Kong.

⑥ *Annual Report of the Medical Department for 1932*, Hong Kong.

　　当然，东华三院西医服务的发展，除了华人患者对于西医治疗效果的主动认可和医院董事局的积极支持之外，还有一个很重要的原因是港英政府的强制性医疗干预。尤其是在 20 世纪 30 年代后期，随着东华三院财政危机的加剧，港英政府便以增加补助为名，趁机全面干预东华三院的行政、医务与财政权，而 1938 年医务委员会（Medical Committee）的成立则标志着西医在东华三院医疗服务中霸权地位的基本确立。①

　　医务委员会成立之后，在涉及中医废除与西医扩张的诸多议题上，东华三院董事局与西医和政府官员占多数的医务委员会之间的关系日益紧张。尽管医务委员会的三位医院董事局代表力挽狂澜，但是终因西医声音的绝对优势和政府财政补助的诸多限制，以及当时中西医治疗效果的可能性差异，东华三院的中医服务也难逃逐步被压制的厄运，而医院的整体医疗服务也日益呈现中消西长的趋势。在日治时期，东华三院因为面临前所未有的财政危机和中药短缺，最终于 1945 年 7 月 8 日董事局会议上决定东华医院与广华医院的免费留医病人全部采用西药治疗。至此，东华三院长达 75 年的中医留医服务宣告结束。② 同中医留医服务一样，三年零八个月的日治时期对于东华三院中医门诊服务的影响也是相当大的，因为中药供应的紧张，在同一次董事局会议上，医院决定中医内科门诊赠医不施药，而中医跌打门诊只施外敷药，内服中药则赠方不施药。③ 至此，东华中医门诊长达 75 年的"赠医施药"传统也发生改变，从此中医门诊基本上只限于赠医，而不再免费施药。④

　　就这样，西方医学逐渐在原本以中医中药为唯一治疗方法的华人医院中确立其霸权地位，而这个医疗空间的"华人性"（Chineseness）也因为西方医学的绝对垄断地位而日益呈现"西方性"（Westernness），即东华从最初的中医医院逐渐发展成为西医医院，尤其在留医服务方面。而本书考察的主线就是 1894～1941 年，东华如何引入西医，以及西医引入之后中西医的互动关系与中医不断萎缩和西医不断扩张的历史过程。

---

① *Annual Report of the Secretary for Chinese Affairs for 1939* ，Hong Kong.

② 需要说明的是中医跌打和外科留医病人仍然获赠外敷和内服中药，不过二战开始后也取消了，至此东华三院中医留医服务宣告结束。上述决议于 1945 年 8 月 31 日开始实施。详细内容请参阅《东华医院董事局会议纪录》，1945 年 7 月 8 日。

③ 《东华医院董事局会议纪录》，1945 年 7 月 8 日。

④ 二战后医院方面也曾经试图恢复中医内科门诊赠医施药，可是因为各种原因（人口增加和中药价格上涨）而被迫放弃，中医门诊服务维持 1945 年 7 月 8 日董事局会议达成的决议。有关内容请参阅《东华医院董事局会议纪录》，1947 年 10 月 4 日，1947 年 10 月 11 日。

第二节 关于医院的研究：学术史回顾

综观目前有关东华三院的研究成果，其中大部分都是从政治史与社会史的角度探讨东华医院（三院）作为一个准政治机构（quasi - political institution），如何成为沟通华人社会与港英政府之间、海外华人社群与中国政府之间的中介者角色，即如何发展成为香港华人社会的精英组织。亨利·勒斯布雷奇（Henry J. Lethbridge）最先开拓了这项研究，他认为东华医院作为一个华人社团，其功能从来都不是一个纯粹的医疗机构，它不仅积极地参与香港和临近广东地区华人的社会慈善与福利服务，而且代表香港华人社会向政府表达涉及华人事务的各项请愿与要求，同时也是向海外华人为中国筹集救济资金的募集中心。当然，他也强调东华医院成为中国政府了解和处理海外华人事务的信息中心与咨询机构。勒斯布雷奇教授也坦言，正是这种不断加强的政治特征使东华医院不断遭到港英政府与华人社会的批评与攻击，而这些指责主要集中于两个方面，即东华医院作为一家医院的功能是无效的，可是作为一个秘密社团却不断危及港英政府的管治权威。[①] 而施其乐牧师（Rev. Carl Smith）则在勒斯布雷奇研究论点的基础上，从更为多元的视角概括性地分析了东华医院作为医疗、教育、宗教、社会和准政治组织的相互交叉功能。他指出东华医院在香港外国人与华人社群之间扮演着重要角色，而在这种互动关系中，社会的、政治的、经济的和意识形态的因素都是相当重要的。[②]

---

① Henry J. Lethbridge, "A Chinese Association in Hong Kong: The Tung Wah," *Contributions to Asian Studies*, Vol. 1, 1971, pp. 144 - 158. 该文于 1978 年重新收入他的著作中，详细内容参阅 Henry J. Lethbridge, *Hong Kong*, *Stability and Change*: *A Collection of Essays*, Hong Kong: Oxford University Press, 1978, pp. 52 - 70. 类似研究还可以参阅 Ian Scott, *Political Change and the Crisis of Legitimacy in Hong Kong*, Honolulu : University of Hawaii Press, 1989, pp. 49 - 53; John M. Carroll, *Edge of Empires*: *Chinese Elites and British Colonials in Hong Kong*, Cambridge: Harvard University Press, 2005, pp. 60 - 83; 刘曼容：《利用与吻合：港英政府借助香港华人文化传统提高施政效率》，《学术研究》2005 年第 12 期，第 76 ~ 81 页。

② Carl T. Smith, "The Emergence of a Chinese Elite in Hong Kong," *Journal of the Hong Kong Branch of the Royal Asiatic Society*, Vol. 11, 1971, pp. 74 - 115; Carl T. Smith, "Notes on Tung Wah Hospital, Hong Kong," *Journal of the Hong Kong Branch of the Royal Asiatic Society*, Vol. 16, 1976, pp. 263 - 280; Carl T. Smith, *A Sense of History*: *Studies in the Social and Urban History of Hong Kong*, Hong Kong: Hong Kong Educational Publishing Company, 1995, pp. 64 - 86; Carl T. Smith, *Chinese Christians*: *Elites*, *Middlemen*, *and the Church in Hong Kong*, Hong Kong: Hong Kong University Press, 2005, pp. 103 - 138.

在上述两位学者的研究基础上，香港大学冼玉仪（Elizabeth Sinn）则更
为详细地考察了东华医院作为华人精英组织如何在香港社会扮演其医疗、社
会与政治功能。在有关东华医院早期历史的研究中，① 她利用大量的政府档
案、报纸、东华医院与保良局档案分析了东华医院的成立背景、经过、组织
架构、服务内容，以及它与当地华人社会、港英政府、中国政府和海外华人
社会之间的相互关系。冼玉仪指出，东华医院不仅是一个医疗机构和华人慈
善组织，同时它也是准政治机构，长期承担华人社会与港英政府之间、中国
政府与海外华人社会之间的中间人角色。她进一步指出，随着东华医院政治
角色的不断加强，从 19 世纪 80 年代开始，它便不断遭到港英政府的压制，
而 1894 年鼠疫则为港英政府的进一步干预提供了合适的契机与理由。因为东
华医院面对鼠疫的束手无策，政府便借机强迫它引入西医，以不断加强对于
东华医院的医疗与行政干预。她认为，随着港英政府统治策略的改变以及香
港社会的发展，东华医院的中间人角色和在华人社会中的领袖地位也逐渐降
低。② 对于东华医院在香港史研究中的意义，冼玉仪指出，东华医院不仅是一
个机构，而且能够为我们考察不断变化的香港社会历史提供一个相当好的

---

① 冼玉仪的研究时段主要集中于 1869～1896 年，即东华医院作为一家纯粹中医医院的历史时期。

② Elizabeth Sinn, *Power and Charity*: *The Early History of the Tung Wah Hospital*, *Hong Kong*, Hong
Kong: Oxford University Press, 1989. 该书在 2003 年再版中，不仅将原书的副标题改为 *A Chi-
nese Merchant Elite in Colonial Hong Kong*，而且还增加新版序言。另外，该书是根据其博士论文
修改而成的，详细内容参阅 Elizabeth Sinn, "The Tung Wah Hospital, 1869 – 1896: A Study of a
Medical, Social and Political Institution in Hong Kong," (Ph. D. dissertation, Hong Kong: Universi-
ty of Hong Kong, 1986). 需要指出的是，冼玉仪在后来的研究中也曾涉及东华医院 (三院)，
不过其主要观点大体保持不变，详细内容参阅 Elizabeth Sinn, "Chinese Patriarchy and the Pro-
tection of Women in 19th – Century Hong Kong," in Maria Jaschok and Suzanne Miers (eds.),
Women and Chinese Patriarchy: *Submission*, *Servitude*, *and Escape*, Hong Kong: Hong Kong Uni-
versity Press, 1994, pp. 141 – 169; Elizabeth Sinn, "Moving Bones: Hong Kong's Role as an 'In
– between Place' in the Chinese Diaspora," in David Strand and Sherman Cochran (eds.), *Cities in
Motion*: *Interior*, *Coast*, *and Diaspora in Transnational China*, Berkeley: Institute of East Asian
Studies, University of California, 2007, pp. 247 – 271; Elizabeth Sinn, "Hong Kong as an In – be-
tween Place in the Chinese Diaspora," in Donna R. Gabaccia and Dirk Hoerder (eds.), *Connecting
Seas and Connected Ocean Rims*: *Indian*, *Atlantic*, *and Pacific Oceans and China Seas Migrations
from the 1830 s to the 1930 s*, Boston: Brill, 2011, pp. 225 – 250; Elizabeth Sinn, *Pacific Cross-
ing*: *California Gold*, *Chinese Migration*, *and the Making of Hong Kong*, Hong Kong: Hong Kong
University Press, 2013, pp. 83 – 92; Elizabeth Sinn, "Wang Tao in Hong Kong and the Chinese
'Other'," in Elizabeth Sinn and Christopher Munn (eds.), *Meeting Place*: *Encounters across Cul-
tures in Hong Kong*, *1841 – 1984*, Hong Kong: Hong Kong University Press, 2017, pp. 1 – 22.

视角。①

除此之外，有些相关研究也特别值得予以介绍。陈伟群从香港华人社会领袖阶层的产生与发展的角度，探讨东华医院如何逐步代替其他华人组织而确立其在香港和海外华人社会中的领袖地位，并通过对其总理身份与地位的分析，以说明东华医院董事局的商人性质。当然，陈伟群的根本目的仍然是希望通过对于医院多元功能（医疗、社会慈善与政治）的考察，分析东华医院如何成为一个沟通港英政府与华人社会的整合机制。② 周虹（Zhou Hong，音译）则考察了东华三院在二战前港英政府社会福利服务及其政策的演变过程中扮演的角色，以非政府组织与港英政府之间的关系为主轴，探讨诸如东华三院和保良局这样的非政府组织在社会福利服务上是如何被逐渐纳入政府管治体系的。在某种意义上，它反映了港英政府社会福利服务逐步实现从"慈善性"到"国家化"的转变，即港英政府在这个方面承担越来越多的责任。③ 显然，在这两项研究中，其考察焦点仍然集中于东华三院与港英政府之

① Elizabeth Sinn, *Power and Charity*: *The Early History of the Tung Wah Hospital*, *Hong Kong*, Hong Kong: Oxford University Press, 1989, p. 6.

② Chan Wai Kwan, "The Emergency of Leadership Among the Chinese Population, and the Tung Wah Hospital," in Chan Wai Kwan, *The Making of Hong Kong Society*: *Three Studies of Class Formation in Early Hong Kong*, Oxford: Clarendon Press, 1991, pp. 63 – 104. 相关研究还可以参阅 David Faure (ed.), *Society*: *A Documentary History of Hong Kong*, Hong Kong: Hong Kong University Press, 1997, pp. 57 – 116; Christopher Munn, *Anglo – China*: *Chinese People and British Rule in Hong Kong*, *1841 – 1880*, Hong Kong: Hong Kong University Press, 2001, pp. 329 – 378; Steve Tsang, *A Modern History of Hong Kong*, Hong Kong: Hong Kong University Press, 2004, pp. 67 – 72; Steve Tsang, *Governing Hong Kong*: *Administrative Officers from the 19 th Century to the Handover to China*, *1862 – 1997*, Hong Kong: Hong Kong University Press, 2007, pp. 27 – 50; 余迅翎:《东华医院与近代香港华人社会》（广州：暨南大学硕士论文，2008）; Wing Sang Law, *Collaborative Colonial Power*: *The Making of the Hong Kong Chinese*, Hong Kong: Hong Kong University Press, 2009, pp. 7 – 29; Shu – Yun Ma, "Power, Accidents, and Institutional Changes: The Case of a Chinese Hospital in Hong Kong," *Continuity and Change*, Vol. 27, No. 1, 2012, pp. 151 – 174.

③ Zhou Hong, "The Origins of Government Social Protection Policy in Hong Kong, 1842 – 1941," (Ph. D. dissertation, Waltham: Brandies University, 1992), pp. 52 – 66, 80 – 88, 148 – 159, 239 – 254. 从慈善组织、非政府组织、社会工作与教育等视角来探讨东华三院的研究成果可以参阅 Leung Yan Fun, "Organizational Development in the Tung Wah Group of Hospitals," (Master Thesis, Hong Kong: University of Hong Kong, 1983); Anthony Sweeting, *Education in Hong Kong*, *Pre – 1841 to 1941*: *Fact and Opinion*, *Hong Kong*: Hong Kong University Press, 1990（该书大量内容涉及东华三院）; Jung – fang Tsai, *Hong Kong in Chinese History*: *Community and Social Unrest in the British Colony*, *1842 – 1913*, New York: Columbia University Press, 1993, pp. 65 – 102; 文菲:《香港的慈善机构：东华三院和保良局》,《港澳经济》1998 年第 2 期，第 47 页; 陈伟超:《慈善广告中的助人故事：东华三院、香港公益金、香港乐施会慈善文本研究》（香港：香港中文大学哲学硕士论文，2008); 郭智强:《多渠道解决我国 NGO 的资金瓶颈问题：（转下页注）

间的相互关系，不过，这些分析很大程度上仍然没有超越上述三位学者的基本观点。何佩然在最新的一项研究中，通过对 20 世纪上半叶东华三院董事局筹款活动方式变化的考察，分析这些变化如何反映了香港大众文化的演变，以及如何体现了董事局总理文化价值从传统向现代的转变过程。她认为多样的筹募经费方式不仅有效地实现了慈善目标、吸引了公众募捐，而且使东华三院广泛地为香港社会所接受，而与此同时，医院领导者也成功地提高了其个人声望。①

随着近年来东华三院档案的不断开放以及董事局对于医院历史研究计划的重视，有关东华三院历史研究的内容与视野也日益多元。在这方面，值得关注的研究是刘润和等人撰写的《益善行道：东华三院 135 周年纪念专题文集》，这项研究以相当翔实的文献资料为基础，全面地分析了东华三院医疗、社会救济、教育、殓葬与庙宇管理等多元服务，它贯穿了东华三院创建 135 年以来的多维历史。② 在该文集中，跟本书研究最为相关的是王惠玲对于东华三院中西医服务变迁的考察，在某种意义上，她基本上厘清了东华三院中西医服务发展的总体趋势。不过，限于篇幅，这篇文章未能详细地分析东华三院中

(接上页注④)来自香港东华三院的启示》，《东莞理工学院学报》2008 年第 6 期，第 40 - 44 页；郑远长：《东华三院的社会福利和慈善实践及其启示》，《社会福利》2009 年第 2 期，第 41 - 42 页；陈全柏：《当代香港慈善组织的社会整合功能研究：以香港东华三院为例》（广州：华南师范大学硕士论文，2011）；Chak Kwan Chan, *Social Security Policy in Hong Kong：From British Colony to China's Special Administrative Region*, Lanham：Lexington Books, 2011（该书大量内容涉及东华三院）；蔡青：《香港东华三院社会工作和慈善工作的启示》，《社会福利》2012 年第 5 期，第 45 页；Huei - Ying Kuo, *Networks Beyond Empires：Chinese Business and Nationalism in the Hong Kong - Singapore Corridor, 1914 - 1941*, Leiden：Brill, 2014（该书大量内容涉及东华三院）；杨逸歌：《中国大型慈善组织慈善资金获取源探讨：以香港东华三院慈善事业资金获取渠道为例》，《郑州大学学报》（哲学社会科学版）2014 年第 4 期，第 28 - 31 页；王定华、李静波：《香港东华三院基础教育考察报告》，《基础教育参考》2014 年第 7 期，第 8 - 11 页；胡水玉：《近代香港东华医院内地慈善活动研究（1870 - 1949）》（长沙：湖南师范大学硕士论文，2017）；暨佩娟、陈义兴：《浅析三维信用理论对促进慈善公信力的现实意义：以香港东华三院为例》，《经济研究导刊》2017 年第 16 期，第 189 - 191；孙智雯、陈伟明：《香港华商慈善组织的形成及其功能与空间扩展（1840—1940）：以东华三院为例》，《安徽师范大学学报》（人文社科版）2017 年第 1 期，第 81 - 89 页。

① Ho Pui - yin, "Consider Leisure as Charity：Case Study of Tung Wah Hospital, 1900s - 1930s," paper presented at the Symposium on Daily Lives of Urban Elite in the Twentieth Century China and France (Hong Kong：Chinese University of Hong Kong, December 18 - 19, 2006).

② 冼玉仪、刘润和主编《益善行道：东华三院 135 周年纪念专题文集》，三联书店（香港）有限公司，2006。

西医服务变迁的原因与过程，以及这些变迁背后所隐含的复杂因素。①

其实，该文集是 2005 年东华三院拨出港币 150 万委托香港大学亚洲研究中心所做的研究计划的成果。而近年来，东华三院相当重视该院历史档案的收集与编纂计划，在继 2005 年向香港大学亚洲研究中心拨款之后，2006 年向香港中文大学历史系捐出港币 300 万元（2007 年又捐出港币 230 万元支持），成立东华三院档案资料汇编研究计划。同在 2006 年，东华三院再度与香港大学亚洲研究中心合作，开展一项为期三年的"东华三院口述历史研究计划"。② 这两项计划都取得重要研究成果，前者分别于 2009 年和 2010 年出版五卷本《东华三院档案资料汇编系列》；③ 而后者到 2009 年共完成近 100 位与东华相关人士的口述历史访谈工作，受访对象包括东华三院前任主席、东华各服务领域已退休或临近退休年龄的不同职级资深员工、于东华属校毕业或肄业学生、热心参与东华筹款的社区人士等，他们所提供的口述内容涵盖医护、教育、慈善筹款、公共及社会服务，乃至慈善组织的管治理念和架构变动等。正如东华三院官方网站所言："这些珍贵的口述资料是二次大战后东华三院发展转型的亲身体验，是机构内部成员的第一身证言，更是机构历史演

---

① 王惠玲：《香港公共卫生与东华中西医服务的演变》，载冼玉仪、刘润和主编《益善行道：东华三院 135 周年纪念专题文集》，三联书店（香港）有限公司，2006，第 34~79 页。另外，相关研究探讨了东华三院中医药服务的衰落与复兴，具体参阅何兆炜：《东华三院发展现代中医药服务的经验与冀盼》，《华夏医药》2008 年第 1 期，第 3-6 页；Shu - Yun Ma, "The Making and Remaking of a Chinese Hospital in Hong Kong," *Modern Asian Studies*, Vol. 45, No. 5, 2011, pp. 1313 - 1336；郑洪：《近代香港东华医院中医事业的变迁》，《中华医史杂志》2016 年第 3 期，第 165 - 171 页；Yu Xiu - Ling, "Exclusion as Oppression: A Quest for Extra - legal Status for Chinese Medicine in Colonial Hong Kong," in Michael H. K. Ng and John D. Wong (eds.), *Civil Unrest and Governance in Hong Kong*: *Law and Order from Historical and Cultural Perspectives*, London and New York: Routledge, 2017, pp. 46 - 62.

② 《从口述历史建构东华三院的集体记忆》，《东华通讯》2006 年 9 月号，第 34~35 页。

③ 这五卷本包括何佩然编著《源与流：东华医院的创立与演进》，三联书店（香港）有限公司，2009；何佩然编著《施与受：从济急到定期服务》，三联书店（香港）有限公司，2009；叶汉明编著《东华义庄与寰球慈善网络：档案文献资料的印证与启示》，三联书店（香港）有限公司，2009；何佩然编著《破与立：东华三院制度的演变》，三联书店（香港）有限公司，2010；何佩然编著《传与承：慈善服务融入社区》，三联书店（香港）有限公司，2010。另外，利用东华三院档案资料编写的另一重要研究成果是丁新豹编著《善与人同：与香港同步成长的东华三院（1870 - 1997）》，三联书店（香港）有限公司，2010。有关上述研究成果的相关情况，可以参阅《新书发布会：〈东华三院档案资料汇编〉》，《东华通讯》2009 年 3 月号，第 4 页；《新书介绍：东华三院档案资料汇编系列》，《东华通讯》2009 年 4 月号，第 2 页；《〈东华三院档案资料汇编〉系列是机构史、香港史、亦是全球华人史》，《东华通讯》2009 年 6 月号，第 1 页。

变过程中渐渐模糊的声影和人面。"① 而在档案整理方面，东华三院文物馆从内部及外界收集与东华三院相关的文物和档案，以丰富馆藏。同时，文物馆方面还正在创建两项资料库，即"东华三院 1873～1940 年中医师和西医医生资料库"与"义庄文献数码化资料库"。②

除此之外，还有部分关于东华三院的历史研究，这些研究大部分是编年史写作或资料汇编，而且大都是为周年纪念所做。③ 当然，在众多有关香港医疗发展史的研究中也都重点论述了东华三院的发展历史及其贡献，限于篇幅，

① 具体内容访问网站 https://www.tungwah.org.hk/heritage/records/oral-history/（2018 年 8 月 25 日访问）。另外还可以参阅《档案及历史文化篇之一：从口述历史发掘东华精神》，《东华通讯》2010 年 6 月号，第 2 页。

② 具体内容参阅《东华三院文物馆回望 2006 年文物保育工作》，《东华通讯》2007 年 3 月号，第 30～31 页。

③ 相关资料可以参阅东华医院编《东华医院六十周年纪念记征文》，东雅公司，1931；Tung Wah Group of Hospitals, *A Descriptive Sketch of the Work Carried on in the Tung Wah Hospital, Po Yan Street, the Tung WahEastern Hospital, Sookunpoo, the KwongWah Hospital, Kowloon*, Hong Kong: The Hospitals, 1940；东华三院编《东华三院八十周年纪念特刊》，东华三院，1951；龙炳棠汇编《东华医院则例》，东华三院，1957；东华三院庚子年董事局编纂《香港东华三院发展史：创院九十周年纪念》，东华三院，1960；东华三院教育史略编委员会编《东华三院教育史略》，东华三院，1963；东华三院尝产建设计划编纂委员会编《东华三院尝产建设计划》，东华三院，1964；东华三院百年史略编纂委员会编《东华三院百年史略》，东华三院，1970；东华三院编《东华三院医务概况》，东华三院，1972；东华三院编《东华三院学务概况》，东华三院，1972；东华三院编《东华三院社会服务概况》，东华三院，1972；东华三院辛酉年董事局汇编《今日东华》，东华三院，1982；Elizabeth Sinn, *Materials for Historical Research: Source Materials on the Tung Wah Hospital 1870-1941, The Case of a Historical Institution*, Hong Kong: Centre of Asian Studies, University of Hong Kong, 1982；东华三院编《东华三院董事局与中国官员交流纪念册》，东华三院，1984；李东海编撰《香港东华三院一百二十五年史略》，中国文史出版社，1998；东华三院社会服务科编印《东华三院社会服务总览》，东华三院社会服务科，1998 和 2001；东华三院编纂《东华三院一百三十年》，东华三院，2000；东华三院制作《东华故事》（录像资料），东华三院医务科，2003；胡成：《东华故事与香港历史的书写》，《读书》2003 年第 6 期，第 115－121 页；东华三院医务科制作《东华三院中医服务》（录像资料），东华三院医务科，2006；香港中文大学、东华三院编辑：《东华三院档案资料汇编计划》，香港中文大学、东华三院，2006；广华医院 95 周年纪念特刊编辑委员会编《广华医院 95 周年纪念特刊》，广华医院，2007；东华三院编《回归十年心系百载：东华三院的祖国梦》，东华三院，2008；香港康乐及文化事务署与东华三院合办、香港历史博物馆与东华三院文物馆筹划《香江有情：东华三院与华人社会》，香港历史博物馆，2010；亚洲电视新闻部制作《广济华胞：广华医院》（DVD），广华医院，2011；广华医院编《广华百载情》，广华医院，2012；东华三院、香港中文大学编《慈善与医疗：东华三院的经验对华人社群的启示学术研讨会（香港中文大学；2013 年 12 月 20 日）》，东华三院，2013；潘丽琼编著《东华情深系香港》，东华三院、快乐书房有限公司，2013。除此之外，还有大量关于介绍东华三院基本概况和各项服务的相关资料，这里不再罗列。

这里不再详细介绍。① 不管怎样，这些资料与研究对于全面地了解东华三院历史是相当有帮助的。

第三节　资料介绍与说明

本书使用的资料主要包括东华三院档案、政府档案，以及中英文报纸与期刊等等。需要指出的是，在这些资料中，因为记录者的差异，那些没有话语权的主体显然缺乏表达声音的渠道。因此，遗憾的是，在本书考察的中西医互动关系中，相对于政府、西医医生和董事局来说，作为弱势群体的中医医生和华人患者，它们的声音是微弱的甚至是失语的，很多时候只能通过西医医生或董事局才能得以表达。正因如此，这种表达或多或少地带有某种扭曲，也在一定程度上令本书对于中西医关系的分析不够全面。当然，在个别

---

① Gerald H. Choa, "A History of Medicine in Hong Kong," in *Medical Directory of Hong Kong*, Hong Kong: The Federation of Medical Societies of Hong Kong, 1970, pp. 11 – 26; 1981, pp. 11 – 27; 1985, pp. 13 – 29; Gerald H. Choa, *The Life and Times of Sir Kai Ho Kai: A Prominent Figure in Nineteenth – Century Hong Kong*, Hong Kong: Chinese University Press, 1981 and 2000, pp. 123 – 132; Gerald H. Choa, "Hong Kong's Health and Medical Services," in Albert H. Yee (ed.), *Whither Hong Kong: China's Shadow or Visionary Gleam*, Lanham: University Press of America, 1999, pp. 153 – 186; Robin Hutcheon, *Bedside Manner: Hospital and Health Care in Hong Kong*, Hong Kong: Chinese University Press, 1999, pp. 1 – 25; 吴国樑：《近四十年来香港医学发展史的研究概况》，《近代中国史研究通讯》2001 年第 31 期，第 73 – 91 页；Robin Gauld and Derek Gould, *The Hong Kong Health Sector: Development and Change*, Hong Kong: Chinese University Press, 2002, pp. 33 – 49; 罗婉娴：《1842 年至 1937 年间政府医疗政策与西医体制在香港的发展》（香港：香港浸会大学硕士论文，2003），第 139 – 144 页；Hong Kong Museum of Medical Sciences Society, *Plague, SARS and the Story of Medicine in Hong Kong*, Hong Kong: Hong Kong University Press, 2006, pp. 91 – 100; Kerrie L. MacPherson, "Invisible Borders: Hong Kong, China and the Imperatives of Public Health," in Milton J. Lewis and Kerrie L. MacPherson (eds.), *Public Health in Asia and the Pacific: Historical and Comparative Perspectives*, London and New York: Routledge, 2008, pp. 10 – 54; Ka – che Yip, "Colonialism, Disease, and Public Health: Malaria in the History of Hong Kong," in Ka – che Yip (ed.), *Disease, Colonialism, and the State: Malaria in Modern East Asian History*, Hong Kong: Hong Kong University Press, 2009, pp. 11 – 30; Marjorie Topley, *Cantonese Society in Hong Kong and Singapore: Gender, Religion, Medicine and Money*, Hong Kong: Hong Kong University Press, 2011, pp. 447 – 548 (Part V: Chinese and Western Medicine in Hong Kong); S. H. Lee, "Historical Perspectives in Public Health: Experiences from Hong Kong," in Sian M. Griffiths, Jin Ling Tang, and Eng Kiong Yeoh (eds.), *Routledge Handbook of Public Health in Asia: Perspectives on Global Health*, London and New York: Routledge, 2014, pp. 5 – 20; Moira M. W. Chan – Yeung, *A Medical History of Hong Kong: 1842 – 1941*, Hong Kong: Chinese University Press, 2018, pp. 55 – 80 (Chapter 3: The Chinese Hospital: Its Rise, Decline, and Rebirth).

统计资料上，不同机构提供的资料可能有所差异，但总体上不会影响对相关问题的分析结果。以下对这三种资料做一简单介绍。

关于东华三院档案，该院文物馆已经做了相当详细的分类，① 主要包括征信录、董事局会议纪录、政府公函（华民政务司来函）、致政府书函和院务报告书等资料，② 而这五种也是本书使用的主要资料。

征信录（annual report）主要记录医院每年的收支情况、捐款善长芳名、医院留医与门诊数、种痘人次、入院患者死亡碑号以及资遣难民数量等，当然个别年份还附有医院历届总理、值理、协理和永远顾问名单以及医院相关条例和规定。在东华三院征信录当中，现存最早的一卷是 1873 年，最晚的是 1935 年，其中东华医院共有 44 卷，广华医院共有 21 卷，另外广华医院及东华东院征信录（联名）共有 4 卷，东华医院及东华东院征信录（联名）共有 2 卷，倡建广华医院征信录共有 1 卷。③

董事局会议纪录（minutes of board meetings）主要记载历次董事局会议的相关讨论议题。该纪录除了登记与会人员名单之外，所有讨论议题内容和与会人员的意见都尽量如实记载。与政府档案不同，这些资料最能反映董事局总理在相关议题上的独立观点，可弥补在涉及医院改革问题上只能看到的政府方面的片面意见，可用以审视董事局与港英政府之间的复杂关系。现存最早的董事局会议纪录可以追溯到 1903 年，其后每年都有一卷记录，到 1941 年为止共有 39 卷。④

政府公函即华民政务司来函（letters from the Registrar General/Secretary for Chinese Affairs），⑤ 主要是政府方面发给东华的相关函件，这些函件内容涉及东华服务的各个方面。而作为答复政府来函或主动向政府表达意见，东华方面也会向华民政务司署去函，这部分函件被归类为致政府书函（letters to the Secretary for Chinese Affairs）。前者主要涵盖 1911～1937 年（1912 年缺失）的各种来函，而后者主要包括 1918～1926 年和 1935～1941 年的相

---

① 东华三院文物馆编《东华三院文物馆文献年份表》，东华三院文物馆，出版年份不详。
② 有关东华三院档案的详细介绍，请参阅 Elizabeth Sinn, *Materials for Historical Research*：*Source Materials on the Tung Wah Hospital 1870 - 1941* ，*The Case of a Historical Institution*，Hong Kong：Centre of Asian Studies，University of Hong Kong，1982.
③ 根据《东华三院文物馆文献年份表》统计。
④ 根据《东华三院文物馆文献年份表》统计。
⑤ 总登记官（Registrar General）这一职衔从 1913 年开始改为华民政务司（Secretary for Chinese Affairs），主要负责处理当地华人事务。

关函件。①

院务报告书（annual report）同征信录一样也主要记载医院每年的财政状况和相关服务，不过其格式与征信录有很大差异，征信录主要通过条目的方式列举各项记录与活动内容，而院务报告书的内容则更加详细，以文字叙述为主，而且中英文对照。在 1941 年之前，文物馆共收藏 8 份院务报告书，时间涵盖 1929～1935 年和 1940 年。②

根据《东华三院文物馆文献年份表》所示，除上述几种资料之外，还有其他各种相关文献，不过因为它们不是本书重点的使用资料，这里便不予详细介绍。

因为东华与政府之间的紧密关系，政府相关档案也会记录有关东华的活动，当然，其中也包括大量针对东华的相关评论，这部分资料成为理解政府如何看待东华的重要文本。③

作为研究香港管治历史最为重要的档案之一，英国殖民地部档案（British Colonial Office Records，C. O. ）和外交部档案（British Foreign Office Records，F. O.）中包括诸多涉及东华事务的相关档案。前者主要包括 C. O. 129，C. O. 131 和 C. O. 133，而后者主要涵盖 F. O. 17 和 F. O. 228。④ 在这两类档案中，涉及东华议题的档案主要包括医院创建与开幕过程、医院董事局政治功能、医院财政状况、医院与 1894 年鼠疫危机以及东华医院改革等。当然，在这些档案中，政府不同部门发表的年度报告和涉及东华的调查报告也会添附其中，在某种意义上，它们可以说是政府档案中记录东华活动最为详细和集中的部分。

东华作为华人慈善组织与医疗机构的多重身份，其事务成为不同政府部门的关注对象，尤其是医务署（Medical Department）和总登记官司署（华民政务司署）的年度报告都会专门介绍东华的活动，其内容详细程度每年各有不同。⑤ 当然，这些年度报告连同其他涉及东华的相关报告和条例也会在不同

①　根据《东华三院文物馆文献年份表》统计。
②　根据文物馆收藏统计所得。从 1947 年开始至今，东华三院每年都会出版院务报告书。
③　有关政府档案的详细目录，请参阅本书参考文献。
④　有关这两类档案的详细介绍，请参阅刘存宽《香港史论丛》，麒麟书业有限公司，1998，第 225～232 页。另外，英国议会会议纪录（British Parliamentary Papers）中国文件的"China 24, 25 and 26"涉及香港事务，其中也有部分档案跟东华有关，有关详细内容请参阅本书参考文献。
⑤　在 1897 年东华医院设立巡院医官（Inspecting Medical Officer）之后（广华医院成立之后也同时设立该职衔），巡院医官也随即发布医院年度报告。不过，大约从 20 世纪 20 年代初开始，这些报告开始逐步并入政府医务署年度报告。

的政府刊物和官方会议纪录中刊登和记载，比如《香港政府公报》（*Hong Kong Government Gazette*，又称《香港政府宪报》）、《香港立法局会议纪录》（*Hong Kong Sessional Papers*）、《香港立法局议事录》（*Hong Kong Hansard*）、《香港政府行政报告》（*Hong Kong Aministrative Reports*）和《香港蓝皮书》（*Hong Kong Blue Books*）等。

除上述年度报告之外，在涉及东华以及香港医疗与卫生事务的诸多调查委员会报告中，东华作为香港医疗卫生体系的重要组成部分，其服务与发展方向也是政府重要的考虑议题。在这些调查报告中，对于了解东华医院早期历史最为重要的报告首推上述提到的《1896 年调查东华医院委员会报告书》，该报告长达 200 多页，除了三份调查委员会提交的主题报告之外，还附有证人证词，以及涉及义祠事件、医院创建缘起和医院改革方向的相关备忘录和来往函件。①

中英文报纸与期刊是本书使用的另外一种重要资料，其中主要包括《德臣西报》（*China Mail*）、《孖剌西报》（*Hong Kong Daily Press*）、《士蔑西报》（*Hong Kong Telegraph*）、《香港周报》（*Hong Kong Weekly Press*）、《申报》、《华字日报》和《香港工商日报》等报纸；另外，也包括诸如《中国博医会报》（*China Medical Missionary Journal*，1907 年更名为 *China Medical Journal*）、《柳叶刀》（*The Lancet*）、《英国医学杂志》（*British Medical Journal*）、《热带医学杂志》（*Journal of Tropical Medicine*）、《美国医学科学杂志》（*American Journal of the Medical Sciences*）、《公共卫生报告》（*Public Health Reports*）与《约翰霍普金斯医院公报》（*Johns Hopkins Hospital Bulletin*）等期刊。② 需要指出的

---

① *Report of the Commission appointed by His Excellency the Governor to enquire into the Working and Organization of the Tung Wa Hospital together with the Evidence taken before the Commission and other Appendices*, Hong Kong, 1896. 其他涉及东华的重要政府报告还包括：*Report of a Committee of Inquiry into the Medical Department of the Colony and other Relative Matters*, Hong Kong, 1895；A. R. Wellington, *Memorandum on Changes in the Public Health Organizations of Hong Kong during the Period 1929 – 1937*, Hong Kong, 1937；*Report of the Technical Committee for the Reorganization and Improvement of Existing Official Hospital and Clinical Facilities appointed by the Governor*, 1938 – 1939, Hong Kong, 1939.

② 有关近代香港报业的发展情况请参阅 Frank H. H. King, *A Research Guide to China – Coast Newspapers*, 1822 – 1911, Cambridge：East Asian Research Center, Harvard University, 1965；Kan Lai – bing and Grace H L. Chu, *Newspapers of Hong Kong*：1841 – 1979, Hong Kong：University Library System, Chinese University of Hong Kong, 1981；广东省政协文史资料研究委员会编《香港报业春秋》，广东人民出版社，1991；陈昌凤：《香港报业纵横》，法律出版社，1997；李谷城：《香港报业百年沧桑》，明报出版社，2000；香港中央图书馆编辑《香港报刊及文献缩微资料介绍》，香港公共图书馆，2004；李谷城：《香港中文报业发展史》，上海古籍出版社，2005；陈鸣：《香港报业史稿（1841 – 1911）》，华光报业有限公司，2005。

是，在使用上述报纸资料进行分析的时候，必须注意区分中英文报纸对于东华相关报道和评论的不同态度。经过分析相关报道，可以发现由外国人主办的英文报纸对于东华的态度显得较为偏见和敌意，尤其在涉及东华三院的政治功能和医疗弊端等问题上，它们经常予以尖锐的批判和抨击。

上述几种是本书使用的主要资料，当然医院出版的各种编年史文献、医院刊物以及涉及东华的中外人士的回忆录也会在文中有所运用，限于篇幅，这里不做详细介绍。①

第四节　选题动机与研究思路

如上所述，因为考察时段局限于 1896 年之前，冼玉仪有关东华医院早期历史的研究并不涉及 1897 年东华医院引入西医之后的历史。不过，在某种程度上，她已点出了本书试图考察的一个核心问题，即殖民地的西方医学与本土医学之间的相互关系，以及西方医学的推进及主导地位的确立在多大程度上体现了殖民权力的实施与运作，及其背后所隐藏的殖民主义意识形态与文化价值观念。正如她所指出的：

> 传染病使得西医医生对东华医院的巡视和干涉成为一种例行程序。之前，中医只是作为一种不幸的现象被蔑视或忽视，但是现在西医医生开始直面这个问题。他们可能阐述西方医学的优越性，并试图以此启迪中国人和在思想上赢得他们的支持与认可，但最终他们借助国家强制力量（state's coercive power）的支持强加他们的观点。……在一个殖民地的处境中，强迫一个致力于本土医学实践的机构接受西方医学就已体现了文化帝国主义（cultural imperialism）的特征，而且，代表西方医学的政府干预将一场文化和思想冲突转换为一种社会和政治对抗。②

其实，这个问题便是学术界争论相当激烈的殖民医学（colonial medicine）

---

① 东华三院出版的系列刊物当中也有部分内容涉及东华发展历史的资料，这些刊物包括 1947～1950 年出版的《东华月刊》（Tung Wah Monthly）、1968～1973 年和 1982 年出版的《今日东华》（Tung Wah Today）以及从 1981 年开始至今仍然出版的《东华通讯》（Tung Wah News）。

② Elizabeth Sinn, *Power and Charity: The Early History of the Tung Wah Hospital, Hong Kong*, Hong Kong: Oxford University Press, 1989, p. 184.

的研究范畴。① 这个争论的焦点在于：在殖民地推行的西方医学是帝国统治的工具，抑或是对被殖民者的恩惠与福利？

从 18 世纪欧洲帝国向外扩张以来，因为帝国统治的需要和殖民地医疗与公共卫生的需求，逐渐有发展殖民医学的呼声。在很长的一段时间中，在欧洲殖民主义的历史叙述中，医学在殖民地的发展被视为英雄般地对抗殖民地疾病的手段，是殖民者对殖民地的一大贡献。这种史观基本上是立足于殖民者的角度以肯定殖民统治对殖民地公共卫生与医疗事业发展的贡献，它显然忽视了殖民统治对于殖民地所造成的消极影响，更重要的是忽视了殖民地疾病的暴发和蔓延与帝国扩张的关系。即使在殖民主义持续衰弱之际，许多学者仍然坚持医学是殖民主义中较值得称颂或唯一的优点；他们有证据证明，不管殖民主义怎样不利于政治，它还是给非洲人和亚洲人带来了实际的利益。②

不过，从 20 世纪 60 年代开始，就陆续有学者开始质疑这种殖民医学的人道主义宣称，从过去的胜利者的眼光转变为反思医学与殖民主义的经济、政治及文化史间的相互关系。他们认为医学俨然是一种殖民者向殖民地推进

---

① 所谓殖民医学，简而言之，即殖民政府在殖民地社会推行的西方医学（公共卫生）服务与相关政策。在相关研究中，殖民医学通常等同于在殖民地推行的西方医学。相关内容可以参阅 Michael Worboys, " British Colonial Medicine and Tropical Imperialism: A Comparative Perspective," in G. M. van Heteren, A. de Knecht – van Eekelen and M. J. D. Poulissen (eds.), *Dutch Medicine in the Malay Archipelago, 1816 – 1942*, Amsterdam: Rodopi, 1989, pp. 153 – 167; David Arnold, " Medicine and Colonialism," in W. F. Bynum and Roy Porter (eds.), *Companion Encyclopedia of the History of Medicine*, London and New York: Routledge, 1993, pp. 1393 –1416; Shula Marks, " What is Colonial about Colonial Medicine? And What has Happened to Imperialism and Health?" *Social History of Medicine*, Vol. 10, No. 2, 1997, pp. 205 – 219; Michael Worboys, " Colonial Medicine," in Roger Cooter and John V. Pickstone (eds.), *Companion to Medicine in the Twentieth Century*, London and New York: Routledge, 2003, pp. 67 – 80; Mark Harrison, " Medicine and Colonialism in South Asia since 1500," in Mark Jackson (ed.), *The Oxford Handbook of the History of Medicine*, Oxford: Oxford University Press, 2011, pp. 285 – 301; Jeremy Greene, Marguerite Thorp Basilico, Heidi Kim, and Paul Farmer, " Colonial Medicine and Its Legacies," in Paul Farmer, Jim Yong Kim, Arthur Kleinman, and Matthew Basilico (eds.), *Reimagining Global Health: An Introduction*, Berkeley: University of California Press, 2013, pp. 33 – 76; Jennifer Johnson, " New Directions in the History of Medicine in European, Colonial and Transimperial Contexts," *Contemporary European History*, Vol. 25, No. 2, 2016, pp. 387 – 399; Rahul Bhaumik, " The History of Colonial Science and Medicine in British India: Centre – Periphery Perspective," *Indian Journal of History of Science*, Vol. 52, No. 2, 2017, pp. 174 –183.

② David Arnold, " Medicine and Colonialism," in W. F. Bynum and Roy Porter (eds.), *Companion Encyclopedia of the History of Medicine*, London and New York: Routledge, 1993, p. 1393.

殖民势力、实施政治权威与社会控制的有力工具。[①] 法国思想家弗兰兹·法农（Franz Fanon）引领了这方面的研究，他认为殖民医疗服务的组织机制是更为广泛的殖民体系的一个基本组成部分。他严厉地指出，"在殖民地，医生是殖民主义、压制和剥削的重要组成部分……医生和医学教授是殖民主义运动的领导者……在他们的最为可怕的和可耻的实践中，欧洲医生积极地与殖民当局共谋。"[②]

　　沿着这种思考方向，医学逐渐被建构为帝国统治的工具，丹尼尔·赫德里克（Daniel Headrick）在《帝国工具：19世纪的技术与欧洲帝国主义》一书中指出，包括医学在内的各种技术都是欧洲列强得以殖民成功的关键因素。[③] 在这种学术脉络下，学者们开始全方位地反思殖民医学，卡尔·帕特森（Karl David Patterson）、罗伊·麦克劳德（Roy MacLeod）和大卫·阿诺（David Arnold）等人继续探讨了殖民医学的相关议题，包括西方医学（包括公共卫生）如何成为帝国统治与殖民扩张的工具，西方医学为何是帝国意识形态与文化价值观念的一个组成部分，以及西方医学如何成为赢得被殖民者支持与信赖的手段。[④]

①　Ka – che Yip, "Colonialism and Medicine: State and Missionary Medical Activities in Hong Kong," paper presented at the First Annual Conference of the Asian Studies Association of Hong Kong (Hong Kong: City University of Hong Kong, January 21 – 22, 2006).

②　Franz Fanon, *A Dying Colonialism*, New York: Grove Press, 1967, pp. 134, 137. 有关法农与殖民医学史的研究，请参阅 Richard C. Keller, "Clinician and Revolutionary: Frantz Fanon, Biography, and the History of Colonial Medicine," *Bulletin of the History of Medicine*, Vol. 81, No. 4, 2007, pp. 823 – 841.

③　Daniel R. Headrick, *The Tools of Empire: Technology and European Imperialism in the Nineteenth Century*, Oxford: Oxford University Press, 1981. 其实，赫德里克早在1979年的文章中就提出这种观点，具体内容参阅 Daniel R. Headrick, "The Tools of Imperialism: Technology and the Expansion of European Colonial Empires in the Nineteenth Century," *Journal of Modern History*, Vol. 51, No. 2, 1979, pp. 231 – 263. 此外，在赫德里克之前，也有一些学者开始提出这种观点，具体内容参阅 Ann Beck, *A History of the British Medical Administration of East Africa, 1900 – 1950*, Cambridge: Harvard University Press, 1970; E. E. Sabben – Clare, David J. Bradley and Kenneth Kirkwood (eds.), *Health in Tropical Africa during the Colonial Period*, Oxford: Oxford University Press, 1980.

④　代表性研究成果可以参阅 Karl David Patterson, *Health in Colonial Ghana: Disease, Medicine, and Socio – Economic Change, 1900 – 1955*, Waltham: Crossroads Press, 1981; Roy MacLeod and Milton Lewis (eds.), *Disease, Medicine and Empire: Perspectives on Western Medicine and the Experience of European Expansion*, London and New York: Routledge, 1988; David Arnold (ed.), *Imperial Medicine and Indigenous Society*, Manchester: Manchester University Press, 1988; Anne Marcovich, *French Colonial Medicine and Colonial Rule: Algeria and Indochina*, London and New York: Routledge, 1988; Philip D. Curtin, *Death by Migration: Europe's Encounter with*　　（转下页注）

尽管有些学者也会注意到殖民医学给被殖民者带来的可能好处，不过，总

(接上页注④) the Tropical World in the Nineteenth Century, Cambridge: Cambridge University Press, 1989; Poonam Bala, Imperialism and Medicine in Bengal: A Socio – Historical Perspective, New Delhi: Sage Publications, 1991; Maryinez Lyons, A Colonial Disease: A Social History of Sleeping Sickness in Northern Zaire, 1900 – 1940 , Cambridge: Cambridge University Press, 1991; Megan Vaughan, Curing Their Ills: Colonial Power and African Illness, Cambridge: Polity Press, 1991; Steven Feierman and John M. Janzen (eds.), The Social Basis of Health and Healing in Africa, Berkeley: University of California Press, 1992; David Arnold, Colonizing the Body: State Medicine and Epidemic Disease in Nineteenth – Century India, Berkeley: University of California Press, 1993; Mark Harrison, Public Health in British India: Anglo – Indian Preventive Medicine 1859 – 1914 , Cambridge: Cambridge University Press, 1994; Soma Hewa, Colonialism, Tropical Disease and Imperial Medicine: Rockefeller Philanthropy in Sri Lanka, Lanham: University Press of America, 1995; Lenore Manderson, Sickness and the State: Health and Illness in Colonial Malaya, 1870 – 1940 , Cambridge: Cambridge University Press, 1996; Adell Patton, Jr. , Physicians, Colonial Racism, and Diaspora in West Africa, Gainesville: University Press of Florida, 1996; David Arnold (ed.), Warm Climates and Western Medicine: The Emergence of Tropical Medicine, 1500 – 1900 , Amsterdam: Rodopi, 1996; Andrew Cunningham and Bridie Andrews (eds.), Western Medicine As Contested Knowledge, Manchester: Manchester University Press, 1997; Sheldon J. Watts, Epidemics and History: Disease, Power and Imperialism, New Haven: Yale University Press, 1997; Anil Kumar, Medicine and the Raj: British Medical Policy in India, 1835 – 1911 , Walnut Creek: AltaMira Press, 1998; John Iliffe, East African Doctors: A History of the Modern Profession, Cambridge: Cambridge University Press, 1998; Philip D. Curtin, Disease and Empire: The Health of European Troops in the Conquest of Africa, Cambridge: Cambridge University Press, 1998; Alan Bewell, Romanticism and Colonial Disease, Baltimore: Johns Hopkins University Press, 1999; Jonathan Hal Sadowsky, Imperial Bedlam: Institutions of Madness in Colonial Southwest Nigeria, Berkeley: University of California Press, 1999; Antoinette Burton (ed.), Gender, Sexuality and Colonial Modernities, London and New York: Routledge, 1999; Mark Harrison, Climates and Constitutions: Health, Race, Environment and British Imperialism in India, 1600 – 1850 , Oxford: Oxford University Press, 1999; Waltraud Ernst and Bernard Harris (eds.), Race, Science and Medicine, 1700 – 1960 , London and New York: Routledge, 1999; Heather Bell, Frontiers of Medicine in the Anglo – Egyptian Sudan, 1899 – 1940 , Oxford: Clarendon Press, 1999; Roger Cooter and John Pickstone (eds.), Medicine in the Twentieth Century, Amsterdam: Harwood Academic Publishers, 2000; David Arnold, Science, Technology and Medicine in Colonial India, Cambridge: Cambridge University Press, 2000; Julyan G. Peard, Race, Place, and Medicine: The Idea of the Tropics in Nineteenth – Century Brazil, Durham: Duke University Press, 2000; Luise White, Speaking with Vampires: Rumor and History in Colonial Africa, Berkeley: University of California Press, 2000; Shi – yung Liu, "Medical Reform in Colonial Taiwan," (Ph. D. dissertation, Pittsburgh: University of Pittsburgh, 2000); Biswamoy Pati and Mark Harrison (eds.), Health, Medicine, and Empire: Perspectives on Colonial India, Hyderabad: Orient Longman, 2001; Douglas M. Haynes, Imperial Medicine: Patrick Manson and the Conquest of Tropical Disease, Philadelphia: University of Pennsylvania Press, 2001; George O. Ndege, Health, State, and Society in Kenya, Rochester: University of Rochester Press, 2001; Jane Buckingham, Leprosy in Colonial South India: Medicine and Confinement, New York: Palgrave Macmillan, 2002; Myron J. Echenberg, (转下页注)

体上当前的殖民医学研究过分地突出了西方医学对于推动殖民统治的意义、对

（接上页注④）*Black Death*, *White Medicine*: *Bubonic Plague and the Politics of Public Health in Colonial Senegal*, *1914 - 1945*, Portsmouth: Heinemann, 2002; Ming - Cheng M. Lo, *Doctors within Borders*: *Profession*, *Ethnicity*, *and Modernity in Colonial Taiwan*, Berkeley: University of California Press, 2002; Osaak A. Olumwullah, *Dis - ease in the Colonial State*: *Medicine*, *Society*, *and Social Change among the AbaNyole of Western Kenya*, Westport: Greenwood Press, 2002; Mridula Ramanna, *Western Medicine and Public Health in Colonial Bombay*, *1845 - 1895*, Delhi: Orient Longman, 2002; Philippa Levine, *Prostitution*, *Race and Politics*: *Policing Venereal Disease in the British Empire*, London and New York: Routledge, 2003; Mary P. Sutphen and Bridie Andrews (eds.), *Medicine and Colonial Identity*, London and New York: Routledge, 2003; Alison Bashford, *Imperial Hygiene*: *A Critical History of Colonialism*, *Nationalism and Public Health*, Basingstoke: Palgrave Macmillan, 2003; John Farley, *Bilharzia*: *A History of Imperial Tropical Medicine*, Cambridge: Cambridge University Press, 2003; Helaine Selin (ed.), *Medicine Across Cultures*: *History and Practice of Medicine in Non - Western Cultures*, Boston: Kluwer Academic Publishers, 2003; Deborah Brunton (ed.), *Medicine Transformed*: *Health*, *Disease and Society in Europe 1800 - 1930*, Manchester: Manchester University Press, 2004; Mark Harrison, *Disease and the Modern World*: *1500 to the Present Day*, Cambridge: Polity Press, 2004; Margaret Jones, *Health Policy in Britain's Model Colony*: *Ceylon*, *1900 - 1948*, Hyderabad: Orient Longman, 2004; Sanjoy Bhattacharya, Mark Harrison, and Michael Worboys, *Fractured States*: *Smallpox*, *Public Health and Vaccination Policy in British India 1800 - 1947*, Hyderabad: Orient Blackswan, 2005; 范燕秋:《疾病、医学与殖民现代性: 日治台湾医学史》, 稻乡出版社, 2005; Warwick Anderson, *Colonial Pathologies*: *American Tropical Medicine*, *Race*, *and Hygiene in the Philippines*, Durham: Duke University Press, 2006; Kavita Sivaramakrishnan, *Old Potions*, *New Bottles*: *Recasting Indigenous Medicine in Colonial Punjab (1850 - 1945)*, New Delhi: Orient Longman, 2006; Rod Edmond, *Leprosy and Empire*: *A Medical and Cultural History*, Cambridge: Cambridge University Press, 2006; Anna Crozier, *Practising Colonial Medicine*: *The Colonial Medical Service in British East Africa*, London and New York: I. B. Tauris, 2007; Sandra M. Sufian, *Healing the Land and the Nation*: *Malaria and the Zionist Project in Palestine*, *1920 - 1947*, Chicago: University of Chicago Press, 2007; Yaron Perry and Efraim Lev, *Modern Medicine in the Holy Land*: *Pioneering British Medical Services in Late Ottoman Palestine*, London and New York: Tauris Academic Studies, 2007; Poonam Bala, *Medicine and Medical Policies in India*: *Social and Historical Perspectives*, Lanham: Lexington Books, 2007; Richard C. Keller, *Colonial Madness*: *Psychiatry in French North Africa*, Chicago: University of Chicago Press, 2008; 李尚仁主编《帝国与现代医学》, 联经出版事业股份有限公司, 2008; Biswamoy Pati and Mark Harrison (eds.), *The Social History of Health and Medicine in Colonial India*, London and New York: Routledge, 2009; Ka - che Yip (ed.), *Disease*, *Colonialism*, *and the State*: *Malaria in Modern East Asian History*, Hong Kong: Hong Kong University Press, 2009; ProjitBihari Mukharji, *Nationalizing the Body*: *The Medical Market*, *Print*, *and Daktari Medicine*, London and New York: Anthem Press, 2009; Hormoz Ebrahimnejad (ed.), *The Development of Modern Medicine in Non - Western Countries*: *Historical Perspectives*, London and New York: Routledge, 2009; Poonam Bala (ed.), *Biomedicine as a Contested Site*: *Some Revelations in Imperial Contexts*, Lanham: Lexington Books, 2009; Angela Ki Che Leung and Charlotte Furth (eds.), *Health and Hygiene in Chinese East Asia*: *Policies and Publics in the Long Twentieth Century*, Durham: Duke University Press, 2010; Waltraud Ernst, *Mad Tales From* （转下页注）

被殖民者的压制及其消极影响，更有学者认为殖民医疗服务实际上是帝国统

(接上页注④)
the Raj: *Colonial Psychiatry in South Asia, 1800 – 58*, London and New York: Anthem Press, 2010; Mark Harrison, *Medicine in An Age of Commerce and Empire: Britain and Its Tropical Colonies, 1660 – 1830*, Oxford: Oxford University Press, 2010; Daniel R. Headrick, *Power over Peoples: Technology, Environments, and Western Imperialism, 1400 to the Present*, Princeton: Princeton University Press, 2010; Hibba Abugideiri, *Gender and the Making of Modern Medicine in Colonial Egypt*, Burlington: Ashgate, 2010; Sokhieng Au, *Mixed Medicines: Health and Culture in French Colonial Cambodia*, Chicago: University of Chicago Press, 2011; Narin Hassan, *Diagnosing Empire: Women, Medical Knowledge, and Colonial Mobility*, Burlington: Ashgate, 2011; Christina Folke Ax, Niels Brimnes, and Niklas Thode Jensen (eds.), *Cultivating the Colonies: Colonial States and their Environmental Legacies*, Athens: Ohio University Press, 2011; David S. Simmons, *Modernizing Medicine in Zimbabwe: HIV/AIDS and Traditional Healers*, Nashville: Vanderbilt University Press, 2012; Kalala Ngalamulume, *Colonial Pathologies, Environment, and Western Medicine in Saint – Louis – du – Senegal, 1867 – 1920*, New York: Peter Lang, 2012; Deborah J. Neill, *Networks in Tropical Medicine: Internationalism, Colonialism, and the Rise of a Medical Specialty, 1890 – 1930*, Stanford: Stanford University Press, 2012; Nandini Bhattacharya, *Contagion and Enclaves: Tropical Medicine in Colonial India*, Liverpool: Liverpool University Press, 2012; Poonam Bala (ed.), *Contesting Colonial Authority: Medicine and Indigenous Responses in Nineteenth – and Twentieth – Century India*, Lanham: Lexington Books, 2012; Madhuri Sharma, *Indigenous and Western Medicine in Colonial India*, Delhi: Foundation Books, 2012; Ryan Johnson and Amna Khalid (eds.), *Public Health in the British Empire: Intermediaries, Subordinates, and the Practice of Public Health, 1850 – 1960*, London and New York: Routledge, 2012; Robert Peckham and David M. Pomfret (eds.), *Imperial Contagions: Medicine, Hygiene, and Cultures of Planning in Asia*, Hong Kong: Hong Kong University Press, 2013; Rachel Berger, *Ayurveda Made Modern: Political Histories of Indigenous Medicine in North India, 1900 – 1955*, Basingstoke: Palgrave Macmillan, 2013; Ellen J. Amster, *Medicine and the Saints: Science, Islam, and the Colonial Encounter in Morocco, 1877 – 1956*, Austin: University of Texas Press, 2013; Samiksha Sehrawat, *Colonial Medical Care in North India: Gender, State and Society, c. 1840 – 1920*, Delhi: Oxford University Press, 2013; 祝平一编《健康与社会：华人卫生新史》，联经出版事业股份有限公司，2013; Michael A. Osborne, *The Emergence of Tropical Medicine in France*, Chicago: University of Chicago Press, 2014; Poonam Bala (ed.), *Medicine and Colonialism: Historical Perspectives in India and South Africa*, London: Pickering and Chatto, 2014; Pratik Chakrabarti, *Medicine and Empire, 1600 – 1960*, Basingstoke: Palgrave Macmillan, 2014; Erica Wald, *Vice in the Barracks: Medicine, the Military and the Making of Colonial India, 1780 – 1868*, Basingstoke: Palgrave Macmillan, 2014; John Rankin, *Healing the African Body: British Medicine in West Africa, 1800 – 1860*, Columbia: University of Missouri Press, 2015; Robert Peckham (ed.), *Empires of Panic: Epidemics and Colonial Anxieties*, Hong Kong: Hong Kong University Press, 2015; Srirupa Prasad, *Cultural Politics of Hygiene in India, 1890 – 1940: Contagions of Feeling*, New York: Palgrave Macmillan, 2015; Anna Greenwood (ed.), *Beyond the State: The Colonial Medical Service in British Africa*, Manchester: Manchester University Press, 2016; Randall M. Packard, *A History of Global Health: Interventions into the Lives of Other Peoples*, Baltimore: Johns Hopkins University Press, 2016; Thuy Linh Nguyen, *Childbirth, Maternity, and Medical Pluralism in French Colonial Vietnam, 1880 – 1945*, Rochester: University of Rochester Press, 2016; Srilata （转下页注）

治的霸权过程（hegemonic process of imperial rule）的一部分。假如暂且认同这些观点，那么我们要问，作为帝国统治工具的西方医学对于当地人健康的改善起着多大的作用？这个工具的社会和经济成本是什么？殖民当局利用这个工具的背后动机是什么？西方医学的殖民性是不是一定会影响殖民医学可能带来的有利于被殖民者的积极结果？殖民医学服务的对象在这个被称之为霸权建立的过程中又是一种怎样的体验？他（她）们是消极的、被动的接受者又或是积极的、主动的参与者？面对这些问题，如果我们的焦点始终集中于殖民者的身上，始终以殖民者的帝国利益为考虑的出发点，那么就永远无法捕捉到被殖民者的真实体验。①

正因如此，本书试图通过对东华三院中西医服务变迁的考察来分析西方医学如何成为加强殖民统治与传播帝国意识形态与文化价值观念的重要手段，西方医学在多大程度上有助于改善和提高当地人的健康与医疗水平，以及作为西方医学接受者的华人大众与作为被西方医学排斥对象的中医又是如何理解与看待西方医学的。因此，本书的考察不仅关注西方医学扩张过程中殖民权力的自上而下的运作与实施过程，同时也强调来自被压制对象的针对殖民权力的自下而上的抵抗策略。当然，本书也强调面对被殖民者的抵抗，殖民权力的实施者在不影响其统治根本利益的情况下，也会适度地做出某些让步与妥协，以避免过度干涉与压制而可能造成的更为激烈的抵抗活动。

综观目前有关殖民医学的研究现状，可以发现大部分研究都是基于对西方医学在整个殖民地社会的传播过程的考察，这种考察主要围绕殖民医疗服

（接上页注④）Chatterjee, *Western Medicine and Colonial Society: Hospitals of Calcutta, c. 1757 - 1860*, Delhi: Primus Books, 2017; Hairudin Harun, *Medicine and Imperialism: A History of British Colonial Medicine in the Malay Peninsula*, London: Aaron Quill, 2017; Richard C. Parks, *Medical Imperialism in French North Africa: Regenerating the Jewish Community of Colonial Tunis*, Lincoln: University of Nebraska Press, 2017; 刘士永、王文基主编《东亚医疗史：殖民、性别与现代性》，联经出版事业股份有限公司，2017; Biswamoy Pati and Mark Harrison (eds.), *Society, Medicine and Politics in Colonial India*, London and New York: Routledge, 2018; Poonam Bala (ed.), *Medicine and Colonial Engagements in India and Sub - Saharan Africa*, Cambridge: Cambridge Scholars Publishing, 2018. 限于篇幅，有关殖民医学研究的单篇或专书论文，这里将不再罗列。

① 关于殖民地性病医院的研究，一般都认为殖民政府通过性病医院来控制感染性病的妇女以保证社会的安全与秩序，但是萨拉·霍其斯（Sarah Hodges）的研究显示，这些性病医院的病人并不是消极地被控制，她们积极地将性病医院纳入自己的生存策略之中，并且将这些机构转变为特殊时期的避难所，明显是一种利己主义的应对举措。详细内容请参阅 Sarah Hodges, "'Looting' the Lock Hospital in Colonial Madras during the Famine Years of the 1870s," *Social History of Medicine*, Vol. 18, No. 3, 2005, pp. 379 - 398.

务、殖民地公共卫生以及疾病控制与预防的分析。这种研究方法显然忽视了殖民地社会的地区差异，其中涉及政治、经济、文化等诸多因素，而将整个殖民地社会视为一个西方医学传播的同质空间。就以殖民地社会的城乡差别来说，殖民政府在城市与农村地区推动西方医学发展与扩张的策略与途径也是相当不同的。

但在做出宏观比较之前，细致深入的具体分析则是基础。因此，将考察对象集中于一个诸如医院的医疗空间则有助于我们从更微观的视角审视西方医学传播与扩张的基本特征及其背后所潜藏的殖民主义逻辑。在某种意义上，医院作为伴随殖民主义而输出的一种西方发明，它不仅是西方医学全球化的传播渠道，[①] 同时也是现代医学实践的关键场所以及医疗权威（medical authority）和西方文化的强势象征。[②] 正因如此，通过对于医院的微观分析将有助于更好地考察西方医学与殖民权力之间的互动关系。

那么，又为什么是东华医院（三院），而不是政府医院、教会医院或私家医院呢？显然，这种选择也直接反映了东华医院相对于其他医院的另类特征所在。正如冼玉仪所指出的，东华医院之所以被视为华人医院，不仅是因为由华人管理和为华人患者服务，而且更为重要的原因是它根据中医中药方法进行治疗。[③] 因此，东华医院是一种混合和具有中式内容的西式医院，即所谓的"西瓶装中酒"（Chinese wine in a Western bottle）。[④] 与当时在中国出现的教会医院和港英政府医院不同，它们尽管为中国人提供服务，却是由西方人管理和根据西医方法治疗的。在某种意义上，东华医院被认为是近代中国历史上第一家完全按照西方医院标准设计的中医医院。而它也成为此种医院模式的典范，在东华医院创建之后，澳门镜湖医院（Jinghu Hospital，1871 年创

---

① 在一项有关医院如何促进西方医学在发展中世界传播的研究中，牛津大学卫康医学史研究中心（Wellcome Trust History of Medicine Unit，Oxford University）主任马克·哈里森（Mark Harrison）表达了此种观点。详细内容访问 https：//web. archive. org/web/20070518043623/http：//www. wellcome. ac. uk/doc_ WTD004732. html（2018 年 8 月 25 日访问）。此外，有关非西方世界医院发展的研究请参阅 Mark Harrison，Margaret Jones and Helen M. Sweet（eds.），*From Western Medicine to Global Medicine：The Hospital Beyond the West*，Hyderabad：Orient Blackswan，2009.

② Philippa Levine，*Prostitution，Race，and Politics：Policing Venereal Disease in the British Empire*，London and New York：Routledge，2003，p.70.

③ Elizabeth Sinn，*Power and Charity：The Early History of the Tung Wah Hospital，Hong Kong*，Hong Kong：Oxford University Press，1989，pp. 52 – 53.

④ Elizabeth Sinn，*Power and Charity：The Early History of the Tung Wah Hospital，Hong Kong*，Hong Kong：Oxford University Press，1989，p. 60.

建）、广州广济医院（Guangji Hospital，1893 年创建）和方便医院（Fangbian Hospital，1901 年创建）、新加坡同济医院（Thong Chai Medical Institution，1885 年提议并于 1892 年落成）、旧金山东华医院（Donghua Hospital of San Francisco，1888 年提议创建，不过该计划因美国政府不承认中医生医疗资格而最终难产；1900 年旧金山华人创办东华诊所，1925 年该诊所发展成为一家华人医院）、越南堤岸福善医院（Fushan Hospital，1901 年创建）和广肇医院（Guangzhao Hospital，1907 年创建）、以及泰国曼谷天华医院（Tianhua Hospital，1907 年创建）等华人医院也在中国和海外华人社会中纷纷创建。①

① Elizabeth Sinn, *Power and Charity*: *The Early History of the Tung Wah Hospital*, *Hong Kong*, Hong Kong: Oxford University Press, 1989, pp. 79 – 80; David Faure, *Emperor and Ancestor*: *State and Lineage in South China*, Stanford: Stanford University Press, 2007, pp. 334 – 336. 相关资料还可以参阅澳门镜湖医院慈善会编《镜湖医院九十周季纪念特刊》，澳门镜湖医院慈善会，1961；澳门镜湖医院慈善会编《镜湖医院一百十五周年纪念特刊》，澳门镜湖医院慈善会，1986；澳门镜湖医院慈善会编《镜湖医院慈善会创办一百三十周年纪念特刊》，澳门镜湖医院慈善会，2001；柯征、姚丰编辑《澳门镜湖医院慈善会会史》，澳门镜湖医院慈善会，2001；澳门镜湖医院慈善会编《孙中山先生诞辰 140 周年：镜湖医院慈善会创办 135 周年纪念特刊》，澳门镜湖医院慈善会，2006；唐富满：《广州方便医院与近代广州社会》，《中山大学学报论丛》2007 年第 10 期，第 223 – 227 页；新加坡同济医院百年特刊出版委员会编《新加坡同济医院一百周年纪念特刊》，同济医院百年特刊出版委员会，1967；新加坡同济医院编《同济医院一百二十周年历史专集》，同济医院，1989；新加坡同济医院编《新加坡同济医院 135 周年纪念特刊：1867—2002》，同济医院，2002；新加坡同济医院编《同济医院一百四十五周年暨同济医药研究院十周年纪念特刊：百年善业融入社区》，同济医院，2002；T. J. Gintjee and Howard H. Johnson, "San Francisco's First Chinese Hospital," *The Modern Hospital*, October 1925, pp. 283 – 285; Yuk Ow, Him Mark Lai and P. Choy (eds.), *A History of the Sam Yup Benevolent Association in the United States*, *1850 – 1974*, San Francisco: Sam Yup Benevolent Association, 1975, pp. 132 – 135; George Kao, *Cathay by the Bay*: *Glimpses of San Francisco's Chinatown in the Year 1950*, Hong Kong: Chinese University Press, 1988, pp. 91 – 98; Him Mark Lai, *Becoming Chinese American*: *A History of Communities and Institutions*, Walnut Creek: AltaMira Press, 2004, pp. 119 – 122; Shirley Fong – Torres, *The Woman Who Ate Chinatown*: *A San Francisco Odyssey*, New York: iUniverse, Inc., 2008, p. 39; Guenter B. Risse, "Translating Western Modernity: The First Chinese Hospital in America," *Bulletin of the History of Medicine*, Vol. 85, No. 3, 2011, pp. 413 – 447; Mae Ngai, *The Lucky Ones*: *One Family and the Extraordinary Invention of Chinese America*, Princeton: Princeton University Press, 2012, p. 155; Guenter B. Risse, *Plague*, *Fear*, *and Politics in San Francisco's Chinatown*, Baltimore: Johns Hopkins University Press, 2012, pp. 53 – 56; Laureen D. Hom, "Early Chinese Immigrants Organizing for Healthcare: The Establishment of the Chinese Hospital in San Francisco," in Grace J. Yoo, Mai – Nhung Le, and Alan Y. Oda (eds.), *Handbook of Asian American Health*, New York: Springer Science and Business Media, 2013, pp. 353 – 362; George William Skinner, *Chinese Society in Thailand*: *An Analytical History*, Ithaca: Cornell University Press, 1957, pp. 170, 257 – 258（该书中文版为施坚雅：《泰国华人社会：历史的分析》，许华等译，厦门大学出版社，2010）。

医院作为一种医疗空间，对于当时中国人来说是相对陌生的，在中国传统社会中，人们求医方式基本上是到私人诊所（诊所基本上也是家的一部分）就医或邀请医生到家诊疗。① 东华医院却以华人熟悉的中医中药为内核而逐渐减少了他们对于西方医院这一新式医疗空间的陌生感。② 因此，在短短的时间内，东华医院便广受华人社会的欢迎；相反，华人对于政府医院仍然具有相当的排斥与抵制情绪。可是，作为医疗空间的东华医院很快就遭受来自欧人社会与政府医官的批评，他们视这种不中不西的华人医院为一种灾难，更怀疑其是否可以被称为"医院"。显然，在西方人或政府医官的眼中，东华医院已经成为维护和助长被西方医学视为迷信、落后与无知的中国医学的顽固堡垒。在他们看来，如果要彻底根除东华医院的医疗暴行与潜在弊端，唯有向其渗透和扩张西方医学。毫无疑问，东华医院这一医疗空间已经成为西方医学与本土医学相互角逐的竞争场所。

正是在这个意义上，通过考察东华三院的西医引入及其中西医医疗服务的变迁将有助于我们了解西方医学与本土医学之间错综复杂的多元关系，其中不仅包含西方医学的扩张性与侵略性，同时也涉及本土医学的防御性与抵抗性。如果选择政府医院或其他西医医院，或许我们只能看到西方医学在一个医疗空间中的单向传播和扩张过程，而无法了解本土医学为了生存而采取的应对与抵制策略。

除了东华三院的这种独特特征之外，本书选择东华三院作为考察对象的另一个考虑是基于它的多重功能，即东华三院不仅是救济空间和医疗空间，同时它还是一个准政治空间。显然，对于这种多重空间性质及其空间性质变

---

① 有关近代中国人对于西方医疗空间的认同过程，请参阅杨念群《"地方感"与西方医疗空间在中国的确立》，发表于"中国十九世纪医学研讨会"（中研院历史语言研究所，1998 年 5 月 22 日）；杨念群：《再造"病人"：中西医冲突下的空间政治，1832 - 1985 年》，中国人民大学出版社，2006 和 2013。

② 当然，在东华医院于 1870 年创建之前，香港华人对于西方医院这一新式医疗空间的体验已经开始。因为，在此之前，香港已经有各种各样的西式医院，其中包括创建于 1843 年的香港教会医院（Medical Missionary Society's Hospital at Hong Kong）和海员医院（Seamen's Hospital）、1848 年的国家医院、1858 年的性病医院（Lock Hospital）以及 1869 年的圣弗朗朗斯医院（St. Francis Hospital）。有关这些医院的概况，参阅杨祥银：《近代香港医疗服务网络的形成与发展（1841 - 1941）》，载李建民主编《从医疗看中国史》，联经出版事业股份有限公司，2008，第 539 - 601 页；杨祥银、王鹏：《19 世纪末 20 世纪初香港的医院体系》，《社会科学战线》2013 年第 6 期，第 92 - 97 页。

革的考察将有助于我们从更为多元的视角审视东华与华人社会和港英政府之间的多重关系。

正是基于上述多重考虑，本书试图以 1894～1941 年，东华三院引入西医的过程，西医引入之后中西医的互动关系以及中医不断萎缩和西医不断扩张的历史过程为叙事主轴，进而考察围绕东华三院中西医服务而发生的港英政府与华人社会之间、港英政府与东华三院之间、东华三院与华人社会之间、以及西医（生）与中医（生）之间的复杂关系。而这些复杂关系背后隐藏的则是殖民权力的微妙运作过程以及它对东华这一医疗空间的渗透与改造意图。本书最后则以上述内容为基础而总结性地分析在东华三院中西医服务变迁过程中殖民权力的运作特征以及它对东华三院医疗空间性质的影响。

通过概括性分析，本书最后得出两点初步结论。第一，为促进东华三院的西医化进程，港英政府通过多层官僚体系并利用鼠疫危机和财政危机积极推动东华西医的引入、扩张乃至霸权的确立，从而加强对东华三院的进一步干预与控制，这充分体现了在西医霸权确立和东华控制过程中殖民权力所体现的压制性与支配性的一面。

不过，这仅仅是殖民权力的一个面向，除强制和压迫手段之外，霸权的形成和确立还依赖于被统治者对统治者主流意识形态和文化价值观念的默认或接受。体现在本书中，这种主流意识形态和文化价值观念便是港英政府和政府医官所建构的关于西医优越性与西方文明性的论述话语。

随着港英政府通过各种渠道对于西方医学与公共卫生宣传与教育的推动以及东华三院西医服务的发展，作为西医服务接受者的华人患者、作为医院管理者的华人董事局以及作为中医维护者的中医医生都开始逐渐认可和接受这套有关西医优越性的话语论述，并在实际行动中支持与推动东华西医服务的进一步发展。显然，在短短的 40 多年间，东华三院西医服务之所以如此迅速获得华人的认可与接受，不是单靠政府或西医的强制推行所能实现的，其中一个更为关键的因素是华人对于西医治疗效果的主动体认。

当然，殖民权力的运作并不是单向的，除了由殖民者施加的政治支配与意识形态支配之外，殖民权力也会遭到被殖民者的各种形式的消极或积极抵抗。同时，面对被殖民者的抵抗，殖民权力的实施者在不影响其统治根本利益的情况下，也会适度地做出某些调整与让步。

第二，在殖民权力的干涉下，东华三院空间多样性的特征在不断发生改变，以体现东华三院慈善精神的救济空间不断被体现医疗化趋势的医疗空间所取代。而就东华三院作为医疗空间而言，殖民权力的主要目标是实现这一空间从传统中医医疗空间向现代西医医疗空间的转换。综观东华三院中西医服务的变化趋势，可以看到东华三院从一个纯粹的中医医院逐步发展为中西医共存的医疗空间，而到 20 世纪 40 年代，就其留医（住院）服务来说，东华三院更是成为一个以西方医学为唯一治疗方法的西医医院。

而新旧医疗空间的转变，其背后体现的更是不同权力关系的消长。在某种意义上，中医空间的萎缩与消亡其实反映的是东华三院作为一个华人准政治空间所拥有的政治影响力与社会代表性的日渐衰退。① 更为重要的是，东华三院医疗空间性质的变化凸显了空间的象征性力量，即从中医空间向西医空间的转变不仅是西医服务的扩张，更是西方医学科学性与优越性这一体现殖民现代性的意识形态与文化价值观念对于被殖民者宰制的确立，或者说被殖民者所默认和接受。

当然，权力的运作离不开物质空间的支持，正如法国著名思想家米歇尔·福柯（Michel Foucault）所指出的，"空间是任何权力运作的基础"，② "空间是权力、知识等话语转化成实际权力关系的关键"。③ 显然，东华三院作为医疗空间有助于殖民权力向华人社会的"毛细血管式"的微观渗透，并以此规范华人的医疗观念与实践和遏制东华三院董事局作为华人社会的政治力量而可能产生和扩张的反殖民影响力。上述权力与空间的互动关系也点出

---

① 当然，这并不意味着东华三院彻底丧失其作为华人社会代表的政治角色和领袖地位，这里只是强调殖民干预下的东华三院医疗化过程使它的医疗功能不断加强，而最初扮演的强势政治功能则日渐衰退。

② 米歇尔·福柯、保罗·雷比诺：《空间、知识、权力：福柯访谈录》，载包亚明主编《后现代性与地理学的政治》，上海教育出版社，2001，第 13 – 14 页。相关研究还可以参阅 Colin Jones and Roy Porter（eds.），*Reassessing Foucault：Power，Medicine and the Body*，London and New York：1994；Jeremy W. Crampton and Stuart Elden（eds.），*Space，Knowledge and Power：Foucault and Geography*，Burlington：Ashgate，2007.

③ 戈温德林·莱特、保罗·雷比诺：《权力的空间化》，载包亚明主编《后现代性与地理学的政治》，上海教育出版社，2001，第 29 页。

了本书选择"殖民权力与医疗空间"为题的原因与意义所在。①

---

① 有关殖民权力对殖民地城市空间格局与人造环境（built environment）影响的研究可以参阅 Anthony D. King，*Colonial Urban Development：Culture，Social Power and Environment*，London and New York：Routledge，1976；John Noyes，*Colonial Space：Spatiality in the Discourse of German South West Africa，1884 – 1915*，Chur：Harwood Academic Publishers，1992；Brenda S. A. Yeoh，*Contesting Space：Power Relations and the Urban Built Environment in Colonial Singapore*，Oxford：Oxford University Press，1996（该书第二版为 Brenda S. A. Yeoh，*Contesting Space in Colonial Singapore：Power Relations and the Urban Built Environment*，Singapore：Singapore University Press，2003）；Garth Andrew Myers，*Verandahs of Power：Colonialism and Space in Urban Africa*，Syracuse：Syracuse University Press，2003；Manu Goswami，*Producing India：From Colonial Economy to National Space*，Chicago：Chicago University Press，2004；Steven J. Salm and Toyin Falola（eds.），*African Urban Spaces in Historical Perspective*，Rochester：University Rochester Press，2005；Brenda S. A. Yeoh，"Municipal Sanitary Ideology and the Control of the Urban Environment in Colonial Singapore," in Alan R. H. Baker and Gideon Biger（eds.），*Ideology and Landscape in Historical Perspective：Essays on the Meanings of Some Places in the Past*，Cambridge：Cambridge University Press，2006，pp. 148 – 172；Stephen Legg，*Spaces of Colonialism：Delhi's Urban Governmentalities*，Malden：Blackwell Publishing，2007；Ambe Njoh，*Planning Power：Town Planning and Social Control in Colonial Africa*，London：UCL Press，2007；Prashant Kidambi，*The Making of an Indian Metropolis：Colonial Governance and Public Culture in Bombay，1890 – 1920*，Burlington：Ashgate，2007；Stephen Legg，*Spaces of Colonialism：Delhi's Urban Governmentalities*，Malden：Blackwell Publishing，2007；Alfred W. McCoy and Francisco A. Scarano（eds.），*Colonial Crucible：Empire in the Making of the Modern American State*，Madison：University of Wisconsin Press，2009；William Cunningham Bissell，*Urban Design，Chaos，and Colonial Power in Zanzibar*，Bloomington：Indiana University Press，2011；Laura Victoir and Victor Zatsepine（eds.），*Harbin to Hanoi：The Colonial Built Environment in Asia，1840 to1940*，Hong Kong：Hong Kong University Press，2013；Carlos Nunes Silva（ed.），*Urban Planning in Sub – Saharan Africa：Colonial and Post – Colonial Planning Cultures*，London and New York：Routledge，2015；Ambe J. Njoh，*Urban Planning and Public Health in Africa：Historical，Theoretical and Practical Dimensions of a Continent's Water and Sanitation Problematic*，London and New York：Routledge，2016；Nicole Gombay and Marcela Palomino – Schalscha（eds.），*Indigenous Places and Colonial Spaces：The Politics of Intertwined Relations*，London and New York：Routledge，2018。

第二章　中西医交锋：1894 年鼠疫危机与东华医院西医引入（1894～1897 年）

　　1894 年鼠疫对香港社会具有十分深刻的影响，它不仅造成惨重的人口死亡，而且令当时的香港经济与商业贸易几乎停滞。而且，因为这次被称为世界第三次鼠疫大流行起源的鼠疫在香港一直持续到 20 世纪 20 年代，其消极影响也显得更为深远和持久。

　　而对于东华医院来说，其在鼠疫问题上的两难处境，导致港英政府与东华医院董事局之间的激烈冲突，同时也令东华医院作为华人社会代表的合法性和权威性遭受严重挑战。正是这次香港历史上空前的鼠疫危机，令原本基本上"井水不犯河水"的香港中医与西医之间第一次出现了正面交锋与冲突。更有甚者，因为东华医院在这次鼠疫危机中表现出来的消极作用，众多政府官员与医生对东华医院的医疗观念与行为进行了严厉的批评与指责，甚至质疑东华医院作为医疗机构的存在价值，建议政府应该彻底关闭东华医院而另设由政府管理和监督的华人贫民医院（Pauper Hospital）。[1] 东华医院的生存发

---

[1]　在印度、新加坡和马来西亚等殖民地一般都设有由殖民政府管理和监督的向当地人提供医疗服务的贫民医院，详细内容可以参阅 "The Municipality and the Hospitals," *Indian Medical Gazette*, February 1, 1868, pp. 38 - 39; You Kyoung Lee, "The Pauper Hospital in Early Singapore (Part I) (1819 - 1829)," *Singapore Medical Journal*, Vol. 14, No. 1, 1973, pp. 49 - 54; You Kyoung Lee, "The Pauper Hospital in Early Singapore (Part II) (1830 - 1839)," *Singapore Medical Journal*, Vol. 15, No. 1, 1974, pp. 72 - 83; You Kyoung Lee, "The Pauper Hospital in Early Singapore (Part III) (1840 - 1849)," *Singapore Medical Journal*, Vol. 16, No. 1, 1975, pp. 106 - 121; Vol. 16, No. 3, 1975, pp. 208 - 223; You Kyoung Lee, "The Pauper Hospital in Early Singapore (Part IV) (1850 - 1859)," *Singapore Medical Journal*, Vol. 16, No. 3, 1975, pp. 269 - 289; Vol. 17, No. 1, 1976, pp. 16 - 31; You Kyoung Lee, "The Pauper Hospital in Early Singapore (Part V) (1860 - 1873)," *Singapore Medical Journal*, Vol. 17, No. 2, 1976, pp. 74 - 83; Vol. 17, No. 3, 1976, pp. 138 - 149; Lenore Manderson, *Sickness and the State: Health and Illness in Colonial Malaya, 1870 - 1940*, Cambridge: Cambridge University Press, 1996, pp. 15, 34 - 37, 69, 177 - 179, 298; Jiat - Hwee Chang, "Tropicalising Technologies of Environment and Government: The Singapore General Hospital and the Circulation of the Pavilion Plan Hospital in the British Empire, 1860 - 1930," in Michael Guggenheim and Ola Söderström (eds.), *Re - shaping Cities: How Global Mobility Transforms Architecture and Urban Form*, London and New York: Routledge, 2010, pp. 134 - 135; （转下页注）

岌可危，不过，鉴于各方面的考虑，港英政府最终决定东华医院应该继续经营，不过要求通过在东华医院任命华人驻院西医（Resident Surgeon）和西人巡院医官（Inspecting Medical Officer）的形式逐渐引入西方医学，同时亦推动相关的改善措施。

因此，在某种意义上，正是这次鼠疫导致的中西医交锋与冲突，彻底改变了东华医院作为单纯的中医治疗的医疗空间的性质，从此西医开始引入，东华医院从而成为中西医并存的新式医疗空间。同时，在医务管理权方面，它也结束了东华医院的独立自主权，更成为后来港英政府多次要求干涉其医疗事务的借口。

有关 1894 年香港鼠疫的研究，已经有学者从不同的角度探讨了鼠疫的起源、起因、发生过程、影响、鼠疫细菌发现以及防疫措施等诸多方面。① 限于

（接上页注①）Jiat – Hwee Chang, *A Genealogy of Tropical Architecture：Colonial Networks, Nature and Technoscience*, London and New York：Routledge, 2016, pp. 116 – 117. 此外，有关英国殖民地的医院情况可参阅 Henry C. Burdett, *Hospitals and Asylums of the World*（Volume 3：Hospitals—History and Administration）, London：J. & A. Churchill, 1893, pp. 343 – 422.

① 有关 1894 年香港鼠疫研究，可参阅 William John Simpson, *A Treatise on Plague：Dealing with the Historical, Epidemiological, Clinical, Therapeutic and Preventive Aspects of the Disease*, Cambridge：Cambridge University Press, 1905；B. W. Brown, "Plague：A Note on the History of the Disease in Hongkong," *Public Health Reports*, Vol. 28, 1913, pp. 551 – 557；G. I. Forbes, "Plague in Hong Kong, 1894 – 1929," *Far East Medical Journal*, Vol. 5, 1969, pp. 398 – 405；E. G. Pryor, "The Great Plague of Hong Kong," *Journal of the Hong Kong Branch of the Royal Asiatic Society*, Vol. 15, 1975, pp. 61 – 70；Elizabeth Sinn, *Power and Charity：The Early History of the Tung Wah Hospital, Hong Kong*, Hong Kong：Oxford University Press, 1989, pp. 159 – 212；Molly Sutphen, *Cookie – cutter Epidemics？The Colonial Office and the Plague Epidemics in Cape Town and Hong Kong, 1901 – 1902*, London：Institute of Commonwealth Studies, University of London, 1992；Gerald H. Choa, "The Lowson Diary：A Record of the Early Phases of the Bubonic Plague in Hong Kong 1894," *Journal of the Hong Kong Branch of the Royal Asiatic Society*, Vol. 33, 1993, pp. 129 – 145；Carol Benedict, *Bubonic Plague in Nineteenth – Century China*, Stanford：Stanford University Press, 1996, pp. 131 – 149；Carney T. Fisher, "The Plague in Hong Kong 1894," presented at the International Conference on Hong Kong and Modern China（Hong Kong：University of Hong Kong, December 3 – 5, 1997）；Mary P. Sutphen, "Not What, But Where：Bubonic Plague and the Reception of Germ Theories in Hong Kong and Calcutta, 1894 – 1897," *Journal of the History of Medicine and Allied Sciences*, Vol. 52, No. 1, 1997, pp. 81 – 113；Mary Preston Sutphen, "Rumoured Power：Hong Kong, 1894 and Cape Town, 1901," in Andrew Cunningham and Bridie Andrews（eds.）, *Western Medicine as Contested Knowledge*, Manchester：Manchester University Press, 1997, pp. 241 – 261；Jerome J. Platt, Maurice E. Jones and Arleen Kay Platt, *The Whitewash Brigade：The Hong Kong Plague of 1894*, London：Dix Noonan Webb, 1998；蔡志祥：《十九世纪香港岛的瘟疫：政府和民间的对策》，发表于"医学与殖民主义与社会变迁研讨会"（中研院历史语言研究所，1998 年 5 月 20 – 21 日）；Myron J. Echenberg, "PestisRedux：　（转下页注）

篇幅和本书主题核心的考虑，本章主要以港英政府的鼠疫应对机制与华人社

（接上页注①）The Initial Years of the Third Bubonic Plague Pandemic, *1894 - 1901*," *Journal of World History*, Vol. 13, No. 2, 2002, pp. 429 - 449；赖文、李永宸：《岭南瘟疫史》，广东人民出版社，2004，第 391 - 677 页；Pui - Tak Lee, "The Hong Kong Plague of 1894: A Political and Social Analysis," presented at the International Conference on "The Ideas, Organization, and Practice of Hygiene in Han Society from the Traditional to the Modern Periods" (Taipei: RCHSSA, Academia Sinica, November 22 - 24, 2004)；彭海雄：《1894 年香港鼠疫研究》（广州：华南师范大学硕士论文，2005）；王瑞敏：《检查、隔离和反抗：1894 年港英政府和华人社区有关鼠疫对策的争端》（北京：北京师范大学硕士论文，2005）；李永宸、赖文：《1894 年香港鼠疫考》，《中华中医药杂志》2005 年第 1 期，第 28 - 31 页；苏新华、张晓辉：《1894 年香港鼠疫的应对机制》，《广西社会科学》2005 年第 10 期，第 142 - 144 页；Molly Sutphen, "The Uses of History: Bubonic Plague in Hong Kong, 1894 - 1901," presented at the International Conference on Infectious Diseases and Human Flows in Asia (Hong Kong: Centre of Asian Studies and School of Public Health, University of Hong Kong, June 9 - 10, 2005)；苏新华：《清末穗港鼠疫与社会应对措施（1894—1911）》（广州：暨南大学硕士论文，2006）；黄杰诚、蔡燕蓉：《香港清末鼠疫流行中医辨治分析》，《山东中医药大学学报》2006 年第 3 期，第 233 - 235 页；Hong Kong Museum of Medical Sciences Society, *Plague, SARS and the Story of Medicine in Hong Kong*, Hong Kong: Hong Kong University Press, 2006, pp. 26 - 38；Myron J. Echenberg, *Plague Ports: The Global Urban Impact of Bubonic Plague, 1894 - 1901*, New York: New York University Press, 2007, pp. 16 - 46；Sean Hsiang - lin Lei, "Sovereignty and the Microscope: Constituting Notifiable Infectious Disease and Containing the Manchurian Plague (1910 - 1911)," in Angela Ki Che Leung and Charlotte Furth (eds.), *Health and Hygiene in Chinese East Asia: Policies and Publics in the Long Twentieth Century*, Durham: Duke University Press, 2010, pp. 73 - 106；杨祥银：《公共卫生与 1894 年香港鼠疫研究》，《华中师范大学学报》（人文社会科学版）2010 年第 4 期，第 68 - 75 页；崔艳红：《19 世纪末 20 世纪初香港鼠疫与港英政府的应对措施》，《历史教学》2010 年第 12 期，第 51 - 57 页；苏新华、张晓辉：《清末香港鼠疫与社会经济的发展：以港口检疫制度的建立为例》，《兰州学刊》2010 年第 9 期，第 198 - 200 页；郭卫东：《应对鼠疫：1894—1895 年的港澳》，《历史档案》2011 年第 4 期，第 80 - 90 页；Meaghan Marian, "Colonial Medicine, the Body Politic, and Pickering's Mangle in the Case of Hong Kong's Plague Crisis of 1894," (Munk School of Global Affairs Working Papers Series, October 12, 2011)；崔艳红：《港英政府应对公共危机管理的现代化开端：以 19 世纪末 20 世纪初香港鼠疫为研究对象》，《战略决策研究》2012 年第 6 期，第 65 - 71 页；Robert Peckham, "Infective Economies: Empire, Panic and the Business of Disease," *Journal of Imperial and Commonwealth History*, Vol. 41, No. 2, 2013, pp. 211 - 237；Cecilia Chu, "Shanzheng (善政) and Gongde (公德): Moral Regulation and Narratives of 'Good Government' in Colonial Hong Kong," *Journal of Historical Geography*, No. 42, 2013, pp. 180 - 192；Pui - Tak Lee, "Colonialism versus Nationalism: The Plague of Hong Kong in 1894," *Journal of Northeast Asian History*, Vol. 10, No. 1, 2013, pp. 97 - 128；姜锺赫：《鼠疫与香港殖民医学下的华人女性病患（1841 - 1900）》，《近代中国妇女史研究》，第 26 期，2015 年 12 月，第 67 - 132 页；杜丽红：《海港检疫全球化对华影响之研究：以 1894 年香港鼠疫为例》，《全球史评论》（第 8 辑），2015 年，第 137 - 155 页；吴寰：《社会变迁下的跨区域灾疫研究：以 1894 年香港鼠疫为例》，《保山学院学报》2015 年第 3 期，第 6 - 13 页；Ka - che Yip, Yuen - sang Leung, and Man - kong Wong, *Health Policy and Disease in Colonial and Postcolonial Hong Kong, 1841 - 2003*, London and New York: Routledge, 2016, pp. 23 - 36；（转下页注）

会的反应行为来考察中西防疫观念和实践的差异是如何令东华医院在鼠疫问题上陷于两难处境，进而令其遭遇港英政府与华人社会的双重信任危机的。而这一危机通过港英政府与东华医院董事局之间的相互博弈（对抗与妥协），最终以 1896 年东华医院调查委员会发表的多数报告为蓝本对东华医院的未来发展做了令各方基本满意的暂时性安排。当然，这种暂时安排意味着东华医院医务自主权的削弱，对于东华医院董事局来说这也是东华医院继续生存的唯一的无奈选择，因为从当时的情况来看，港英政府干预已经是一个不可避免的趋势。

第一节　以公共卫生的名义：港英政府的鼠疫应对机制

学术界一般认为开始于 1894 年 5 月初并且肆虐达 30 年之久的香港鼠疫是由临近的广州传入，可是，对于 1894 年广州鼠疫的起源问题，学界一直存在诸多争论。其争论主要集中于此次广州鼠疫是地方性疾病还是输入性疾病，而那些认同后者的学者对于鼠疫传入广州的具体路线也有明显的分歧。① 尽管

（接上页注①）Robert Peckham, "Hong Kong Junk: Plague and the Economy of Chinese Things," *Bulletin of the History of Medicine*, Vol. 90, No. 1, 2016, pp. 32 – 60; Robert Peckham, "Critical Mass: Colonial Crowds and Contagious Panics in 1890s Hong Kong and Bombay," in Harald Fischer – Tiné (ed.), *Anxieties, Fear and Panic in Colonial Settings: Empires on the Verge of a Nervous Breakdown*, New York: Palgrave Macmillan, 2016, pp. 369 – 391; Robert Peckham, "Spaces of Quarantine in Colonial Hong Kong," in Alison Bashford (ed.), *Quarantine: Local and Global Histories*, New York: Palgrave Macmillan, 2016, pp. 66 – 84; Kyu – hwanSihn, "Reorganizing Hospital Space: The 1894 Plague Epidemic in Hong Kong and the Germ Theory," *Korean Journal of Medical History*, Vol. 26, No. 1, 2017, pp. 59 – 94; 赵金媛、潘华峰、陈楚杰、林钟宇、叶晓宪：《基于卫生应急理论的穗港澳鼠疫防疫措施分析》，《科技视界》2017 年第 9 期，第 41 – 42 页；杨祥银：《1894 年香港鼠疫谣言与政府应对措施》，《浙江社会科学》2017 年第 6 期，第 102 – 107 + 101 页；黄雁鸿：《19 世纪末档案文献对香港鼠疫的记载》，《历史档案》2018 年第 1 期，第 109 – 114 页；Christos Lynteris, "Suspicious Corpses: Body Dumping and Plague in Colonial Hong Kong," in Christos Lynteris and Nicholas H. A. Evans (eds.), *Histories of Post – Mortem Contagion: Infectious Corpses and Contested Burials*, New York: Palgrave Macmillan, 2018, pp. 109 – 133; Frank Ching, *130 Years of Medicine in Hong Kong: From the College of Medicine for Chinese to the Li Ka Shing Faculty of Medicine*, Singapore: Springer, 2018, pp. 47 – 76.

① 相关内容可参阅 Mary Niles, "Plague in Canton," *China Medical Missionary Journal*, Vol. 8, No. 2, 1894, pp. 116 – 119; John G. Kerr, "The Bubonic Plague," *China Medical Missionary Journal*, Vol. 8, No. 4, 1894, pp. 178 – 180; James Cantlie, "The Spread of Plague," *The Lancet*, January 2, 1897, pp. 4 – 7; James Cantlie, "The Spread of Plague," *Transactions of the Epidemiological Society of London*, Vol. 16, 1897, pp. 15 – 63; William F. Arnold, "Some Personal Observations on the Plague in China," *Medical and Surgical Reporter*, Vol. 77, No. 26, December 25, 1897, pp.　（转下页注）

关于 1894 年广州鼠疫暴发的具体时间也存在较多争议，不过根据目前的相关研究，可以确定的是此次广州鼠疫的第一例确诊患者是于该年 1 月 16 日被发现的。进入 3 月，鼠疫开始流行，并且于 4~6 月达到高峰，也随之引起政府

（接上页注①）801 – 806；H. M. Birdwood，"The Plague in Bombay," *Journal of the Royal Society of Arts*，Vol. 46，1898，pp. 305 – 333；Bruce Low，"Report upon the Progress and Diffusion of Bubonic Plague from 1879 to 1898," in *Annual Report of the Medical Officer of the Local Government Board for the year1898 – 1899*，London，1899，pp. 199 – 258；Frederick G. Novy，"The Bubonic Plague," *Popular Science Monthly*，Vol. 57，1900，pp. 576 – 592；Walter Wyman，*The Bubonic Plague*，Washington：Government Printing Office，1900；Frank G. Clemow，"The Endemic Centres of Plague," *Journal of Tropical Medicine*，March，1900，pp. 200 – 205；George Sloane Thomson and John Thomson，*A Treatise on Plague：The Conditions for Its Causation，Prevalence，Incidence，Immunity，Prevention，and Treatment*，London：Swan Sonnenschein and Co.，1901；"The Plague," *The Quarterly Review*，Vol. 194，1901，pp. 539 – 580；Henry A. Blake，*Bubonic Plague in Hong Kong；Memorandum by His Excellency the Governor on the Result of the Treatment of Patients in Their Own Houses and in Local Hospitals during the Epidemic of 1903*，Hong Kong，1903；Frank Gerard Clemow，"Plague," in Frank Gerard Clemow，*The Geography of Disease*，Cambridge：Cambridge University Press，1903，pp. 311 – 351；"Plague in Hong Kong," *British Medical Journal*，March 28，1903，pp. 755 – 757；Maximilian Joseph Herzog，*The Plague：Bacteriology，Morbid Anatomy，and Histopathology，including a Consideration of Insects as Plague Carriers*，Manila：Bureau of Public Printing，1904；Q. W. Hunter，"Malignant Polyadenitis（The Plague）：A Historical Sketch," *The Medical Age*，Vol. 23，No. 15，1905，pp. 576 – 577；John M. Atkinson，*A Historical Survey of Plague in Hong Kong since Its Outbreak in 1894*，Hong Kong，1907；John Macauley Eager，*The Present Pandemic of Plague*，Washington：Government Printing Office，1908；A. G. Millot Severn，"An Outline of the History of Plague in Hong Kong," *Journal of State Medicine：The Official Journal of the Royal Institute of Public Health*，Vol. 33，1925，pp. 274 – 284；Leonard Fabian Hirst，*The Conquest of Plague：A Study of the Evolution of Epidemiology*，Oxford：Clarendon Press，1953；Carol Benedict，*Bubonic Plague in Nineteenth – Century China*，Stanford：Stanford University Press，1996，pp. 17 – 99；William H. McNeill，*Plagues and Peoples*，Garden City：Anchor Press，1976，pp. 134 – 140；李永宸、赖文：《19 世纪后半叶广州鼠疫传入路线的探讨》，《中华医史杂志》2003 年第 4 期，第 206 – 208；Alfred J. Bollet，"Bubonic Plague：The Prototype of Pandemic Disasters," in Alfred J. Bollet，*Plagues & Poxes：The Impact of Human History on Epidemic Disease*，second edition，New York：Demos Medical Publishing，2004，pp. 17 – 30；曹树基：《1894 年鼠疫大流行中的广州、香港和上海》，《上海交通大学学报》（哲学社会科学版）2005 年第 4 期，第 72 – 81 页；J. N. Hays，"Third Plague Pandemic，1894 – ?" in J. N. Hayes，*Epidemics and Pandemics：Their Impacts on Human History*，Santa Barbara：ABC – CLIO，2005，pp. 331 – 344；Paul Hatcher and Nick Battey，"Plague," in Paul Hatcher and Nick Battey，*Biological Diversity：Exploiters and Exploited*，Hoboken：John Wiley & Sons，2011，pp. 325 – 348；John Aberth，"Plague," in John Aberth，*Plagues in World History*，Lanham：Rowman& Littlefield Publishers，2011，pp. 19 – 72；Paul E. Hatcher and Nick Battey，*Biological Diversity：Exploiters and Exploited*，Hoboken：John Wiley & Sons，2011，pp. 330 – 331；Joseph P. Byrn，"Third Plague Pandemic," in Joseph P. Byrne，*Encyclopedia of the Black Death*，Santa Barbara：ABC – CLIO，2012，pp. 340 – 341.

和社会各界的关注。① 从 4 月初开始，有关一种疾病在广州肆虐并造成巨大人员伤亡的传言开始在香港流传，不过这并没有引起港英当局的关注。② 时任国家医院署理院长（Acting Superintendent of the Government Civil Hospital）詹姆斯·劳森（James A. Lowson）医生在 1894 年鼠疫报告中就指出，当时有很多人因为害怕广州鼠疫而大量逃往香港。他相信这些人当中肯定有人跟广州的鼠疫患者有过接触，因此很有可能是这些人将鼠疫传入香港的。③ 显然，当时港英政府并没有对来自广州的船只与人员采取任何的隔离和检疫措施，这也是后来部分香港媒体因为鼠疫在香港不断蔓延而未能得到有效控制而将其责任归咎于政府失职与疏忽的重要原因。当然，有一点需要指出的是，在鼠疫没有在香港正式暴发之前，当时对于这种疾病的性质和原因并不了解，甚至都不知道这种疾病是否具有传染性，因此，当时港英政府没有及时采取预防措施在一定程度上也是可以理解的。

不过，面对当时广州每天大量人口死于这种疾病的连续报道，港英政府与香港欧人社会（European community）逐渐认识到这种疾病的症状酷似曾经于 17 世纪后半叶席卷伦敦的"黑死病"（Black Plague），这在一定程度上也唤起了欧洲人对于鼠疫恐慌的集体记忆。④ 基于事态发展的严重性，港英当局

---

① 有关 1894 年广州鼠疫始发时间和疫情时间分布，可以参阅 William John Simpson, *Report on the Causes and Continuance of Plague in Hong Kong and Suggestions as to Remedial Measures*, London: Waterlow and Sons Limited, 1903; pp. 20 - 21; 赖文、李永宸：《岭南瘟疫史》，广东人民出版社，2004，第 391～395 页。

② *Blue Book for 1894*, Hong Kong.

③ James A. Lowson, "The Epidemic of Bubonic Plague in Hong Kong, 1894," *Hong Kong Government Gazette*, April 13, 1895, pp. 369 - 370; *Hong Kong Daily Press*, 10 May 1894. 关于劳森医生的相关内容可参阅 "Infection in Bubonic Plague," *China Medical Missionary Journal*, Vol. 10, No. 1, 1896, p. 53; "Some Remarks on Plague," *The Lancet*, February 13, 1897, p. 465; George M. Sternberg, "The History and Etiology of Bubonic Plague," *Philadelphia Medical Journal*, Vol. 5, April 7, 1900, pp. 812 - 813; Gerald H. Choa, "The Lowson Diary: A Record of the Early Phases of the Bubonic Plague in Hong Kong 1894," *Journal of the Hong Kong Branch of the Royal Asiatic Society*, Vol. 33, 1993, pp. 129 - 145; W. L. Yule, "A Scottish Doctor's Association with the Discovery of the Plague Bacillus," *Scottish Medical Journal*, Vol. 40, No. 6, 1995, pp. 184 - 186; Tom Solomon, "Hong Kong, 1894: The Role of James A. Lowson in the Controversial Discovery of the Plague Bacillus," *The Lancet*, Vol. 350, July 5, 1997, pp. 59 - 62.

④ *Blue Book for 1894*, Hong Kong; John Stuart Thomson, *The Chinese*, Indianapolis: The Bobbs - Merrill Company, 1909, p. 326. 此次伦敦鼠疫大流行发生于 1665 年，相关研究可参阅 James Leasor, *The Plague and the Fire*, London: Allen & Unwin, 1962; Leonard W. Cowie, *Plague and Fire*, London, 1665 - 1666, London: Wayland Publishers Ltd., 1970; Walter George Bell, *The Great Plague in London in 1665*, New York: AMS Press, 1979; A. Lloyd Moote and Dorothy C. Moote, *The Great Plague: The Story of London's Most Deadly Year*, Baltimore: Johns Hopkins University Press, 2006.

开始密切关注广州鼠疫的发展态势，并且要求广州英国领事馆能够向香港报告有关情况。1894 年 4 月 26 日一位香港督察昆西（Quincey）先生写信给警察总监（Captain Superintendent of Police）梅含理（Francis Henry May，后于 1912～1919 年出任香港总督）先生证实了一直盛传的有关鼠疫在广州流行的传言，而且指出这种疾病造成的死亡相当大。后来在殖民地医官（Colonial Surgeon）菲利普·艾尔思（Philip Bernard Chenery Ayres）医生的要求下，① 广州英国领事于 1894 年 5 月 2 日向香港有关当局提交了一份由亚历山大·勒尼（Alexander Rennie）医生撰写的有关广州鼠疫的报告。② 与此同时，香港方面也希望去广州实地了解鼠疫发展情况，尤其是希望能够知道更多有关鼠疫患者的症状和鼠疫成因。在劳森医生的建议和艾尔思医生的同意下，劳森医生于 1894 年 5 月 4 日晚上赶到广州，并于 5 月 6 日在勒尼医生的陪同下参观了鼠疫感染地区以及当地的一家华人医院。在医院中，劳森医生仔细记录了鼠疫患者症状，检查了一些鼠疫死者尸体，并且与该院医生进行了详细交谈。5 月 7 日下午，劳森医生返回香港。当天晚上，他在一个俱乐部听到有关香港出现鼠疫患者的传言，并立即询问洁净局署理卫生总监（Acting Sanitary Superintendent）和署理秘书爱德华·朗姆（Edward A. Ram）先生这些传言是否可信，朗姆回复说目前在香港并没有出现鼠疫患者。而且，他已经与艾尔思医生将相关预防措施传达给卫生督察（Sanitary Inspector），如果出现鼠疫患者，将会立即向艾尔思医生报告。5 月 8 日劳森医生被请去诊断一名在他离港期间入院的被假设诊断为弛张热（remittent fever）的患者。这名患者名叫阿洪（A. Hong），是国家医院的男仆，刚刚于 1894 年 5 月 1 日与国家医院续约。据劳森医生日记记录，当看到这名患者时，他就知道他患了鼠疫。在经过仔

---

① "Obituary: Philip B. C. Ayres," *British Medical Journal*, October 21, 1899, p. 1140.

② *Report sent by Dr. Lowson and States Measures Taken*, 16 May 1894, enclosed in Sir William Robinson to the Marquess of Ripon, 17 May, 1894, CO 129/263, pp. 48 – 49; Alexander Rennie, "Report on the Plague Prevailing in Canton during the Spring and Summer of 1894," in *Medical Reports of Imperial Maritime Customs for the year ended 30 th September 1894*, *47 th and 48 th Issue*, Shanghai: Statistical Department of the Inspectorate General of Customs, 1895, pp. 65 – 72. 根据香港《士蔑西报》（*Hong Kong Telegraph*）1894 年 5 月 10 日报道，在该年 5 月 10 日洁净局（Sanitary Board）会议上曾经阅读了上述通信和报告。勒尼医生报告的所署时间为 1894 年 4 月 28 日。显然，从这里我们可以看出香港当局应该在 1894 年 5 月之前已经比较全面地了解广州鼠疫的情况。这距离香港出现第一例确诊鼠疫患者的时间（1894 年 5 月 8 日）还是有一段时间的，可是期间香港政府却没有采取任何实际预防措施，每天仍然有大量船只和人员随意在两地之间流通。详细内容参阅 *Hong Kong Telegraph*, 10 and 11 May 1894.

细诊断之后，劳森医生确定这名患者得了腺鼠疫，并立即将其隔离。① 这名患者也就成为 1894 年香港鼠疫的第一例确诊鼠疫患者。② 翌日，劳森医生将这名患者确诊的消息告知艾尔思医生。5 月 10 日早上，劳森医生应署理港督（Officer Administering the Government）、驻港英军司令伯加上将（Major-General George Digby Barker）的要求向其报告广州之行。随后，劳森医生被要求去参观东华医院，在那里他发现了大约 20 名鼠疫患者。据劳森医生报告，这些鼠疫患者的病情都已经相当严重，而且大部分患者来自东华医院的邻近地区，包括市场街（Market Street）、水池巷（Tank Lane）和楼梯街（Ladder Street）等。劳森医生随即将东华医院的情况告知艾尔思医生，之后两人向时任总登

---

① *Report sent by Dr. Lowson and States Measures Taken*，16 May 1894，enclosed in Sir William Robinson to the Marquess of Ripon，17 May，1894，CO 129/263，pp. 49 - 50；Gerald H. Choa，"The Lowson Diary: A Record of the Early Phases of the Bubonic Plague in Hong Kong 1894," *Journal of the Hong Kong Branch of the Royal Asiatic Society*，Vol. 33，1993，pp. 132 - 133；*Hong Kong Telegraph*，11 May 1894.

② 关于 1894 年香港鼠疫暴发的具体时间，从目前的有关资料来看有很多说法，根据笔者对当时香港报纸和相关报告的梳理，我们可以发现当时报导香港鼠疫始发时间为 5 月 5 日、5 月 8 日、5 月 9 或 5 月 10 日。毫无疑问，我们可以确定香港第一例确诊鼠疫患者为 5 月 8 日由劳森医生诊断。奇怪的是，劳森医生在 1894 年鼠疫报告中却认为香港鼠疫是于 5 月 10 日被发现的。这份报告显然跟劳森医生日记和 1894 年 5 月 16 日的报道相互冲突，唯一可能的解释就是劳森医生的笔误。此外，根据劳森医生 1894 年 5 月 16 日报告，他于 5 月 10 日巡视东华医院时，发现大约 20 例鼠疫患者（病情已经相当严重）被误诊为其他疾病，因此我们可以猜测这些患者应该在几天之前已经感染鼠疫（根据劳森医生 1894 年 5 月 16 日报告，当时香港腺鼠疫的潜伏期大概为 5～8 天）。另外，根据 1894 年 5 月 11 日《士蔑西报》的报道（该报记者曾于 5 月 11 日下午参观东华医院、国家医院和雅丽氏纪念医院），东华医院从 5 月 5 日开始已经有 54 位鼠疫患者，其中 38 人死亡。而且该报报道从 5 月 5 日到 5 月 10 日，香港报告鼠疫患者人数为 55 人（加上在国家医院留诊的一位患者），死亡人数为 38 人。可是，1894 年 5 月 12 日《德臣西报》（*China Mail*）却报道说从 5 月 9 日到 5 月 12 日下午一点钟香港鼠疫死亡总数为 27 人。而根据劳森医生 1894 年 5 月 16 日的报告，5 月 11 日鼠疫死亡人数为 13 人，5 月 12 日死亡人数为 26 人。关于这些统计数字的差异，笔者无法解释原因所在。不过正如劳森医生所说，要准确地统计这些数字是相当困难的，他也承认他报告的死亡人数也是一种大概的统计。上述详细内容可以参阅 *Hong Kong Telegraph*，11 May 1894；*China Mail*，12 May 1894；*Report sent by Dr. Lowson and States Measures Taken*，16 May 1894，enclosed in Sir William Robinson to the Marquess of Ripon，17 May，1894，CO 129/263，p. 53；James A. Lowson，"The Epidemic of Bubonic Plague in Hong Kong，1894," *Hong Kong Government Gazette*，April 13，1895，p. 393. 另外，赖文和李永宸根据《申报》报道对 1894 年香港鼠疫疫情时间分布做了分析，他们也只能得出一个初步的日期（农历四月初）。详细内容可以参阅赖文、李永宸《岭南瘟疫史》，广东人民出版社，2004，第 410～412 页。1894 年香港鼠疫在《申报》的首次见报日期为 1894 年 5 月 15 日，该报道如下："香港华人近得一病，时时身上发肿，不日即毙。其病初起于粤省及北海，近始蔓延而至，每日病者约三十人，死至十七八人。"

记官（Registrar General）和署理辅政司（Acting Colonial Secretary）的骆克
（James Haldane Stewart Lockhart）先生口头报告鼠疫的有关情况。骆克先生便
要求他们为下午举行的洁净局会议起草一份报告，同时要求劳森医生也出席
会议。①

5月10日下午，洁净局召开会议，讨论有关死亡统计、屋宇排污系统、
家畜疾病、天花和鼠疫等事项。② 此次会议可以说是港英政府应对鼠疫的正式
开始，诸多有关鼠疫防治的政策和措施都在这次会议上正式提出来。在有关
鼠疫事项方面，会议除了宣读上述提到的昆西先生的通信与勒尼医生的报告
之外，还讨论了洁净局秘书提交的有关鼠疫防治的备忘录。③ 备忘录提出多项
建议，首先要对整个维多利亚城（Victoria City）进行大规模清洁，包括街道、
海旁、海滩、排水沟、排污渠、巷子、后院和屋宇内部在内。其次，设立棚
屋医院（matshed hospital）收治鼠疫患者。最后，向华人分发有关希望他们与
政府合作遵守相关卫生条例的传单。而且，备忘录认为在鼠疫出现之后，采
取以下措施才是明智之举，其中包括：①迅速埋葬鼠疫死者，对感染屋宇进
行消毒和清洁；②在特定的区域由卫生督察进行挨家挨户搜查。④ 会议还对艾
尔思和劳森两位医生提交的有关鼠疫性质和预防措施的联合报告进行了讨论。
在他们看来，这种疾病完全是贫穷和污秽（poverty and filth）造成的，它类似

---

① *Report sent by Dr. Lowson and States Measures Taken*, 16 May 1894, enclosed in Sir William Robinson
to the Marquess of Ripon, 17 May, 1894, CO 129/263, pp. 50 – 51. 当时，骆克先生还担任洁
净局主席，艾尔思医生是洁净局成员，而劳森医生不是成员，让他出席此次会议主要是希望
他能够向洁净局成员介绍有关广州鼠疫的情况。有关骆克的自传，可参阅 Shiona Airlie, *This-
tle and Bamboo：The Life and Times of Sir James Stewart Lockhart*, Hong Kong：Oxford University
Press, 1989; Hong Kong：Hong Kong University Press, 2010.

② 有关此次会议记录，可以参阅 "Minutes of the Proceedings of the Sanitary Board, at a meeting held
on Thursday, the 10th day of May, 1894," *Hong Kong Government Gazette*, May 26, 1894, pp.
487 –488; *Hong Kong Telegraph*, 11 May 1894; *China Mail*, 11 May 1894; *Hong Kong Daily
Press*, 11 May 1894.

③ 其实，在此次会议上，还宣读了罗利（J. H. Lowry）医生有关1882年北海鼠疫的报告，详细
内容参阅 *Hong Kong Telegraph*, 11 May 1894. 该报告全文请参阅 J. H. Lowry, "Notes on An Epi-
demic Disease Observed at Pakhoi in 1882," in *Medical Reports of Imperial Maritime Customs for the
year ended 30th September 1882, 24th Issue*, Shanghai：Statistical Department of the Inspectorate Gen-
eral of Customs, 1882, pp. 31 – 38.

④ *Hong Kong Telegraph*, 11 May 1894. 根据1894年5月10日《士蔑西报》报道，这份备忘录应
该是洁净局秘书与殖民地医官艾尔思医生共同撰写，所署时间为1894年5月5日。

于欧洲国家的伤寒，没有必要对这种疾病产生恐慌。① 当时，劳森医生甚至认为这种疾病并不具有传染性，而且他认为鼠疫也不一定是由广州传入的，因为他倾向于相信这种疾病可能源于香港低下阶层华人聚居区的污秽环境。这跟广州的情况相当类似，因为广州鼠疫的多发地点也集中于那些卫生条件恶劣的地区。此外，令劳森医生相信这种疾病并不具有传染性质的另外一个重要原因是他在广州华人医院看到，尽管每天将近有 300~400 名鼠疫患者入院，可是在医院中却没有一名医务人员感染。所以，他相信这种疾病与其说是细菌性质的，还不如说是化学性质的。②

尽管如此，艾尔思医生与劳森医生都意识到如果不采取必要措施，鼠疫很有可能蔓延，并且会成为社区安全的一个严重危险。③ 基于此，他们在联合报告中提出以下五点预防措施：①受感染地区的所有屋宇下水道和主要排水沟都需要立刻清洗，并且随后应该定期冲刷和消毒；②那些发现鼠疫患者的屋宇也必须彻底清洁与消毒；③所有鼠疫患者和他们的看护的衣服都应该有人负责，并且进行消毒；④绝不允许在东华医院堆积病人，因为这会不可避免地造成疾病的蔓延和传播；⑤医院船“海之家”（Hospital Hulk Hygeia）必须做好准备，要停靠在海港中央，而且尽可能靠近岸边。他们确定，如果华人领袖代表团被带去参观“海之家”并获得解释，而且华人患者可以携带他们的看护上船照顾，那么劝服华人患者去“海之家”接受治疗应该不会太难。这些患者通常病情太严重，一般他们自己不会反对转移，如果有任何困难的话，那么必须由政府来解决。④

其实，这五点措施也基本上成为港英政府防治鼠疫的主要政策。另外，除了艾尔思医生和劳森医生之外，在此次会议上，洁净局成员刘谓川（Lau Wai Chun）先生（时任东华医院主席）、何启（Ho Kai）先生和约翰·弗兰西斯（John Joseph Francis）先生也都认为应该采取预防措施，并呼吁立即召开洁净局会议专门讨论鼠疫问题，同时也主张应该对来自广州的船只进行检疫，

---

① William C. Summers, "Congruences in Chinese and Western Medicine from 1830 – 1911: Smallpox, Plague and Cholera," *Yale Journal of Biology and Medicine*, Vol. 67, No. 1 – 2, 1994, p. 27.
② *Hong Kong Telegraph*, 11 May 1894.
③ *Hong Kong Telegraph*, 11 May 1894.
④ *Hong Kong Daily Press*, 11 May 1894.

如发现鼠疫患者应该立即进行隔离。① 经过对相关报告进行宣读和讨论之后，会议最后通过两项重要决议。第一项决议是在弗兰西斯先生的动议下，建议署理港督应该援引 1887 年第 24 号条例第 31 款发布一个宣布香港为"疫埠"的公告。这项公告随后在署理港督伯加上将的签署下于当天（1894 年 5 月 10 日）晚上予以公布。② 翌日，香港各大报纸也纷纷刊发这项公告。第二项决议是在洁净局主席骆克先生的动议下，建议由梅含理先生、弗兰西斯先生和何启先生组成一个委员会起草鼠疫防治章程。③

尽管 5 月 10 日洁净局会议对鼠疫防治相关事宜已经做了相当充分的讨论，不过关于鼠疫防治的组织架构和具体措施并没有得到实际落实。于是，

---

① *Hong Kong Telegraph*, 10 May 1894; *Hong Kong Telegraph*, 11 May 1894. 在政府出版的洁净局会议记录上显示刘谓川并没有出席此次会议，可是不知道为什么在 1894 年 5 月 10 日《士蔑西报》上报道的洁净局会议记录中却有刘谓川的发言内容？唯一能够解释的是这次发言内容可能是刘谓川委托他人报告的，不过，刘谓川没有出席这次会议是可以确定的。刘谓川是 1884 年东华医院总理、1887 年保良局（Po Leung Kuk）主席、1892 年团防局（District Watch Committee）成员和 1894 年东华医院主席。从 1892 年开始他还是汇丰银行（Hong Kong and Shanghai Bank）买办，1906 年破产。有关刘谓川生平资料请参阅 Elizabeth Sinn, *Power and Charity: The Early History of the Tung Wah Hospital, Hong Kong*, Hong Kong: Oxford University Press, 1989, p. 257; 施其乐：《历史的觉醒：香港社会史论》，香港教育图书公司，1999，第 94 - 100 和 131 页。有关何启生平资料请参阅 Ling - yeong Chiu, "The Life and Thought of Sir Ho Kai," (Ph. D. dissertation, Sydney: University of Sydney, 1968); Gerald H. Choa, *The Life and Times of Sir Kai Ho Kai: A Prominent Figure in Nineteenth - Century Hong Kong*, Hong Kong: Chinese University Press, 1981 and 2000; 林启彦：《严复与何启——两位留英学生近代化思想模式的探讨》，《近代史研究》2004 年第 3 期，第 1 - 20 页。弗兰西斯于 1886 年成为香港王室法律顾问（Queen's Counsel），1888 年成为洁净局成员。有关弗兰西斯生平资料请参阅 Walter Greenwood, "John Joseph Francis, Citizen of Hong Kong, A Biographical Note," *Journal of the Hong Kong Branch of the Royal Asiatic Society*, Vol. 26, 1986, pp. 17 - 45; Gerald H. Choa, "The Lowson Diary: A Record of the Early Phases of the Bubonic Plague in Hong Kong 1894," *Journal of the Hong Kong Branch of the Royal Asiatic Society*, Vol. 33, 1993, p. 143.

② *Hong Kong Government Gazette Extraordinary*, May 10, 1894. 这项条例即《1887 年公共卫生条例》（*The Public Health Ordinance, 1887*），英文全名为 "An Ordinance enacted by the Governor of Hong Kong, with the advice of the Legislative Council thereof, for amending the Laws relating to Public Health in the Colony of Hong Kong", 于 1885 年 5 月 30 日正式生效。条例全文请参阅 *Hong Kong Government Gazette*, June 2, 1888, pp. 531 - 544.

③ *Hong Kong Telegraph*, 11 May 1894; *China Mail*, 11 May 1894; "Minutes of the Proceedings of the Sanitary Board, at a meeting held on Thursday, the 10th day of May, 1894," *Hong Kong Government Gazette*, May 26, 1894, p. 488.

5 月 11 日洁净局召开特别会议，讨论和通过鼠疫防治章程。① 这个防疫章程是援引《1887 年公共卫生条例》第 32 款而制定的，内容涉及鼠疫患者隔离与收治、受感染屋宇清洁与消毒、挨家挨户搜查鼠疫患者以及任命常设委员会（Permanent Committee）全权负责鼠疫防治工作等条款。② 其具体条款包括以下 12 条：

（1）凡有患疫之人，无论轻重，须即迁徙医船或本局随时所定之专处限所就医。

（2）凡有人在港内或从别处来港，患疫毙命者，其尸骸须在本局所定之专处埋葬。至埋葬如何慎重之处，仍由局随时谕行。

（3）凡人知有人患疫或类似疫症者，须即赴最近之差馆或官署报明，即将情照转会局，以便办理。

（4）凡患疫之人迁徙医院或别限所，本局委有人员办理。如非有本局或本局所委之员及奉有执照医士之命，不得擅行迁徙。既经奉命，其迁徙应加如何慎重办理，仍由局随时谕行。

（5）凡在港有患疫毙命者，其尸骸本局饬人埋葬。除本局所委人员外，别人不得擅将尸骸移葬。

（6）凡在有疫邻近及本局所定限界地方，本局市委人员逐户探查，以视屋内情形果否洁净，并查有无患疫或由疫致死之人。如屋内污秽不洁，该员即饬令由本局所委之接揽洒扫人夫洗扫洁净，洒以解秽药水，务期尽除秽恶；如屋内查有尸骸，则立即将其移葬；倘有患疫之

---

① "Minutes of the proceedings of the Sanitary Board, at a special meeting held on Friday, the 11ᵗʰ day of May, 1894," *Hong Kong Government Gazette*, May 26, 1894, p. 488; *Hong Kong Telegraph*, 12 May 1894; *China Mail*, 12 May 1894; *Hong Kong Daily Press*, 12 May 1894. 当然这个常设委员会是在洁净局领导下开展工作。在某种意义上说，正是鼠疫的爆发才第一次赋予了洁净局如此大的实际权力去统筹和推动相关的公共卫生事务。自 1883 年成立以来，在很长的一段时间中，它并没有实际的权力去执行和贯彻相关的公共卫生条例。有关洁净局历史，请参阅刘润和《香港市议会史（1883—1999）：从洁净局到市政局及区域市政局》，康乐及文化事务署，2002。

② 这项防治鼠疫章程的英文全名为 "Bye - laws made by the Sanitary Board, under the authority of Section 32 of 'The Public Health Ordinance, 1887,' for the prevention and mitigation of the Epidemic, Endemic or Contagious Disease now affecting the Colony known as the Bubonic Plague"。从这个英文名称中我们可以了解到当时港英政府对于鼠疫的性质并不确定，所以认为这种疾病可能是流行性的、地方性的或传染性的。

人，则如例迁徙医船或别限所调理。

（7）凡患疫人之衣服、床铺等物，本局所委人员或接揽洒扫人夫见在屋内者，则将其一体用密车慎重搬运离屋，俟将物洗濯通透，解除秽恶，然后交回原主。至此等衣物，除本局所委人员或接揽洒扫人夫外，别人不得擅动，须待净除秽恶后，方可检置。

（8）如有衣物、床铺家私等件，经本局委员或有照医士看过，不能洗洒除秽，须将物毁化者，既书有字样，即遵照办理。至其在某处毁化，及应如何慎重之处，由局随时谕行。

（9）患疫之人房舍，无论未死或已死，既迁徙后，必须通透洗净，洒以药水，务除秽恶；如一屋之内，死亡已及三人者，此屋之人须即迁出，所有家私杂物及屋内地方，须由本局委人洗洒洁净，方准入屋居住。

（10）凡有屋经有照医士谓污秽不能洗除净尽者，既立有字据，则屋内之人及家私、衣服、床铺一切，须迁徙至本局所选定稳当屋宇，然后将屋如例净洗关闭。倘无本局专命，凡人不得再入屋居住。

（11）凡公私众厕须每日洗洒二次，至本局意妥为度。厕主或管厕之人，须备有生灰在厕应用。每粪具用后须投以生灰少许至厕内，所有木料均用水洗洁，本局令给解秽药水同洗。

（12）本局可举局员三人，会同如例，全权办事，例在必行。①

这项章程便成为香港 1894 年鼠疫防治工作的指导方针，诸多防疫事项都是严格根据它而展开的。上述章程中提到的"本局"即洁净局；而第 12 条中提到的推举三位局员组成一个委员会，即由弗兰西斯先生、梅含理先

---

① 《申报》1894 年 5 月 22 日。这项防疫章程英文原文刊登在《香港辕门特报》，详细内容参阅 Hong Kong Government GazetteExtraordinary，May 11，1894，pp. 375 - 376. 而《申报》便是从当时香港报纸刊登的这项英文防疫章程翻译而来的，基于方便，这里笔者不再翻译英文内容，而转引《申报》翻译内容。《申报》1894 年 5 月 22 日有关香港疫情的报道，除了翻译上述章程之外，还继续翻译了第 12 条中提到的三人委员（即国家大医士雅利士君，总缉捕官梅君和绅员佛兰诗士君，而这三人便是本文中提到的艾尔思医生，梅含理和弗兰西斯）的姓名和各自工作分工情况。经笔者查阅，《申报》这份报道可能是根据 1894 年 5 月 12 日《德臣西报》的报道而翻译的。

生和艾尔思医生组成的常设委员会。① 这个常设委员会拥有洁净局赋予的应对传染病的全部权力。该委员会总部设在弗兰西斯先生办公室，所有有关鼠疫的信息都会报告到那里，而有关鼠疫控制的命令也会从那里发出。

委员会成立之后便立即采取相关措施，而防疫工作基本上包括以医院治疗与隔离为主的临床医学服务和以挨家挨户搜查、清洁与消毒为主的预防医学（公共卫生）服务。其基本流程如下，在警察总监梅含理先生的指导下，由杰曼（Germain）督察带领一批欧人和华人防疫人员对受感染地区的屋宇进行挨家挨户搜查行动。当疾病症状非常明显，这些患者应该被立即送到医院船"海之家"或委员会批准的其他医院。如果发现疑似病例，应该派一位医生去诊断病人并向当局报告。同时，他们也负责运送所有在房屋中或街头发现的尸体去鼠疫专用坟场（设在港岛西区摩星岭）埋葬，而在坟场也会有一位警佐负责和监督埋葬工作。此外，杰曼督察向卫生检察员（Sanitary Surveyor）约翰·克鲁克（John Rowland Crook）先生报告所有他们发现的受感染房屋和鼠疫患者，以及其他需要清洁和消毒的不卫生屋宇。克鲁克先生便在洁净局的领导下负责清洗和消毒受感染地区的屋宇。他的办公室总部设在第 8号警署（No. 8 Police Station），其属下也有一大批能够随时执行任务的苦力（以华人为主）。而在鼠疫患者治疗与隔离方面，医院船"海之家"已经停靠

---

① "Minutes of the proceedings of the Sanitary Board, at a special meeting held on Friday, the 11ᵗʰ day of May, 1894," *Hong Kong Government Gazette*, May 26, 1894, p. 488; *China Mail*, 12 May 1894. 关于常设委员会成员组成问题，这里需要做出一点说明，赖文和李永宸认为《申报》中报道的常设委员会中的三人委员与政府档案中提到的三人委员不同。其实这是他们对于政府档案阅读的错误所致。根据笔者查阅，这份报告便是罗便臣（William Robinson）总督于1894 年 6 月 20 日给殖民地部大臣理彭侯爵（The Right Honourable The Marquess of Ripon）的有关香港鼠疫的急件。在这份报告中，非常清楚地指出一个由三位成员组成的洁净局常设委员会与劳森医生、皇家海军彭尼（Dr. Penny, Royal Naval）医生和少校医官詹姆斯（Surgeon - Major James）医生一起努力地从事防疫工作。由于总督并没有在这份急件中指出这三人的名字，所以赖文和李永宸便错误地认为后面三人是常设委员会成员。其实刘润和也错误地将后面三人视为常设委员会成员。相关内容参阅刘润和《香港市议会史（1883—1999）：从洁净局到市政局及区域市政局》，康乐及文化事务署，2002，第 56 页；赖文、李永宸：《岭南瘟疫史》，广东人民出版社，2004，第 537 页；"Governor's Despatch to the Secretary of State with reference to the plague," *Hong Kong Government Gazette*, September 1, 1894, p. 726. 不过需要指出的，后来詹姆斯医生和另外一位士绅罗伯特·雷海（Robert Kennaway Leigh）被选举为常设委员会成员（大约 1894 年 6 月中旬），而劳森医生和彭尼医生并没有成为常设委员会成员。详细内容参阅 *Hong Kong Government Gazette*, July 7, 1894, p. 570. 另外，詹姆斯医生曾撰写一份详细的香港鼠疫报告，具体参阅 H. E. R. James, "A Report on the Epidemic of Bubonic Plague, which occurred in Hong Kong in the Months of May, June, and July, 1894, with Six Daigrams," *Army Medical Department Report for the Year1893*, with Appendix, Vol. 35, 1895, pp. 330 - 356.

在靠近西环（West Point）的海面上，距离招商局（China Merchants Steamship Navigation Company）码头不远。① 在码头的一边还修建了一个临时棚屋收容那些将要被送到"海之家"的鼠疫患者。上述便是 5 月 12 日之前港英政府鼠疫防治工作的基本流程。②

为全面了解 1894 年港英政府的鼠疫应对机制，以下将从几个主要方面来进一步讨论港英政府的防疫措施。在港英政府宣布香港为"疫埠"，确立防疫架构和防疫章程之后，随即采取一系列具体措施以控制鼠疫的进一步蔓延。

首先，设立鼠疫医院，调配医务人员，治疗与隔离鼠疫患者。在 5 月 10 日洁净局会议上，劳森医生和艾尔思医生便强调必须马上启动医院船"海之家"，将发现的鼠疫患者送船隔离，并尽可能地提供治疗服务。"海之家"于 1890 年开始修建，并于 1891 年首次投入使用，主要收治天花和霍乱等传染病患者，劳森医生一开始便是"海之家"医官（Medical Officer）。因为它停靠在昂船洲（Stonecutters Island）北面的海港上，因此如果要将病人送到船上，还需要借用其他船只转运，因此当时维持"海之家"的费用还是相当高昂的。不过出于隔离传染病患者的考虑，英国殖民地部也同意设立这条医院船，并且多次整修，最后于 1909 年出售，至此完成其在香港隔离传染病患者长达将近 20 年的历史。③ 不过，因为当时华人害怕隔离，因此他们对于这条医院船具有相当深的厌恶和恐惧感，在他们看来只要上了这条船就没有返回的机会了。④

5 月 11 日，原本位于昂船洲的"海之家"已经停靠在靠近西环的海面上，做好一切措施准备收治鼠疫患者。但是，因华人患者反对登船，因此当

---

① 这个码头是 1894 年 5 月 11 日招商局自愿交付给洁净局使用的，为期两个月，不过至于是否免费使用，在现有资料中无法确认。详细内容请参阅 "Minutes of the proceedings of the Sanitary Board, at a special meeting held on Friday, the 11ᵗʰ day of May, 1894," *Hong Kong Government Gazette*, May 26, 1894, p. 488.

② *China Mail*, 12 May 1894. 有关香港鼠疫防治工作的基本流程，请参阅 J. Mitford Atkinson, "Plague Procedure in Hong Kong," *British Medical Journal*, December 15, 1906, pp. 1715 – 1718.

③ 有关"海之家"的历史，请参阅历年殖民地医官和首席民事医官（Principal Civil Medical Officer）报告：*Annual Report of the Colonial Surgeon for 1890 – 1896*；*Annual Report of the Principal Civil Medical Officer for 1897 – 1904*；*General Report of the Principal Civil Medical Officer and the Medical Officer of Health for the year 1905 – 1907*. 在这些报告中，其中 1892 年和 1893 年的报告对医院船的结构与布局做了非常详细的介绍。

④ *Hong Kong Daily Press*, 14 May 1894.

天仍没有鼠疫患者被送去"海之家"。① 在经过东华医院协调与劝服之后，到 5 月 12 日下午 5 点之前，大约有 36 名鼠疫患者被送到"海之家"，其中 2 人死亡，这些患者绝大部分是于 5 月 10 日在东华医院由劳森医生确诊的鼠疫患者。② 到 5 月 16 日之前，在"海之家"上，除了劳森医生和彭尼医生（于 5 月 13 日由皇家海军派遣协助劳森医生在医院船工作）之外，24 小时在船上待命的工作人员包括 2 名政府医院护士、2 名欧人警员（充当病房舍监）、1 名华人舍监（Wardmaster）、1 名华人药剂师、1 名华人书记员以及 14 名华人男仆和 3 名华人女工。上述的工作人员必须负责全部工作，包括登记患者信息、将病人安置在跳板上，帮他们洗澡、准备床铺，提供食宿和医药，将尸体装入棺材，以及将棺材通过船只送到坚尼地城埋葬。事实上，他们需要做任何事情，除了挖掘坟墓和埋葬工作之外（当运送尸体的工人抵达坟场时，如果那边人手不够的话，也会被要求参与挖掘墓地和埋葬工作）。或许是因为工作的劳累或危险性，部分工作人员中途逃离医院船，不过由于"海之家"位于海港中央，如劳森医生所说，如果他们要逃走的话，要么游泳上岸，要么跳入海中借助邻近的船只抵岸。③

　　随着鼠疫患者的继续增加，"海之家"很快人满为患，如果疫情持续下去将无法收治更多患者，因此，5 月 14 日常设委员会在取得警察总监梅含理先生的同意之后决定将坚尼地城警署（Kennedy Town Police Station）改建为鼠疫医院，即坚尼地城医院（Kennedy Town Hospital），④ 这家医院至此之后便一直成为二战前主要的政府传染病医院（Government Infectious Diseases Hospital）。⑤ 在没有获得其他医生的援助之前，这家鼠疫医院的治疗工作也主要由劳森医生负责。另外，在 5 月 16 日之前，该医院还包括 2 名政府医院护士、

---

① James A. Lowson, "The Epidemic of Bubonic Plague in Hong Kong, 1894," *Hong Kong Government Gazette*, April 13, 1895, p. 393.

② *Hong Kong Telegraph*, 12 May 1894.

③ James A. Lowson, "The Epidemic of Bubonic Plague in Hong Kong, 1894," *Hong Kong Government Gazette*, April 13, 1895, p. 393.

④ James A. Lowson, "The Epidemic of Bubonic Plague in Hong Kong, 1894," *Hong Kong Government Gazette*, April 13, 1895, p. 393. 其实在 5 月 11 日的洁净局特别会议上就已经提出如果有必要的话，应该在坚尼地城设立一家棚屋医院（matshed hospital）。

⑤ 二战前，港英政府的主要传染病医院有成立于 1871 年的政府天花医院（Government Smallpox Hospital，于 1895 年关闭）、1890 年的医院船"海之家"（于 1907 年出售）和 1894 年的坚尼地城医院。遗憾的是这些传染病医院没有一家是按照医院的规格来设计的，全部是由其他建筑物或船只改建的。具体内容可以参阅杨祥银、王鹏《19 世纪末 20 世纪初香港的医院体系》，《社会科学战线》2013 年第 6 期，第 92～97 页。

1 名欧人舍监、1 名华人药剂师、1 名华人舍监以及 11 名华人男女苦力（充当看护）。他们需要承担的工作跟"海之家"的工作人员基本相同。在坚尼地城医院，也同样出现工作人员逃跑的情况。据劳森医生报告，这 11 名华人男女苦力在 5 月 15 日早上就几乎不见了，或许是因为在陆地上比较容易离开。①

由于对于西方医学的厌恶和对强制隔离的恐惧，华人非常反对被送去"海之家"或坚尼地城医院，他们便采取各种各样的方式抵制港英政府的这些强制措施。② 而且，这种反对和抵制情绪在 5 月 19 日达到高潮，甚至与卫生人员发生冲突，以致卫生人员的挨家挨户搜查行动和清洁消毒工作不得不暂停。不过，最终在东华医院的斡旋下，5 月 20 日港英政府同意由东华医院将坚尼地城的旧玻璃厂改建为另外一家鼠疫医院，即玻璃厂医院（Glasswork Hospital），并于 5 月 21 日开幕正式收治患者。③

玻璃厂医院由东华医院管理，东华医院医生负责治疗，不过需要接受政府医生监督。它的开幕极大地缓和了政府医生和政府鼠疫医院的工作负担，不过正如劳森医生所担心的，"这家医院的卫生情况给他们带来了很多麻烦，必须采取一切极端措施改善这家医院的卫生情况，以避免使这家医院成为每个入院病人的死亡陷阱"。正是如此，为改善医院的通风情况，便采取措施将窗户上的玻璃全部移走。④ 至此，在这次鼠疫危机中，政府第一次允许鼠疫患者可以由中医医生根据中医方法进行治疗，而一改原先必须在政府指定医院

① James A. Lowson，"The Epidemic of Bubonic Plague in Hong Kong，1894，"*Hong Kong Government Gazette*，April 13，1895，p. 393；*Hong Kong Daily Press*，16 May 1894.

② "The Plague in Hong‐Kong in 1894：A Story of Chinese Antipathies，"*The Lancet*，April 4，1896，p. 936.

③ *Hong Kong Daily Press*，21 May 1894；*Hong Kong Telegraph*，21 May 1894；"The Plague in Hong Kong，"*Church Missionary Intelligencer*，Vol. 45，1894，pp. 752 – 754；James A. Lowson，"The Epidemic of Bubonic Plague in Hong Kong，1894，"*Hong Kong Government Gazette*，April 13，1895，p. 394；Hong Kong Museum of Medical Sciences Society，*Plague，SARS and the Story of Medicine in Hong Kong*，Hong Kong：Hong Kong University Press，2006，pp. 29 – 30. 关于这家医院的开幕时间，蔡永业（Gerald H. Choa）认为是 5 月 24 日，他的这个结论可能是根据劳森医生日记中第一次出现玻璃厂医院的时间是 5 月 24 日，所以他将这个日期视为医院的建立日期。其实，根据劳森医生的 1894 年鼠疫报告，开幕时间应该是 5 月 21 日，而港英政府同意兴建的时间应该是 5 月 20 日。

④ James A. Lowson，"The Epidemic of Bubonic Plague in Hong Kong，1894，"*Hong Kong Government Gazette*，April 13，1895，p. 394.

和根据西医治疗的严格规定。在某种程度上，这也是东华医院在争取鼠疫治疗权斗争中获得的第一次暂时性胜利。不过也有学者指出，政府的这种让步或许是因为考虑到在港欧洲人感染鼠疫的可能性在逐渐增加，而需要将条件比较好的"海之家"腾出来专门供收治欧人患者之用。① 之所以说这是一次暂时性胜利，是因为也正是这次参与鼠疫治疗工作，东华医院在管理与治疗方面的缺陷一再暴露而不断遭到政府医生和其他官员的指责与批评。

果然不出所料，5 月 29 日一名执行挨家挨户搜查行动的英国士兵感染鼠疫，这令当时很多政府医生相信鼠疫很可能会在欧洲人当中进一步蔓延。② 其实，早在 5 月 16 日就已经有一名葡萄牙人感染鼠疫而死。③ 这些都对港英政府和欧人社群持有的欧洲人对于鼠疫具有免疫力的安全幻觉给予了沉重打击，令他们意识到鼠疫并不是专属于华人的。④ 正是基于这种考虑，5 月 29 日当局便决定将"海之家"上的所有华人鼠疫患者转移到坚尼地城医院。自此之后，"海之家"专门用于收治欧洲人、日本人和欧亚混血儿，再也没有华人鼠疫患者被送到这条医院船上。⑤

随着玻璃厂医院收治患者的增加，其卫生条件也日益恶化，显然已不再适合作为传染病医院。有鉴于此，6 月 8 日政府同意在坚尼地城修建另外一家鼠疫医院，即屠宰场医院（Slaughter House Hospital）。根据劳森医生报告，这家医院是一幢非常适合当时需求的建筑物，由砖墙、混凝土地板构成，通风情况相当不错，而且相当容易保持清洁。它仍然由东华医院管理，由东华医院医生根据

---

① Elizabeth Sinn, *Power and Charity*：*The Early History of the Tung Wah Hospital*, *Hong Kong*, Hong Kong：Oxford University Press, 1989, pp. 173 – 174.

② James A. Lowson, "The Epidemic of Bubonic Plague in Hong Kong, 1894," *Hong Kong Government Gazette*, April 13, 1895, p. 394；W. H. Blake, *The Adventures of a Naval Chief Gunner*, Brisbane：Watson, Ferguson & Co., 1906, p. 161；Patricia Lim, *Forgotten Souls*：*A Social History of the Hong Kong Cemetery*, Hong Kong：Hong Kong University Press, 2011, pp. 445 – 446；Robert Peckham, "Introduction：Panic：Reading the Signs," in Robert Peckham (ed.), *Empires of Panic*：*Epidemics and Colonial Anxieties*, Hong Kong：Hong Kong University Press, 2015, p. 2.

③ *China Mail*, 16 May 1894.

④ *Hong Kong Daily Press*, 30 May 1894；*Hong Kong Telegraph*, 30 May 1894. 这两份报纸都发表社论指出这一点。不过，罗便臣总督在 1895 年 7 月 10 日提交给殖民地部大臣张伯伦（The Right Honorouble Joseph Chamberlain）先生的 1894 年蓝皮书报告中仍然认为 1894 年欧洲人鼠疫死亡率之所以比较低，其中一个原因是因为欧洲人通常对这种疾病具有免疫力，其原因就是因为西方人的血液对于这种鼠疫细菌来说不易受感染。详细内容请参阅 *Blue Book for 1894*, Hong Kong.

⑤ James A. Lowson, "The Epidemic of Bubonic Plague in Hong Kong, 1894," *Hong Kong Government Gazette*, April 13, 1895, p. 394；*Hong Kong Daily Press*, 30 May 1894.

中医方法治疗患者，同时也接受政府医生监督。屠宰场医院建成后不久，玻璃厂医院患者就开始被转移到其他鼠疫医院或广州进行治疗。① 根据《士蔑西报》报道，6 月 14 日在劳森医生、艾尔思医生、彭尼医生以及其他人员的监督和协助下，玻璃厂医院患者开始转移，其中大约 80 名患者被送上船只等待晚上离开广州，而剩下的 35 名患者（那些不希望离开或因为病情太严重以至于无法表达是否愿意离开香港的患者）则被转移到屠宰场医院。与此同时，玻璃厂医院在经过清洁和消毒之后也随之关闭。②

在玻璃厂医院关闭之后，政府于 6 月 17 日在其对面搭建了一个棚屋医院（Matshed Hospital）收治鼠疫患者，也称雅丽氏纪念医院分部（Alice Memorial Branch Hospital），由雅丽氏纪念医院的医生管理。③ 因为棚屋附近缺乏合适的排污系统，而且华人习惯将垃圾到处乱扔（当无人监督时），因此，在棚屋南端形成了堆满垃圾的污秽水池，严重影响棚屋医院的卫生情况。不过，棚屋的通风情况还算不错，设置了很多通风口，以改善棚屋中的空气质量。这家医院主要收治一些轻微和正在康复的鼠疫患者，不过因为其经营成本昂贵而于 7 月 21 日关闭。④

其实，上述医院纷纷关闭也跟鼠疫逐渐减缓有关，到 7 月下旬开始，新鼠疫患者已经比较少了。⑤ 也基本上是在这个时候，很多从其他地方借调的医务人员也纷纷离港。与此同时，"海之家"也于 8 月 8 日暂时关闭，剩下的两名欧人患者被转移到国家医院的隔离病房。随后，工作人员也对医院船进行了彻底清洁和消毒。⑥ 不到几天，屠宰场医院的所有患者也于 8 月 10 日被转移到坚尼地

---

① James A. Lowson, "The Epidemic of Bubonic Plague in Hong Kong, 1894," *Hong Kong Government Gazette*, April 13, 1895, p. 394. 这家医院英文名称有时候也被称为 "Pig Depot Hospital"。

② *Hong Kong Telegraph*, 14 June 1894. 罗便臣总督于 1894 年 6 月 9 日同意华人鼠疫患者可以离开香港去广州接受治疗，不过那些离开的患者必须出于自愿，因此必须经过政府医生的询问和检查之后才能允许登船。

③ "The Black Plague," *Chronicle of the London Missionary Society*, September, 1894, p. 219.

④ James A. Lowson, "The Epidemic of Bubonic Plague in Hong Kong, 1894," *Hong Kong Government Gazette*, April 13, 1895, p. 394; *Hong Kong Telegraph*, 20 June 1894; James A. Lowson, "Some Remarks on Plague," *The Lancet*, February 13, 1897, pp. 439 – 442.

⑤ *Hong Kong Telegraph*, 27 July 1894.

⑥ James A. Lowson, "The Epidemic of Bubonic Plague in Hong Kong, 1894," *Hong Kong Government Gazette*, April 13, 1895, p. 395. 这里之所以说是暂时性关闭，是因为"海之家"同坚尼地城医院以及后来东华医院创建的鼠疫医院一样，都是在每年传染病流行的季节才开放，在每年的传染病减缓之后都会暂时关闭。

城医院，同时，在经过彻底清洁和消毒之后，该医院也随之关闭。① 在 9 月 3 日港英政府宣布香港撤销"疫埠"公告之后，② 同时考虑到几乎没有出现新鼠疫患者以及留院患者也逐渐在康复之中，政府决定于 9 月 26 日将坚尼地城医院关闭，并且将剩余病人转移到位于国家医院空地上的天花观察临时棚屋（Smallpox Observation Hut）中。坚尼地城医院也由石炭酸消毒，同时连接这家医院的康复棚屋（Convalescent Matshed）也被 9 月和 10 月的连续台风吹毁。这个康复棚屋于 1894 年 6 月搭建，主要收容那些已经过了疾病急性阶段的鼠疫患者，这样可以避免他们与其他严重患者接触，以减少再度感染的机会。③

除上述设立的专门鼠疫医院之外，在鼠疫流行期间，国家医院还保留了两个隔离病房（Isolation Ward）用于暂时观察鼠疫患者。这些病房对于晚间在国家医院出现的鼠疫患者是非常必要的，因为能够将他们及时从普通病房中转移出来。另外。因为晚间苦力运送病人到坚尼地城医院的费用要高得多，为等待第二天早上转移患者，保留这样的病房也是相当有必要的。④ 此外，位于鼠疫流行集中区域的东华医院在鼠疫流行期间也成为收容和转移华人鼠疫患者的中转站。政府委派詹姆斯医生驻扎东华医院诊断入院病人，如果发现是鼠疫患者就会立即派人将他们转移到合适的鼠疫医院。⑤

---

① James A. Lowson, "The Epidemic of Bubonic Plague in Hong Kong, 1894," *Hong Kong Government Gazette*, April 13, 1895, p. 395.

② *Hong Kong Telegraph*, 3 September 1894; *China Mail*, 3 September 1894; *Hong Kong Daily Press*, 4 September 1894.

③ James A. Lowson, "The Epidemic of Bubonic Plague in Hong Kong, 1894," *Hong Kong Government Gazette*, April 13, 1895, p. 395. 劳森医生在 1894 年鼠疫报告中指出坚尼地城医院于 9 月 26 日关闭，可是当 9 月 29 日香港又出现一例确诊鼠疫患者（这名患者是 1894 年香港最后一名报告的鼠疫患者）之后，据《士蔑西报》报道，这名患者在经过劳森医生诊断之后，随即被送往坚尼地城医院，最后也死于医院当中。根据劳森医生报告中坚尼地城鼠疫患者统计表我们也发现在 10 月份确实有一名鼠疫患者死亡。唯一可能的解释就是在新患者出现之后，坚尼地城医院可能会重新开放。详细内容请参阅 *Hong Kong Telegraph*, 1 October 1894.

④ James A. Lowson, "The Epidemic of Bubonic Plague in Hong Kong, 1894," *Hong Kong Government Gazette*, April 13, 1895, p. 395.

⑤ *Hong Kong Daily Press*, 15 May 1894. 港英政府于 1894 年 5 月开始就安排一位政府医生在东华医院检查每名入院病人和所有送到医院的尸体，以确认是否属于传染病患者或确定死亡原因。详细内容请参阅 *Annual Report of the Colonial Surgeon for 1894*, Hong Kong.

表 2 - 1 1894 年香港鼠疫医院一览

医 院	管理机构	治疗方法	鼠疫患者数量（人）	鼠疫患者死亡人数（人）	开办时间
海之家	政府	西医	154	117	1894. 05. 10 ~ 1894. 08. 08
坚尼地城医院	政府	西医	264	200	1894. 05. 14 ~ 1894. 09. 26
玻璃厂医院					1894. 05. 20 ~ 1894. 06. 14
	东华医院	中医	2455（a）	2068（b）	
屠宰场医院					1894. 06. 08 ~ 1894. 08. 10
雅丽氏纪念医院分部	雅丽氏纪念医院	西医	110	93	1894. 06. 17 ~ 1894. 07. 21
国家医院隔离病房	政府	西医	32（c）	7	不详
坚尼地城康复棚屋	政府	（康复之用）			1894. 06 ~ 1894. 09
东华医院	东华医院	（中转站）			（d）

说明：（a）在 2455 名鼠疫患者当中，部分病人被转移到广州、坚尼地城医院、雅丽氏纪念医院分部、荔枝角医院。（b）在 2068 名鼠疫死者当中，有 828 名在入院时已经死亡。（c）在 32 名患者当中，其中有 6 名被转移到"海之家"，有 19 名被转移到坚尼地城医院。（d）从 1894 年 5 月份开始东华医院一直成为监测包括鼠疫在内的传染病的重要地点，由政府委派医生负责，发现传染病患者之后，立即派人转往合适的传染病医院。

资料来源：根据 James A. Lowson, "The Epidemic of Bubonic Plague in Hong Kong, 1894," *Hong Kong Government Gazette*, April 13, 1895, pp. 396 - 397 编制。

在上述几家医院当中，除了玻璃厂医院和屠宰场医院由东华医院管理并根据中医方法治疗外，其他鼠疫医院都根据西医方法治疗。（见表 2 - 1）① 由于华人对于西方医学和外国医生的恐惧和抵制情绪，最终政府不得不做出让步，允许东华医院设置鼠疫医院收治鼠疫患者。不过，在政府医生和当时的欧人报纸看来，由华人管理的鼠疫医院是非常恐怖的，不仅卫生情况恶劣，而且治疗手段也毫无可取之处。② 正如《士蔑西报》报道："我们首先参观了旧的玻璃厂医院，但是因为所有的病人已经被转移，没什么可看的，我们只能想象发生在这里的一切残酷的场景，活人与死人都躺在一起。随后我们去了屠宰场医院，这也是临时改建的鼠疫医院。我们推开一扇门然后进入一个小房间，在那里我们看到四个病人。这些病人都表现出非常痛苦的样子……

---

① 其实跟香港鼠疫有关的还有一家位于荔枝角（当时属于清政府管辖）的鼠疫医院（Lai - Chi-Kok Plague Hospital），它于 1894 年 6 月 23 日开幕，并于 8 月 18 日关闭。这家医院尽管不在港英政府管辖范围，但是它却导致了港英政府与华人社会、总督与常设委员会之间的激烈冲突。

② 政府的这一做法也遭到当时香港西方人的批评，详细参阅 "The Plague in Hong Kong: Letter from the Rev. C. Bennett," *Church Missionary Review*, Vol. 45, Otocber, 1894, p. 753.

男人、女人和儿童都躺在污秽不堪的地方，很显然没有人让他们保持清洁，或者得到他们希望获得的帮助。"①

相反，由政府医生管理的医院则显然不同。《士蔑西报》继续报道："但是，情况非常不同的是国家医院的坚尼地城医院。在这里，任何东西都是明亮的和清洁的，没有气味，没有污迹，任何安排都有助于减轻鼠疫病人的痛苦，也不缺乏看护。每位病人都有快乐的和欢乐的表现，一位英国护士麦金托什（McIntosh）小姐到处巡视，说话非常友好。"②

劳森医生的评价也印证了《士蔑西报》的观察，他认为坚尼地城医院在鼠疫期间的表现证明了它是一家相当好的医院。③ 而且，劳森医生对于"海之家"的评价更高。他认为，"医院船海之家被证明对于欧洲人来说是一家非常有价值的医院，每位医务参观者都会被对家医院作为传染病医院的合适性留下深刻印象，因为它能够提供很多新鲜的空气，没有蚊子。而且在康复阶段过着海上生活也相当惬意。对于那些在岸上接受治疗的欧洲人和日本人来说可能是非常困难的，反之，海港上的缕缕微风都能够缓和患者的痛苦……在过去的夏季，医院船海之家作为一家欧人医院（European hospital）已经证明其存在的价值。"④

在鼠疫暴发时，政府医务署（Medical Department）主要有下列医护人员，其中包括殖民地医官艾尔思医生、国家医院院长约翰·阿特金森（John M. Atkinson）医生⑤、国家医院助理院长和署理院长劳森医生以及几位欧人和

① *Hong Kong Telegraph*，20 June 1894.

② *Hong Kong Telegraph*，20 June 1894. 在香港鼠疫期间，有两位外籍女护士感染鼠疫死亡，而麦金托什于 1896 年感染鼠疫后奇迹般痊愈。具体参阅 "Plague in Hong – Kong：The Deaths of Two Nursing Sisters," *The Lancet*，June 11，1898，p. 1635.

③ 不过，劳森医生指出因为坚尼地城医院临近摩星岭（Mount Davis）丛林，使它容易成为苍蝇和蚊子的猎场，这有时会增加病人的痛苦。另外，医院病房安排也不尽如人意。详细内容参阅 James A. Lowson，"The Epidemic of Bubonic Plague in Hong Kong，1894，" *Hong Kong Government Gazette*，April 13，1895，p. 395.

④ James A. Lowson，"The Epidemic of Bubonic Plague in Hong Kong，1894，" *Hong Kong Government Gazette*，April 13，1895，p. 395.

⑤ 阿特金森医生于 1887 年 11 月被委任为国家医院院长，1895～1897 年期间于艾尔思医生离港期间两度出任署理殖民地医官，1897 年 7 月代表政府医务署最高职位的殖民地医官撤销，政府设立首席民事医官（Principal Civil Medical Officer）接替，阿特金森医生于 1897～1912 年出任这个职务。之所以是民事医官，是因为当时在香港陆军与海军都有自己的医疗服务组织体系。详细内容请参阅 *Hong Kong Government Gazette*，November 19，1887，p. 1262；*Hong Kong Government Gazette Extraordinary*，April 23，1895，p. 466；*Hong Kong Government Gazette*，May 1，1897，p. 272；*Hong Kong Government Gazette*，July 3，1897，p. 577.

华人药剂师，还有一些来自国家医院和精神病医院的舍监和护士。[①] 在鼠疫流行期间，阿特金森医生由于放假不在香港，因此真正能够负责和安排鼠疫治疗工作的只有艾尔思医生和劳森医生。显然，如果鼠疫进一步蔓延的话，就势必需要更多医生提供帮助。在鼠疫流行期间，常设委员会也获得了来自陆军和海军军医以及私人医生的援助，主要有皇家海军彭尼医生、米登（E. H. Meaden）医生、比尔布洛克（Bearblock）医生，陆军军医团（Army Medical Staff）少校医官詹姆斯医生，小劳森（W. F. C. Lowson）医生，莫里纽克斯（J. F. Molyneux）医生（来自宁波）和雅丽氏纪念医院的医生和医学生。[②]

这些借调的医生与艾尔思和劳森医生一起奋战在鼠疫斗争第一线，他们被分配在不同的鼠疫医院中治疗患者，或者跟随搜查队伍执行任务，检查那些来自其他港口的船只。他们大部分都兢兢业业，而且部分医务人员因为过度劳累而生病。[③] 不过，或许因为工作强度和危险性问题，在 5 月 31 日有部分雅丽氏纪念医院医学生逃离岗位，而在 6 月上旬也有部分医生拒绝工作。[④]其实，除了这些奋战在第一线的医生之外，还有诸多医生参与鼠疫杆菌研究工作，提供关于鼠疫防治的专业意见。[⑤]

[①] 这些是主要医务人员，当然还有一位港口卫生医官和监狱医院医官，还有大量华人苦力充当看护和负责日常医院后勤服务。详细内容参阅 James A. Lowson，"The Epidemic of Bubonic Plague in Hong Kong, 1894," *Hong Kong Government Gazette*, April 13, 1895, p. 393；*Annual Report of the Colonial Surgeon for 1893 and 1894*, Hong Kong；*Blue Book for 1894*, Hong Kong. 有关二战前香港医务署沿革可以参阅杨祥银《20 世纪上半叶香港殖民政府医疗服务的重组与扩展》，《郑州大学学报》（哲学社会科学版）2011 年第 4 期，第 91～97 页。

[②] James A. Lowson，"The Epidemic of Bubonic Plague in Hong Kong, 1894," *Hong Kong Government Gazette*, April 13, 1895, pp. 393 – 395；*Annual Report of the Colonial Surgeon for 1894*, Hong Kong. 小劳森医生是劳森医生的兄弟，但是依据现有资料无法确定两人到底谁更年长，基于区别，这里姑且以小劳森称呼。莫里纽克斯曾撰写有关香港鼠疫的报告，具体参阅 "J. F. Molyneux, Notes on the Bubonic Plague, Hong Kong Epidemic, 1894, with Professor Kitasato's Preliminary Notice," *Australasian Medical Gazette*, March 20, 1899, pp. 104 – 110.

[③] 据报纸报道，劳森医生在 1894 年曾三度因工作劳累而生病，幸运的是每次都很快恢复。详细内容参阅 *Hong Kong Daily Press*, 15 May 1894；31 May 1894；2 July 1894.

[④] James A. Lowson，"The Epidemic of Bubonic Plague in Hong Kong, 1894," *Hong Kong Government Gazette*, April 13, 1895, p. 394；Gerald H. Choa，"The Lowson Diary：A Record of the Early Phases of the Bubonic Plague in Hong Kong 1894," *Journal of the Hong Kong Branch of the Royal Asiatic Society*, Vol. 33, 1993, p. 135.

[⑤] 比如以日本细菌学家北里柴三郎（Shibasaburo Kitasato）医生和法国细菌学家亚历山大·耶尔森（Alexandre Yersin）医生为代表的科学家代表团，另外还包括香港西医书院（Hong Kong College of Medicine for Chinese）创始人之一詹姆斯·康德黎（James Cantlie）医生、曾任洁净局成员的威廉·哈迪刚（William Hartigan）医生以及来自陆军的上校医官普雷斯顿（Surgeon – Colonel A. F. Preston）医生和上尉医官维斯科特（Surgeon – Captain S. Westcott）医生。

当然，在借调医务人员的过程当中，并不是没有困难。在常设委员会向各个港口请求派遣医生的时候，诸如上海、新加坡等地方都以各自的防疫任务繁忙为由加以拒绝。① 不过，在 1894 年 6 月中旬，常设委员会也曾拒绝了来自佛山、广州和海峡殖民地的几位传教士医生和政府医生的主动请求。这主要是因为考虑到很多鼠疫患者开始被转移到广州接受治疗，因此不再需要那么多的医疗援助。②

第二，实施挨家挨户搜查行动，发现和转移鼠疫患者，并对受感染屋宇和地区进行清洁和消毒，如有必要，将关闭不合要求的屋宇，彻底清除整个污秽地区。如果第一措施是侧重于以鼠疫治疗为主的临床医学服务的话，那么这项措施主要是基于预防医学（公共卫生）考虑，通过挨家挨户搜查行动，尽可能早地发现和隔离鼠疫患者，并对受感染地区进行清洁和消毒措施，以杜绝鼠疫向周边地区进一步蔓延。其实，这项预防措施是港英政府鼠疫应对机制中的最重要组成部分，它绝对优先于鼠疫治疗工作，也是港英政府在面对华人社会的反对时绝对不能让步和妥协的，尽管政府在鼠疫治疗方面也投入了相当的人力和物力。这一点在 5 月 10 日的洁净局会议上，劳森医生已经说得很清楚。他说："在目前这个时候在健康人群中分发医药是无效的，唯一要做的就是彻底清除那些滋生疾病的污秽屋宇，而且所有的患者都必须立即从鼠疫发生地转移。"③ 其实，自香港发现第一例确诊鼠疫患者之后，洁净局便雇用超过 100 名苦力清洁维多利亚城贫民窟的后院和排水沟。④ 5 月 12 日，洁净局还雇用大量清道夫在太平山地区清洁不卫生的街道和屋宇，冲刷后院和排水沟。⑤

除雇用额外华人苦力从事街道和屋宇清洁之外，还组建搜查队（searching party）对受感染地区的屋宇进行挨家挨户搜查，如果发现患者症状非常明显，便立即将其送到"海之家"或其他指定医院。如果发现死者，则直接送往常设委员会指定坟场埋葬。当然，一般来说，这些鼠疫患者和尸体会首先送到东华医院等待詹姆斯医生确诊之后再送到鼠疫医院或坟场。这些工作由警察

---

① 有关常设委员会向各地聘请医生的内容请参阅《申报》1894 年 6 月 5 日；《申报》1894 年 6 月 13 日；《申报》1894 年 6 月 14 日；*China Mail*, 6 June 1894.

② *China Mail*, 15 June 1894. 有关 1894 年参与鼠疫医务工作（主要是跟医院相关）的主要人员名单，可以参阅 *Annual Report of the Colonial Surgeon for 1894*, Hong Kong.

③ *Hong Kong Telegraph*, 11 May 1894.

④ *Hong Kong Telegraph*, 10 May 1894.

⑤ *Hong Kong Telegraph*, 12 May 1894.

总监梅含理先生直接领导，而具体工作则由杰曼督察率领洁净局卫生官员和警署警员执行。① 5 月 15 日，来自皇家海军补给船"维克多·伊曼纽尔"（Victor Emanuel）号的 6 名水兵（blue jackets）主动提供帮助。他们的到来极大地缓解了搜查队运送患者和尸体的工作负担，因为他们自己配备了汽艇，这样可以大大提高工作效率。因为考虑到陆路运输（需要经过聚居区）鼠疫患者和尸体可能会造成传染，因此常设委员会决定将鼠疫患者和尸体运送到码头之后，再由不同的船只运送鼠疫患者到医院治疗，同时将鼠疫死者运送到坟场埋葬。② 劳森医生在 1894 年 5 月 16 日的报告中附了一张当时搜查队的工作流程图，有助于我们了解当时的基本运作情况。

为确保能够尽早发现鼠疫患者以避免传染他人，洁净局于 5 月 15 日发布命令要求执行挨家挨户搜查行动的人员遵守以下规则：①确定病人是否发烧；②在手臂下方和腹股沟、脖子和肘上查找是否有肿胀；③观察病人是否有忧虑表情，看他走路是否蹒跚。③ 如有上述症状便立即送院诊断。其实这里很值得怀疑这些送院的人是不是鼠疫患者，因为当时执行任务的工作人员可能缺乏基本的医学知识，再加上当时医务人员缺乏，很少有医生能够随行。④ 由于鼠疫并没有减缓的迹象，而执行挨家挨户搜查行动的人手却日益紧张，致使很多受感染地区的房屋不能被彻底搜查。不过，5 月 18 日来自皇家工兵团（Royal Engineers）的 12 名士兵和什罗普郡轻步兵团（Shropshire Light Infantry）的 12 名士兵的加入大大地加强了搜查队伍的力量。甚至有报纸报道，现在挨家挨户搜查行动分成几个分队，几乎不会错过任何鼠疫患者。⑤

搜查队除了搜寻鼠疫患者和尸体之外，还对那些受感染屋宇进行清洁和消毒，并且将屋内的家具、衣服以及任何可能受感染的东西进行彻底消毒或销毁。

---

① *China Mail*, 12 May 1894; *Hong Kong Daily Press*, 15 May 1894.

② *Report sent by Dr. Lowson and States Measures Taken*, 16 May 1894, enclosed in Sir William Robinson to the Marquess of Ripon, 17 May, 1894, CO 129/263, pp. 56 – 57; James A. Lowson, "The Epidemic of Bubonic Plague in Hong Kong, 1894," *Hong Kong Government Gazette*, April 13, 1895, p. 394.

③ *Hong Kong Telegraph*, 15 May 1894.

④ 当然，在部分搜查队中确实有医生跟随，而且后来当局为缓和华人的抵制和反对情绪，便特意安排东华医院医生随行。

⑤ *China Mail*, 19 May 1894; *Hong Kong Daily Press*, 19 May 1894. 有关什罗普郡轻步兵团的防疫工作，请参阅 "British Soldiers and the Plague at Hong Kong," *The Parliamentary Debates* (*Authorized Edition*), August 16, 1894, p. 1224 – 1225; "The Shropshire Light Infantry and the Hongkong Plague," *Times*, August 17, 1894, p. 4; Jerome J. Platt, Maurice E. Jones, and Arleen Kay Platt, *The Whitewash Brigade: The Hong Kong Plague of 1894*, London: Dix Noonan Webb, 1998.

而且，如果发现屋宇不适合继续居住，屋内所有人都必须迁出，待工作人员处理之后才能入住，也有可能被永远关闭。因此，搜查队的行动给华人造成诸多不便和麻烦，引起华人社会的日益不满，并导致与防疫工作人员的激烈冲突，愤怒的群众向搜查人员投掷石头。华人社会的抵制活动使得挨家挨户搜查行动不得不在 5 月 19 日下午全部停止，因为搜查工作已经变得相当危险和困难。① 第二天，挨家挨户搜查行动继续开始，不过为确保工作人员的人身安全，开始在搜查队伍中配备全副武装的警卫。5 月 21 日总督召开鼠疫防治会议，翌日，总督会见以东华医院和保良局总理为代表的华人代表团。在这两次会议上，有关华人请求停止挨家挨户搜查行动的提议都被提出来讨论，可是总督在这个问题上态度非常坚决，华人患者可以离港或选择华人鼠疫医院治疗，可是在挨家挨户搜查行动上不做任何让步和妥协，并发表公告要求华人与东华医院应该与政府合作共同面对鼠疫危机。② 非但没有减轻挨家挨户搜查行动的力度，而且同意增加人员，总督在 5 月 21 日会议上直言："此等事务，增派人员襄理固在所必需，第增员多寡则俟十八日然后定夺。"③

于是，5 月 23 日英军司令伯加少将派出什罗普郡轻步兵团 8 位军官，常设委员会调拨 300 名士兵，以协助挨家挨户搜查行动。这批军官和士兵被分成两个分队（各有 4 位军官和 150 名士兵），其中一队负责在维多利亚三个地区（东区、中区和西区）执行挨家挨户搜查行动，而另外一队则负责消毒工作。其实，加上洁净局卫生人员、警员和皇家工兵团士兵，每队应该达到 160人左右。每天各队执行任务时间为 6 个小时，分别为上午 3 个小时和下午 3 个小时。④ 5 月 24 日，常设委员会还通过各种渠道向社会各界招募搜查行动的志愿者，不过情况并不理想，报名者寥寥无几，只有 6 人前来报到，最终也只有 3 人被接受，因为其他人不能合适地安排自己的时间。⑤ 对于这种情况，《士蔑西报》曾评论道："是不是因为搜查受感染地区被认为是有失体面呢，

---

①　*Hong Kong Daily Press*, 21 May 1894.

②　William Robinson to the Marquess of Ripon, 23 May, 1894, CO 129/263, pp. 175 – 186；*Hong Kong Daily Press*, 22 and 23 May 1894；*Hong Kong Telegraph*, 22 and 23 May 1894.

③　《申报》1894 年 5 月 28 日。

④　*China Mail*, 23 May 1894；*Hong Kong Daily Press*, 25 May 1894；"Governor's Despatch to the Secretary of State with reference to the plague," *Hong Kong Government Gazette*, September 1, 1894, p. 726.

⑤　*Hong Kong Telegraph*, 24 and 26 May 1894.

或者是否是因为 10 个欧洲人当中会有 9 个不会在意动手或动脚去扑灭鼠疫呢?"①搜查队伍更大规模和强度的搜查行动继续引起华人社会的强烈抵制。即使如此,港英当局仍然没有妥协之意,罗便臣总督甚至于 5 月 24 日下午下令将全副武装的"特威德"(Tweed)号炮舰停靠在西环,以威慑和镇压可能出现的紧张局势。②《士蔑西报》也为总督的这一坚决和果敢行动极力喝彩,该报发表题为《香港政府与华人背叛者》(*The Hong Kong Government and Chinese Traitors*)的社论指出:"好斗的东华医院独裁者以及他们可怜的和易受骗的苦力将毫无疑问地发现现在是时候放弃对殖民地公认权威的拼命攻击和严重藐视了。"③

而且,考虑到鼠疫仍然没有减缓的迹象,而且大有向周边地区蔓延之势,常设委员会遂决定扩大和加强对相关地区的清洁和消毒行动。6 月 5 日下午,一个主要由医生组成的特殊委员会(Special Commission)在立法局会议室召开会议,商讨鼠疫预防的进一步措施。会议由梅含理先生主持,经过深入讨论之后,会议通过以下几点决议:①湾仔区应该彻底消毒,常设委员会应该继续呼吁所有的屋宇业主清洗他们的房屋,如果业主不履行职责的话,常设委员会应该负责这项工作;②常设委员会应该继续在还没有受感染地区清洗房屋;③那些被宣布为受感染的屋宇应该被消毒,如果没有被清洗则应该被关闭;④那些没有被宣布为感染的房屋也应该消毒和清洗;⑤常设委员会应该采取尽可能的安排,对那些被迁出的住户进行隔离观察,在他们被送到新的住处之前。④

从上述决议可以看出政府在预防鼠疫可能继续蔓延这一问题上的决心,而对于那些不适合居住的屋宇和整个地区甚至考虑予以关闭或彻底摧毁。罗便臣总督在 6 月 11 日立法局会议上的演讲中也直言:

> 政府有权进入不合卫生要求的所有屋宇,并且勒令屋宇业主解决屋宇中的所有缺陷。政府也有权重新测量和分配所有的土地,并修建新路和改

---

① *Hong Kong Telegraph*,24 May 1894. 正如上述所说,在这个时候,因为只有 1~2 位欧洲人感染鼠疫,因此多数政府医生和欧洲人仍然相信只要保持个人和家庭卫生,再加上欧洲人对于这种疾病的免疫力,他们是不会遭受鼠疫袭击的。

② Myron J. Echenberg, *Plague Ports: The Global Urban Impact of Bubonic Plague, 1894–1901*, New York: New York University Press, 2007, p. 41; Kwong Chi Man and Tsoi Yiu Lun, *Eastern Fortress: A Military History of Hong Kong, 1840–1970*, Hong Kong: Hong Kong University Press, 2014, p. 38.

③ *Hong Kong Telegraph*,24 May 1894.

④ *Hong Kong Telegraph*,6 June 1894.

善旧路。政府亦有权进入和检查所有的华人屋宇，并且对这些屋宇进行重新编号和分类。此外，政府也会严格规定每间屋宇和每个房间的住户数量，业主有义务保证住户数量不会超过规定，否则将会遭受严惩。①

其实，政府为能够赋予相关机构有权搜查、清洁、消毒甚至关闭和彻底清除受感染的屋宇或整个地区，也在立法方面积极做好准备工作。在 1894 年，除了于 5 月 11 日通过鼠疫防治章程之外，政府还于 5 月 31 日通过《鼠疫防治章程附例》，6 月 13 日通过《1894 年 5 号条例》以及其他在不同时间起草和一读审议的有关不卫生屋宇的相关条例。② 而政府关闭和清除不合卫生屋宇或整个地区的矛头便首指鼠疫集中发生地的华人聚居区——太平山地区（Taipingshan District）。太平山地区的卫生问题由来已久，它伴随着香港的发展而逐渐发展成为一个华人聚居区，由于香港土地有限，房屋租金昂贵，大量贫苦华人为减轻租金压力而拥挤在一个狭小的房间中，因此造成该地区住房条件过度拥挤，卫生情况急剧恶化。③ 尽管从 19 世纪 70 年代开始殖民地医官就注意到这些问题，但港英政府在管治初期基于所谓的"华洋分治"政策而很少对该地区的卫生情况加以整治。④ 而

---

① "Governor's Despatch to the Secretary of State with reference to the plague," *Hong Kong Government Gazette*, September 1, 1894, pp. 731 - 732. 总督演讲全文内容请参阅 *China Mail*, 11 June 1894.

② 5 月 31 日《鼠疫防治章程附例》英文表述为 "*Additional Bye - laws made by the Sanitary Board under the provisions of sections 32 and 33 of 'The Public Health Ordinance, 1887,' now in force in this Colony by virtue of a Proclamation by His Excellency the Officer Administering the Government in Council dated the 10 th day of May, 1894, issued under the provisions of section 31 of the same Ordinance and published in the 'Hong Kong Government Gazette' of the 10 th.*" 详细内容参阅 *Hong Kong Government Gazette Extraordinary*, May 31, 1894, pp. 493 - 494. 6 月 13 日《1894 年 5 号条例》英文表述为 "*No. 5 of 1894, An Ordinance to remove doubts as to the validity of certain Bye - laws made by the Sanitary Board and for other purposes.*" 详细内容参阅 *Hong Kong Government Gazette*, June 16, 1894, pp. 526 - 528.

③ 有关香港历史上的住房条件与住房卫生改革，请参阅 E. G. Pryor, "A Historical Review of Housing Conditions in Hong Kong," *Journal of the Hong Kong Branch of the Royal Asiatic Society*, Vol. 12, 1972, pp. 89 - 129; Cecilia Chu, "Combating Nuisance: Sanitation, Regulation, and the Politics of Property in Colonial Hong Kong," in Robert Peckham and David M. Pomfret (eds.), *Imperial Contagions: Medicine, Hygiene, and Cultures of Planning in Asia*, Hong Kong: Hong Kong University Press, 2013, pp. 17 - 36.

④ 有关 1894 年以前太平山地区的形成与发展，请参阅 Dafydd Emrys Evans, "Chinatown in Hong Kong: The Beginnings of Taipingshan," *Journal of the Hong Kong Branch of the Royal Asiatic Society*, Vol. 10, 1970, pp. 69 - 78.

1894 年鼠疫在该地区的暴发和蔓延令政府不得不面对这个问题，为控制鼠疫而将该地区的大部分土地列入警戒区，撤出区内所有居民，封锁街道和关闭屋宇。① 与此同时，政府也在积极讨论如何彻底解决太平山问题，以避免鼠疫在该地区再度暴发。

5 月下旬，因华人社会反对政府的搜查行动而与搜查人员发生激烈对峙和冲突，同时也为避免因货船罢工而可能出现的紧张局势，当时，《士蔑西报》就曾发表文章建议政府应该派遣海军炮舰停靠在太平山地区的附近海域上。而且应该用炮舰将太平山地区完全清除，因为这对于香港的健康来说是最好的事情。② 显然，在当时香港的西方人看来，太平山是危害当地卫生和健康的一个重要源头。在 5 月 31 日的洁净局会议上，有关彻底清除太平山地区的问题被提出来，有洁净局成员建议洁净局应该采取全面和严格的措施来消除可能带来的消极影响，不管会带来多大的损失和麻烦，清洁和消毒工作应该继续执行，而且任何被视为不适合居住的屋宇都必须被关闭。同时，业主也必须为屋宇的不卫生情况承担一定的责任，甚至受到严重惩罚。③ 从 6 月份开始，政府便出台一系列太平山重建计划，组建太平山徙置委员会（Taipingshan Resumption Board），而 8 月 27 日立法局也一读审议了《太平山徙置条例》（*Taipingshan Resumption Ordinance*）草案。这些政府举措都显示太平山问题已经迫在眉睫。甚至有报纸尖锐指出，如果鼠疫要被扑灭和避免再度暴发，太平山地区必须被彻底清除。④ 而从前述总督在立法局的演讲以及通过的一系列条例都足以显示政府在这个问题上的决心。尽管，太平山地区重建计划在当时遭到了来自康德黎医生和普雷斯顿医生等医学专业人员的强烈反对，他们指出鼠疫的暴发跟卫生和住房情况没有必然的联系。⑤ 当然，太平山地区业主的反对呼声也是很大的，而这些业主很大一部分是当时华人领袖和一些在港的欧人专业人士。

---

① "The Plague in Hong Kong," *Japan Weekly Mail*, June 23, 1894, pp. 756－757；"The Plague at Hong Kong," *Dietetic and Hygienic Gazette*, July, 1894, p. 403；何屈志淑：《默然捍卫：香港细菌学检验所百年史略》，香港医学博物馆学会，2006，第 26 页；Dorceta E. Taylor, *The Environment and the People in American Cities, 1600 s －1900 s：Disorder, Inequality, and Social Change*, Durham：Duke University Press, 2009, p. 99.

② *Hong Kong Telegraph*, 23 May 1894.

③ *China Mail*, 6 June 1894.

④ *Hong Kong Telegraph*, 7 June 1894.

⑤ 有关专业医生的反对意见，请参阅相关报道 *China Mail*, 6 June 1894；*Hong Kong Telegraph*, 5 July 1894；*Hong Kong Telegraph*, 18 August 1894. 当然，也有医生支持太平山重建计划，比如前述提到的詹姆斯医生。

《士蔑西报》曾经将这一地区的部分业主名单在报纸上公布出来，其中就有韦玉、何启和伍廷芳等香港知名人士以及英国热带医学专家帕特里克·曼森（Patrick Manson，中文名一般称为"万巴德"）医生等人。①

8 月 27 日立法局会议对《太平山徙置条例》草案进行了讨论，署理律政司（Acting Attorney General）利奇（A. J. Leach）先生指出：

> 该草案的一个重要目的是为了避免已经袭击香港达 4 个月之久的鼠疫再度暴发或重现。准备重建的该区面积大约有 40 万平方尺或 10 英亩。根据常设委员会 6 月 2 日的来信得知该区有 384 间房屋，其中 76 间发现超过三例鼠疫患者，因而被关闭；其中 146 间发现一或两例鼠疫患者，而剩下的房屋因为临近上述房屋或其他原因导致的不卫生情况而被指责。现在，在这些房屋当中，大部分都是狭小的、陈旧的、阴暗的，而且排污系统和通风情况相当糟糕，甚至有些还处于一种最为污秽的状态。这些房屋大部分被证明是不适合居住的。②

利奇先生还援引徙置委员会的有关建议，该委员会在咨询过多位医学专家的意见之后指出："委员会一致同意采取合适的措施清除太平山地区的 384 间房屋（最好用火），因为这是该区能够永久保持卫生和清洁的唯一方法。"同时，他还引用了詹姆斯医生的专业意见，詹姆斯医生认为："（该区）大部分的土壤和物质都充满鼠疫细菌。毫无疑问，没有其他地方比这里被毒害得更深。"③ 如上所述，尽管也有医生表示反对，但是鼠疫在该地区的大规模暴发已经让鼠疫与该地区画上了等号。《士蔑西报》曾评论道："如果鼠疫要被扑灭，整个太平山地区就该被烧毁，因为它毫无疑问是对公共卫生构成严重危险的源头（a source of grave danger to the public health）。折中办法已经被容忍得太久，

---

① *Hong Kong Telegraph*, 30 May 1894. 这里需要指出的是，尽管香港在公共卫生立法方面起步还算早，当时其实施却相当困难，其中一个很重要的原因就是业主（其中包括一些欧洲人）的强烈反对，因为如果按照当局公布的公共卫生条例要求，他们的租金收入将会大大降低，而且需要付出更高的卫生维护费用。所以，对于公共卫生改善的反对，很大程度上并不是来自贫苦华人的，而当时的欧人社群却习惯将这些问题归咎于华人的愚昧与无知，认为他们无法理解和欣赏西方卫生科学（western sanitation）的好处，其实这种指责是有失偏颇的。具体参阅 John M. Carroll, *A Concise History of Hong Kong*, Lanham：Rowman & Littlefield Publishers, 2007, p. 66.

② *Hong Kong Hansard*, August 27, 1894, p. 51.

③ *Hong Kong Hansard*, August 27, 1894, pp. 51–52.

现在是采取决定性的和有效的行动的时候了……太平山是导致疾病细菌在整个殖民地蔓延和传播的源泉，因此有必要让它一劳永逸地消失。"①

不过太平山重建计划并没有在 1894 年完成，整个工程一直持续到 1905 年，至此该区的房屋、道路、下水道以及公共设施都得到了全方位改善。正因为其影响深远，太平山重建计划也是 1894 年鼠疫留给香港人的重要历史记忆之一，1903 年修建的卜公花园今天仍然屹立于太平山原址，成为香港人关于 1894 年鼠疫的永恒纪念。②

如果说上述两项措施是针对鼠疫患者的，那么第三项措施便是如何处理鼠疫死者问题。在 5 月 11 日公布的 12 项鼠疫防治章程中，其中第二和第五项便是针对鼠疫死者的，规定死者必须在指定地点埋葬，而且必须由当局指派专人负责运送和埋葬，任何人不得擅自处理。

5 月 12 日，常设委员会已经派人在摩星岭附近临时安排了一个特殊坟场，它位于坚尼地城警署以西，距离坚尼地城医院不是很远。③ 为避免尸体成为鼠疫传播的另外一个源头，当局严格规定鼠疫尸体埋葬的方式，其中包括墓地深度以及必须在尸体和棺材上分别撒上石灰。④ 这些措施显然与华人的丧葬习俗发生了激烈冲突，于是，很多鼠疫死者家属便自行秘密埋葬，而且出于尊重死者的考虑，他们还会选择风水好的地方安葬。⑤ 当然，为逃避当局的清洁与消毒措施，死者家属也会乘机弃尸于街头或山头。⑥

在 5 月 11 日的防疫章程中，当局也强调他们会用合适的方式进行埋葬。而总督在 6 月中旬发布的公告中也曾经承诺："至于那些死于鼠疫的患者，他们会被合适地装入棺材，非常小心地埋葬在一个特别指定的坟场，在每个墓地上都有墓碑，上面刻有死者的号码和姓名。这样他的最后一个安息地可以

---

① *Hong Kong Telegraph*, 7 June 1894.

② 有关太平山重建过程，请参阅刘润和《香港市议会史（1883—1999）：从洁净局到市政局及区域市政局》，康乐及文化事务署，2002，第 58~59 页。

③ *China Mail*, 12 May 1894.

④ William Robinson to the Marquess of Ripon, 23 May, 1894, CO 129/263, pp. 175 – 186.

⑤ *Hong Kong Telegraph*, 16 June 1894; H. E. R. James, "A Report on the Epidemic of Bubonic Plague, which occurred in Hong Kong in the Months of May, June, and July, 1894, with Six Daigrams," *Army Medical Department Report for the Year 1893*, with Appendix, Vol. 35, 1895, pp. 336 – 338.

⑥ William J. Calvert, "Plague in the Orient," *Johns Hopkins Hospital Bulletin*, Vol. 14, No. 144 – 145, 1903, p. 62.

非常容易地辨认出来，那么他的遗骸也不会被他的亲戚和朋友忘记。"①

　　显然，华人的激烈反对便足以证明这些承诺并没有得到很好的贯彻，我们也可以想象，在面临鼠疫危机的时刻，整个香港社会处于恐慌之中，更何况那些负责运送和埋葬鼠疫死者工作的官员和工人，他们因为经常接触死者，随时处于被感染的危险之中。更何况当时负责挖掘墓地和埋葬工作的人手相当缺乏，我们可以想象，在当时的情况下，很难坚持用合适的方法处理这些尸体，很有可能出现用石灰集体埋葬死者的情况。这种情况也是导致华人大规模离开香港的重要原因，据《士蔑西报》报道："从鼠疫暴发到现在，估计有 1/3 的华人离港返回中国内地。这些移民的主要恐惧是他们害怕当他们遭遇鼠疫而死后会被用石灰埋葬。"② 不过，华人的这些反应在欧洲人看来却是无法理解的，他们认为用石灰埋葬鼠疫死者是所有文明国家的习惯性做法，如果不这样安葬的话，鼠疫就不会结束。③

　　常设委员会在鼠疫尸体埋葬问题上的坚决立场可以反映在当局对荔枝角医院附近的鼠疫坟场的态度上。6 月 23 日荔枝角医院开幕之后，在其附近也随即临时安排了一个埋葬鼠疫死者的坟场。④ 可是，这个坟场却成为当时大部分政府医生的指责目标，他们指出这个坟场的三个主要弊端：①埋葬深度不够，大部分墓地只有 2 英尺，有的甚至只有 15 英寸，而当时香港鼠疫坟场的墓地深度一般都在 5～6 英尺。如果深度不够，很容易造成疫气外溢而导致空气污染。②在埋葬过程中没有使用生石灰。③因为该坟场临近水溪而可能导致水资源污染。因此，他们强调必须对上述弊端加以改善，否则，因为它处于香港边界上而极容易成为香港公共卫生与安全的严重威胁。后来，港英政府通过两广总督向荔枝角坟场管理当局施加压力，要求他们做出改善。最终，坟场管理当局迫于压力也只能根据这些香港政府医生的要求而做出改善，而改善结果也基本上达到了他们的要求。⑤

　　当然，除上述措施之外，港英政府还对违反鼠疫防治章程和相关条例者

---

①　"Governor's Despatch to the Secretary of State with reference to the plague," *Hong Kong Government Gazette*, September 1, 1894, p.731.

②　*Hong Kong Telegraph*, 20 June 1894.

③　*Hong Kong Telegraph*, 13 June 1894.

④　根据相关资料记载，该坟场由东华医院和广州兼善堂于 1894 年共同建立，以安葬香港鼠疫死者，名为"疫症义冢"。具体内容参阅李东海编撰《香港东华三院一百二十五年史略》，中国文史出版社，1998，第 8 页。

⑤　详细内容请参阅 *Hong Kong Telegraph*, 3, 7 and 13 July 1894; *China Mail*, 4 and 7 July 1894.

予以惩罚（罚款和监禁），包括那些未能举报，甚至隐藏鼠疫患者之人，以及未能按照当局要求对屋宇实施必要清洁与消毒之业主与住户。① 另外，当局也为来港从事鼠疫调查和研究的科学家提供必要援助，也就具体防疫事项征求他们的意见。②

---

① 有关因未能向当局报告或者隐藏鼠疫患者的案例，请参阅 *China Mail*，19 May 1894，2 July 1894；*Hong Kong Daily Press*，19 May 1894，21 May 1894，31 May 1894；*Hong Kong Telegraph*，28 May 1894，30 May 1894，2 June 1894.

② 医学界现在普遍认为 1894 年香港鼠疫杆菌是由法国细菌学家耶尔森发现的。香港鼠疫暴发时正值细菌学黄金时代的揭幕期，微生物致病说正在医学界兴起，而这场鼠疫便成为细菌学研究的重要试验场。1894 年鼠疫暴发之后，日本政府反应最快，迅速派出由著名细菌学家北里柴三郎率领的日本代表团于 1894 年 6 月 12 日抵达香港。同时，法国政府也派遣法国巴斯德研究所细菌学家耶尔森由越南河内于同年 6 月 15 日抵达香港。结果，二人都认为自己找到的细菌才是真正的鼠疫致病菌，在细菌学上制造了一段公案，也成为日后学术界的研究题材。相关研究参阅 J. A. Lowson，"The Plague at Hong‑Kong," *The Lancet*，August 11，1894，p. 325；Shibasaburo Kitasato，"The Bacillus of Bubonic Plague," *The Lancet*，August 25，1894，pp. 428 – 430；"The Bacillus of the Plague," *Johns Hopkins Hospital Bulletin*，Vol. 5，No. 42，1894，pp. 96 – 98；"Kitasato's Bacillus of the Bubonic Plague," *Medical Review*，Vol. 31，June 8，1895，pp. 450 – 452；James A. Lowson，"The Bacteriology of Plague," *British Medical Journal*，January 23，1897，pp. 237 – 238；Walter Wyman，"The Black Plague," *The North American Review*，Vol. 164，1897，pp. 441 – 452；Simon Flexner，"The Pathology of Bubonic Plague," *American Journal of the Medical Sciences*，Vol. 122，No. 4，1901，p. 396；"Recent Work on Plague," *Nature*，Vol. 77，April 23，1908，pp. 585 – 586；C. J. Martin，"Discussion on the Spread of Plague," *British Medical Journal*，November 11，1911，pp. 1249 – 1263；Emile Lagrange，"Concerning the Discovery of the Plague Bacillus," *Journal of Tropical Medicine and Hygiene*，Vol. 29，1926，pp. 299 – 303；K. H. Uttley，"The Epidemiology of Bubonic Plague in Hong Kong," *Caduceus*，Vol. 17，No. 1，1938，pp. 1 – 20；Norman Howard‑Jones，"Was Shibasaburo Kitasato the Co‑discoverer of the Plague Bacillus?" *Perspectives in Biology and Medicine*，Vol. 16，No. 2，1973，pp. 292 – 307；Norman Howard‑Jones，"Kitasato，Yersin and the Plague Bacillus," *Clio Medica*，Vol. 10，No. 1，1975，pp. 23 – 27；David J. Bibel and T. H. Chen，"Diagnosis of Plague：An Analysis of the Yersin – Kiasato Controversy," *Bacteriological Reviews*，Vol. 40，No. 3，1976，pp. 633 – 651；Jack E. Moseley，"Travels of Alexandre Yersin：Letters of a Pastorian in Indochina，1890 – 1894," *Perspectives in Biology and Medicine*，Vol. 24，No. 4，1981，pp. 607 – 618；Thomas Butler，*Plague and Other Yersinia Infections*，New York and London：Plenum Medical Book Company，1983；T. W. Wong and K. P. Fung，"The Plague Pandemics and the Discovery of the Plague Bacillus," *Asia Pacific Journal of Public Health*，Vol. 2，No. 2，1988，pp. 144 – 149；Elmer Bendiner，"Alexandre Yersin：Pursuer of Plague," *Hospital Practice*，March 30，1989，pp. 121 – 148；Andrew Cunningham，"Transforming Plague：The Laboratory and the Identity of Infectious Disease," in Andrew Cunningham and Perry Williams（eds.），*The Laboratory Revolution in Medicine*，Cambridge：Cambridge University Press，1992，pp. 209 – 244；Thomas Butler，"Yersinia Infections：Centennial of the Discovery of the Plague Bacillus," *Clinical Infectious Diseases*，Vol. 19，No. 4，1994，pp. 655 – 661；W. L. Yule，"A Scottish Doctor's Association with the Discovery of the Plague Bacillus," *Scottish Medical Journal*，Vol. 40，No. 6，1995，pp. 184 – 186；（转下页注）

　　限于篇幅，这些措施未能详细展开论述，当然也是考虑到本书的主题所在，因为上述详细讨论的三项措施最能够反映在面对鼠疫危机时港英政府与华人社会之间、港英政府与东华医院之间、华人社会与东华医院之间以及总督与鼠疫防治机构（常设委员会）之间的复杂互动关系。而这些关系的发展在很大程度上影响着鼠疫防治的具体进展，同时也关涉东华医院在港英政府与华人社会中的地位。

　　通过对 1894 年香港鼠疫暴发、流行以及港英政府鼠疫应对机制的考察，可以发现 1894 年鼠疫在某种程度上被认为是由香港恶劣的公共卫生条件造成的。至于鼠疫是不是真正因为卫生条件恶劣造成姑且不论，但是，至少当时负责鼠疫防治的医务与卫生人员是这样认为的。在他们的眼里，华人的卫生习惯及其聚居区糟糕的卫生条件是鼠疫暴发的主要原因，甚至，在某种程度上鼠疫被认为具有"华人性"（Chinese origin and nature of plague）。1895 年 3 月 2 日殖民地医官艾尔思医生在向署理辅政司骆克先生提交劳森医生的 1894 年鼠疫报告时便指出了这次鼠疫在香港大规模暴发的原因所在，其中包括华人住宅区屋宇建筑不合理，通风、光线和空气流通不善，未能保持屋宇清洁

（接上页注②）Ludwik Gross, "How the Plague Bacillus and Its Transmission through Fleas were Discovered: Reminiscences from My Years at the Pasteur Institute in Paris," *Proceedings of the National Academy of Sciences of the United States of America*, Vol. 92, No. 17, 1995, pp. 7609 – 7611; Tom Solomon, "Alexandre Yersin and the Plague Bacillus," *Journal of Tropical Medicine and Hygiene*, Vol. 98, 1995, No. 3, pp. 209 – 212; Tom Solomon, "Hong Kong, 1894: The Role of James A. Lowson in the Controversial Discovery of the Plague Bacillus," *The Lancet*, Vol. 350, July 5, 1997, pp. 59 – 62; 李培德：《香港鼠疫之日本发现》，《历史海流》1998 年第 3 期，第 37 – 41 页；Edward Marriott, *Plague: A Story of Science, Rivalry, and the Scourge That Won't Go Away*, New York: Henry Holt, 2002; Tom Solomon, *The Hong Kong Plague of 1894 and the Discovery of the Cause of Plague*, Hong Kong: Museum of Medical Sciences, 2003; 王道远：《一八九四年七月叶赫森、北里柴三郎公布黑死病病原》，《科学发展》2003 年 7 月 11 日，第 367 期，第 76 – 79 页；Björn P. Zietz and Hartmut Dunkelberg, "The History of the Plague and the Research on the Causative Agent Yersinia Pestis," *International Journal of Hygiene and Environmental Health*, Vol. 207, No. 2, 2004, pp. 165 – 178; Barbara J. Hawgood, "Alexandre Yersin (1863 – 1943): Discoverer of the Plague Bacillus, Explorer and Agronomist," *Journal of Medical Biography*, Vol. 16, No. 3, 2008, pp. 167 – 172; Hoi – eun Kim, *Doctors of Empire: Medical and Cultural Encounters between Imperial Germany and Meiji Japan*, Toronto: University of Toronto Press, 2014, pp. 135 – 136; T. Butler, "Plague History: Yersin's Discovery of the Causative Bacterium in 1894 Enabled, in the Subsequent Century, Scientific Progress in Understanding the Disease and the Development of Treatments and Vaccines," *Clinical Microbiology and Infection*, Vol. 20, No. 3, 2014, pp. 202 – 209; T. D. Chugh, "Commemorating Alexandre Emile Jean Yersin: History of the Plague," *Current Medicine Research and Practice*, Vol. 8, No. 4, 2018, pp. 142 – 143.

和卫生，供水不足，缺乏合适的排污系统，房屋过度拥挤，水井（提供饮用水）污秽不堪缺乏合适的厕所设施以及垃圾处理装置，等等。① 除了艾尔思医生的报告之后，由劳森医生和其他医生撰写的报告也都将鼠疫与卫生情况直接联系起来。②

其实，香港卫生问题由来已久。从 1841 年英国占领香港开始，当地卫生情况就给英国管治带来严峻挑战，因为初期盛行的"香港热"（Hong Kong Fever）令英军损失惨重。③ 因此，为解决英军士兵中因气候、卫生和环境问题而造成的大规模死伤问题，并且使香港成为英国殖民者的合适居住地，港英政府就启动了旨在控制传染病和地方性疾病以及改善总体卫生条件的一系列措施。然而，这些卫生和医疗服务因港英政府的政治和财政考虑而主要针对殖民者，尤其是对帝国统治具有至关重要性的士兵，而华人居民的健康相对来说则不受关注。从 1843 年殖民地医官的任命和公共卫生与清洁委员会（Committee for Public Health and Cleanliness）的组建，1848 年国家医院的建立，1857 年《传染病条例》（Contagious Disease Ordinance）的颁布，以及 1858 年性病医院（Lock Hospital）的设立等系列措施在很大程度上都是基于殖民者健康的考虑。④ 与此同时，殖民地医官在其年度报告中也开始不断指责华人的卫生习惯及其聚居区的卫生条件，尤其是排污系统和房屋过度拥挤情况。而对香港卫生情况最为关注的则是艾尔思医生，他从 1873 年开始就在其年度报告中不断提出批评和改善措施。可是艾尔思的报告却没有引起港英政府的足够重视，直到 1880 年英国政府任命工程师奥斯伯特·查维克（Osbert Chadwick）与一个皇家调查委员会抵港调查香港卫生情况，并于 1882 年发表调查报告。该报告从排水和排污、饮用水供应、垃圾处理、建筑物标准以及卫生管理机构等方面对香港卫生问题和卫生政策提出一系列批评和改

① *Hong Kong Government Gazette*, April 13, 1895, p. 367.

② 当然，也有医生反对将鼠疫简单地归咎于排污系统和房屋过度拥挤等卫生状况，比如康德黎医生。

③ 有关"香港热"的相关研究，参阅 Christopher. Cowell, "The Hong Kong Fever of 1843: Collective Trauma and the Reconfiguring of Colonial Space," *Modern Asian Studies*, Vol. 47, No. 2, 2013, pp. 329 – 364.

④ 详细内容参阅杨祥银《近代香港医疗服务网络的形成与发展》，载李建民主编《从医疗看中国史》，联经出版事业股份有限公司，2008，第 539～601 页；杨祥银：《试论香港殖民政府的早期医疗服务》，《社会科学战线》2009 年第 2 期，第 116～120 页；杨祥银、王鹏：《19 世纪末 20 世纪初香港的医院体系》，《社会科学战线》2013 年第 6 期，第 92～97 页。

善建议。① 在 1882 年查维克报告的建议下，洁净局于 1883 年成立。随后，香港第一部公共卫生法律——《1887 年公共卫生条例》通过。② 可是，这部公共卫生条例却因为各方的反对和阻挠，其中的关键条款都被删除。③

遗憾的是因为各方面的原因，上述努力对于改善香港卫生条件并没有产生什么实际效果。④ 正如劳森医生所说："在 1894 年之前的 20 年间已经有很多法律旨在解决香港的恶劣卫生情况，但是因为法律实施的困难以及华人和其他社群的偏见造成这些规定形同虚设。"⑤

1894 年香港鼠疫不仅由公共卫生问题而起，而且港英政府的鼠疫应对机制也是以公共卫生的名义展开的。⑥ 在鼠疫发生之后，各大报纸一直在讨论应该由谁为鼠疫和香港的恶劣卫生条件负责，是总督、洁净局、工务局、华民政务司，还是华人社会？不过，在面对鼠疫危机之时，讨论责任问题并不是重点所在。当务之急应该是采取尽可能的措施控制和彻底扑灭鼠疫，以维护香港人们和社会的公共安全与社会健康。因此，在这个时候，港英政府的鼠疫应对机制便又以公共卫生的名义来展开。1894 年 5 月 10 日《士蔑西报》在评论洁净局雇用华人苦力从事清洁服务时，便强调"为了公共卫生的利益，他们的服务应该继续维持"。⑦ 罗便臣总督在 5 月 21 日发布的公告中也直言，他不仅需要对华人的健康负责，而且还包括香港的欧洲人和军队。⑧ 而对于欧洲人健康的担心在某种程度上是政府在鼠疫问题上采取坚决和果断态度的重

① 报告内容全文参阅 Osbert Chadwick, *Mr. Chadwick's Reports on the Sanitary Condition of Hong Kong: With Appendices and Plans*, London: Colonial Office, 1882. 相关研究参阅 Charlie Q. L. Xue, Han Zou, Baihao Li, and Ka Chuen Hui, "The Shaping of Early Hong Kong: Transplantation and Adaptation by the British Professionals, 1841 – 1941," *Planning Perspectives*, Vol. 27, No. 4, 2012, pp. 556 – 560.

② 有关 1894 年前香港公共卫生的发展，请参阅刘润和《香港市议会史（1883—1999）：从洁净局到市政局及区域市政局》，康乐及文化事务署，2002，第 7～49 页。

③ 详细内容请参阅 "Dr. Ho Kai's Protest against the Public Health Bill, Submitted to the Governor by the Sanitary Board, and the Board's Rejoinder thereto," *Presented to the Legislature Council by Command of His Excellency the Officer Administration the Government*, Hong Kong, 1887.

④ Ian Scott, *Political Change and the Crisis of Legitimacy in Hong Kong*, Honolulu: University of Hawaii Press, 1989, p. 50.

⑤ *Hong Kong Government Gazette*, April 13, 1895, p. 367.

⑥ Iam – Chong Ip, "Welfare Good or Colonial Citizenship? A Case Study of Early Resettlement Housing," in Agnes S. Ku and Ngai Pun (eds.), *Remaking Citizenship in Hong Kong: Community, Nation and the Global City*, London and New York: Routledge, 2012, pp. 36 – 37.

⑦ *Hong Kong Telegraph*, 10 May 1894.

⑧ William Robinson to the Marquess of Ripon, 23 May, 1894, CO 129/263, pp. 175 – 186.

要原因所在，如果真如总督所说是为了华人的健康考虑，那么为什么在过去半个世纪中，港英政府对于华人聚居区的卫生情况视而不见，即使政府医生不断地指出这种情况继续存在的危险性？显然，这是因为鼠疫的暴发已经将卫生恶劣的危险由华人社区传播到欧人社区，尤其是随着欧洲人和英国士兵感染鼠疫之后，欧人社区中的这种担心和恐慌更加明显。[①] 1894 年 5 月 22 日《士蔑西报》就曾尖锐指出："即使华人可能被鼠疫杀死，可是一定不能和应当不能让鼠疫杀死我们。"[②] 因此，不管是政府还是当地英文报纸都强调卫生措施的主要目标是预防鼠疫从华人传播给欧洲人，尽可能切断鼠疫感染源和传播途径。

从上述措施可以看出，政府鼠疫应对机制显然是以公共卫生为重点的，而不是很注重个别鼠疫患者治愈的可能性。在港英政府与政府医生对中医和华人医院相当不信任的情况下，从某种程度上来说，他们是绝对不会允许将鼠疫患者交给东华医院来管理和治疗的。可是，很奇怪的是，政府却做出这种让步。如果这不能解释的话，或许可以从詹姆斯医生在东华医院的角色看出来。詹姆斯医生在东华医院并没有进行治疗的权利，他只负责确诊鼠疫患者和确定死亡原因。[③] 这样做的目的很简单，就是为了能够发现影响公共卫生安全的鼠疫患者，因为这些患者入院之后必须马上登记住址，以让卫生人员可以追踪鼠疫感染区域，及时进行清洁和消毒。因为东华医院位于鼠疫多发区域，因此让东华医院成为鼠疫发现和转移中转站是有很大优势的，可以第一时间将鼠疫来源回馈给卫生人员，如果这些疑似患者马上被送到离鼠疫多发地区相当远的坚尼地城附近，这可能有碍于信息的交流和造成行动的迟缓。因此，港英政府的主要考虑并不在于到底能够治愈多少鼠疫患者，关键是能够尽可能地发现鼠疫患者，并及时将他们隔离。正是如此，即使在玻璃厂医院和屠宰场医院，政府医生也不会干预治疗过程，他们只负责监督医院的卫

---

① 有关 19 世纪晚期至 20 世纪初期香港欧洲人居住区的研究，请参阅 G. Alex Bremner and David P. Y. Lung, "Spaces of Exclusion: The Significance of Cultural Identity in the formation of European Residential Districts in British Hong Kong, 1877 – 1904," *Environment and Planning D: Society and Space*, Vol. 21, No. 2, 2003, pp. 223 – 252. 在管治初期，香港政府在城市规划与住宅建设问题上有意执行"华洋分居"政策。相关研究参阅 Carl T. Smith, "The Chinese Settlement of British Hong Kong," *Chung Chi Bulletin*, Vol. 48, 1970, pp. 26 – 32；丁新豹：《历史的转折：殖民体系的建立和演进》，载王庚武主编《香港史新编》（增订版），三联书店（香港）有限公司，2017，第 118 – 121 页。

② *Hong Kong Telegraph*, 22 May 1894.

③ 当然，詹姆斯医生之所以不能进行治疗，也可能是因为工作安排或者东华医院不允许。

生情况。当然，这可能也跟政府与东华医院事先达成的约定有关，即政府医生不能干预东华医院管理的华人鼠疫医院的治疗过程。

可是，政府既然能够在鼠疫治疗问题上做出让步，为什么政府在华人更为反对的挨家挨户搜查行动上却丝毫不做出任何妥协呢？1894 年 5 月 22 日华人代表团谒见总督提出四点要求，可是总督在挨家挨户搜查行动这一点上没有丝毫让步的意思，并要求增加搜查人员，不惜人力和物力调动大批英国士兵。很显然，当时的决策者已经意识到不管是华人鼠疫医院还是政府鼠疫医院，在治疗效果上并没有太大的区别，因为鼠疫死亡率太高，只要将患者隔离在鼠疫医院中基本上就解决了这些患者进一步向社区蔓延的危险。可是，那些还没有被发现的或者藏匿在家中的鼠疫患者却可能是鼠疫进一步传播的源头所在，只有找出这些潜在的感染源和对一切可能导致感染的屋宇进行清洁和消毒，才能从根本上控制鼠疫。其实，正如上述分析的，港英政府在太平山地区彻底清除和荔枝角鼠疫坟场问题上的坚决态度，也反映了当局鼠疫应对机制的预防为主策略，因为他们清楚地认识到只要存在太平山地区或荔枝角坟场，它们都会对香港居民的健康构成永久的和严重的威胁。

综上所述，1894 年鼠疫令港英政府陷入管治危机，不仅是因为鼠疫造成巨大的人员伤亡和经济破坏，同时也是因为港英政府终于尝到了历来在华人卫生问题上的"无为"态度生出的苦果，令政府遭受各方面的严厉批评和指责。因此，为解决鼠疫危机，当局为了获得社会各方的支持，宣称其防疫机制的合理性，便以公共卫生的名义采取了一系列的防疫措施，正如总督所宣称的："不让社区的健康（health of the community）因为我们当中的居民而遭受损失是政府的职责所在。"① 殊不知，港英政府以公共卫生为名义而采取的措施却与华人的传统和习俗产生了激烈冲突，华人社会通过各种各样的方式反对和抵制政府的防疫措施，甚至发生暴力冲突，最终迫使政府不得不采取武力措施予以威慑和恫吓。

第二节　以传统习俗的名义：华人社会面对鼠疫的反应行为

1894 年 5 月 25 日《申报》发表社论《论中西治疫之不同》，该社论详细分析了广州和香港两地鼠疫应对机制的差异：

---

① *Hong Kong Hansard*, June 11, 1894, p. 47.

今日粤东香港等处时疫流行，竟有谈笑未终而身躯已倒者。到处蔓延，日甚一日，甚至善堂施送棺木日不暇给，居人恐遭传染，咸惴惴焉有朝不保暮之势。……

顾以治疫言，则中之与西分道而驰，其势若难以骤合。华人之治疫也，或在城厢市镇分设施医局，以便患病者就近诊治；或选上等药料制备红灵丹、行军散、辟瘟丹、蟾酥丸等，施送与人。其所以为治疫计者，如是焉而已。倘药饵无灵，传染不已，则唯有乞灵于神祇。官府在城隍庙设坛祈祷，为民请命；而地方士庶或更舁土偶出巡，旛幢夹道，鼓乐喧天，借以驱逐疫鬼；或更扎成龙灯、狮灯、象灯，昼夜出巡，或听方士巫觋之言，为祈禳镇压之举。徒事张皇，毫无实际。

西人则不然，地方一有时疫，即由清洁局派人逐户查察，如室中有不洁之物，必令洗涤净尽，更以药水遍洒室中，使无污秽之气。凡患疫者，则另设一地以处之，免致传染他人。街衢秽物亦必辟除使尽。其有患疫而毙者，亦另择一地以葬之，随毙随葬，不少停留，以免秽气熏蒸。各厕所每日洗涤，投以生灰以辟秽恶，一切事宜皆派委员专理。防疫之法，可谓无微不至。

大抵华人之治疫，未尝不事医药，然第设局数处，听患病者之自来就诊，或施送药物，则亦听其人之自行乞取，未尝逐户而查之，尽人而治之。

西人则合一处之力，以治一处之疫。凡经理其事者，必欲一邑之中，无一处不查察，无一人不约束，使去污秽而就清洁。唯其用心也专，故其收效也亦易。

…………

唯华人之寓香港者，狃于成见，不肯入西人治疫总所。港官不欲强拂其意，因为之另择善地，特辟一所，近日疫势仍未稍减，华人遂纷纷迁徙以避之……①

从上述分析可以看出这位作者可能是一位时代"新人"，他体认到西方医学和公共卫生在应对鼠疫等传染病方面的积极作用，而同时他对于广州和香港中国人防疫行为的态度也过于偏激，显然忽视了港英政府的鼠疫应对机制

---

① 《申报》1894 年 5 月 25 日。

给当地华人造成的不便、麻烦以及由此带来的对于华人传统习俗的冲击和侵犯。正是如此，华人社会便以传统习俗的名义坚持自己防疫行为的合理性，以对抗港英政府的公共卫生名义。

广州鼠疫的不断蔓延情势在香港居民当中造成极大恐慌，5 月 9 日就有流言说太平山地区有 40 多人死亡，后来当局经过调查发现只有 5 人死亡，而且他们并不是死于鼠疫。从这些流言便可以看出鼠疫已经令当时华人社会陷于恐慌之中，因此，哪怕任何正常的死亡都会与当时流行的鼠疫联系在一起。①在这样的鼠疫恐慌之下，政府仍然强制将鼠疫患者送到"海之家"隔离，可以想象这一举动遭到的反对力量将会有多大。政府于 5 月 11 日决定将那些于5 月 10 日在东华医院发现的鼠疫患者转移到"海之家"，可是由于病人和东华医院董事局的反对，在当天并没有一位患者被送到医院船。直到经过艾尔思医生和东华医院的调停，5 月 12 日下午才陆续有一部分患者被送上"海之家"。②

其实，在 5 月 10 日洁净局会议上，何启先生就曾提醒如果强制将病人送到"海之家"可能会遭到诸多反对，不过劳森医生和艾尔思医生都坚信只要华人领袖能够起到模范带头作用去参观"海之家"，并且告诉华人他们可以偕同自己的亲人上船照顾患者，这样并不会有太大阻碍。③5 月 12 日出版的《德臣西报》也相信："一开始华人对被送到'海之家'表现出了强烈的厌恶情绪，但是，当事态的严重性向华人解释清楚之后，他们就会明白遵守洁净局相关安排的明智和合理。"④

同时，为缓和华人鼠疫患者的抵制情绪，5 月 12 日艾尔思医生和梅含理先生曾特意询问东华医院董事局，如果同意的话，他们可以派东华医院的医生上船为华人鼠疫患者诊治。当然，这些中医医生的治疗要接受政府医务人员的监督，以确保洁净局的特殊卫生措施和条例能够严格执行，除了这一点，政府不会干预其他方面。不过令劳森医生感到惊奇的是，在 5月 13 日没有一位中医医生来到船上，因此他特意要求东华医院能够派遣一位中医医生到"海之家"治疗和照顾华人患者。据劳森医生所述，在经过再次催促之后，有一位中医医生来到"海之家"，可是当船上的政府医院护

---

①　*Hong Kong Daily Press*, 10 May 1894；*Hong Kong Telegraph*, 11 May 1894.

②　*Hong Kong Telegraph*, 12 May 1894.

③　*Hong Kong Telegraph*, 11 May 1894；*China Mail*, 11 May 1894.

④　*China Mail*, 12 May 1894.

士告诉他在诊治病人时最好向国家医院院长（劳森医生）报告之后，这位中医医生便立刻离开，再也没有回来。即使 5 月 14 日政府医生再度告知东华医院可以派遣他们的医生上船替华人患者治疗，也仍然没有一位中医医生来到"海之家"。① 其实，中医医生之所以离开或不愿登船的一个重要原因是他们需要接受政府医务人员的监督，这显然跟他们在东华医院享有的自主治疗权是完全不同的。

跟广州一样，香港华人社会也有类似的鼠疫应对措施，诸如分发鼠疫治疗处方、张贴符咒和举行放爆竹以驱逐瘟神等活动。根据 5 月 12 日的《士蔑西报》报道，文武庙委员会（Committee of the Man Mo Temple）已经在全港分发了一万份由中医医生撰写的包括鼠疫观察和治疗处方在内的传单。根据传单内容，这位中医医生名叫余阎川（Yu Yan - chuen，音译），他声称在他的家乡（云南的一个城镇）已经治愈了很多鼠疫患者。而且这位医生还将他在广州的地址公布出来，并且声称会向任何需要帮助的人提供免费医药。② 除医药处方之外，③ 在华人社区还到处出现有关用符咒防治鼠疫的通告。其中一个通告告诉人们用朱红色笔将符咒写在黄纸上，然后随身携带便能够除去鼠疫，保护每个人的身体。④ 不过，通告也指出这张符咒只对那些具有善心的中国人才会有帮助，而对于那些恶人或外国人来说都是无效的。此外，华人社会也举行各种各样的驱逐瘟神的活动，当时各大英文报纸纷纷报道："华人正沉溺于放爆竹，希望能够劝慰瘟神。"⑤ 而在这些祈求瘟疫停止的各种活动中，流传最广和最久的是长洲太平清醮。⑥ 根据蔡志祥教授的研究显示："当年鼠疫袭击香港岛的太平山地区时，有一位海陆丰居民将在家中神厅奉祈的北帝神像拿到街上，祈求瘟疫停止，其他居民亦上香祷告。不久，疫病霍然清除。

---

① *Hong Kong Telegraph*，22 May 1894.

② *Hong Kong Telegraph*，12 May 1894.

③ 1894 年 6 月 15 日《士蔑西报》还翻译了一张在华人社会中广泛流传的鼠疫治疗处方，该处方图文并茂，并声称已经治愈了几千名鼠疫患者。详细内容请参阅 *Hong Kong Telegraph*，15 June 1894. 此外，1894 年鼠疫流行期间，《申报》也刊发大量的鼠疫处方，很显然这些处方大部分都是由中医医生开出的。

④ *Hong Kong Telegraph*，6 June 1894.

⑤ *Hong Kong Daily Press*，15 May 1894；*China Mail*，16 May 1894.

⑥ 太平清醮又叫"清醮会""打清醮"和"清洁醮"。它的主要功能是设醮以保持地方平安清宁。由于其目的是求地方平安，故它又被称为"平安醮"或"祈安醮"。它至今仍是香港重要的民间传统活动。详细内容参阅蔡志祥《打醮：香港的节日和地域社会》，三联书店（香港）有限公司，2000。

自此以后，居民每年以北帝为中心，在太平山街举行大醮，用以禳灾解厄，超度亡魂。"①

其实，与其说是鼠疫本身令华人社会处于恐慌之中，在某种程度上，倒不如说是港英政府的鼠疫应对机制，如强制医院隔离、挨家挨户搜查行动、尸体埋葬以及受感染屋宇的清洁和消毒等系列严格措施给华人带来了诸多不便，并且直接破坏了在过去长达 50 多年形成的所谓"华洋分治"这一管治策略。② 在某种程度上，1894 年鼠疫可以说是欧洲人对华人社会进行全面和深度干预的开始。显然，这种干预已经深刻影响到华人社会在华人事务上的自主权，势必会遭到来自华人社会的各种反对和抵制。

而这些反对和抵制情绪于 5 月 19 日达到高潮，在当天执行挨家挨户搜查行动的人员遭到一群华人的激烈抵抗，很多被搜查的房子被封锁和阻塞，他们也向执勤人员投掷石头。一小撮暴徒甚至在保良局群集并打破了保良局办公室的窗户，不过在他们制造进一步骚乱之前被警察驱散。这些不断升级的抗议活动也令搜查、清洁和消毒行动不得不暂时停止。翌日，搜查行动继续进行，不过为保证执勤人员的安全而配备了大量警卫人员。③ 为缓和华人社会的抵制情绪，进一步讨论鼠疫问题，一个大型会议于 5 月 20 日在东华医院举行，与会者包括全港主要公司的 70 位华人绅商和其他 400 位华人居民，同时，梅含理先生和艾尔思医生也出席会议。会议由东华医院主席刘谓川先生主持，他说很多人希望鼠疫患者可以被允许用船只运送回广州治疗，如果他们的亲戚朋友愿意的话。梅含理先生回复说，他们得到消息，广州官员并不允许那些鼠

---

① 蔡志祥：《十九世纪香港岛的瘟疫：政府和民间的对策》，发表于"医学与殖民主义与社会变迁研讨会"（中研院历史语言研究所，1998 年 5 月 20～21 日），第 5 页。

② 其实，港英政府在 19 世纪下半叶是不是执行"华洋分治"策略这也是有待商榷的，因为港英政府在这段时期并不是在所有问题上都采取像经济发展那样的不干涉政策和自由主义。其实，在很多华人问题上，政府的政策很清晰，或许说是一种实用主义，即可以暂时不干预的就先不干预，而该干预的就干预，实在要干预的也只能干预。所以，反观港英政府的鼠疫应对机制就可以看得很清楚，香港华人社会的卫生问题由来已久，可是那并没有影响到港英政府的管治基础，而 1894 年鼠疫危机却令这些问题超出了华人社会本身，不仅影响到欧洲人的生命安全，而且因为人口死亡和经济破坏而令港英政府陷入空前的管治危机。有关二站前港英政府管治策略的研究，可参阅 Norman John Miners, *Hong Kong under Imperial Rule, 1912 - 1941*, Hong Kong: Oxford University Press, 1987; Tak - Wing Ngo (ed.), *Hong Kong's History: State and Society under Colonial Rule*, London and New York: Routledge, 1999; 丁新豹：《历史的转折：殖民体系的建立和演进》，载王赓武主编《香港史新编》（增订版），三联书店（香港）有限公司，2017，第 106 - 121 页。

③ *Hong Kong Telegraph*, 21 May 1894; *Hong Kong Daily Press*, 21 May 1894.

疫患者登岸。与会者听完后表现出相当的不满情绪，刘谓川先生极力维护秩序，并表示他个人会向港督和广州官员方面申请获准鼠疫患者离港。同时，他建议应该向广州当局提交一份由香港著名华商签署的请愿信（即允许香港鼠疫患者到广州治疗），这项建议得到大家的一致同意。会议期间，梅含理先生向与会者澄清目前在华人社会盛传的谣言，谣言说很多没有患病的人都被送到"海之家"和坚尼地城医院。他说这些谣言都是没有根据的，如果大家愿意的话，可以与他一起去医院查证，他还指出，如果那些患者不被隔离的话，将不可能预防疾病的传播。同时，他还建议东华医院主席应该向华人解释，让他们尽量避免房屋过度拥挤，这样才能减少鼠疫患者。随后东华医院董事局发布通告，说政府已经同意允许所有华人鼠疫患者由东华医院医生治疗，已准备将位于坚尼地城的玻璃厂改建为一家临时医院。从此以后，所有华人鼠疫患者由中医医生治疗，而不再被送到"海之家"或坚尼地城医院。通告也告知人们不要害怕卫生官员的搜查行动，因为任何被发现的患者都将被转移至东华医院负责的玻璃厂医院接受治疗。通告还提醒人们不要隐瞒鼠疫患者，如果发现患者应当立即向当局报告，而那些未能报告的当事人将会受到惩罚。①

尽管在此次会议上就鼠疫患者的治疗问题达成了协议，可是关于华人要求政府停止挨家挨户搜查行动的要求并没有在会议上讨论。因此，在5月21日中午，一个由东华医院和保良局总理组成的大约30人的代表团拜会总登记官司署（Registrar General Office），代表团要求立即停止挨家挨户搜查行动和强制隔离措施以及停止太平山地区感染屋宇的清洁与消毒工作。简言之，他们就是要求允许华人以他们自己的方式来应对鼠疫，而不需要欧洲医生或任何卫生人员和警察的干预。总登记官暨署理辅政司骆克先生回复说，他会将这些要求传达给总督，不过他建议他们不要去总督府。②

显然，此次会晤也没有达成任何实质性结果。而始料不及的是政府非但没有在挨家挨户搜查问题上做出让步，总督反而在5月21日下午召开的鼠疫防治会议上更加强调挨家挨户搜查行动的必要性，并且要求调拨士兵以扩充搜查队伍。会议出席者除总督之外，还包括驻港英军司令、港府多名要员、常设委员会成员以及何启和刘谓川先生。会议除决定调拨士兵加强搜查队伍之外，总督还询问刘谓川先生他对东华医院总理要求停止挨家挨户搜查请求

---

① *Hong Kong Telegraph*，21 May 1894；*Hong Kong Daily Press*，21 May 1894；《申报》1894年5月28日和6月2日。

② *Hong Kong Telegraph*，21 May 1894.

的看法，不过刘先生并没有给出清楚的解释。会后，总督发布通告。通告指出香港正面临严重的鼠疫危机，政府采取的措施都是预防鼠疫进一步蔓延所必需的。通告还强调东华医院和全体华人应该与政府合作共同抗击鼠疫，并警告如有违法者将会给予严惩。①

　　基于华人社会的压力，5 月 22 日下午东华医院董事局和其他华人领袖谒见总督，并提出四点要求：①挨家挨户搜查行动应当立即停止；②患者应该被允许返回他们自己的家乡；③医院船"海之家"上的患者应该转移到新的东华医院（即玻璃厂医院）；④而以后发现的鼠疫患者应该都送到玻璃厂医院。②

　　在听完他们的要求之后，总督就上述四点一一做出回应。总督首先回复了第四点，他说鼠疫患者可以选择任何他们喜欢的医院，并没有人干预他们，政府也无意强迫任何患者一定要去哪家医院接受治疗。至于第三点，总督说如果同意这一点的话可能会导致不必要的生命损失，③因此断难答应。关于第二点，总督说他从来都没有干涉患者返回他们自己的家乡，不过他指出，如果广东当局拒绝允许香港鼠疫患者返回的话，他也不能对广东方面施加压力或干涉他们的决定。④而至于第一点，总督的反对态度最为坚决，他强调挨家挨户搜查行动是绝对必要的，也无意在这个问题上做出任何让步，而且要继续增加人手。总督警告他们说，香港是英国的管治地区，东华医院董事局应该协助他执行法律并劝服其他人遵守。不过，他也答应在儿童和妇女问题上会给予考虑，并对执行措施而导致的不必要损失给予赔偿。显然，以东华医院董事局为首的代表团在此次会晤中也没有获得任何有益于华人社会的成果，正如《孖剌西报》所报道的："事实上代表团不怎么满意，不过无论任何他们却完全意识到政府在抗击和预防鼠疫这

---

① *Hong Kong Telegraph*, 21 May 1894. 通告内容全文请参阅 William Robinson to the Marquess of Ripon, 23 May, 1894, CO 129/263, pp. 180–182.

② William Robinson to the Marquess of Ripon, 23 May, 1894, CO 129/263, pp. 175–186; *Hong Kong Daily Press*, 21 May 1894.

③ 言外之意就是说在"海之家"比在玻璃厂医院接受治疗有更高的治愈可能。而总督对于这一点的反对事实上也没有太大的必要性，因为随着非华人感染鼠疫患者的增加，5 月 29 日当局决定将"海之家"上的所有鼠疫患者都转移到其他鼠疫医院。

④ 尽管如此，其实在实际运作中，政府对于华人鼠疫患者离港应该有比较严格的控制，因为这是造成疾病传播的一个重要手段。同时，广东方面的确发布公告禁止香港鼠疫患者登岸。详细内容请参阅 *Hong Kong Telegraph*, 21 May 1894.

个问题上的决定。"① 或许正是一次次请愿的失败和意识到政府的决心，在此次谒见之后，东华医院在 1894 年内就再也没有以董事局的名义向当局提出任何请愿。

因为政府的扰民措施和华人社会的要求未能得到满足，作为华人社会反对政府防疫措施的一个重要手段，从 5 月下旬开始有关外国医生和政府邪恶意图的谣言便在香港广泛流传。② 比如，有谣言说在政府鼠疫医院的外国医生将孕妇的胎儿取出，并将孩子的眼睛挖出来用于制作治疗鼠疫的药物。更有谣言指政府决定强制将西药灌入所有华人的喉咙中，以蓄意毒害整个华人社会。此外，这些谣言还将搜查队伍的活动描述为掠夺和偷窃行为。③ 而在香港学校当中引起轩然大波的谣言是政府决定从每个学校中挑选一些儿童，切除他们的肝脏用来提取唯一能够治愈鼠疫的胆汁。而政府也会派官员到各个学校检查每个学生，如果在他们的身体上发现化脓或红肿现象，这些学生就会马上被送往"海之家"。④ 谣言造成很多华人学校学生不敢上学，缺席率达到 10% ~ 30%，有的学校甚至关闭。⑤

对于华人如此相信这些毫无事实根据和完全荒谬的谣言，不管是总督还是欧人社会都对华人的无知、偏见和愚昧进行了严厉抨击，也由此感叹过去 50 多年英国管治的"失败"。罗便臣总督在 6 月 20 日给殖民地大臣的急件中也直言："您会发现这很难理解为什么在经过将近 50 年的英国统治之后，在这个英国属地的华人居民仍然会这么无知，以至于会相信这样的

---

① William Robinson to the Marquess of Ripon，23 May，1894，CO 129/263，pp. 175 - 186；*Hong Kong Daily Press*，21 May 1894.

② 有关鼠疫期间的谣言研究，可参阅 Mary Preston Sutphen，"Rumoured Power：Hong Kong，1894 and Cape Town，1901，" in Andrew Cunningham and Bridie Andrews（eds. ），*Western Medicine as Contested Knowledge*，Manchester：Manchester University Press，1997，pp. 241 - 261；David Arnold，"Disease，Rumour，and Panic in India's Plague and Influenza Epidemics，1896 - 1919，" in Robert Peckham（ed. ），*Empires of Panic：Epidemics and Colonial Anxieties*，Hong Kong：Hong Kong University Press，2015，pp. 111 - 130；杨祥银：《1894 年香港鼠疫谣言与政府应对措施》，《浙江社会科学》2017 年第 6 期，第 102 - 107 + 101 页。

③ *Hong Kong Telegraph*，21 May 1894；"Governor's Despatch to the Secretary of State with reference to the plague，" *Hong Kong Government Gazette*，September 1，1894，pp. 726 - 727；*Blue Book for 1894*，Hong Kong.

④ "海之家"被华人想象成对鼠疫患者进行科学实验的场所，因而质疑港英政府将他们安置在那里的动机。具体参阅 Gina M. Bright，*Plague - Making and the AIDS Epidemic：A Story of Discrimination*，New York：Palgrave Macmillan，2012，p. 62.

⑤ William Robinson to the Marquess of Ripon，May 23，1894，CO 129/263，pp. 187 - 193.

言论。他们是这样的背信弃义，以至于推波助澜。"① 而《士蔑西报》的批评更加尖锐："这些荒谬的故事只有那些足够愚蠢的人才会相信，但是不幸的是却有那么多华人如此坚信，而且因此制造事端和阻止那些有利于他们的行动。与其他种族而言，通常华人被认为是具有判断力、实事求是和意志坚定的人，他们具有更自然的智力。但是，实际上其中一部分华人却比那些羊群或野鹅都更为恶劣。"② 更有报纸将这些谣言视为是一部分别有用心的人利用低下华人阶层的无知与愚昧在香港激发排外情绪和制造排外活动。5 月 24 日的《德臣西报》曾评论道：

> 对于一些华人排外狂热者来说，香港鼠疫的暴发的确提供了一个非常好的机会。……众所周知，这些荒谬的谣言已经在香港遍地流传。那些处心积虑的人通过各种办法不遗余力地在华人低下阶层中传播谣言。……这些谣言在欧洲人看来是完全子虚乌有的，没有任何的事实根据。但是，对于那些普通苦力来说是不公平的，……他们只是这些荒谬谣言的受害者。这些谣言是无限的，将外国人和他们的行为描述为具有邪恶用心的。在他们看来，欧洲医生的方法除了恐怖之外什么都不是。当然，这些都是无知和根深蒂固的偏见的结果。……据说在中国没有外国人是安全的，除非他们居住的附近有一艘炮舰。就在香港这样的殖民地，欧洲人也仍然不能避免这些蓄意的和处心积虑的排外情绪，而通常这些排外情绪在中国北方会更为明显。而事实是在香港我们已经太溺爱中国人了。一般来说，他们希望以他们自己的方式行事，通常他们都能得到满足，即使是在殖民地面临鼠疫危机这一紧急时期。作为一种礼物，我们迫不及待地向华人介绍西方医学科学（western medical science）的好处并积极向他们传播。这是显示英国管治和英国法律功效的多么好的证明啊！但是，在过去的几天中，除了我们的炮舰和军队之外，英国管治和英国法律在殖民地来说根本没有任何效果。如果政府继续采取软弱和让步态度，那么将可能导致进一步的暴力和社会秩序的混乱。③

---

① "Governor's Despatch to the Secretary of State with reference to the plague," *Hong Kong Government Gazette*, September 1, 1894, p. 727.

② *Hong Kong Telegraph*, 23 May 1894.

③ *China Mail*, 24 May 1894.

　　基于欧人社会的压力和由谣言造成的一系列紧张局势，总督便于 5 月 24 日下令将"特威德"号炮舰停靠在东华医院和太平山地区的对面海岸上，以威慑和镇压可能出现的冲突。同时，总督也发布公告，向那些提供有关制造谣言的当事人线索的人给予奖励。这些措施也取得了一定的效果，至此之后，在香港出现的有关谣言的揭帖也逐渐减少。①

　　其实，上述出现的有关外国医生窃取人体器官用于制药的谣言在近代中国反教和排外运动中是相当普遍的。《谣言与近代教案》一书的研究显示："在 344 个教案样本中，由谣言引发的教案有 202 起。在 202 起中，因怀疑教堂迷拐幼孩是用来挖眼剖心做药引而引发的教案又占 48 起。"② 而这种利用"采生折割"话语进行反教和排外活动更能够体现在各种各样的反洋教书文揭帖中，各地官绅为激起民愤和制造排外和反教活动，便故意编造和传播有关剖眼挖心和窃取孕妇胎儿的各种谣言，令广大民众信奉不已。③

　　比如，光绪十三年（1887）山东兖州士民揭帖："教民家如有疾病，须请牧士医治，及其将死未死之际，将其亲眷撵出，以小筒取其眼珠，以二膏药封其眼眶，然后任期亲眷殡葬。又有孽术能配蒙汗药，迷拐童男童女，剖心挖眼，以为配药点银之用。"④ 又有光绪十五年（1889）山东邹县绅民揭帖告白："洋人之害，毒于贼寇。取人眼珠心血及处女月经妇人胎孕，俱有确证，载在辟邪录。"⑤

　　显然，这些揭帖跟在香港出现的鼠疫谣言如出一辙。或许，在欧洲人看来这些谣言的确是相当荒谬的。但是，这些谣言在某种程度上也是华人社会对抗欧洲人不断干预以及由此造成的不安与恐惧的一种报复性或保护性反应，它也是近代中国人在面对外强凌辱与侵略的特定历史背景下做出的一种重要

---

① "Governor's Despatch to the Secretary of State with reference to the plague," *Hong Kong Government Gazette*, September 1, 1894, p. 727.

② 苏萍：《谣言与近代教案》，上海远东出版社，2001，第 217 页。

③ 所谓"采生折割"，简而言之，便是指提取人体器官用于制药，以治疗疾病。不过，它的含义在中国历史上是不断演变的。相关研究参阅苏萍《谣言与近代教案》，上海远东出版社，2001，第 217～232 页；杨念群：《边界的重设：从清末有关"采生折割"的反教话语看中国人空间观念的变化》，《开放时代》2001 年第 12 期，第 42～55 页；杨念群：《再造"病人"：中西医冲突下的空间政治，1832～1985 年》，中国人民大学出版社，2006，第 47～61 页；李尚仁：《展示、说服与谣言：十九世纪传教医学在中国》，《科技、医疗与社会》，第 8 期，第 9－74 页；Xiaoli Tian, "Rumor and Secret Space: Organ－Snatching Tales and Medical Missions in Nineteenth－Century China," *Modern China*, Vol. 41, No. 2, 2015, pp. 197－236.

④ 王明伦选编《反洋教书文揭帖选》，齐鲁书社，1984，第 158 页。

⑤ 王明伦选编《反洋教书文揭帖选》，齐鲁书社，1984，第 160 页。

斗争形式。对于这些谣言不能简单地以愚昧或荒谬一言以蔽之。

上述各种围绕鼠疫的谣言在华人当中制造了极大的恐慌情绪，令很多华人纷纷离港（尤其是儿童和妇女），运送船只更是拥挤不堪。① 《申报》也跟踪报道："……刻下旅居香港之华人多往他处避之，每日迁徙者纷纷不绝。"②

与此同时，有关香港鼠疫患者遭遇外国医生迫害的谣言也在广州盛传，警告人们不要去香港的揭帖遍布广州城。③ 为确认广州是不是真的出现这些谣言揭帖，罗便臣总督于 5 月 24 日上午发电报给英国驻广州领事布伦南（Byron Brenan）先生询问这件事情是否属实。如果属实的话，总督希望领事先生能够会见两广总督，并且促请立即撤销揭帖和澄清谣言。同日下午总督接到来自布伦南先生的回复，他说在广州城和周围地区的确出现一些揭帖，其中许多都是没有恶意的，不过其中有一条是非常具有攻击性的。同时，他也表示会立即会见两广总督李瀚章先生，并且让他关注这些事态的发展。④ 随后，两广总督发布公告澄清有关香港鼠疫患者治疗的谣言，大意是说香港政府已经发布一个通告，允许华人鼠疫患者可以根据中医方法进行治疗，也不再被送往医院船，而那些已经被送到医院船上的华人患者也会被转移到其他鼠疫医院。他们可以选择到东华医院接受治疗，也可以回到中国内地进行治疗，这都完全取决于华人的自愿。两广总督呼吁人们不再被那些毫无根据的谣言所迷惑，也没有必要制造怀疑和不安。而他同时亦警告那些谣言和揭帖的肇事者都会受到严密检查，如果发现立即送交法办。⑤

尽管，两广总督和地方官员都发布类似的公告，不过好像并没有什么实际效果，香港各大报纸更是批评广东当局根本没有采取实际行动追查和惩罚肇事者。而同时各种各样的谣言仍然继续在广州和临近地区流传，其中更有谣言指罗便臣总督是法国人，他竭尽所能买了香港总督这个官衔，然后特意将鼠疫引进香港去杀害所有华人。⑥ 面对不断蔓延的谣言以及随之而起的民众

---

① *Hong Kong Telegraph*，23 May 1894；*China Mail*，23 May 1894.

② 《申报》1894 年 5 月 24 日。

③ *Hong Kong Telegraph*，23 May 1894.

④ *China Mail*，24 May 1894；*Hong Kong Telegraph*，24 May 1894. 总督在收到布伦南先生回复之后回信给他，5 月 25 日布伦南先生再度回信交代广州出现的有关谣言揭帖的发展态势。有关这些通信的内容，请参阅 William Robinson to the Marquess of Ripon，May 29，1894，CO 129/263，pp. 248 – 255.

⑤ 两广总督这份公告的英文翻译发表于 1894 年 6 月 1 日的《华字日报》上，不过根据现有资料无法确定这份公告是何时公布的。公告内容请参阅 *China Mail*，1 June 1894.

⑥ *Hong Kong Telegraph*，2 June 1894.

情愤，布伦南先生再次会见两广总督，并且请求他命令地方官员颁布公告澄清谣言。① 6 月 7 日布伦南先生将 6 月 5 日由两广总督发布的命令佛山和东莞两县地方官员发布公告澄清谣言的指示转交给署理辅政司。② 可是这些通告仍然没有奏效，基于事态发展的严重性，在罗便臣总督的命令下，总登记官骆克先生起草了一份通告，随即在全港张贴。通告警告人们不要相信任何有关香港鼠疫医院中患者治疗的谣言，并且指出政府的意图是善意的，而且，在鼠疫治疗和死者安葬问题上当局已经尽量考虑到华人的传统与习俗。③

因为谣言制造的恐慌情绪以及鼠疫仍然没有减缓的迹象，离港华人不断增加，根据 6 月 9 日《士蔑西报》的报道，"在过去的 5 个星期当中大约有 8 万（也有可能是 10 万）华人离开香港，而目前每天离港的人数仍然保持在 3000～4000 人"。④ 如果以当时华人人口约 220000 人计算，那么离港人数超过 1/3，这个数字也足以显示鼠疫给华人带来的不安与恐惧。⑤ 因为大量华人离港，香港的劳工供应日益紧张，整个香港的建设工程几乎陷于停顿，货物转载或卸载也因为工人缺乏而变得非常困难，工业生产也几乎停滞，多家工厂已经和即将关闭。⑥

进入 6 月份后，每天新患者人数也不断增加，从原来的每天 20～30 人增加到每天 60～70 人，因此，不断增加的鼠疫患者数量令医院的压力也不断增加。⑦ 当时东华医院负责的玻璃厂医院也变得拥挤不堪，原本只能容纳 100 位患者的空间却收治病人达 200 多人。与此同时，广州方便医院方面也通过两广总督发布公告表示愿意收治来自香港的鼠疫患者和尸体，并负责安排船只运送。而香港多名买办和绅商也希望政府能够答应让华人鼠疫患者离港，而且如果政府答应这个请求的话，他们保证不会离开香港，以免香港的银行和

---

① *Hong Kong Telegraph*，4 June 1894.

② *Hong Kong Government Gazette*，June 9，1894，pp. 506，517.

③ "Governor's Despatch to the Secretary of State with reference to the plague," *Hong Kong Government Gazette*，September 1，1894，p. 727. 通告全文见第 731 页。

④ *Hong Kong Telegraph*，9 June 1894.

⑤ 根据人口统计，1893 年华人人口为 228038 人，1894 年为 235224 人。其实从这组数据也可以看出 1894 年鼠疫基本结束之后，大部分华人都返回香港。

⑥ *Hong Kong Telegraph*，15 June 1894.

⑦ *Blue Book for 1894*，Hong Kong. 6 月 9 日总督宣布香港为"疫埠"的公告延期一个月，这也足以显示鼠疫仍然在香港蔓延，而没有减缓的迹象。有关公告内容请参阅 *Hong Kong Government Gazette*，June 9，1894，p. 503.

商号陷入更为糟糕的境地。①

　　罗便臣总督原本并不是很愿意答应这些请求，可是基于华人医院的拥挤情况以及中医治疗的无效，而且他也意识到如果不答应这些要求，可能会影响到挨家挨户搜查的效果，因为会有更多人隐瞒鼠疫患者，而不向当局报告。在经过与行政局（Executive Council）讨论之后，总督决定允许香港华人鼠疫患者离港赴广州治疗，不过需要遵守以下四个条件：①患者已经向警署报告；②患者已经经医院治疗；③患者自己愿意去广州；④负责运送患者的船只应该有合适的设备和供应，能够保证将患者舒适地运送到广州。②

　　随后，广州方面总共派来四只舢板，并由一艘华人蒸汽船拖行，在 6 月 14 日和 15 日总共有 170 名病人被转移。而且，在罗便臣总督的请求下，布伦南先生派了一位医生对到达广州的舢板进行检查和报告有关患者的情况。根据报告，在运送途中有 8 名病人死亡，剩下的由欧人医生诊视之后由广州方面妥善安排。③

　　尽管罗便臣总督允许华人离港，可是港英当局的鼠疫预防措施仍然相当严格，不断引起华人社会的激烈抵制，而有关鼠疫的谣言仍然在广州和临近地区传布，甚至演变为针对外国人的排外活动。④ 6 月 11 日有两位女传教士医生在广东河南（Honam）遭到攻击。⑤ 而当香港当局决定彻底清除太平山地

---

①　"Governor's Despatch to the Secretary of State with reference to the plague," *Hong Kong Government Gazette*, September 1, 1894, p. 728. 其实，香港著名绅商何阿美先生就曾于 6 月 2 日成立一个委员会要求运送病人去广州接受治疗，不过这个建议并没有得到当局的采纳，最后这个委员会也于 6 月 7 日解散，何阿美对此表示非常遗憾。围绕这个问题，何阿美先生与常设委员会主席弗兰西斯有过几次通信，详细内容请参阅 *Hong Kong Telegraph*, 7 June 1894.

②　"Governor's Despatch to the Secretary of State with reference to the plague," *Hong Kong Government Gazette*, September 1, 1894, p. 728. 这里总督又强调必须遵守相关条件才能允许华人鼠疫患者离港，这显然与 5 月 22 日总督会见华人代表团时所承诺的华人鼠疫患者可以自由离港相互矛盾。

③　"Governor's Despatch to the Secretary of State with reference to the plague," *Hong Kong Government Gazette*, September 1, 1894, pp. 728 – 729. 有关鼠疫患者运送的情况，请参阅 *Hong Kong Telegraph*, 12, 13, 14 and 16 June 1894; *China Mail*, 13 and 15 June 1894; *Hong Kong Daily Press*, 14 June 1894. 当有鼠疫患者在运送途中死亡的消息传出之后，立即令两地华人的情绪高涨（可能又有谣传指外国医生迫害鼠疫患者），更有人发出警告会攻击沙面。为避免事态进一步恶化，广州和城郊的所有外国人被送进外国租界。两广总督也派驻 500 名士兵进驻沙面。详细内容请参阅 *Hong Kong Telegraph*, 16 June 1894.

④　Guangqiu Xu, *American Doctors in Canton: Modernization in China, 1835 – 1935*, New Brunswick: Transaction Publishers, 2011, p. 251.

⑤　*Hong Kong Telegraph*, 12 and 14 June 1894; *Hong Kong Daily Press*, 13 and 14 June 1894; *China Mail*, 15 June 1894.

区的消息传到广州之后，便在广州城内出现揭帖，威胁将销毁沙面的建筑物，而且将发动掠夺和暗杀行动，甚至有传言指一些成为暗杀目标的传教士的名单都已经公布出来。① 前几天两位女传教士遭攻击事件还没有完全平息，可是6月20日在东莞和澳门等地又连续出现教堂遭破坏的事件。而这个时候关于鼠疫的谣言也日益针对外国人，都认为鼠疫是因为外国人下毒所致。② 尽管，各地官员在各国领事的压力下发布公告澄清谣言和逮捕肇事者，可是成效一般，谣言仍然漫天，而事态也不断恶化。与此同时，各国领事也不断向两广总督施加压力要求他保护外国人的安全。③ 不过，基于事态发展的严重性，两广总督也直言，他答应保证广州领事馆的安全，但是他并不能负责临近农村的外国人的安全。因此，在广州之外地区的传教士和外国人只能自己提高警惕，以确保不受攻击。④

因香港鼠疫而导致的谣言散步令香港内部的危机冲突最终演变为中英之间的一场外交对峙（diplomatic confrontation）。两广总督李翰章先生写信给总理衙门谴责港英政府应该为不断蔓延的排外情绪和排外活动负责，他也警告如果港英政府不准备改变政策，广州的排外情绪可能会得不到控制。⑤ 同时，罗便臣总督也将此事向英国驻北京公使欧格纳（Nicholas Robert O'Conor）先生呈报，并附录了辅政司和布伦南先生之间有关香港鼠疫谣言和两位美国女传教士医生遭受袭击的通信，请求欧格纳先生能够将这些通信转呈给总理衙门。⑥ 6月20日欧格纳先生发电报给罗便臣总督，说中国政府非常关心广州公众情绪（public feeling）的发展态势，并且建议总督如果可能的话可以尽可能地考虑大众的偏见（popular prejudices）。此外，电报还指出中国政府建议东华医院董事局应该发布一个平息大众情绪的公告。⑦ 于是，罗便臣总督便告知东华医院董事局起草一份公告，告诉公众在香港由欧洲医生负责的鼠疫患

① *Hong Kong Telegraph*, 14 June 1894.
② *China Mail*, 25 June 1894; *Hong Kong Daily Press*, 25 June 1894.
③ *Hong Kong Telegraph*, 12 June 1894.
④ "Governor's Despatch to the Secretary of State with reference to the plague," *Hong Kong Government Gazette*, September 1, 1894, p. 728.
⑤ Elizabeth Sinn, *Power and Charity: The Early History of the Tung Wah Hospital, Hong Kong*, Hong Kong: Oxford University Press, 1989, p. 176.
⑥ "Governor's Despatch to the Secretary of State with reference to the plague," *Hong Kong Government Gazette*, September 1, 1894, p. 728.
⑦ William Robinson to the Marquess of Ripon, June 21, 1894, CO 129/263, p. 483; *Hong Kong Daily Press*, 25 June 1894; *China Mail*, 25 June 1894.

者治疗是友善的和人道的，而并不是野蛮的和残忍的。而且，这份公告在正式公布之前应该通过抚华道（Protector of Chinese）由他批准。随后，这份公告于 5 月 21 日由东华医院发布，并在香港和广州两地到处张贴。公告内容（根据英文翻译）如下：

> 香港东华医院得知揭帖和恶意谣言到处在广州张贴和流传，人们变得如此激动以至于几乎造成严重的骚乱。因此，我们特意发布一个公告以消除疑虑。因为东华医院与西方医生非常熟悉，他们对待任何阶层的病人都是相当谨慎、友善和具有同心情。而且在病人治疗方面西方医生和中国医生都能和睦相处。街上散布步的谣言和揭帖都是错误的和虚构的，每个人都应当小心而不被这些谣言所误导。①

正如冼玉仪所指出的，这个公告是非常具有讽刺意味的，因为对于东华医院总理来说，他们如此殚精竭虑地抵制卫生措施和西医医生，可是却不得不发布这样的通告。这显然对于他们来说是非常痛苦和耻辱的，很明显通告中的任何内容都与他们所相信的和所想的都有矛盾和冲突。② 从上述分析可以看出，东华医院中医医生显然没有与政府西医医生和睦相处，他们不仅需要接受欧洲医生的严密监督，而且更是被欧洲医生指责为庸医，而中国医学在他们看来也毫无治疗价值。同时，东华医院医生对于政府医生的监督和干预也相当反感，他们甚至不希望与政府医生共处，这一点从中医医生不愿意到"海之家"为鼠疫患者治疗就可以看得很清楚。不过，在当时形势下，对于东华医院来说，发布这样令其感到耻辱的公告也是一种无奈和无法逃避的选择。正如《士蔑西报》所指出的："这对于华人绅士来说一定是非常不悦的事情，不过，不管愿不愿意，他们也只能哑巴吃黄连，而不能拒绝发布公告。"③ 因为拒绝就等同于承认他们自己赞成那些声明狼藉的排外揭帖和谣言，或是承认他们参与其中。④

不过，反过来说，对于港英政府而言，在英国统治下的地区为维护其管

---

① William Robinson to the Marquess of Ripon, June 21, 1894, CO 129/263, p. 484; *Hong Kong Daily Press*, 25 June 1894; *China Mail*, 26 June 1894.

② Elizabeth Sinn, *Power and Charity: The Early History of the Tung Wah Hospital*, Hong Kong, Hong Kong: Oxford University Press, 1989, p. 177.

③ *Hong Kong Telegraph*, 27 June 1894.

④ Elizabeth Sinn, *Power and Charity: The Early History of the Tung Wah Hospital*, Hong Kong, Hong Kong: Oxford University Press, 1989, p. 178.

治却要依赖一个华人慈善机构发布公告来平息民愤，其实，这对于港英政府的管治能力和管治合法性来说也是一种莫大的讽刺和耻辱。正如《德臣西报》所评论的："根据常识，我们要问殖民地的行政权力到底在哪里？是不是总登记官司署的影响力转给了东华医院？总督的强势权力又到底在哪里呢？"① 因此，从这个角度而言，尽管东华医院面临着殖民权力的不断挤压和控制，但是它仍然是港英政府管治华人社会的一个必要中介，至少在 19 世纪末和 20 世纪初依然如此。而这也是欧人社会尖锐批评总督和政府软弱无力的一个重要明证，他们指责政府在鼠疫处理问题上屡犯错误，而且直言"政府总是让华人展示力量，这对于一个管治完善的英国殖民地来说本来就是不应当容忍的"。② 反观罗便臣总督在允许设立东华鼠疫医院和允许让香港华人鼠疫患者离港等问题上的决定都被批评为政府处理鼠疫危机的无能和软弱，甚至被认为是对华人愚昧与无知的让步和助长。

而令总督在鼠疫问题上再次遭受批评的是他同意香港鼠疫患者转移到不在香港境内的荔枝角医院。鉴于九龙半岛附近地区鼠疫患者的增加，在一位清政府九龙军事指挥官（Military Commandant at Kowloon）叶琛（I Chan，音译）的请求下，两广总督答应将荔枝角的一间闲置衙门改建为鼠疫医院。于是，这家医院在来自广州的三位中医医生的管理下于 6 月 23 日开幕，正式接收鼠疫患者。③ 根据《士蔑西报》记载，这家医院由一位名叫陈瑞南（Chun Suey Nam）的中国老人负责。④ 荔枝角医院最大的病房能够容纳 25 ~ 30 人，总共能收治 150 ~ 180 人。大部分病人来自湾仔、油麻地和维多利亚。因此，当时香港鼠疫患者减少很大程度上是因为其中一部分病人被转移到这家医院。在开幕后一周内，这家医院各个方面的安排还是相当妥善的，而病人也表示相当满意。⑤

常设委员会为预防有船只在没有向当局报告的情况下私自运送鼠疫患者，

---

① *China Mail*，25 June 1894.

② *China Mail*，3 July 1894.

③ *Hong Kong Daily Press*，27 June 1894.

④ *Hong Kong Telegraph*，30 June 1894. 经过查证相关资料，这位老人应该是东华医院创院总理之一，又名陈桂士，在担任东华医院创院总理时系瑞记洋行买办。而其姓名罗马拼音应该为"Chan Sui - Nam"。详细资料参阅 Elizabeth Sinn，*Power and Charity：The Early History of the Tung Wah Hospital，Hong Kong*，Hong Kong：Oxford University Press，1989，p. 178；东华三院百年史略编纂委员会编《东华三院百年史略》，东华三院，1970，第 60 页。

⑤ *China Mail*，25 June 1894；*Hong Kong Telegraph*，30 June 1894.

而在香港水域边界设立了警戒线，并且派遣水警汽艇在附近水域巡逻。这一举措引起了华人社会的激烈反对，认为当局是在阻止他们离港去荔枝角医院。[1] 为缓和紧张气氛，在香港总商会（Hong Kong General Chamber of Commerce）的建议下，罗便臣总督于 6 月 30 日发布公告同意将香港鼠疫患者运送至荔枝角医院接受治疗。而政府也会在规定地点和规定时间安排船只负责运送，如果任何鼠疫患者愿意的话都可以去这家医院，不过需要事先向警署报告。当天，署理辅政司骆克先生也写信给常设委员会主席弗兰西斯先生要求他为转移工作尽量做好安排。[2] 不过，常设委员会表示反对，认为荔枝角医院是一个严重危险的源泉，同时，对于香港的公共卫生来说也将是一种持续的威胁，因此拒绝将鼠疫患者转移到荔枝角医院。在 7 月 2 日给骆克先生的回信中，弗兰西斯先生提出了各种各样的反对理由，主要集中于荔枝角医院和附近坟场的卫生情况以及管理上的缺陷。[3] 而且，他甚至明确指出总督的行为直接违反了洁净局制定的各种鼠疫防治条例，这令拥有香港最高统治权和决策权的罗便臣总督大失颜面。

为此，总督与常设委员会之间就荔枝角医院和坟场问题展开了将近两个星期的争论。其间梅含理先生、康德黎医生、哈迪刚医生、普雷斯顿医生、维斯科特医生以及常设委员会荔枝角调查委员会也相继参观荔枝角医院和坟场，并向政府提交相关报告。[4] 为打破僵局，罗便臣总督也向两广总督建议要关注荔枝角医院和坟场的卫生状况，希望能够有所改善。[5] 7 月 10 日《士蔑西报》报道："目前荔枝角鼠疫医院的情况保持得相当有秩序。消毒剂在病房和外面的建筑物中都频繁地使用，供应给病人的毛毯和其他用品也令人满意。"不过，存在于总督与常设委员会之间的紧张关系仍然没有得到改善，总督也没有回复常设委员会关于正式反对将香港鼠疫患者转移到荔枝角的来信。而这个时期，鼠疫患者的转移工作也被禁止，而且派遣汽艇在附近水域巡逻，

---

[1]　*Hong Kong Telegraph*，30 June 1894；*Hong Kong Telegraph*，2 July 1894. 此时东华医院再度卷入纷争，据 1894 年 7 月 2 日《士蔑西报》报道，因为有船主私自运送鼠疫患者去荔枝角医院，被逮捕之后他承认他是在东华医院的雇用下从事运送工作，而显然东华医院并没有获得当局的授权。不过，这次事件并没有引发东华医院与政府之间的紧张关系。

[2]　*China Mail*，2 July 1894；*Hong Kong Telegraph*，3 July 1894.

[3]　*China Mail*，2 July 1894；*Hong Kong Telegraph*，3 July 1894.

[4]　*China Mail*，4 July 1894；*China Mail*，7 July 1894；*Hong Kong Telegraph*，12 July 1894.

[5]　*Hong Kong Telegraph*，3 July 1894.

以防止私自运送鼠疫患者。① 随着荔枝角医院和坟场条件的改善，7 月 11 日骆克先生写信给弗兰西斯先生表示总督建议于 7 月 12 日开始允许鼠疫患者转移到荔枝角医院，并要求其提供合作。② 翌日，弗兰西斯回信并表示鉴于医院条件的改善，因此同意将鼠疫患者转移到荔枝角医院，并且会提供尽可能的合作。不过，弗兰西斯表示常设委员会希望从此以后向华人发布的关于鼠疫问题的任何公告都应该确保不会与现存的鼠疫防治条例与相关规定相违背。另外，转移工作需要遵守以下四个条件：①转移的鼠疫患者必须来自香港的鼠疫医院；②只有华人患者才能转移；③患者自己愿意；④由欧人医生检查之后确定适合转移的患者才能被转移。③

至此，围绕荔枝角医院和坟场问题长达两个星期的争论也基本上得到解决，常设委员会也开始派出船只运送患者。在这场争论中，很难说是总督还是常设委员会赢得胜利，但是，在这件事件中，我们只知道荔枝角医院和坟场的情况得到了改善，可是并不清楚这些机构的华人管理者是不是因为局外者的压力而在不情愿的情况下做出上述改善，犹如东华医院发布 5 月 21 日公告那样。而随着鼠疫情势的减缓，最后一批荔枝角医院的 13 位患者也于 8 月 18 日被转移到广州接受治疗，医院也于当天随即关闭。④

华人社会对于港英政府防疫措施的抵制以及代表华人社会的东华医院等组织为争取华人权益而推动的一系列请愿努力，至少在三个方面取得了某种程度的胜利，即东华医院争取到鼠疫治疗权和确立了中医在鼠疫治疗上的合法性；⑤ 罗便臣总督允许华人鼠疫患者离港返乡治疗；以及总督同意将香港华人鼠疫患者转移到荔枝角医院。不管华人社会取得的上述胜利是通过什么样的极端方式实现的，哪怕在港英政府或欧洲人看来是荒诞无稽的。但是，在当时特定的历史条件下，华人社会的反对和抵制可以说是对其传统与习俗的坚持和维护，也是对港英政府超越"华洋分治"管治策略而实施全面干预的示威。而在鼠疫危机中，港英政府的防疫措施对华人传统与习俗冲击最大的

---

① *Hong Kong Telegraph*, 10 July 1894.

② *Hong Kong Telegraph*, 12 July 1894.

③ *Hong Kong Telegraph*, 14 July 1894.

④ *Hong Kong Telegraph*, 20 August 1894.

⑤ 1894 年鼠疫之后，东华医院每年在鼠疫发生时都会启动鼠疫医院以中医治疗鼠疫患者，当然在西医引入之后，在东华鼠疫医院中也同时以西医治疗鼠疫患者。

就是以下几个方面：医疗观念和行为、家庭观念（比如妇德和隐私性）和丧葬习俗。当然，华人社会的不满也来源于防疫措施所造成的财产损失和生活干扰。

19 世纪末香港大部分华人仍然笃信中医，对于西方医学不仅不相信，而且具有较深的偏见和厌恶情绪。他们对于西方医学的解剖和外科手术尤其排斥，正如有学者指出的："他们（华人）视外国人为无情的恶魔，因为这些外国医生用钢刀切割人体，而在儒家道德规范看来这是对'我们的身体来自父母，应该永远保持其完整性'这一传统的侵犯与违背。"① 也正是因为对于西方医学的这种恐惧和排斥，因此很容易让华人将外国医生的医疗行为与残害华人患者身体的想象联系起来，上述有关剖心和挖眼的谣言便是很好的佐证。这也是华人社会极力反对鼠疫患者被送到政府鼠疫医院接受治疗的主要原因。尽管，自英国对香港实行管治以来，西方医学随着传教士医生和港英政府的传播与推动，它们通过开办西式医院和培训华人医生学徒以促进华人对于西方医学的认可与接受。华人可能比较倾向于去传教士创办和管理的西式医院，可是却甚少有华人去港英政府管理的国家医院求诊，至少在 19 世纪末之前仍然如此（见表 2-2）。

表 2-2　1853～1895 年国家医院留院病人分布情况（根据国籍）

单位：人次

年份	华人	欧洲人	其他国籍	总数
1853	32	59	89	180
1861	103	383	348	834
1871	311	452	402	1165
1876	227	498	276	1001
1881	396	516	324	1236
1886	558	681	384	1623

① Jerome J. Platt, Maurice E. Jones and Arleen Kay Platt, *The Whitewash Brigade*: *The Hong Kong Plague of 1894*, London: Dix Noonan Webb, 1998, pp. 48～49. 相关内容参阅 G. B. Endacott, *A History of Hong Kong*, Hong Kong: Oxford University Press, revised edition, 1973, p. 216; Elizabeth Sinn, *Power and Charity*: *The Early History of the Tung Wah Hospital*, *Hong Kong*, Hong Kong: Oxford University Press, 1989, p. 178; 罗婉娴：《1842 年至 1937 年间政府医疗政策与西医体制在香港的发展》（香港：香港浸会大学硕士论文，2003），第 117、125～126 页。

年份	华人	欧洲人	其他国籍	总数
1891	559	837	471	1867
1894	787	835	341	1963
1895	1054	850	379	2283

说明：由于在国家医院入院记录中不同年份的国籍分类标题不同，"华人"这一列可能包含日本人，因为这种混乱，笔者无法获得准确的华人入院人次。出于方便，此处将这一列当作华人入院人数来处理。不过，根据记录当时日本人入院人次是相当少的，以1895年为例，当时华人入院921人次，仍超出同年欧洲人入院人次，所以笔者相信这种处理在某种程度上还是能够反映华人使用国家医院服务的变化趋势的。

资料来源：各年殖民地医官报告（*Annual Reports of the Colonial Surgeon for respective years*）。

表2-2清楚地显示华人的求诊率是相当低的，尽管华人入院人数在逐步增加，并且从1895年开始首次超过欧洲人。不过，有几个因素需要考虑，首先，华人占人口的绝对多数（大约占人口总数的95%），因此仅仅从入院人数超过欧洲人似乎并不能说明什么问题。其次，需要考虑这些华人入院大部分都是由警署强制带来的穷人，甚少有华人自愿前来，自费病人更是凤毛麟角。政府医官也坦言华人入院人数如此之少是因为华人不愿来政府医院接受西医治疗，他们对于西方医学具有强烈的抵制情绪。而尽管华人相对愿意去雅丽氏纪念医院或那打素医院，但是入住的华人也都是因为中国医学不能治愈时才会前往。因此，在东华医院创办之后，东华医院便成为华人医院求诊的首选，因此东华医院的压力也日益增加。[1] 另外，可以想象在当时去医院求诊的华人在整个华人人口中毕竟是少数，那么大部分华人的求医问药问题是如何解决的呢？而按照中国人的传统，显然大部分人在生病时求助于当地中医或自行购买中药。[2] 这些都足以显示在当时华人的医疗观念和行为中，中医和中药仍然是他们的首选，当然也可能还有其他另类医疗（alternative medicine）或民俗医疗（folk medicine）的存在。

当前关于西方医学进入非西方世界这一过程的研究大部分夸大了西方医学与地方医学（indigenous medicine）之间的冲突以及当地人口对于西方医学

---

[1] 东华医院1872年的留院患者数为922人次，1882年为1479人次，1892年为2455人次。历年数据可参阅各年殖民地医官报告。

[2] 有关香港中医历史可以参阅谢永光《香港中医药史话》，三联书店（香港）有限公司，1998；郭少棠和范家伟：《香港传统中医中药历史研究报告（中期报告）》，2004。

的恐惧程度。① 许多学者认为西方医学的引入遭到了来自当地人的激烈抵制，而且他们把这些抵制归咎为当地人因为文化和社会观念的差异而未能认识与理解西方医学的好处，并指出这是当地人无知、愚昧和落后的表现。当然，如上所述，这些因素的确影响了香港华人对于西方医学的接受和认可。

不过，笔者认为诸多现实和操作层面的问题也能够影响华人对于西方医学的态度。首先，华人与政府医院之间缺乏沟通，也就是说当时很多华人根本就不知道他们可以去政府医院看病，而且也不知道是免费的。② 其次，医院纪律不同，在政府医院病人要严格遵守医院的规章制度（比如探病时间和病房纪律），而相对来说华人医院和教会医院则更加尊重华人的传统和生活习惯，为病人提供最大限度的方便。③ 最后，语言问题。由于政府医院的医生都是外国人，尽管有翻译随从，但是华人病人觉得还是不方便。相反，教会医院中的很多医生是华人西医，因此与病人的关系比较融洽（比如医生给病人做手术时会给他们详细解释使用的手术刀等器具，以消除他们的疑虑），这也是为什么教会医院同样是西式医院却比国家医院更受华人欢迎。④

而上述部分问题在鼠疫暴发时的政府鼠疫医院中就显得更为严重，比如华人鼠疫患者担心被送到政府医院会没有亲朋照顾，因为探视病人有严格的规定，要求探视者入院和出院时都要进行全身消毒，甚至要销毁随身衣物。而且，在医院逗留的时间有限。此外，华人无法理解外国医生的治疗方法，医生也未能做出详细解释，而他们的"西药治华病，脏腑各有不同"的固有

---

① 相关研究可参阅 Helaine Selin（ed.），*Encyclopaedia of the History of Science，Technology and Medicine in Non - Western Cultures*，Boston：Kluwer Academic Publishers，1997；Dordrecht：Springer，2008 and 2016；Helaine Selin（ed.），*Medicine across Cultures：History and Practice of Medicine in Non - Western Cultures*，Boston：Kluwer Academic Publishers，2003.

② 当时国家医院自称是为华人提供免费医疗服务，不过在现实运作中却有很多求诊华人被索取医药费，这造成很多华人望而却步。

③ 相关研究参阅 Michelle Renshaw，*Accommodating the Chinese：The American Hospital in China，1880 - 1920*，London and New York：Routledge，2005.

④ 有关这三个因素的详细解释，请参阅 *Report of a Committee of Inquiry into the Medical Department of the Colony and other Relative Matters*，*Sessional Papers*，Hong Kong，1895. 除了上述因素之外，政府医院病床供应的紧张以及医务人员的不足也是重要原因之一。在 19 世纪末，政府医官一再指出因为医疗人员和医疗设施的不足而不得不拒绝部分华人入院。这也部分地解释了为什么早期华人不愿去政府医院，不仅仅是因为他们害怕医院和西方医学，而是因为由于医院的经常拒绝而导致他们形成一种印象，即政府医院是不向华人开放的。详细内容请参阅 *Annual Report of the Colonial Surgeon for 1892，1893，1894 and 1895*，Hong Kong.

观念更是加剧了对西方医疗方法的恐惧和疑虑。① 再者，语言问题也严重影响外国医生与华人患者之间的沟通，正如劳森医生所承认的："我们经常因为语言问题，而无法与我们的病人沟通，这样的情况不仅或多或少地令他们感到害怕，而且极大地激起了他们对于我们的治疗方法的反对。当然，我们有看护人员能够帮助翻译，但是翻译对于病人来说不令人满意，而且通常会导致令病人误会。"② 这些问题毫无疑问都增加了华人对于政府医院和外国医生的不安和怀疑情绪。③

反过来说，如果能够消除华人的不安与疑虑，在政府鼠疫医院中也不乏看到华人患者与政府医护人员之间的和睦关系。1894 年 5 月 23 日《士蔑西报》也指出："在坚尼地城医院和医院船上治疗的华人对护士、舍监和医生因为他们的热心和积极照顾表现出深深的感激之情。"而且，该报记者参观坚尼地城医院时就曾看到一幕病人与医护人员之间的融洽场景："（我）看到其中一位女病人，她现在基本上没有什么危险了，这位病人亲吻着格特鲁德（Gertrude）护士的手，这位护士用她完美的粤语对这位病人说了一些安慰的话。因此，这些就是在病房中发生的全部事情：那些身体足够有力而能起身的病人在看到护士的时候都对他们表达了最大的欢喜和最为衷心的感激之情。"④

这幕场景也从另外一个方面证明了华人对于西方医学或外国医生（护士）的恐惧和排斥情绪是可以逐渐消除的，当然，前提条件是需要当局在医院的运作和医务人员的服务态度等方面做出改善以适应华人对于陌生事物的接受过程。

其实，造成华人不愿意被转移至政府鼠疫医院的一个关键原因是当时在鼠疫治疗上西医并不比中医更为有效。根据 5 月 22 日《孖剌西报》的报道，从 5 月 15 日至 20 日之间，在"海之家"和坚尼地城医院的 110 位入院患者当中，有 90 人死亡。⑤ 而到 5 月 25 日之前，在政府鼠疫医院中也只有 1 ~ 2 位

---

① 《申报》1894 年 6 月 2 日。

② James A. Lowson, "The Epidemic of Bubonic Plague in Hong Kong, 1894," *Hong Kong Government Gazette*, April 13, 1895, p. 376.

③ 再加上医院船"海之家"停靠在海中，几乎与世隔绝，无疑增加了华人对于这个陌生医疗空间的恐惧与想象，因此，当时很多华人相信只要登上"海之家"就没有上岸的可能。

④ *Hong Kong Telegraph*, 23 May 1894.

⑤ *Hong Kong Daily Press*, 22 May 1894.

患者治愈出院。① 难怪连当时的西文报纸都罕有地赞同华人社会要求开办华人鼠疫医院的请求，5 月 22 日的《孖剌西报》继续评论道：

> 这组数据足以显示医学治疗对于这种疾病效果有限。华人对于他们自己的（医学）体系更为相信，再加上当时在广州谣传有很多鼠疫患者由中医医生成功治愈，因此这些都可能让华人轻易地相信在一家纯粹的华人医院中，其死亡率将可能不会比在"海之家"和坚尼地城医院中来得高。强制转移患者的主要目的是为了隔离他们，华人已经为他们自己在玻璃厂创建了一家医院，在那里隔离也跟在政府医院中一样完美，因此没有理由反对将华人鼠疫患者送到这家华人医院。患者在玻璃厂华人医院的康复机会可能同在"海之家"一样，而且他们对于华人医院的环境更为满意。②

这些数据在某种程度上也坚定了东华医院和中医医生要求取得鼠疫治疗权的诉求和信心，因此，在 5 月底之前，很多中医医生仍然相信那些外国医生至今还没有治愈一位鼠疫患者的断言。这尽管跟事实不符，不过也一定程度上反映了西方医学在鼠疫治疗上的无力和无效。尽管如此，当时政府医生和欧人社会仍然坚信西医比中医更为有效。比如，劳森医生坚信将鼠疫患者送到东华鼠疫医院就等同于送进死亡陷阱，这一点上文已经提及。而《德臣西报》在评论罗便臣总督决定将香港鼠疫患者转移到荔枝角医院时更是对西方医学信心百倍，"比较由欧洲医生和中医医生治愈病人的百分比，（如果不将鼠疫患者转移的话）或许我们可能能挽救 200 多个生命。"③

姑且抛开上述争论，先来比较一下有关中西医鼠疫治疗死亡率的两组数据，便可以看出何者更为有效。第一组数据是特定时间内"海之家"和坚尼地城医院鼠疫治疗死亡率（死亡人数除以入院人数）与东华医院管理的玻璃厂医院鼠疫治疗死亡率，它们分别为 77.77% 和 76.47%。④ 第二组数据是 1894 年香港不同鼠疫医院的死亡率（死亡人数除以入院人数），根据笔者的

---

① *Hong Kong Daily Press*, 25 May 1894.

② *Hong Kong Daily Press*, 22 May 1894.

③ *China Mail*, 3 July 1894.

④ "海之家"和坚尼地城医院入院鼠疫患者（5 月 16 日至 6 月 16 日）为 207 人，而死亡人数为 161 人；东华玻璃厂医院入院鼠疫患者（5 月 21 日至 6 月 16 日）为 1301 人，而死亡人数为 995 人。需要指出的是从 6 月 14 日开始玻璃厂医院就有患者转移到广州，那么那些转移到广州而死亡的患者就没有计算在内。具体内容请参阅 *Hong Kong Daily Press*, 18 June 1894.

大致计算得出以下数据，"海之家"、坚尼地城医院和雅丽氏纪念医院分部分别为 75.97%、75.76% 和 84.55%，而东华医院管理的鼠疫医院（包括玻璃厂医院和屠宰场医院）为 84.24%（如果排除那些入院时已死亡的鼠疫患者，那么计算得出的死亡率为 76.21%）。① 这些数据根据劳森医生 1894 年鼠疫报告计算而得，但是因为不同医院之间有转移病人的情况，而且东华医院管理的鼠疫医院更有病人转移到广州和荔枝角，因此计算难免会有些问题。不过，不管怎样，从上述两组数据可以清楚地看出在鼠疫治疗上西医并不比中医更为有效。而且，我们需要考虑到东华医院管理的鼠疫医院所收治的鼠疫患者大部分都是一些严重患者，因为大部分华人拒绝在患病初期就去医院诊治，更何况很多华人鼠疫患者都是被当局搜查发现才送院治疗的。而相对来说，政府鼠疫医院收治的部分患者为欧洲人和欧亚混血人，他们大都在患病初期就会及时求诊。② 因此，这些因素也都会影响死亡率的变化。

综上所述，在 1894 年鼠疫中并不像费克光先生所说的"西方医疗的功效优于中国的医疗"，也毫无理由根据中西医鼠疫治疗死亡率就得出像他所说的"面对这样的死亡率，难怪香港受过教育的中国人对传统医药的疗效失去信心"。③ 显然，费克光先生是用错了比较方法，他根据康德黎先生提供的 1894 年华人鼠疫患者死亡率（高达 95%）和英国鼠疫患者死亡率（18.2%）而草率得出西医治疗功效优于中医。④ 如果可以这样解释的话，那么借用劳森医生提供的 1894 年香港鼠疫中马尼拉、欧亚混血、马来亚和西印度鼠疫患者的死亡率（都是 100%）岂不是可以说明中医的治疗效果还胜于西医。⑤ 很明显，

① James A. Lowson, "The Epidemic of Bubonic Plague in Hong Kong, 1894," *Hong Kong Government Gazette*, April 13, 1895, p. 397.

② James A. Lowson, "The Epidemic of Bubonic Plague in Hong Kong, 1894," *Hong Kong Government Gazette*, April 13, 1895, p. 390.

③ 费克光：《中国历史上的鼠疫》，载刘翠溶、尹懋可主编《积渐所至：中国环境史论文集》，中研院经济研究所，1995，第 713 页。

④ 费克光：《中国历史上的鼠疫》，载刘翠溶、尹懋可主编《积渐所至：中国环境史论文集》，中研院经济研究所，1995，第 713 页。比对劳森医生提供的数据，1894 年华人鼠疫患者死亡率应该为 93.4%，而英国人鼠疫患者死亡率跟康德黎先生提供的数据相同。详细内容请参阅 James Cantlie, *Plague: How to Recognise, Prevent, and Treat Plague*, London: Cassell and Co. 1900, p. 43; James A. Lowson, "The Epidemic of Bubonic Plague in Hong Kong, 1894," *Hong Kong Government Gazette*, April 13, 1895, p. 397; "A Chinese Hospital for Plague at Hong Kong," *The Lancet*, June 4, 1898, p. 1548.

⑤ James A. Lowson, "The Epidemic of Bubonic Plague in Hong Kong, 1894," *Hong Kong Government Gazette*, April 13, 1895, p. 397. 这些非华人鼠疫患者都是在政府鼠疫医院根据西方医学接受治疗。

费克光先生没有考虑到很多鼠疫患者也是由西医治疗这种情况以及香港人口构成的种族差异（华人占绝对多数）这个重要因素。

因此，在 1894 年鼠疫危机中，华人社会对于西方医学独霸体制的反对和中医治疗权的争夺不仅是基于他们的医疗传统，同时也是对西医实际疗效的反驳。遗憾的是港英政府未能在这个问题上充分尊重华人的医疗传统与中医价值，以至于在鼠疫暴发之后一段时间内仍然坚持西医独治的傲慢策略，最后还是在华人社会的强烈要求下才允许东华医院设立鼠疫医院，以中医治疗鼠疫患者。①

华人社会除了反对在鼠疫治疗上坚持西医独霸之外，他们对于当局采取的挨家挨户搜查、清洁和消毒行动更是深恶痛绝。因为这些行为对于华人家庭传统造成极大冲击，比如妇女名节和家庭隐私。② 在 5 月 20 日东华医院会议期间，就曾有来自东街（East Street）的居民呈请请愿信抱怨卫生官员的搜查行动，他们强烈指责搜查人员强行进入他们的房子，令他们的子女相当害怕。③ 而搜查行动对于华人妇女名节的消极影响更激起了妇女团体的联合抵抗，1901 年 11 月数百名妇女派出 20 余位代表向华民政务司高声宣读请愿书。④ 请愿书指洁净局颁布的熏洗新例（包括搜查、清洁和消毒措施）给华人少妇闺女等造成诸多不便，尤其关涉妇女廉耻，希望当局能够变通。请愿书详细陈述各种反对理由：

> 乃闻洁净局颁发熏洗屋宇一事，虽系为卫生起见，究竟与我妇女等廉耻有关。素仰宪台爱民若赤，不得不据实历陈，为我宪台禀呈缕析陈之：（一）廉耻最重也，中国风俗，凡荏弱妇女，当畏见人。闺范严谨，富家尤甚。一遇熏洗，不分少弱，避地街前，露面抛头，众目共睹。……（二）起居不便也。凡属妇女，私亵等事，多有难言，密室深居，……门前露立，偶有各节，何法可施，遮掩殊难，堂堂出丑，……（三）未字闺女择配最为慎重也。平时深居密室，……若遇熏洗，一定坐立街前，

---

① 当然，这里也需要考虑到港英当局之所以允许东华医院设立鼠疫医院可能并不是出于对中医治疗价值的认可，而可能是基于更为实际的考虑，即随着鼠疫患者的增多，政府医疗人员和医院空间都显得相当紧张，因此需要东华医院能够承担一部分，以缓解当局压力。

② Robert Gervase Alford, "Tropical Sanitation, with Special Reference to Hong Kong," *Minutes of Proceedings of the Institution of Civil Engineers, with Selected and Abstracted Papers*, Vol. 141, 1900, pp. 266 - 267.

③ *Hong Kong Daily Press*, 21 May 1894.

④ 杨子婴在书中指妇女代表向华民政务司请愿，而实际上在 1901 年应该是总登记官，1903 年才改名为华民政务司。具体内容参阅杨子婴主编《香港的回顾》，雅苑出版社，1984，第 60 页。

每易招人评论，将来择配殊难……（四）胎产堪虞也。怀孕妇人最重体面，一遇熏洗，门前露立，诸多不安，妇人倘遇临盆，如何筹措，……（五）婴儿宜保也。哺乳小儿，日数十次，倘遇熏洗，定然当街露体，避人哺乳，殊不雅观，且日晒风吹，啼哭难忍，……（六）贫病宜恤也。贫家妇女，各事女工，日博工钱，以资日给，当其熏洗，未免阻延，有病女流，坐卧街前，更多苦况，……以上六节，乃妇女等实在难堪情形，而于胎产、患病、小儿惊畏数款，尤为可危，故特乞恩变通。……①

尽管这件事发生在 1901 年，不过可以想象当局的搜查、清洁和消毒行动对华人家庭（尤其是妇女隐私）的影响在 1894 年也是相当大的，更何况 1894 年鼠疫期间政府措施更为严厉和强硬。正是这些措施造成的极大不便与骚扰，令华人社会相当愤恨，他们更是批评英国人应该站在他们的角度来反思防疫措施。1894 年 6 月 6 日《厦门消息》（Amoy News）曾援引了一些离港到厦门的华人的怨言："政府之所以这么做仅仅是为了它们自己的利益以及欧洲人的安全着想。比如，尽可能地预防鼠疫蔓延到欧人社区。（华人说）如果他们可以获得一个英国港口，然后根据中国法律来管治它，他们将会向英国人展示，如果一位中国士兵闯进他的妻子的房间，那么这位英国丈夫会怎么想呢？"②

而华人社会的第三项主要反对是针对当局鼠疫死者的埋葬方式，他们认为港英政府的处理方式过于草率，未能尊重华人的丧葬习俗。③ 当局规定鼠疫死者埋葬时必须在尸体和棺材上同时撒上石灰，以起到消毒和避免疫气散布的作用。这令华人觉得对死者太过于不敬，而且安葬时也没有按照中国人的传统仪式进行。尤其是在鼠疫死者不断增加的情况下，当局因人手不足而更加草率处理，甚至将棺材或尸体直接埋葬在一个深坑中然后撒上石灰加以掩埋。④ 于是就造成死者家人和亲属未能确认死者的遗体到底安葬在何处，这令他们相当愤怒。因为按照中国人的传统习俗，每年都要祭拜死者，而且当时香港大部分华人会将已经安葬一段时间的死者遗体挖出带回家乡安葬，以圆落叶归根之最后愿望。当时香港华人对于丧葬习俗的坚持和重视从东华医院

---

① 杨子婴主编《香港的回顾》，雅苑出版社，1984，第 61~62 页。
② *Hong Kong Daily Press*，27 June 1894.
③ 林友兰：《香港史话》，香港上海印书馆，1978，第 105 页；罗婉娴：《1842 年至 1937 年间政府医疗政策与西医体制在香港的发展》（香港：香港浸会大学硕士学位论文，2003），第 119~120 页。
④ *Blue Book for 1894*，Hong Kong.

的丧葬和原籍安葬服务就可以看得很清楚,而对于这一点港英政府也应该很了解,可是防疫措施却居然完全没有考虑这些因素,以至于华人想方设法藏匿鼠疫死者或到处随便安葬,这对于鼠疫的传播可能更为危险。① 如果当局能够局部调整防疫措施,甚至能够让东华医院积极参与鼠疫死者的安葬工作,或许能够起到更好的作用,也不至于在华人社会引起那么大的恐慌。②

综观上述华人社会对于港英政府防疫措施的复杂反应,不管是对中医治疗权的诉求与争夺,还是对搜查、清洁和消毒行动的抵制,又或是对鼠疫死者安葬方式的反对,这些都显示了华人社会对于其传统习俗的顽强坚持和对管治干预的强烈不满。可是华人社会的这些反映却被殖民者冠以无知、愚昧、偏见、迷信和落后,这些评论充斥着政府报告和各大西文报纸。

劳森医生在1894年鼠疫报告中对于华人鼠疫患者宁愿相信当地医生的迷信伎俩,也不相信从西方学校毕业出来的外国医生的更为文明的方法表示出了极大的失望之情,也意识到改变华人传统与偏见的困难。他甚至坦言"这是对我们吹嘘的文明或自夸的传道工作(mission work)的一种耻辱"。③ 罗便臣总督在1894年《蓝皮书》也将华人对政府鼠疫医院的抗拒归咎于华人的偏见与迷信:"华人强烈地反对将他们的患者转移到欧洲人管理的医院中。因为华人不讲卫生和从小群居的习惯,他们不能理解隔离的必要性;他们宁愿像绵羊那样死去和将疾病传染给周围的人,也不愿意遭到任何骚扰;他们宁愿看到他们的患者亲朋承受无以言喻的痛苦,也不愿意由搜查人员将他们送到更为合适的欧人医院。这些情绪毫无疑问是盲目偏见和迷信的结果。"④

而各大西文报纸同样将华人社会对西方医学(乃至欧洲文明)的排斥以及对有关香港鼠疫谣言的笃信视为是一种无知与愚昧的表现。《孖剌西报》曾

① 有报告显示,在1902年香港鼠疫爆发期间,很多华人会将死于鼠疫的亲戚朋友送回大陆安葬,因而想方设法藏匿尸体并将其运回家乡。具体参阅 Bruce Low, "Summary of the Progress and Diffusion of Plague throughout the World during 1902," in *Annual Report of the Medical Officer of the Local Government Board for the year 1902 – 1903*, London, 1899, pp. 335. 另外,有关晚清与近代中国丧葬习俗的研究,请参阅 James L. Watson and Evelyn S. Rawski (eds.), *Death Ritual in Late Imperial and Modern China*, Berkeley: University of California Press, 1988.

② 当然,在1894年鼠疫期间,东华医院也有自己的坟场安葬鼠疫死者。有关东华医院的丧葬服务,请参阅东华三院百年史略编纂委员会编《东华三院百年史略》,东华三院,1970,第94~95、226~232页;高添强:《丧葬服务与原籍安葬》,载冼玉仪、刘润和主编《益善行道:东华三院135周年纪念专题文集》,三联书店(香港)有限公司,2006,第82~115页。

③ James A. Lowson, "The Epidemic of Bubonic Plague in Hong Kong, 1894," *Hong Kong Government Gazette*, April 13, 1895, p. 376.

④ *Blue Book for 1894*, Hong Kong.

评论道："在香港中国人与欧洲人的日常接触和交流已经超过50年，但是他们似乎仍然没有理解和欣赏英国统治的原则、道德与社会体系，我们看到华人工人阶级对外国人进行了恶意的攻击和诽谤，他们的无知与愚昧充分地表现在最近广泛流传的有关香港鼠疫病人治疗的谣言当中。"① 《士蔑西报》也警告因为强迫华人接受西方医学而可能遭到无知大众的危险举动，从而激起华人社会对外国社群的愤怒、不满与敌意，而这些情况在周边的中国地区已经出现。② 而《德臣西报》更是感叹长达50多年的管治却没有对华人产生任何影响："他们同样迷信，同样拒绝欧洲文明和科学，同样无知和偏见。而这些特征在过去的鼠疫危机中暴露无遗。通过暴力与阴谋，华人居民努力颠覆政府处理鼠疫危机的安排。"③

而相反，殖民者却将自己的努力描述为史诗般的用现代西方医学科学和公共卫生对抗传染病的神话。在他们看来，"西方医学与公共卫生对于那些缺乏基本卫生常识的愚昧的中国人来说是一种必要的补救药"。④ 这显然是西方殖民主义与"白人优越主义"的一种自负显露，同时也深刻地反映了殖民医学和帝国卫生的种族主义（racism）与霸权主义（hegemonism）特征。

最后需要指出的一点是，在鼠疫危机期间，华人社会对于西方医学或公共卫生的抵制情绪的确存在，但是他们更多地不是反对西方医学或公共卫生本身，在某种程度上，他们更反对医院运作、医生治疗或卫生措施执行等具体方式。如果当局能够在具体方法上予以改善可能不会制造如此强烈的抵制与恐慌情绪，而上述的部分例子以及1894年之后（一直持续到1923年）政府防疫措施的局部调整都证明了这一点。⑤

第三节　进退两难：遭遇双重信任危机的东华医院

在某种程度上，1894年鼠疫导致香港社会各种复杂关系的相互交织与互动，其中包括华人社会与欧人社会之间、华人社会与港英政府之间、华

---

① *Hong Kong Daily Press*, 25 May 1894.
② *Hong Kong Telegraph*, 23 June 1894.
③ *China Mail*, 10 July 1894.
④ Carol Benedict, *Bubonic Plague in Nineteenth-Century China*, Stanford：Stanford University Press, 1996, p. 168.
⑤ 根据1894年6月5日《申报》报道，政府也曾同意东华医院派出6名医生随同搜查队伍执行查屋工作，这在某种程度上也缓和了华人社会的抵制情绪。

人社会与东华医院之间、东华医院与港英政府之间、总督与常设委员会之间的关系以及东华医院的内部关系。而在这些错综复杂的关系网络中，作为华人社会与港英政府之间的沟通渠道以及享有华人社会领袖地位的东华医院却陷于进退两难的尴尬境地。一方面，东华医院需要遵守政府的防疫措施，而不能公开与政府对抗；另一方面，东华医院也需要顾及华人的传统与习俗，积极出面向政府请愿和施加压力以期望当局能够变通防疫措施。综观东华医院在 1894 年鼠疫危机中的作为，其实它试图协调因防疫措施而引起的港英政府与华人社会之间的紧张关系。对于华人社会来说，东华医院在争夺鼠疫治疗权和转移鼠疫患者离港等方面积极努力，可以说一定程度上满足了华人社会的部分诉求。另外，它在澄清谣言和抚慰华人高涨的排外情绪等方面也基本上满足了港英政府的要求。可是，正如冼玉仪所说，东华医院在 1894 年鼠疫危机中的努力却是一种吃力不讨好的工作（a thank-less job）。①

在鼠疫基本结束之后，政府特意于 9 月 28 日在市政厅（City Hall）举行表彰大会感谢社会各界在抗击鼠疫过程中的工作与奉献，其中包括陆军、海军和常设委员会成员及其下属的医护与卫生人员等，可是为防疫工作做出巨大贡献的东华医院却没有赢得任何官方的赞扬与表彰。② 这可能是令东华医院感到非常失望的，尤其对于那些希望通过东华医院以赢得社会和政府认可的总理来说。东华医院的努力不仅没有得到政府的赞赏，同时也没有赢得华人社会的感激，更令东华医院感到耻辱和严重挑战其华人社会领袖地位的是当年主席刘谓川先生因为被指责作为洁净局成员而未能保护华人利益，进而遭到部分群众袭击（掷石），此外他的商店亦遭到攻击。刘谓川先生曾于遭袭后接受《士蔑西报》记者采访，不过他对于 5 月 20 日被袭事件并没有表示出不悦之情，反而对于警察总监梅含理先生提供的及时保护表示高兴和感谢。③ 尽

---

① Elizabeth Sinn, *Power and Charity：The Early History of the Tung Wah Hospital*, Hong Kong, Hong Kong：Oxford University Press, 1989, p. 180.

② 有关表彰大会的情况，请参阅 *Hong Kong Telegraph*, 28 September 1894；*Hong Kong Daily Press*, 29 September 1894.

③ 事件发生于 1894 年 5 月 20 日东华医院召开会议讨论政府防疫措施和民众请愿问题之时，会议期间有消息指刘谓川先生在文咸东街（Bonham Strand）的商店遭到攻击。刘先生闻讯之后便立即赶往，可是在途中却遭到部分群众的袭击，警察总监梅含理先生遂出动武装人员控制了局势，并保护刘先生离开。详细内容请参阅 *Hong Kong Daily Press*, 21 May 1894；*Hong Kong Telegraph*, 21 May 1894.

管如此，这次事件对于东华医院来说是一种莫大耻辱，它不仅显示东华医院的权威遭受挑战，同时令东华医院董事局后来在处理关涉华人重大利益时也更为谨慎。

东华医院不仅没有赢得政府和华人社会的认可和感激，而且还遭到欧人社会（各大报纸）、港英政府（医务与卫生人员）以及华人社会内部新兴力量（主要指一些受教育阶层）的不断批评和指责，可以说鼠疫危机令东华医院陷入空前的信任危机，而对东华医院的生存与继续发展影响更为关键的信任危机则来自华人社会与港英政府。

如果上述提到的东华医院主席刘谓川先生遇袭事件对于东华医院权威的挑战还是象征性意义的话，那么华人社会内部新兴力量对于政府防疫措施的态度分歧以及对于东华医院代表性的否认都更为致命地影响到东华医院在华人社会中的实际地位。刘谓川先生在鼠疫暴发初期就曾主张要采取一切可能的预防措施，即使在遭到董事局其他总理和群众的强烈抵制时，他仍然支持政府的做法。不过，他并不是孤立的，当时华人社会内部还有一些受教育阶层也对政府的防疫措施表示认可，甚至批评那些激烈抵制政府防疫措施的华人苦力阶层及其背后的顽固鼓动者。① 1894 年 5 月 21 日一位名为"野蛮的中国人"（Heathen Chinese）给《士蔑西报》编辑写信表示赞同当局的防疫措施，认为这些措施是控制鼠疫蔓延所必需的。② 翌日，又有一位名为"中国人"（A Chinaman）的作者给《士蔑西报》编辑写信，该信表示 5 月 21 日由东华医院和保良局部分总理组成的拜见总登记官的代表团并不能代表香港所有华人。他还声称："他们不能表达我们的观点，我们其中一些人认为这些洁净局的措施是明智的和合法的，在我们看来，鉴于清除受感染区域屋宇的考

---

① Elizabeth Sinn, *Power and Charity*: *The Early History of the Tung Wah Hospital*, *Hong Kong*, Hong Kong: Oxford University Press, 1989, p. 169. 从当时各大报纸的报道和评论来看，毫无疑问，东华医院被视为是在华人苦力阶层当中制造反对和抵制情绪的背后鼓动者和阴谋者。而且，大部分报纸都严厉批评政府在华人问题态度上的软弱与无能，并且希望政府能够采取坚决和果断措施对付华人社会及其东华医院的抵制行动，甚至包括使用武力。这些也都足以显示 1894 年鼠疫危机导致香港华人社会与欧人社会之间的空前紧张关系。此外，这些批评令东华医院和港英政府之间的关系更为紧张，因为它们将一直处于隐性位置的问题尖锐地提了出来，即在这个英国管治之地到底是东华医院还是港英政府在管治华人社会？其实，东华医院一直避免与政府陷入之间的对抗与冲突之间，但是这些铺天盖地的报道不可避免地令港英政府当局对于东华医院的政治地位表现出了相当的疑虑与担心，这或许也是东华医院无法逃脱港英政府进一步干预的重要原因所在。

② *Hong Kong Telegraph*, 23 May 1894.

虑，我们认为那些房屋不能被清洁和消毒是一件遗憾的事情。希望政府能够克服华人的无知、盲目和荒谬的嫉妒情绪。政府可以在将来采取更为严厉的措施，向业主施加压力让他们保持房屋卫生清洁。如果不能这样的话，可能还会发生另外一次更为严重的传染病。"①

5 月 29 日同样一位署名为"中国人"的作者在给《士蔑西报》编辑的来信中表示这次鼠疫的暴发跟香港糟糕的排污与排水系统有很大关系，他因此建议当局能够颁布和通过更为有效的卫生条例以改善包括排污系统在内的卫生设施和卫生条件。② 很明显，上述几位"中国人"对于港英当局的卫生措施表现出了跟大部分华人完全不同的态度，他们开始接受这种西式的卫生科学（western sanitation）。

而对东华医院进行公开批评和指责的是曾参与组建辅仁文社的兴中会成员谢赞泰（Tse TsanTai）先生，他曾参与孙中山先生领导的革命运动并积极在香港西文报刊发表时论文章批评时政和宣称他的改革思想和主张。③针对当时因为政府防疫措施而导致的华人社会的反对与抵制情绪以及由此引发的部分冲突事件，他于 1894 年 5 月 28 日写信给《孖剌西报》编辑表达了自己的看法。他认为政府的强制送院隔离以及挨家挨户搜查行动都是合法的，即使是在违背华人意愿的情况下。他进一步指出，这是因为华人的无知与愚昧会造成鼠疫谣言流传以及不必要的麻烦和恐慌情绪，从他的措词可以很明显地看出他对于低下华人阶层的鄙视。不过，他也指出这些低下华人阶层是被那些拥有更好社会地位的同胞所误导和鼓动，这样他抨击的矛头便直指东华医院。谢赞泰先生认为东华医院董事局大部分总理都明白政府防疫措施的必要性，他们也知道向总督的请愿（5 月 22 日拜见总督）必定会遭到拒绝；可是他们仍然坚持向港英政府提出请愿和施加压力，在谢赞泰先生看来，他们这么做的目的仅仅是"为了能够取悦和抚慰那些由华人苦力阶层组成的愤怒的、无知的和暴力的暴徒"，他对于东华医院的举动表示遗憾。④

---

① *Hong Kong Telegraph*, 23 May 1894.

② *Hong Kong Telegraph*, 29 May 1894.

③ Elizabeth Sinn, *Power and Charity*: *The Early History of the Tung Wah Hospital*, *Hong Kong*, Hong Kong: Oxford University Press, 1989, p. 169. 有关内容还可参阅冼江编著《尤列事略》，香港中国文化学院，1951；冯自由编著《华侨革命组织史话》，正中书局，1954。

④ *Hong Kong Telegraph*, 30 May 1894.

上述来自华人社会内部的异议声音日益显示香港华人社会内部新兴力量的崛起，这些人大部分接受过西方教育，而且他们也跟香港社会的传统华人领袖组织（街坊会、东华医院和保良局）保持一定的距离，并且日益挑战其作为华人社会领袖地位的权威性和代表性。正如冼玉仪所说："这些都是重要的信号，意味着东华医院的代表性开始降低，因为华人社群的社会和文化态度开始发生变化。……这是东华医院自创建以来香港华人居民第一次公开地与东华医院董事局分离，并且质疑东华医院作为华人社会领袖的代表性。"[1]

如果华人社会内部的信任危机暂时还不会影响到东华医院的生存问题的话，那么来自政府医生和卫生人员的激烈批评却令东华医院面临被关闭的危险，这些批评直指东华医院作为医疗机构的价值及其存在对于香港公共卫生的威胁。政府医生对于东华医院的批评自成立以来就已经开始，主要集中于对医院医疗实践与卫生管理的抨击，不过这些批评很少引起政府的注意，其中的一个关键因素是东华医院存在的上述问题一直没有产生太大消极影响，因而也未能引起社会各界的关注。[2] 而 1894 年鼠疫危机却令东华医院在医疗实践（包括内科、外科治疗方法以及病人分类等）和卫生管理（包括病房、病床、厕所和病人个人卫生等）等方面的弊端和缺陷完全暴露在政府医生和欧人社会面前，当然这些弊端和缺陷是基于西方人的观点与视野的。

自 1894 年鼠疫暴发以后，东华医院便遭到各方批评，除了被指责鼓动华人社会的反对与抵制活动之外，它的医疗运作与卫生管理更是遭到前所未有的抨击与干预。上述政府医生与欧人社会对于东华鼠疫医院的批评就可以看得很清楚，他们不仅对于东华医院医生的治疗方法表现出蔑视之意，更是直接质疑华人的管理能力，因此不管是玻璃厂医院还是屠宰场医院都需要接受政府医生的严密监督，并且委派欧人警察在医院门口负责登记鼠疫患者和维持医院秩序。这些行动都充分体现了政府对于东华医院的不信任，尤其是它作为医疗机构的价值，尽管当时西医在鼠疫治疗上并没有绝对优势。在鼠疫暴发初期，华人聚居区发生突发死亡状况（其中一些尸体被送到东华医院），当时港英当局对于死亡原因也并不是很清楚。可是，在 5 月 10 日的洁净局会

① Elizabeth Sinn, *Power and Charity: The Early History of the Tung Wah Hospital, Hong Kong*, Hong Kong: Oxford University Press, 1989, p. 170.
② 当然政府也鉴于东华医院为香港医疗与慈善事务所做的贡献而不能过多批评和干预，而之所以在鼠疫危机中或之后要彻底干预东华医院，就是因为上述问题已经引起社会各界的广泛关注（包括来自宗主国的压力）而令政府不得不面对这个问题。

议上，洁净局成员弗兰西斯先生便质疑东华医院死亡登记制度，谴责东华医院为什么不能及时向当局报告死亡原因。正如总登记官骆克先生在回复弗兰西斯先生的质问时所说的，东华医院也有自己的死亡登记制度，不过死亡原因并不是按照西医疾病分类系统来登记的。① 如上所述，自从东华医院发现鼠疫患者之后，劳森医生便多次访问东华医院，而且委派詹姆斯医生在东华医院负责诊断鼠疫患者和确定死亡原因。这些访问和参观令劳森医生对于东华医院的医疗实践深恶痛绝，他在 5 月 16 日的报告中就曾措辞严厉地指出：

> 有关处理东华医院的问题现在必须严肃地考虑了。我不得不以一种相同强烈的语气斥责这个医学和卫生恶行（medical and sanitary vice）的温床。我敢说如果允许它继续存在的问题提交给国内的公共卫生当局，他们会立即下令将其废除。我知道这个问题涉及政治因素，但是我怀疑那些支持医院的人是否会继续这么做，如果他们知道它对于香港的公共卫生是一种耻辱和危险。②

为证明自己上述评论的公正性，劳森医生还声称他完全是从卫生和医学的观点来评论东华医院的。除了针对东华医院之外，在鼠疫期间，劳森医生还对其属下的玻璃厂医院和屠宰场医院从医疗实践和卫生管理等方面进行了毫无保留的批评与抨击，关于这些上文已经有所提及。另外，东华医院在欧人社会中更是被描述为"死亡之屋"（chamber of death）和"恐怖之屋"（chamber of horrors）。③《士蔑西报》曾经报道了东华医院精神病房的恐怖情况："很多病人被锁着，像动物一样被关押，男女混杂在一起。这些精神病患者的衣服肮脏不堪。"报纸质问这样的不人道情况为何会在一个英国管治地区出现，为何这样的行为没有得到制止？报纸继续指出，除了殖民地医官应该承担部分责任之外，当局更需要采取合适的应对措施向东华医院施加压力以改善这种恐怖状况，不然"这对于我们吹嘘的文明绝对是一种玷污"。④

如果上述都仅仅限于批评和指责的话，那么 1894 年 8 月 30 的洁净局会议

---

① *Hong Kong Telegraph*, 11 May 1894. 为规范东华医院的死亡登记制度，政府于 1893 年委派国家医院华人药剂师胡尔楷（U I Kai）在东华医院根据西医术语登记死亡原因。详细内容参阅 *Annual Report of the Colonial Surgeon for 1894*, Hong Kong.

② *Report sent by Dr. Lowson and States Measures Taken*, 16 May 1894, enclosed in Sir William Robinson to the Marquess of Ripon, 17 May, 1894, CO 129/263, pp. 68－69.

③ *Hong Kong Telegraph*, 7 June 1894；*Hong Kong Telegraph*, 31 July, 1894.

④ *Hong Kong Telegraph*, 31 July, 1894.

可以说是在 1896 年东华医院调查委员会成立之前讨论东华医院改革问题最为深入和最为实效的一次。这次会议重点讨论了东华医院的管理问题，会议通过由骆克、何启和哈迪刚组成的死亡统计调查委员会（Mortality Statistics Committee）提交的报告，该报告建议应该在东华医院任命一位欧洲医生或华人西医负责东华医院的死亡登记工作。同时，为能够全面和准确地获得整个香港的死亡统计资料，委员会还建议应该在全港设立几个地区医局（district dispensaries）并任命合资格的医生负责相应地区的死亡登记工作。① 在讨论这份报告时，还有多位洁净局成员提出相关建议，比如建议这位负责死亡登记的医生的薪水应该由东华医院支付；此外更有人指出应该在东华医院任命一位具有驻院外科医生性质的全职医生，以减轻殖民地医官的工作负担。② 从上述报告和讨论建议可以看出 1896 年东华医院改革的主要内容也是围绕这些问题展开的。不过，由于各种原因这份报告和相关讨论建议并没有得到贯彻和落实。

可是，东华医院的问题并没有随着鼠疫的结束而告一段落，针对东华医院的批评仍然接踵而至，而关于东华医院改革的建议也继续在讨论之中。1895 年 1 月 3 日洁净局会议继续讨论东华医院的死亡登记问题，与会者一致认为如果要改善香港的死亡统计情况，必须在东华医院任命一位驻院外科医生，同时必须对东华医院进行更为严格和常规的监督。③ 这些问题在 1895 年 1 月 17 日的洁净局会议上继续加以讨论，不过殖民地医官艾尔思医生警告如果东华医院由欧洲人管理或者政府干预过强的话可能会遭到来自华人的抵制。他提醒那些主张由欧洲人管理东华医院的洁净局成员在讨论东华医院改革问题时一定要将华人因素考虑进来。艾尔思医生说华人视东华医院主要为一个等待死亡的地方（不到最后阶段他们是不会去医院的），因为那里可以提供免费的棺材和殡葬服务。正是如此，东华医院提供了一个很好的监控华人死亡情况（尤其是确定死亡原因）的场所。艾尔思医生严重警告如果对于东华医院的干预过强的话，可能令华人不愿意将死者送到东华医院（因为他们害怕

---

① 在全港设立医局的计划很快得到落实，1900 年第一个政府医局成立，而第一个华人公立医局也于 1905 年成立，到 1939 年之前分别有 7 个政府医局（其中一个为流动医局）和 9 个华人公立医局。这些医局早期的功能主要集中于死亡登记和提供种痘服务。相关内容请参阅杨祥银《近代香港医疗服务网络的形成与发展（1841－1941）》，载李建民主编《从医疗看中国史》，联经出版事业股份有限公司，2008，第 539－601 页。

② *Hong Kong Telegraph*, 30 and 31 August, 1894.

③ *Hong Kong Daily Press*, 4 January 1895.

欧洲人的管理，害怕验尸以及针对尸体的任何不敬行为），这样他们可能会死在其他任何地方，这势必会给死亡统计工作带来更大困难。而且，如果是传染病患者的话，更容易引发公共卫生风险。①

与此同时，劳森医生对于东华医院的抨击也没有停止过，在 1895 年 3 月 1 日向殖民地医官提交的 1894 年鼠疫报告中，他措辞严厉地谴责东华医院对于社区健康的严重威胁：

> 我强烈关注东华医院的存在和情况，但是你们可以理解我对这个机构的异议完全是基于专业理由。根据目前这个医院的运作情况，在当地政府的支持和保护下，我只能将它的运作情况描述为内科和外科暴行（medical and surgical atrocities）。除了这一点，我相信它对社区的健康构成了严重的威胁。……然而，我个人认为应该设计一个能够在不牺牲殖民地卫生安全而又能够满足华人愿望的计划。②

由于这份报告中对于东华医院的描述过于偏激，因此总督认为没有必要全部公布有关东华医院的内容，因此这些内容在向殖民地部提交之前被删除。③ 不过，这个问题还是引起了殖民地部的关注，殖民地大臣对于劳森医生提出的在不激怒华人的情况下如何改善香港的医疗服务非常感兴趣，并且询问罗便臣总督对于这项计划的看法。④

而骆克先生在收到由艾尔思医生转交的这份报告时，⑤ 便于 4 月 5 日写信给洁净局秘书兼卫生总监（Sanitary Superintendent）休·麦克卡伦（Hugh Mc-

---

① *Hong Kong Daily Press*，18 January 1895. 1895 年 1 月 23 日《香港周报》也发表评论文章，指出东华医院需要改革，而且欧洲人的监督也是必要的。不过，文章认为相关改革和运作也需要顾及华人的情绪，并且援引雅丽氏纪念医院（虽然也是由欧洲人管理）在华人当中的受欢迎程度来说明如果（在东华医院的）欧人管理者能够考虑到华人的要求与习惯，可能不会招致像想象中的那么大的反对与抵制。详细内容请参阅 *Hong Kong Weekly Press*，23 January 1895.

② James A. Lowson，"The Epidemic of Bubonic Plague in Hong Kong，1894，" *Hong Kong Government Gazette*，April 13，1895，p. 368.

③ *Report of the Commission appointed by His Excellency the Governor to enquire into the Working and Organization of the Tung Wa Hospital together with the Evidence taken before the Commission and other Appendices*，Hong Kong，1896，Evidence，p. 48. 该报告以下简称为 *Tung Wah Commission Report*。

④ Elizabeth Sinn，*Power and Charity：The Early History of the Tung Wah Hospital*，Hong Kong，Hong Kong：Oxford University Press，1989，p. 187.

⑤ 骆克先生于 1894 年 4 月 30 日至 1895 年 3 月 26 日之间出任署理辅政司，从 1895 年 3 月 26 日至 1902 年 4 月 23 日之间出任辅政司。详细内容见相关政府公告。

Callum) 先生，要求他对东华医院进行一次突访并向总督报告医院的卫生情况。① 于是麦克卡伦先生于 4 月 6 日到访东华医院并于 4 月 8 日向骆克先生提交有关医院卫生状况的报告。与劳森等政府医生相比，麦克卡伦先生对于东华医院的评价还是相当客气的，他的报告对于医院卫生状况总体上表示满意。他在报告中对于医院的总体卫生情况、病房光线和通风情况、建筑物排污系统以及病人和医院人员的管理等方面做了概括性评价。他指出，当然医院在很多方面都有改善的空间，比如排污系统、病房厕所（马桶）以及传染病患者隔离等方面。不过，他强调对于东华医院的要求不能过于苛刻，因为要考虑到医院的两个重要特征。首先，医院收治的患者绝大部分是贫民，而且医院的大部分支出主要依赖于华人社会的自愿募捐，而并不是由香港的纳税人来承担，这在很大程度上减轻了政府在医疗和社会服务等方面的沉重负担。其次，在华人看来，东华医院的主要功能并不是一家医院，而是一个收容将死病人等待死亡和提供丧葬服务的地方。因此，华人到东华医院的主要目的并不是治疗或康复，而是等待死亡。如果从这个意义上而言，麦克卡伦先生认为东华医院相对于在香港曾经出现的"可怕的死亡之屋"（hideous dying houses，即义祠）来说已经是一个重大的改善。正是基于这些考虑，他认为（如果因为欧洲人的过度干预）而令华人害怕将那些将死的病人送到东华医院则是非常不明智的政策。②

为加强对东华医院的常规监督，劳森医生于 8 月 8 日写信给骆克先生建议应该邀请一些太平绅士巡视东华医院，并从他们那里得到改善院务的各种建议。同时，劳森医生还希望将一条新的规定与医院董事局商量，并且正式写入医院相关管理章程。该新例规定："没有病人被允许出院，除非在每天巡院时由巡院医官确定。"劳森医生说做出这样的规定是为了避免出现传染病患者被允许出院而造成严重的卫生麻烦。而且劳森医生已经郑重告诉东华医院医生绝对不能出现这样的情况。③ 显然，这一规定不仅显示了政府医生对于东

---

① Colonial Secretary to Sanitary Superintendent (April 4, 1895), in *Tung Wah Commission Report*, Hong Kong, 1896, Appendix, p. LVIII. 麦克卡伦先生于 1879 年被任命为医务署药剂师和分析师，于 1889 年被任命为洁净局秘书和卫生总监，1897 年 4 月卫生总监一职由他人担任，并专任洁净局秘书。

② Sanitary Superintendent to Colonial Secretary (April 8, 1895), in *Tung Wah Commission Report*, Hong Kong, 1896, Appendix, pp. IX - LX.

③ Acting Colonial Surgeon to Colonial Secretary (August 8, 1895), in *Tung Wah Commission Report*, Hong Kong, 1896, Appendix, p. III.

华医生资格的绝对不信任，同时它也严重损害了东华医院的医务自主权。不过，在鼠疫危机以及随后负效应的影响下，东华医院董事局似乎也没有办法抵制港英政府的医疗干预（medical intervention）。除了劳森医生之外，在当时港英政府医务署的三位主要医生（艾尔思、劳森和阿特金森）中，对东华医院抱持非常敌视态度的就属阿特金森医生，他直言："从医学的观点来看，它应当立即被关闭。"①

关于阿特金森医生上文已有谈及，他除了出任国家医院院长之外，于1895 年 4 月起出任署理殖民地医官，② 自此以后，他便经常巡视东华医院（基本上每天一次）。③ 而正是这一任命令他与东华医院在转移病人和病人出院事务等方面展开激烈争论，甚至诉诸法律。1895 年 8 月 17 日阿特金森医生下令将东华医院两位急需动手术的患者（外科病）转移到国家医院，其中一位病人表示愿意转移，而另一位看上去有点犹豫，因此他就告诉胡尔楷先生去向他解释事情的严重性。可是这两位病人到 18 日也仍然没有被转移到国家医院，阿特金森医生经过了解得知是因为东华医院的医生在他巡视医院之后，便劝服病人不要转移。因为考虑到患者病情的严重性以及东华医院在外科治疗方面的无效性，阿特金森医生便下令在东华医院当值的警官将两位病人强制转移到国家医院。在 8 月 20 日给骆克先生的信件中，阿特金森医生便严正提出东华医院的严重外科患者（severe surgical cases）应该转移到国家医院的要求。他说因为东华医院中医医生也承认他们没有外科知识，如果这些患者仍然被允许在东华医院治疗的话，他将不会对这些外科暴行（surgical enormities）负责。④ 针对 8 月 18 日阿特金森强制转移病人的做法，东华医院董事局便向总登记官骆克先生抗议，因此，8 月 19 日骆克先生写信给阿特金森医生，指出 "东华医院主席非常关注病人转移问题，而且重申只有那些自愿的病人才能被转移"。骆克先生也认为不应该采取强制措施，而应该视乎病人自己的意愿。⑤

1895 年 10 月 20 日阿特金森医生再度写信给骆克先生，希望总督能够下令将东华医院的两位外科患者转移到国家医院。根据阿特金森医生的证词，

---

① *Tung Wah Commission Report*, Hong Kong, 1896, Evidence, p. 17.

② 因为阿特金森医生的健康原因，期间一段时间由劳森医生出任署理殖民地医官。

③ *Tung Wah Commission Report*, Hong Kong, 1896, Evidence, p. 6.

④ Acting Colonial Surgeon to Colonial Secretary（August 20, 1895）, in *Tung Wah Commission Report*, Hong Kong, 1896, Appendix, pp. L – LI.

⑤ Colonial Secretary to Acting Colonial Surgeon（August 19, 1895）, in *Tung Wah Commission Report*, Hong Kong, 1896, Appendix, p. LI.

在总督的命令下总共有 4 位东华医院的病人被强制转移到国家医院。①

自 1894 年鼠疫结束以后，东华医院迫于各方压力曾同意阿特金森医生在东华医院收症房（receiving ward）诊断病人和由其确定病人是否适合出院。这也说明政府对于东华医院医疗事务的直接干预日益明显。② 面对上述阿特金森医生在强制转移病人问题上的咄咄逼人态度，东华医院董事局固然相当不满，可是除了向总登记官抗议之外也没有什么具体行动。不过，在 1895 年 10 月东华医院新董事局成立之后，事情便开始发生变化，东华医院开始反击阿特金森医生的不断干预，他们坚决反对阿特金森医生强制转移病人的做法，并采取适当的法律行动。③ 阿特金森医生试图故技重施，于 1895 年 11 月 6 日写信给骆克先生希望总督下令转移一位东华医院的骨折病人。在信中，他更是指出政府巡院医官拥有直接转移病人权力的必要性。④ 不过，这一次强制转移并没有成功，东华医院董事局召开紧急会议，一致同意采取法律行动，并委任东华医院律师维克多·迪肯（Victor Deacon）先生于 11 月 16 日向阿特金森医生发出律师信。该信严正指出东华医院总理希望阿特金森医生不要采取任何措施将那位病人转移，因为病人并不愿意。而且还提醒阿特金森医生，根据《1870 年东华医院条例》，殖民地医官的唯一权利是巡视医院，而只有医院董事局才拥有处理医院事务的全部权利。简而言之，该信希望阿特金森医生明白强制转移病人是违法的。⑤ 最后，总督也同意病人无须转院，阿特金森医生也说自此之后就没有病人在总督的命令下转移到国家医院。⑥

而且，东华医院董事局在随后几天中采取的一系列行动都令阿特金森医生感到愤怒和失望，11 月 9 日东华医院董事局反对将当天入院的三位患者转

---

① *Tung Wah Commission Report*, Hong Kong, 1896, Evidence, p. 9.

② Elizabeth Sinn, *Power and Charity：The Early History of the Tung Wah Hospital*, *Hong Kong*, Hong Kong：Oxford University Press, 1989, pp. 188 – 189.

③ Elizabeth Sinn, *Power and Charity：The Early History of the Tung Wah Hospital*, *Hong Kong*, Hong Kong：Oxford University Press, 1989, pp. 188 – 189.

④ Acting Colonial Surgeon to Colonial Secretary（November 6, 1895）, in *Tung Wah Commission Report*, Hong Kong, 1896, Appendix, p. LII.

⑤ Mr. Deacon to Acting Colonial Surgeon（November 6, 1895）, in *Tung Wah Commission Report*, Hong Kong, 1896, Appendix, p. LII.

⑥ *Tung Wah Commission Report*, Hong Kong, 1896, Evidence, p. 10；Elizabeth Sinn, *Power and Charity：The Early History of the Tung Wah Hospital*, *Hong Kong*, Hong Kong：Oxford University Press, 1989, pp. 189 – 190.

移至国家医院，甚至不允许胡尔楷先生给患者包扎伤口，他还警告这些患者收治在普通病房中将很容易感染医院坏疽症（hospital gangrene）。① 两天之后，阿特金森医生又写信给骆克先生谴责董事局居然允许病人在没有得到政府巡院医官的许可之前便出院（即得到东华医院医生的允许便可出院），他还说："如果董事局继续这么做的话，那么我的巡院工作和之前致力于改善医院的努力都将白费。"②

　　上述病人转移问题主要是政府医生针对东华医院的外科暴行而采取的措施，他们认为中医医生对于外科知识一无所知，而治疗方法更是荒唐。阿特金森医生更是坦言如果这些患者转移到国家医院治疗，那么其中 9/10 都能康复，而那些不愿意转移的严重外科患者大部分都死了。③ 而这些争论在香港社会也引起了广泛关注，针对东华医院的外科暴行，一位署名为"旅行者"（Wayfarer）的作者于 1895 年 11 月 13 日写信给《孖剌西报》编辑给予强烈谴责，他对东华医院外科治疗过程缺乏消毒措施的情况感到相当震惊：

　　　　枪伤、严重脓肿、骨折，事实上大部分为外科感染的情况都可以在东华医院看到。几乎所有的类似疾病都同样由石膏来治疗，石膏是中国外科艺术的万能药（the great panacea of Chinese surgical art）。……但是这种治疗方法在某种意义上，在专业人士看来是一种暴行。石膏成为各种各样的致病细菌生长的温床，导致诸多感染，而这些在现代外科术当中已经通过清洁和消毒措施得到了控制，比如医院坏疽、丹毒和败血症。④

　　他进一步指出，在英国的管治地区中居然存在这些外科暴行，这对于英国来说绝对是一种耻辱。因此，他强调港英政府应该采取更为坚决的态度，制定相关条例将东华医院置于欧洲人的监督和管理之下。⑤ 而同时，面对董事局的反击，阿特金森医生对于东华医院的抨击更加尖锐，1895 年 12 月 30 日他再度写信给骆克先生，认为目前东华医院的情况对于香港的公共卫生来说是一种严重威胁，尤其是东华医院在传染病治疗与预防等方面仍然没有改善。

---

① Acting Colonial Surgeon to Colonial Secretary（November 9, 1895）, in *Tung Wah Commission Report*, Hong Kong, 1896, Appendix, p. LIII.

② Acting Colonial Surgeon to Colonial Secretary（November 11, 1895）, in *Tung Wah Commission Report*, Hong Kong, 1896, Appendix, p. LIV.

③ *Tung Wah Commission Report*, Hong Kong, 1896, Evidence, p. 11.

④ *Hong Kong Weekly Press*, 21 November 1895.

⑤ *Hong Kong Weekly Press*, 21 November 1895.

他重申"病人必须由政府巡院医官确认方能出院"这一规定的重要性，而且要继续像鼠疫危机时期那样委派一位警员在东华医院当值，这样在发现鼠疫等传染病时可以立即采取适当的措施将患者隔离和送院治疗。① 此外，卫生医官（Medical Officer of Health）弗兰西斯·克拉克（Francis W. Clark）先生也于 1895 年底参观东华医院，并于 12 月 28 日向洁净局秘书麦克卡伦先生提交报告。与麦克卡伦先生对东华医院的相对客观评价不同，克拉克先生完全基于卫生的观点出发，认为东华医院的卫生情况（包括病房、走廊、排污系统、厕所设施和取暖设施等）是令人相当不满的，用他的话来说就是"整个医院完全缺乏舒适感（即使从中国人的观点来看）"。②

另外，在政府医务与卫生人员紧锣密鼓地批评东华医院的同时，港英政府一些官员也开始考虑具体的改革计划，并积极征询其他殖民地政府贫民医院的管理和运作情况。1895 年 8 月 30 日辅政司骆克先生写信给海峡殖民地（Strait Settlements）辅政司斯威特恩汉姆（J. A. Swettenham）先生表示希望了解新加坡政府贫民医院（Government Pauper Hospital）的管理和运作细节。香港政府关注的问题包括新加坡贫民医院的病人来源（是否只收治亚洲人）、医院医务和其他工作人员的构成、亚洲人医生（Asian doctors）的专业资格以及欧人医生对于亚洲人医生的监督程度等。同时，骆克先生还希望了解在新加坡是否有类似于东华医院的只收治华人的非政府医院，如果有的话，这些医院是否接受政府医官的监督以及受监督的程度有多大。另外，他还希望知道中医治疗在海峡殖民地的受欢迎程度以及当地华人对于西方医学和政府医院的接受程度。③ 从这些提问可以看出当时香港当局对于东华医院改革的具体想

---

① Acting Colonial Surgeon to Colonial Secretary（December 30，1895），in *Tung Wah Commission Report*，Hong Kong，1896，Appendix，pp. LIV - LV. 1895 年 11 月 25 日香港立法局批准的传染病（infectious diseases）种类包括：天花（smallpox）、鼠疫（plague）、霍乱（cholera）、白喉（diphtheria）、伤寒（typhoid fever）、猩红热（scarlet fever）、斑疹伤寒（typhus fever）、回归热（relapsing fever）和产褥热（puerperal fever）。详细内容请参阅 Minute by the Acting Colonial Surgeon（January 17，1896），in *Tung Wah Commission Report*，Hong Kong，1896，Appendix，p. LV.

② Report by the Medical Officer of Health to the Secretary，Sanitary Board（December 28，1895），in *Tung Wah Commission Report*，Hong Kong，1896，Appendix，p. LXXIII. 克拉克先生于 1895 ~ 1915 年出任香港第一任卫生医官，其间于 1897 年 4 月开始代替麦克卡伦先生兼任洁净局卫生总监。他曾于 1901 年撰写一篇香港鼠疫应对方法的报告，具体参阅 Francis W. Clark，"Method of Dealing with Outbreak of Bubonic Fever（Plague）at Hong Kong，" *Public Health Reports*，Vol. 16，1901，pp. 2742 - 2743.

③ Colonial Secretary of Hong Kong to Colonial Secretary of Singapore（August 30，1895），in *Tung Wah Commission Report*，Hong Kong，1896，Appendix，pp. LXV - LXVI.

法还是相当混乱，因此，它们非常希望能够在其他殖民地找到一个跟东华医院类似的华人医院，并能够从它们的运作和管理方式来为东华医院的改革找到出路。当然，这些提问也反映了政府改革东华医院的重点在于如何进一步界定政府（医生）与东华医院董事局之间的关系（即政府监督程度问题）以及确定华人对于西医的接受程度（因为要考虑在东华医院任命西医医生）。

斯威特恩汉姆先生很快做出回复，不过他说在新加坡并不存在像东华医院这样的华人医院。但是，新加坡有一家贫民医院——陈笃生医院（Tan Tock Seng's Hospital），它收治所有国籍的贫民，尽管其中大多数患者为华人（以 1894 年为例，5351 位留院病人当中有 4813 位华人）。而且，该医院医务人员由欧洲人和亚洲人组成，不过亚洲人大部分只充当男看护（dressers）等低级职位。而医院的治疗方法坚持用西方医学，大部分病人都是自愿前来的（除了那些由警署送来的患者），对于欧洲治疗方法也没有排斥情绪。另外，根据斯威特恩汉姆先生提供的附录资料可以发现，这家医院的管理委员会（Committee of Management）大部分由政府官员（包括辅政司、首席民事医官、警察总监、抚华道等）组成，而实际管理工作则由医官（Medical Officer，应该是殖民地医官）负责，其属下包括一位院长（superintendent）和其他工作人员。[1] 很明显，相对于香港殖民地医官在东华医院的权力来说，海峡殖民地的殖民地医官在陈笃生医院的权力则要大得多，几乎相当于该医院的最高实际主管（当然上述提到的管理委员会应该拥有最高权力），因为该院院长也是由其直接领导的。[2]

显然，由于东华医院与陈笃生医院性质的根本区别以及两个地区在人口构成、地理位置和医疗传统等诸多方面的差异，因此，新加坡的经验也无法直接为东华医院改革提供有价值的参考。

不过，到了 1895 年底，有关东华医院的改革问题也渐渐提上议事日程。1895 年 11 月 15 日《德臣西报》报道指总督准备任命一个委员会调查东华医院的运作情况。该报道继续指出政府成立东华医院调查委员会是明智之举，

---

[1]　海峡殖民地官员的英文表述跟香港基本上相同，这里不再写出这些官员头衔的英文名称。

[2]　Colonial Secretary of Singapore to Colonial Secretary of Hong Kong（September 17, 1895），in Tung Wah Commission Report，Hong Kong，1896，Appendix，pp. LXVI – LXX. 陈笃生医院由新加坡华人陈笃生先生于 1844 年资助创办，这是新加坡第一家私人资助的贫民医院，后来逐渐由政府接管，目前已经发展成为继新加坡中央医院（Singapore General Hospital）之后的第二大医院。有关医院历史请参阅 Lee Siew Hua, *150 Years of Caring*: *The Legacy of Tan Tock Seng Hospital*，Singapore：Tan Tock Seng Hospital，1994.

针对当前东华医院遭受的诸多批评以及由此引发的众多争议和分歧，只有通过调查委员会才能解决目前的僵局和找到最佳的解决方法。不过，该报道也强调欧洲人监督的必要性，这样不仅有利于患者，而且不会与香港的公共卫生背道而驰。① 可能是因为了解到这些报道而意识到总督改革东华医院的决心逐渐坚定，东华医院董事局相当担忧。1895 年 12 月 23 日一个由部分东华医院总理组成的代表团拜见罗便臣总督，希望总督在东华医院改革问题上能够考虑到董事局的困难和华人社会的情绪，尤其是在西医任命问题上。② 这个代表团共有七人组成，其中包括何启、庐芝田（1894 年主席）、古辉山（1895 年主席）、阮春浦（1895 年首总理）、唐国英（1895 年首总理）、杨允臣（1895 年总理）和林拜疏（1895 年总理），会晤在总督府举行，由何启先生充当翻译，而骆克先生也一同出席。③

其实在会晤之前，东华医院董事局已经向总督提交了一份请愿信，主要是针对政府医生的干预措施提出反驳意见。不过，总督并没有做出及时回复，因此在此次会晤中做出回应。总督开场便说他非常理解董事局对于政府干预医院运作的反对情绪，不过他指出政府委派医官主要是基于医院卫生和病人治疗等考虑而做出的善意安排。他又援引李鸿章对于西医的信任来证明西医在很多方面都优于中医，因此希望能够让华人渐渐接受更为先进和文明的治疗方法。接下来，总督便对东华医院董事局提出的四点反驳意见一一作出回答和反驳。第一点主要是针对医院的管理权和政府的监督权问题。总督回复说，根据《1870 年东华医院条例》，东华医院董事局享有管理医院的自主权，不过他提醒董事局应该注意到条例亦规定总督除了委派人员巡视和监督医院之外还拥有最后的决定权，即随时更改条例，乃至关闭医院。第二点主要是针对政府医官在未经医院总理的许可下擅自对医院建筑物进行改建（包括移除病房中的小隔间，增建厕所和改建储物房）。尽管总督承认政府医官的行为有不当之处，不过他也认为这些改善计划对于一个医院来说是非常必要的，而且他还表示何启先生也非常赞同这些安排。至于第三点，东华医院董事局

---

① *China Mail*, 15 November 1895.

② 当然，关于东华医院改革的讨论在此之前已经很多，问题集中于任命西医（当然是欧洲人还是华人还是有分歧的）在东华医院负责死亡登记。

③ *China Mail*, 23 December 1895；《华字日报》1895 年 12 月 24 日。有关 1895 年各位总理的英文名和中文名对照，请参阅东华三院百年史略编纂委员会编《东华三院百年史略》，东华三院，1970，第 65~66 页；*Hong Kong Government Gazette*, February 22, 1896, pp. 175, 192.

坚决反对政府医官在未经医院和病人同意的情况下强制将病人转移到国家医院接受治疗。总督回复说他明白无论在香港还是在英国都无人有权强制转移病人，但是，他也表示"若迁其居则病人可以延命得救，此亦未尝不可原情"。第四点则涉及病人出院问题，东华医院董事局反对"病人必须在政府医官的确认下方能出院"这一规定。与上述三点相比，总督在这一点上态度更为坚决。他认为这项规定是非常必要的，因为如果是传染病患者未经确认就允许出院很可能造成严重的公共卫生危机，他警告在 1894 年鼠疫危机中东华医院就曾出现类似情况。此外，总督还答复了董事局关于殖民地医官与医院关系的提问，他说根据医院条例，总登记官、殖民地医官和任何总督委派之人都有权在任何合适的时间巡视东华医院，而殖民地医官的权限只是限于监督，然后向总督报告。在回复完董事局的提问之后，针对上述东华医院因为与政府医官的紧张关系而采取法律行动一事，总督提醒董事局"所望诸位与西医医生和衷办事，在官医之意与本部堂意见皆是无他，只欲有益病人而已，嗣后诸君如有意见参商，不宜入禀又不宜请律师致函，尤不宜听外人唆使，则同志同行岂不为当。所冀各值理勷力同心，整饬该院使有进益，岂不善哉"。①

　　显然，上述答复并不是总督会见董事局的重点所在，因为上述几点已经多有争论，而且董事局也很明白总督在这些问题上的看法，在某种意义上说，董事局反对的四点意见基本上在东华医院已经成为事实。这一点从 1895 年殖民地医官的年度报告中就可以看得很清楚，报告指东华医院在过去的一年中由于医务署的干预而在诸多方面已经得到了很大改善。从这个意义上说，其实东华医院改革从 1894 年鼠疫发生之后就已经开始，范围涉及医院卫生、建筑物改建、病人入院程序和患者治疗等，这些都足以显示政府干预在不断加强。② 而从根本上影响东华医院这个医疗空间性质的是总督在此次会晤中终于提出要在东华医院任命一位华人西医，尽管这个提议在很多场合已经由不同的部门或人员提出来讨论。总督严正指出："有一点我觉得必须要坚持，我认为绝对有必要在东华医院任命一位华人西医。政府必须获得疾病和死因登记统计表。为了发现对健康的危险和预防传染的传播，我们必须知道所有病人所患何病和死于何因。"总督为消除东华医院总理的疑虑，他进一步指出这位

① 有关上述内容请参阅 *China Mail*，23 December 1895；《华字日报》1895 年 12 月 24 日和 25 日。
② *Annual Report of the Colonial Surgeon for 1895*，Hong Kong.

华人西医不会干涉医院的治疗事宜，也并非作侦探之用，而只是为了报告疾病和死亡原因。对于总督的这项提议，何启先生也表赞同，认为华人西医将有助于东华医院。①

在何启先生翻译完总督的陈述之后，并征求东华医院总理对于总督提议的看法。古辉山先生和林拜疏先生先后做出响应，他们一致表示尽管总督的提议是出于善意，不过这项任命事关重大，他们必须与医院同僚慎重商议并征求街坊及华人公众的意见方能做出答复。林拜疏先生更是指出："殖民地已经有许多欧人医院（European hospitals），而华人医院只有东华一家，他们（东华医院总理）认为应该允许他们根据中医和华人传统来经营东华医院。"尽管如此，总督在这个问题上已经心意已决，他甚至要求在座东华医院总理当面做出答复而无须再度商议。不过基于各位总理的恳求，总督最后才允许他们回去商议之后再行答复。② 其实，东华医院总理也很清楚总督的这一决定已经无法改变，因为之前总登记官已经就此项提议交给东华医院董事局考虑，而现在只不过是将这个问题当面提出来，以至于令东华医院不得不做出明确答复。因此，东华医院为拖延答复时间才将街坊与华人公众搬出来作借口，正如冼玉仪所说："董事局也希望利用华人社会作为一种敏感的提醒来告诉总督普通公众的情绪是不能完全忽略的。"③

而在当时，令总督与东华医院的关系陷于紧张和敏感状态的一个重要原因是会晤前一天（12 月 22 日）在东华医院召开的有关讨论反对"夜照携灯条例"（Light and Pass System）的会议，在会上众多华人领袖（大部分是东华医院前任或现任总理）尖锐批评该条例之不公，而何阿美先生和何东先生的言辞更是激烈，谴责其为"阶级立法"（class legislation）。④ 这件事情令总督颇为恼火，在会晤东华医院代表团时便直言：

> 本部堂本早阅某西报所录，昨日在东华医院聚议之词内有言及皇家立有偏视华人之例一节，本部堂心滋不悦，想此言殊谬，我皇家向不为

---

① *China Mail*, 23 December 1895；《华字日报》1895 年 12 月 24 日和 25 日。

② *China Mail*, 23 December 1895；《华字日报》1895 年 12 月 24 日和 25 日。

③ Elizabeth Sinn, *Power and Charity：The Early History of the Tung Wah Hospital, Hong Kong*, Hong Kong：Oxford University Press, 1989, p. 193。

④ *Hong Kong Daily Press*, 23 December 1895；《华字日报》1895 年 12 月 24 日。详细分析请参阅 Elizabeth Sinn, *Power and Charity：The Early History of the Tung Wah Hospital, Hong Kong*, Hong Kong：Oxford University Press, 1989, pp. 193 – 195.

此，即华人亦有知此之人，窃谓贵国未有一处地方可以安居如香港者，若或有之，如华人不往居处洵堪诧怪，……首倡此事之人，本部堂经已悉其名，他若再欲生波必当设法以待之，华人利益本部堂时切怀来，如能因其利而利之，无弗为也。①

不过，东华医院与总督之间的紧张关系并没有持续下去，冼玉仪认为有两个因素在一定程度上起到了缓和作用。其中一个因素是何东先生在《孖剌西报》上表示他无意在香港制造事端，这在一定程度上也有助于总督重新思考"夜照携灯"问题。② 而另外一个因素是华人社会对于总督提议（在东华医院任命华人西医）的反映比东华医院董事局所担心的更为平静。③

1896 年 1 月 4 日《华字日报》发表《审时度势论》一文，希望东华医院董事局能够谨慎考虑总督的提议。文章指出，总督的提议只是任命华人西医负责疾病和死亡原因登记，而不会干涉医院治疗事宜。当然，文章也表示能够理解东华医院董事局的担心和困难所在，即害怕政府任命西医会遭到华人反对和抵制，从而可能造成医院募捐减少而令医院疲敝不堪。不过，文章也强调总督的决心是相当坚定的，如果因为董事局的拒绝总督在这个问题上采取激进措施而令医院关闭则是非常不明智的。因此，该文理性地指出：

> 何可因此区区小节，卒至该院改弦易辙乎，书曰视远惟明，又曰听德惟聪，若不能审时度势，则视不明也，不能从善如流，则听不聪也。各绅董练达有年，必有能视远听聪者，当以顾存大局为要务，何可胶柱鼓瑟，刻舟求剑耶，识时务者惟俊杰，吾甚厚望于绅董也。④

这篇文章也可以反映华人社会内部对于华人事务态度的分歧在不断加剧，

---

① 《华字日报》1895 年 12 月 24 日。
② 有关"夜照携灯"问题，请参阅 Jung‐fang Tsai, *Hong Kong in Chinese History*: *Community and Social Unrest in the British Colony*, *1842 – 1913*, New York: Columbia University Press, 1993, pp. 99 – 101; Carol Jones and Jon Vagg, *Criminal Justice in Hong Kong*, London and New York: Routledge, 2007, pp. 35 – 37; Mark S. Gaylord, Danny Gittings, and Harold Traver, "Introduction to Crime, Law and Justice in Hong Kong," in Mark S. Gaylord, Danny Gittings, and Harold Traver (eds.), *Introduction to Crime*, *Law and Justice in Hong Kong*, Hong Kong: Hong Kong University Press, 2009, pp. 12 – 13.
③ Elizabeth Sinn, *Power and Charity*: *The Early History of the Tung Wah Hospital*, *Hong Kong*, Hong Kong: Oxford University Press, 1989, p. 195.
④ 《华字日报》1896 年 1 月 4 日。

这对于东华医院作为华人社会领袖地位的代表性也是一种挑战。或许正是上述华人社会对于总督提议的适度接纳，在某种程度上也缓和了总督在这个问题上的强硬态度。当然，总督也意识到采取过激行动（比如关闭东华医院）可能会造成华人社会与港英政府之间的关系更为紧张，而且当局也考虑到东华医院对于香港医疗与慈善服务事务的重大贡献，它在很大程度上减轻了政府在这些方面的财政投入。与政府医务与卫生人员的专业考虑不同，作为政治家的总督则需要从更为全面的视角重新审视东华医院在香港社会的角色以及东华医院改革可能引发的诸多潜在效应。因此，罗便臣总督也极力避免港英政府与东华医院董事局之间的紧张关系进一步恶化，而希望通过一个更为公正的途径（至少在形式上）为东华医院改革找到一个能够令各方都能相对满意和可以接受的方案。于是，经过上述包括殖民地部、总督、洁净局、政府医生、欧人社会、华人社会与东华医院董事局等不同力量的互动与博弈，总督最后于 1896 年 2 月 5 日任命一个委员会调查东华医院的运作与组织情况。①

第四节　分歧与折中：1896 年东华医院
调查报告与西医引入

罗便臣总督设立委员会的主要目的是调查东华医院的运作与组织情况，其中特别关注以下三个问题：①东华医院是否履行其创建之宗旨与目的；②如果是的话，委员会就改善目前东华医院的组织和管理工作有何建议；③如果不是的话，东华医院的宗旨与目的是否可以由其他任何机构来履行，委员会对此问题有何建议。②

调查委员会成员共有五位，他们分别是辅政司兼总登记官骆克先生（主席）、署理库政司（Acting Colonial Treasurer）亚历山大·谭臣（Alexander MacDonald Thomson）先生、何启先生、遮打（Catchick Paul Chater）先生和

---

① Commission by His Excellency the Governor, February 5, 1896, in *Tung Wah Commission Report*, Hong Kong, 1896, Appendix, p. III. 根据冼玉仪的说法，总督于 1896 年 1 月 24 日给殖民地大臣的信件中就提到自己已经任命了一个调查委员会。详细内容参阅 Elizabeth Sinn, *Power and Charity：The Early History of the Tung Wah Hospital, Hong Kong*, Hong Kong：Oxford University Press, 1989, p. 263.

② Commission by His Excellency the Governor, February 5, 1896, in *Tung Wah Commission Report*, Hong Kong, 1896, Appendix, p. III.

托马斯·怀特海德（Thomas Henderson Whitehead）先生，其中前两位是立法局和行政局议员，而后三位则是立法会非官守议员。① 委员会在 1896 年 2 月 14 日至 7 月 2 日之间总共举行 9 次叙会并传召了 13 位证人，其中包括 8 名欧洲人和 5 名华人，他们分别是殖民地医官艾尔思医生、署理殖民地医官阿特金森医生、国家医院助理医官劳森医生、洁净局秘书兼卫生总监麦克卡伦先生、洁净局卫生医官克拉克先生、雅丽氏纪念和那打素医院（Alice Memorial and Nethersole Hospitals）院长约翰·汤姆森（John C. Thomson）医生、香港陆军军医团首席医官（Principal Medical Officer, Army Medical Staff）伊瓦特（Colonel – Surgeon Evatt）医生、英国建筑师雷海（R. K. Leigh）先生以及 1882 年东华医院主席何阿美先生、1887 年主席韦玉先生、1894 年主席庐芝田先生、1895 年主席古辉山先生和时任东华医院书记员区基南（Au Ki – nam，音译）先生。②

在传召证人时，提问主要包括：证人与东华医院之间的关系，证人对于在东华医院任命欧人西医的看法，证人对于在东华医院任命华人西医的看法，证人对于废除东华医院的看法，证人对于医院在建筑物改建和卫生改善等方面的看法及其他改善医院的相关建议等。当然这些问题并不是在每次传召证人时都会涉及，主要根据证人的身份以及与医院的不同关系进行提问。因为立场和身份的显著差异，对于上述问题的看法产生了很多分歧，甚至在某些问题上处于极端对立的情况。显然，这些分歧也为委员会最后的报告起草带来了诸多困难，以至于最后出现了三份不同报告。

在医院废除问题上，态度最为极端的是阿特金森医生和劳森医生，他们力主东华医院应该彻底关闭，而另外创办一家完全以西方医学治疗和由欧洲人管理的政府贫民医院。阿特金森医生认为从医学的观点来说，东华医院应该被废除，因为医院无法履行条例的宗旨和目的，即医院无法为华人贫病患

---

① Commission by His Excellency the Governor, February 5, 1896, in *Tung Wah Commission Report*, Hong Kong, 1896, Appendix, p. III. 在五位成员中，前两位为政府官员，何启先生为专业人士，而剩余两位为商人。而按照国籍分布，其中何启先生为华人，遮打先生为亚美尼亚人，剩余三位为英国人。此外，除谭臣先生之外，剩余四位还是 1893 年保良局调查委员会成员。有关该调查报告请参阅 *Reports of Special Committee Appointed by His Excellency the Governor to Investigate and Report on Certain Points Connected With the Bill for the Incorporation of the Po Leung Kuk, or Society for the Protection of Women and Girls, Together With the Evidence Taken Before the Committee, and Appendix Containing Correspondences, Reports, Returns, etc*, Hong Kong: Government Printers, 1893.

② *Tung Wah Commission Report*, Hong Kong, 1896, Evidence, pp. 3 – 74.

者提供合适的治疗。① 而劳森医生也指出，鉴于东华医院存在严重的内科和外科暴行，要解决这个问题的唯一方法就是废除这家医院，除非它仅仅作为一家收容尸体和将死病人的收留房，不然它的存在对于香港和英国来说都是一种耻辱。② 从这些证词可以看出，这两位医生对于东华医院的态度在 1894 年鼠疫之后仍然没有任何改变，即使他们对于东华医院的干涉在不断加强，而且东华医院在他们的压力下也做了相当的改善。

当然，在这个问题上，也有医生和卫生人员反对这么做。殖民地医官艾尔思医生便是重要代表，他认为如果东华医院被废除就意味着华人中会出现更高的死亡率，而且在诊断和确认鼠疫等传染病方面存在更多麻烦和困难，因为传染病患者就不能像现在那样被送到东华医院，这些患者就会死在他们的家中或其他公众地方（甚至藏匿患者），那么这对于香港的公共卫生来说将是一种更为严重的危险。③ 其实，东华医院在 1894 年鼠疫危机中作为鼠疫患者诊断和分流中转站的角色就可以很好地说明它对于香港的公共卫生来说不仅不是一种危险，而且是大有裨益的。而麦克卡伦先生也指出，即使政府在废除东华医院之后建立一家按照西方原则经营的政府医院，华人也未必会去这样的医院，因为华人对于国家医院的厌恶和反感态度很明显。而且，他强调如果废除东华医院，政府可能需要兴建更多坟场和墓地，甚至在香港可能重新出现像义祠那样的丑闻。④ 他在 1896 年 1 月 18 日关于东华医院的备忘录中也指出，东华医院在照顾华人贫病患者和收容流离失所者等方面的工作比政府更为有效和经济。麦克卡伦先生还提醒对于东华医院角色的定位，因为在华人看来，东华医院与其实说一家治疗患者的医院，倒不如说是一个能够收容将死病人和提供殓葬服务的死亡之屋（dying house）。⑤

而在不废除东华医院的前提下，在引入西医这一问题上也存在相当分歧，即任命欧人西医还是华人西医的争论。在这一点上，阿特金森医生和劳森医生同样表现出了咄咄逼人之势，他们一致强调如果要彻底改善东华医院必须任命一位欧人医官（European medical officer）担任东华医院院长，对医院事

---

① *Tung Wah Commission Report*, Hong Kong, 1896, Evidence, pp. 13, 17.
② *Tung Wah Commission Report*, Hong Kong, 1896, Evidence, pp. 42 – 43, 46.
③ *Tung Wah Commission Report*, Hong Kong, 1896, Evidence, p. 64.
④ *Tung Wah Commission Report*, Hong Kong, 1896, Evidence, p. 23.
⑤ Memorandum Having Reference to Certain Matters in Connection with the Tung Wa Hospital (January 18, 1896), in *Tung Wah Commission Report*, Hong Kong, 1896, Appendix, pp. LXI – LXII.

务拥有绝对控制权；而且要废除中医，完全根据欧洲方法进行治疗。他们两人都反对任命华人西医（即使接受欧人医生的监督），因为他们认为这些医生缺乏医学资格而无法胜任。① 同样，也有医生认为在东华医院任命任何欧洲人都是不明智的，强迫华人接受西方医学也是不现实的。艾尔思医生尽管对东华医院的中医医生资格和中医治疗方法都完全不信任，甚至表现出极大的轻蔑态度（在他看来，东华医院的中医方法等同于没有治疗），② 不过，他仍然强调任命欧人院长和管事（steward）都是不合适的。艾尔思医生认为华人西医在欧人医生的监督下还是可以胜任东华医院疾病与死亡原因的登记工作的，而且为了推动西方医学在华人社会当中的认可度，政府方面应该提供一定的资助，同时也需要在资格认定上承认这些华人西医的开业资格。同时，他也警告如果政府试图用西医医生取代东华医院中医医生，倒不如关闭东华医院；而且他认为目前香港的西医病房供应相当充足，又何必急于将东华医院改为西医医院呢？③ 此外，曾经对东华医院的治疗方法和卫生情况给予严厉批评的汤姆森医生和克拉克先生也表达了类似观点，他们都认为在东华医院任命华人西医（在殖民地医官的监督之下）便可以实现政府的目标（疾病与死亡原因登记）；反之，如果执意要引入欧人医生可能会遭到华人的反感和厌恶，同时也会直接影响医院的募捐收入。④

而华人情绪和募捐收入正是东华医院对于西医引入的主要担心所在，不过在这个问题上，传召的四位东华医院前任和现任主席的态度也存在不同程度的差异。其中表现最为激烈的是 1882 年主席何阿美先生，他反对任何形式的西医引入。他说在医院创建时就曾与政府达成协议，同时也写入东华医院条例，即东华医院是一家纯粹的华人医院，由中医医生根据中医中药治疗华人患者。至于政府的权力，何阿美先生直言除了医院的清洁事务之外，政府无权干预。他指出这种创建和经营医院的华人原则一直从医院开幕持续到现在，也令华人社会相当满意，同时这也是有那么多人积极募捐的原因所在。他还警告如果这个原则发生任何改变的话都可能影响募捐收入。即使在东华医院任命华人西医只是负责疾病与死亡原因登记，何阿美先生也表示反对。他认为在一个医院中由一位医生治疗患者却由另外一位医生负责报告疾病和

① *Tung Wah Commission Report*, Hong Kong, 1896, Evidence, pp. 12 - 13, 46 - 47.
② *Tung Wah Commission Report*, Hong Kong, 1896, Evidence, p. 63.
③ *Tung Wah Commission Report*, Hong Kong, 1896, Evidence, pp. 61 - 62.
④ *Tung Wah Commission Report*, Hong Kong, 1896, Evidence, pp. 52 - 54, 55 - 59.

死亡原因，这是相当奇怪的，而且非常容易造成医院的混乱。而且，他认为公众对于西医的厌恶和抵制情绪都可能引起华人社会对这一举措的反对。① 而另外三位主席对于任命华人西医这一提议还基本上能够接受，并且认为这一举措如果实施恰当的话，对于募捐应该不会造成太大影响。其实，当时东华医院也非常明白政府在这个问题上的决心，并且意识到继续无谓地反对也无助于双方紧张关系的解决，因此他们在做证时都表示"这个问题不是由他们能够决定的，如果政府要这么做，东华医院总理也无法反对"。② 当然，他们对于1894年鼠疫危机之后不断加强的政府干预表示担心，因为这些干预极大地影响了董事局对于医院事务的正常管理；而且这种干预不仅影响了医院的募捐收入，而且社会各界要求出任董事局总理的积极性也遭受严重打击，关于这一点艾尔思医生也深有感触。

在医院建筑物改建和卫生改善方面，大部分证人表示在经过一段时间的努力之后，医院在厕所、马桶、盥洗室、储藏室、床铺、病人衣服、排污系统、供水系统、供暖设施以及医院总体卫生等方面都有了相当的改善。很多证人都表示医院目前处于一种相当令人满意的状况，③ 就连劳森医生也承认医院的确有所改善，没有像以前那样糟糕。④ 不过对于医院卫生情况的评价，这里还有一个评价标准的差异问题，很多证人都承认如果从华人的观点来说医院确实还算卫生清洁，可是以欧洲人的标准来衡量则是另外一回事。⑤ 当然，在医院卫生方面，很多证人也指出还有很多改善空间，如果继续贯彻下去会大大有利于医院的未来发展。基于此，卫生医官克拉克先生提议应该在医院任命一位欧人管事（European steward）负责医院的整体卫生情况，当然这位官员不会干涉医院的治疗事务。⑥ 当然，正如艾尔思医生和汤姆森医生所警告的，任命任何欧洲人都可能是不明智的，因此这个建议将很难获得同意。

上述不同证人尽管在某些问题上达成一致意见，但是在西医引入这个问题上还是有着根本的分歧，尤其是在政府医生（劳森医生和阿特金森医生）和东华医院主席之间似乎缺乏基本的共识。从根本上来说，双方提供的意见

---

① *Tung Wah Commission Report*, Hong Kong, 1896, Evidence, pp. 35 – 37.
② *Tung Wah Commission Report*, Hong Kong, 1896, Evidence, pp. 27 – 28, 34 – 35, 47 – 49.
③ *Tung Wah Commission Report*, Hong Kong, 1896, Evidence, pp. 19 – 21, 22 – 23, 50 – 51.
④ *Tung Wah Commission Report*, Hong Kong, 1896, Evidence, p. 38.
⑤ *Tung Wah Commission Report*, Hong Kong, 1896, Evidence, pp. 62 – 63.
⑥ *Tung Wah Commission Report*, Hong Kong, 1896, Evidence, p. 53.

根本上没有任何实践性意义。反而，伊瓦特医生以他在印度的经历并结合香港的实际情况，为东华医院改革提供了全方位建议，更为关键的是他的立场更为中立和客观。他认为，东华医院完全可以与印度的政府医院相媲美，东华医院虽然需要改革，但它不是绝对糟糕的，因此他极力赞成这家医院能够继续存在和发展。[1] 伊瓦特医生提醒调查委员会应该注意东华医院在某种程度上是济贫法医院（Poor Law hospital）、不治医院（incurable hospital）和将死病人死亡之所（home for dying）的联合体，他指出这三种机构在英国是独立存在的，而东华医院却承担了三个功能，因此不可避免地会造成一些弊端和困难。而且，他认为东华医院会不会成为香港公共卫生的威胁完全取决于东华医院董事局与殖民地医官之间的关系。他指出，如果殖民地医官在态度上能够有所改变，并且能够尽量尊重华人的传统与习俗，其实东华医院董事局也不是那么顽固的，因为医院在不同程度上已经引入了一些英国的医院管理制度和措施。[2] 为了继续改善医院，他建议应该在尽量不干涉华人偏见的情况下适时地引入一些英国医院规章制度，诸如病人分类、被褥（被单）和衣服定期更换以及规定病房患者数量等各个方面。同时，他在印度的经历也显示强迫当地人接受西方医学不仅是不明智的，而且在实际效果上也是不显著的。因此，他强调要通过培训当地华人医生等西方医学教育逐渐让华人认识和接受西方医学，他说在印度也是如此，当越来越多的当地人接受西医之后，当地医生（local practitioners）就渐渐消失了。[3] 当然，伊瓦特医生上述印度的经历到底是否适合香港也无法准确评价，不过他提倡的"尊重华人传统和循序渐进"的基本原则是值得采纳的。

或许正是东华医院问题的敏感性和复杂性（可以说是兼具医学性和政治性），上述证人在引入西医和改善院务等问题上的分歧也同样出现在委员会成员当中。最后，委员会总共提交了三份报告，其中骆克先生、谭臣先生和何启先生于 1896 年 9 月 24 日共同提交了一份多数报告（majority report），而遮打先生和怀特海德先生则分别于 1896 年 10 月 5 日和 10 月 17 日提交了一份少数报告。

多数报告指出东华医院能够履行其成立之宗旨与目的，医院除了收治贫病患者之外，还承担多项慈善功能，包括收容流离失所者、资遣难民回乡、

---

①　*Tung Wah Commission Report*, Hong Kong, 1896, Evidence, pp. 67, 70.

②　*Tung Wah Commission Report*, Hong Kong, 1896, Evidence, pp. 65, 70.

③　*Tung Wah Commission Report*, Hong Kong, 1896, Evidence, pp. 65 – 74.

提供免费棺材和殓葬服务、赠种洋痘以及收容孤寡妇孺等。① 报告还认为，东华医院即使在院务管理方面，比如医院的登记制度、财政管理以及卫生安排都比较完善或已经得到了大幅改善。② 报告继续指出，如果要继续保留东华医院，那么医院也应该做出相应的改善和调整。基于此，报告就医院职员任命、医院建筑结构安排和医院卫生维护等方面提出了改善建议。

第一，报告建议政府应该任命一位华人西医常驻东华医院，主要负责提供医院死亡的正确统计表（确定死亡原因），同时也可以充当殖民地医官和太平绅士巡院时的翻译。当然，这位医生绝对不能干预医院的治疗事宜，除非有病人或东华医院医生要求提供帮助。此外，该医生薪水将由政府支付。第二，报告建议任命一位有声望之华人担任医院管事（steward），负责医院建筑物、排污渠和厕所的卫生维护，病人及其被褥和服装的清洁与卫生，以及病房的通风和光线情况等卫生事宜。该管事需要接受医院董事局的命令，并且能够与洁净局合作，而且他应该还是医院工作人员（不包括医生）的管事，需要居住在医院中，而医院也应该为其提供合适的宿舍和可观的薪水。第三，报告同意伊瓦特医生的建议，希望在东华医院安排经过护理训练的华人照护病人，这将有助于提高病人的福利，尤其是女性病人。但是，报告也承认实施这项建议的困难所在，不过还是希望能够尽早推行培训华人妇女成为护理人员的计划。第四，鉴于医院财政困难，报告建议董事局应该向政府申请拨款用以改建现有不适合的建筑物以及兴建那些急需的建设工程。第五，为改善医院的卫生情况，医院仍然需要在以下几个方面加以改进和完善，包括洁净局人员定期巡视（每日一次或多次）、逐渐引入水厕系统代替人力处理排泄物方法、在病房当中安置小火炉、在医院楼上安设水槽、规定病房患者数量、维持床铺卫生（用毛毯代替被褥、席子和衣服定期更换）以及病人入院前先行沐浴等。第六，报告在病人转移、病人出院和拒绝部分病人入院等问题上也提出了一些建议，报告总体上希望各方能够本着协商与合作的态度解决这些问题。第七，报告建议医院董事局与总登记官和殖民地医官的每月叙会以及殖民地医官的每日巡视都应该继续进行。第八，为促进医院与政府和公众之间的关系，而且为保证医院管理的连续性和一致性，报告建议在华人当中选举一

① Report by the Chairman (Hounourable J. H. Stewart Lockhart), Honourable A. M. Thomson, and the Honourable Ho Kai, in *Tung Wah Commission Report*, Hong Kong, 1896, pp. vii – viii.

② Report by the Chairman (Hounourable J. H. Stewart Lockhart), Honourable A. M. Thomson, and the Honourable Ho Kai, in *Tung Wah Commission Report*, Hong Kong, 1896, pp. viii – ix.

些久居香港，熟悉医院事务，而且其声望和意见为华人社会所钦佩和注重的人士协助每年选举的总理处理院务，这便是东华医院永远顾问设立的起源。①

报告最后指出，东华医院在过去已经做了很多优秀的工作，如果上述建议的措施能够得到贯彻则必将极大改善院务；而东华医院也一定能够继续和更为有效地提供各项服务，并进一步增进贫病华人的福利。②

而作为少数报告（minority report）之一，遮打先生承认东华医院作为一个慈善机构的工作是值得赞赏和令人敬佩的。他完全同意多数报告的看法和建议，除了对于东华医院的医疗功能和工作有诸多保留意见之外。在遮打先生看来，东华医院的最严重问题在于医院的医生缺乏专业资格，他们从来没有在任何医学院接受过培训，而唯一的知识考核就是写一篇相关主题的论文，然后由医院同事评判。遮打先生认为这样的情况不应该在一个英国管治地区存在，更何况这个机构还是由港英政府部分资助的。至于在东华医院任命的华人西医，遮打先生认为他的职责不能仅限于登记员和翻译的角色，这位医生还应该致力于逐渐引入西方医学体系，以扫除西方治疗方法被华人欣赏和认可的障碍。他还援引印度的例子来证明西方医学通过这种方法是能够逐渐被当地人接受和认可的，而且这也是令东华医院成为有实际价值医院的唯一方法。当然，他也强调任何在政府监督下引入西方医学的尝试都可能导致各个华人商行募捐的减少或停止，甚至导致各个商行不再愿意派代表出任董事局总理。因此，他认为在具体引入西方医学的操作上应该循序渐进。③

---

① 有关上述报告建议的详细内容，请参阅 Report by the Chairman（Hounourable J. H. Stewart Lockhart），Honourable A. M. Thomson, and the Honourable Ho Kai, in *Tung Wah Commission Report*, Hong Kong, 1896, pp. x－xiii. 有关东华医院永远顾问（委员会）的发展历史，请参阅东华三院百年史略编纂委员会编《东华三院百年史略》，东华三院，1970，第 85～86 页；李东海编撰《香港东华三院一百二十五年史略》，中国文史出版社，1998，第 253～254 页。

② Report by the Chairman（Hounourable J. H. Stewart Lockhart），Honourable A. M. Thomson, and the Honourable Ho Kai, in *Tung Wah Commission Report*, Hong Kong, 1896, p. xiii.

③ 有关上述报告建议的详细内容，请参阅 Report by the Honourable C. P. Chater, in *Tung Wah Commission Report*, Hong Kong, 1896, p. xvi. 有关遮打的生平参阅 *Sir Paul Chater：The Grand Old Man of Hongkong, His Career, His Amazing Success and His Death*, Hong Kong：J. P. Braga, 1926；Liz Chater, *A Prominent Armenian from Calcutta and the Grand Old Man of Hong Kong：Sir Catchick Paul Chater：A Brief Personal Biography*, Kolkata：The Armenian Church, 2005；" Sir Catchick Paul Chater, C. M. G., LL. D., the 'Grand Old Man' of Hong Kong," in Mesrovb Jacob Seth, *Armenians in India, from the Earliest Times to the Present Day：A Work of Original Research*, New Delhi：Asian Educational Services, 2005, pp. 550～560；" Paul Chater," Wikipedia, https：//en. wikipedia. org/wiki/Paul_ Chater（2018 年 8 月 25 日访问）。

而怀特海德先生提交的另一份少数报告则表示不同意多数报告，他认为医院并没有履行其创建之宗旨与目的，尽管医院作为一家收容华人贫病和流离失所者的贫民院（Poor House）和避难所是非常成功的。而且，他还盛赞东华医院对于促进香港公共卫生与推动慈善服务等方面的贡献，而且为港英政府节省了大量的财政开支。但是，他认为东华医院并不是一家"真正完美和管理妥善的收治贫病患者的华人医院"，而这是当时麦当奴总督和英国政府同意创建该院的初衷。而且，他认为医院应该是医治病人以期望病人由其治疗而能够得以康复和痊愈的地方，显然东华医院并没有实现这一创院的根本宗旨和目标。①

他继续指出，造成这种结果并不是因为东华医院董事局的管理不当，反而他们在履行医院条例和管理院务等方面的勤奋和热心是值得赞赏的。他认为责任在于历任总登记官和殖民地医官的失职，他们未能很好地履行和贯彻医院条例所赋予的巡视和监督权利，而完全将医院的控制权和管理权留给华人。怀特海德先生更是认为政府的这种权利从1873年开始就基本上停止了，原本规定的每日一次的殖民地医官巡视却变成每月一次，而且巡视也基本上流于形式且相当草率。从根本上来说，他认为这些失职完全归咎于总登记官司署在处理华人事务方面缺乏灵活和坚定态度，以至于助长华人根深蒂固的偏见与传统观念，而最后导致无法对医院实施有效的监督和控制。②

尽管如此，报告仍然建议东华医院继续维持和扩展，不过必须以顾全公共卫生及保护入院患者之生命安全为条件。而且，他提出如果东华医院继续存在和由华人管理，那么医院必须接受政府委派的合资格官员的每日或每小时的监督和巡视，以及麦当奴总督最初所设想的政府对于东华医院的监督体系。他指出，麦当奴总督一开始就很清楚地预示，除非华人管理得到政府的严密和连续监督，否则东华医院就很可能发展成为一个肮脏的、拥挤的和危险的机构，正如义祠那样。而这些情况显然已经出现，很多政府医官和卫生

---

① 有关上述报告建议的详细内容，请参阅 Report on the Tung Wa Hospital by the Honourable T. H. Whitehead, in *Tung Wah Commission Report*, Hong Kong, 1896, p. xxi. 有关怀特海德的研究可参阅 Compton Mackenzie, *Realms of Silver: One Hundred Years of Banking in the East*, London and New York: Routledge, 2006, pp. 171 – 182; Sheilah E. Hamilton, *Watching Over Hong Kong: Private Policing 1841 – 1941*, Hong Kong: Hong Kong University Press, 2008, pp. 70 – 72.

② Report on the Tung Wa Hospital by the Honourable T. H. Whitehead, in *Tung Wah Commission Report*, Hong Kong, 1896, pp. xxvii – xxix.

人员也都强调如果继续发展下去很可能成为香港公共卫生的重要危险。① 不过，他也承认经过鼠疫危机之后医院各方面的情况已经有所改善，而为保证东华医院能够发展成为一家真正良好和运作完善的医院，报告也提出了诸多改善建议。

第一，医院需要继续扩展以适应不断增加的人口需求。报告指出不管是出于治疗患者或收容流离失所者的考虑，医院都急需重建和扩展。而至于资金问题，报告认为东华医院拥有充足的现金和物业储备，如果有必要的话，也可以向政府申请补助。第二，必须任命一位驻院医生（resident medical man）负责疾病与死亡原因登记，医生的薪水应该由政府来支付。而如果这位医生是华人的话，他应当接受巡院医官或其他政府医官的严密和频繁监督。第三，应该在医院任命一位欧人院长或总管负责医院的卫生情况，确保所有有关卫生的规定能够得到贯彻和实施，而且这位人员应该拥有卫生督察的培训和知识。当然，他也不能干涉任何病人管理和治疗事务，或发出任何相关命令。第四，医院医生的聘请仍然完全由医院总理决定，不过希望医院能够逐渐聘请那些接受过西方医学教育的华人医生代替目前的中医医生，而大约经过七年之后，没有资格的医生则不应当聘任。第五，政府应该委派核数师（auditor）对东华医院的账目进行稽查和监督。第六，鉴于之前总登记官和殖民地医官在巡视和监督方面的失职以及因为殖民地医官发出的所有命令必须通过总登记官才能到达医院董事局而造成的不便，报告建议政府应该任命一位合资格而又独立于总登记官的政府医官对医院实施连续和频繁的监督，如有问题可以直接向政府报告。此外，报告还建议医务署应该在一些专业医生和卫生人员的协助下起草一些能够改善医务与院务的规则和条例，以供医院董事局参考并最后提交调查委员会考虑。而在报告的最后，怀特海德先生的批评矛头仍然直指时任总登记官和调查委员会主席的骆克先生，他认为在东华医院发展的 24 年间，骆克先生所在的总登记官司署应该对医院出现的消极影响负有主要责任。而且，他还要求总登记官司署应该为此提交相应的报告向总督和殖民地大臣做出交代，并向公众解释清楚。②

综观上述三份报告，可以发现由骆克先生等人提交的多数报告显然是最

---

① Report on the Tung Wa Hospital by the Honourable T. H. Whitehead, in *Tung Wah Commission Report*, Hong Kong, 1896, pp. xxix – xxx.

② 有关上述报告建议的详细内容，请参阅 Report on the Tung Wa Hospital by the Honourable T. H. Whitehead, in *Tung Wah Commission Report*, Hong Kong, 1896, pp. xxx – xxxii.

为中立和客观的，同时其建议的可操作性也是最强的。在某种程度上说，或许是因为骆克先生和何启先生对于东华医院的同情和价值的认可才令东华医院能够继续生存下去。[①] 而遮打先生关于改善医院医疗功能的额外建议也可以说是中肯和相对实际的。相反，怀特海德先生的报告是最具攻击性的，其批评直接触及港英政府华人事务管理的政治神经，令骆克先生和艾尔思医生以及他们所在的部门大失颜面和相当尴尬。而他有关东华改革的建议也是最具侵略性的，不管是在医生任命、账目核查，还是在医院监督等方面都极力强调政府干预的重要性。[②] 尽管上述三份报告在个别问题上存在分歧，不过委员会也在众多问题上达成一致意见。首先，委员会赞成医院继续由华人管理，而中医治疗方法也继续存在以满足那些希望由中医治疗的华人患者。其次，为适应不断增加的人口需求，东华医院应该不断扩展，而政府也应当继续提供必要的财政支持。再次，同意在东华医院任命华人西医负责医院疾病与死亡原因的登记工作，而在各方自愿的前提下，该西医在病人治疗方面也可以提供必要的援助。最后，同意医院在建筑物改建和卫生维护等方面继续加以改善。

在报告提交之后，总督便希望将调查委员会一致同意的部分改革建议回馈给东华医院董事局，以试探他们对于这些改革措施的反映和接受程度。1896 年 12 月 3 日，总督会见新任东华医院总理（1896 年 11 月 22 日上任），向董事局解释政府希望引入的几项改革措施，并劝服他们能够接受。在会见时，骆克先生与何启先生也在场，会议开始首先由骆克先生向总督介绍 12 位新任总理。其实，令罗便臣总督相信这时正是推动东华医院改革好时机的一个重要迹象是，新任的三位首总理不仅在香港有很久的居住历史，而且都是懂英语的买办阶层。总督在会见开始就表示"对于三位首总理管理医院财政和日常院务我感到非常高兴和信任，……他们都拥有英语知识。我相信这是东华医院董事局试图改革医院的表征"。[③] 总督随后提出三项改革建议，即任命一位管事负责和监督医院的卫生情况，[④] 任命一位华人西医和一位巡院医官。总督指出，任命这位管事不仅能够缓解董事局总理的工作负担（因为总理大部分都有自己的繁忙事务要处理），而且有助于维持医院和病人的卫生情况以提高医院的名声和增进病人的福祉。而任命华人西医除了负责医院疾病与死因登记以及充当殖民地医官和太平

---

① Elizabeth Sinn, *Power and Charity：The Early History of the Tung Wah Hospital*, *Hong Kong*, Hong Kong：Oxford University Press, 1989, p. 199.

② 有关当时报纸对于调查委员会报告的评论，可以参阅 *China Mail*, 5 December 1896.

③ *China Mail*, 3 December 1896.

④ 不过总督并没有指明到底是任命欧洲人还是华人，笔者以为总督可能还是出于试探的考虑，因为如果任命这位主管的话必定削弱董事局管理院务的权力，有可能遭到董事局的反对。

绅士等人员巡视医院时的翻译以外，可以在必要的时候为那些希望根据西方医学进行治疗的患者提供尽可能的服务，当然总督也一再强调西医治疗完全出于自愿。① 另外，鉴于殖民地医官还需要履行其他职责，而不能在医院巡视和监督方面很好地分配时间与精力，因此总督希望任命一位能够得到华人社会高度尊敬的专职巡院医官（Inspecting Medical Officer）以履行医院的巡视和监督工作。②

总督在会见中还表示，如果有人在上述问题上制造麻烦和事端，他将会采取果断措施予以处理。而且，他还威胁，如果上述措施未能通过而令东华医院关闭，那么政府就有可能通过向华人居民征收贫民救济税（poor rate）来兴建另外一家政府贫民医院。③ 当然，总督可谓是软硬兼施，他最后也希望董事局能够以医院的未来和病人的福利为重，与他开诚布公地合作以推动上述几项改革措施的贯彻和落实。④

因为在 12 月 3 日的会见中，新任东华医院主席罗子聪先生并没有出席，因此当时东华医院董事局方面并没有明确回复总督的相关提议。于是，1896年 12 月 13 日东华医院召开新旧总理联席会议讨论总督提议（主要是讨论任命华人西医问题），与会者包括新旧总理大约 40 人。不同于以往，在此次会议上，东华医院新旧总理对于政府的改善措施已经不再有任何反对意见。罗子聪先生也直言："总督的想法是好的，我们不能说任何反对这个建议的话，没有他们的同意我们能做任何其他的事情吗？"1896 年总理陈晓东先生也说："如果我们反对总督的观点，我们将无法做任何事情，因为香港是在英国的控制之下。"而在此次会议上极力推动同意总督提议的人是 1892 年总理冯华川先生（他还于 1897 年出任总理），他说总督会采取一种友善的态度任命一位

---

① 总督指出虽然中医治疗并没有废除，但是，他认为东华医院的病人应该培养一种选择非中医方法进行治疗的习惯，而且他还对董事局总理说，总理当中的一部分人已经开始和习惯用西医治疗，因此他认为穷人也应该有机会选择西医治疗。总督还援引 1896 年 11 月 23 日阿特金森医生的报告说明西医已经慢慢被普通华人所接受，该报告指东华医院有六位病人自愿要求转移到国家医院。他相信只要西医的好处逐渐被公众所了解，那么随着时间的变化，华人对于西医的偏见也会完全消失。显然，政府在东华医院西医引入问题上的考虑是相当长远的。详细内容请参阅 China Mail，3 December 1896.

② China Mail，3 December 1896.

③ 政府决心征收贫民救济税的威胁可能是东华医院在这个问题上无法继续反对的重要原因。因为，如果征收贫民救济税势必会引起华人社会中相当一部分有产阶层的大力反对，恐怕东华医院到时面临的舆论压力将会相当大。

④ 有关总督会见东华医院新任总理的具体内容，可以参阅 China Mail，3 December 1896；Hong Kong Telegraph，4 December 1896；Hong Kong Daily Press，5 December 1896.

医生，而他也提议任命钟敬虞（Chung King Ue）医生。① 冯先生还说总督这样做绝不是为了削弱东华医院董事局的权力，他也只是希望改善医院的情况；而且他也指出任命一位华人西医当然要比欧人医生理想。对于冯先生的意见，大部分新旧总理表示同意。不过，因为这次会议没有街坊代表出席，他们仍然担心街坊的态度，因此仍然未能达成最后一致意见。董事局对于街坊意见的重视很大程度上是担心再次发生诸如 1894 年刘谓川先生遭袭事件。冯华川先生也表示，如果董事局害怕被街坊所抱怨，他们也可以请求总登记官骆克先生发布一个有关华人西医任命的通告，不过有总理认为骆克先生不会这么做。②

因为这个问题仍然没有解决，东华医院部分总理便去拜见总登记官骆克先生。开始骆克先生要求东华医院董事局立即做出答复，不过在总理的请求下，骆克先生同意他们在一周之内尽快与街坊商量并达成共识。不过，骆克先生并没有答应东华医院董事局希望他发布一个通告告诉街坊同人不要抱怨

---

① 这位医生的另外一个姓名为"钟本初（Chung Pun - cho）"，详细内容可参阅 Gerald H. Choa, *The Life and Times of Sir Kai Ho Kai: A Prominent Figure in Nineteenth - Century Hong Kong*, Hong Kong: Chinese University Press, 2000, p. 128; Elizabeth Sinn, *Power and Charity: The Early History of the Tung Wah Hospital, Hong Kong*, Hong Kong: Oxford University Press, 1989, pp. 204, 264; 李东海编撰《香港东华三院一百二十五年史略》，中国文史出版社，1998，第 245 页；谢永光：《香港中医药史话》，三联书店（香港）有限公司，1998，第 135 页。不过在相关记录中，其英文名字也曾经出现"Chung King U"或"Chung Kung - we"等表述。钟医生毕业于天津总督医院医学校（Viceroy's Hospital Medical School，中文名为医药馆），该学校成立于 1881 年 12 月，于 1894 年更名为北洋医学堂（Peiyang Medical College），此后又更名为海军医学堂（Navy Medical College）和海军医学校。他是该学校主要创办人——伦敦传道会（London Missionary Society）马根济（John Kenneth Mackenzie）医生的学生，钟医生接受过西医内科、外科和助产学的系统训练，在 1897 年 1 月 1 日出任东华医院驻院医生（Resident Surgeon）之前已经在雅丽氏纪念医院工作 8 年，是该医院院长暨东华医院第一任巡院医官汤姆森医生的得力助手。上述具体内容参阅 *Report of the Inspecting Medical Officer of the Tung Wa Hospital for 1897*, Hong Kong; "American Ginseng in China," *American Druggist and Pharmaceutical Record*, Vol. 32, No. 12, June 25, 1898, p. 344; "Tung Wah Hospital, Hong Kong," *The Lancet*, May 20, 1899, p. 1384; W. S. Caldwell, "Medicine in the Far East," *Journal of American Medical Association*, Vol. 34, No. 10, 1900, p. 637; Colin A. Campbell, "A Chinese Hospital: A Visit to the 'Tung Wah' or Native Chinese Hospital at Hong Kong," *The Canada Lancet*, Vol. 34, No. 2, 1900, pp. 64 - 66; K. C. Wong and Wu Lien - Teh, *History of Chinese Medicine*, Tientsin: The Tientsin Press, 1932, pp. 283 - 284, 290 - 292, 320.

② 上述具体内容请参阅 *China Mail*, 14 December 1896; *Hong Kong Telegraph*, 14 December 1896. 冯华川先生说在召开此次会议之前已经通知街坊代表出席，可是却没有任何街坊代表出席，他认为这是他们自己的错误，不能归咎医院董事局。

董事局任命华人西医这件事情的请求。① 与此同时，总督也做出相应让步，即答应支付这位华人西医的薪水以及放弃任命管事的提议。②

另外，东华医院也于 1896 年 12 月 20 日召开街坊会议，讨论总督提议并且就任命华人西医一事达成共识。很显然，这次会议基本上已经不再讨论任命华人西医这一无法避免的问题，而是希望政府在未来支持医院扩建（西医病房需求）和西药补助等方面能够提供尽可能的支持。同样，被认为是东华医院改革派力量的冯华川先生、韦玉先生和庐芝田先生都在会议上一再强调总督这一举措的善意以及政府严厉处置那些企图制造麻烦和事端人士的决心。③ 会议最后就任命钟敬虞医生一事达成共识，没有任何人对此提议表示反对，会议也在一片掌声中结束。④

至此，长达两年半之久的东华医院存废与改革之争终于告一段落，而东华医院第一任驻院西医医生钟敬虞先生与第一任巡院医官汤姆森医生也于 1897 年 1 月 1 日正式履新，⑤ 他们在雅丽氏纪念医院多年的合作关系也有助于他们为东华医院的西医服务奠定一个新的开端。

小　结

围绕 1894 年香港鼠疫，港英政府与华人社会在防疫问题上产生了巨大的分歧和激烈的冲突。港英政府以公共卫生的名义，强调强制医院隔离、挨家挨户搜查和清洁消毒以及用石灰埋葬鼠疫死者等防疫措施的必要性。而华人

---

① *Hong Kong Daily Press*，21 December 1896.

② Elizabeth Sinn，*Power and Charity*：*The Early History of the Tung Wah Hospital*，*Hong Kong*，Hong Kong：Oxford University Press，1989，pp. 203－204.

③ 韦玉先生于 1896 年被任命为立法局非官守议员，也一定程度上反映政府在华人政策上的改变。详细内容参阅 *Hong Kong Government Gazette*，October 24，1896，p. 1014. 有关东华医院保守派与改革派的评论，参阅 Elizabeth Sinn，*Power and Charity*：*The Early History of the Tung Wah Hospital*，*Hong Kong*，Hong Kong：Oxford University Press，1989，pp. 205－208.

④ *Hong Kong Daily Press*，21 December 1896；*China Mail*，21 December 1896. 当时报纸也直接称呼这位华人驻院西医为院长（Medical Superintendent），而根据东华医院的相关资料，则称其为"掌院"。详细内容请参阅李东海编撰《香港东华三院一百二十五年史略》，中国文史出版社，1998，第 245 页。

⑤ *Report of the Inspecting Medical Officer of the Tung Wa Hospital for 1897*，Hong Kong. 上述多次会议之所以没有讨论任命巡院医官事宜，可能是因为这一任命基本上是继承殖民地医官的职责，而殖民地医官的巡视和监督是一直存在的，而且汤姆森医生也颇受华人欢迎和认可，因此董事局和华人社会对于这一任命并无反对之意。

社会则以传统习俗的名义，通过以东华医院为代表的华人组织向港英政府争取华人自己的鼠疫应对举措的合理性，同时也以散布各种鼠疫谣言的方式积极地抵制港英政府的防疫措施。因为双方僵持不下的紧张关系，也让作为华人社会领袖地位和港英政府沟通中介的东华医院陷于一种进退两难的尴尬境地，这不仅令东华医院作为华人社会代表的合法性和权威性遭受严重挑战，同时也导致港英政府与东华医院董事局之间的激烈对峙。

而正是这种对峙令东华医院遭受了来自政府官员与医生的前所未有的批评与指责，他们甚至质疑东华医院作为医疗机构的存在价值，并建议政府应该彻底关闭东华医院而另设由政府管理和监督的华人贫民医院，东华医院的生存问题岌岌可危。但是，因为东华医院董事局的积极斡旋和东华医院作为香港最大慈善机构和医疗服务机构的实际价值以及港英政府的现实政治和财政考虑，东华医院得以幸存下来。然而，由此付出的代价也是惨重的，改革已经不可逆转，随着华人驻院西医与西人巡院医官的任命，东华医院围绕着西医服务的一系列变革也随之而来。同时，也正是这些服务令香港华人对于西医的偏见与厌恶情绪逐渐消除，不管在形式上是强制的还是自愿的。

简而言之，在某种意义上，正是1894年香港鼠疫所导致的中西医交锋与冲突，彻底改变了东华医院作为单纯的中医治疗的医疗空间的性质，从此西医开始引入，东华医院从而也成为中西医并存的新式医疗空间。同时，在医务管理权上来说，这也结束了东华医院的独立自主权，更成为后来港英政府多次要求干涉其医疗事务的借口。不过，此次中西医交锋以及由此引发的西医引入，绝对不是一种基于西医优于中医的优胜劣汰的自然结果，而是港英政府强制干预与威逼利诱的霸权行为。

第三章 中西医共存：东华西医 服务的稳步发展 （1897～1938 年）

在某种意义上，东华医院西医引入是 1894 年鼠疫危机及随后的 1896 年东华医院调查事件的遗产之一。如果没有发生 1894 年鼠疫，如果东华医院没有卷入这场鼠疫危机，[①] 或许当时东华医院仍然能够保持以中医中药为治疗原则的中医院特征。因为在东华医院创建之后的将近 30 年间，尽管政府奉行西医为本的医疗卫生政策，可是东华医院却依然能够继续坚持以中医中药为唯一治疗方法的创院宗旨。显然，西医引入在当时来说具有一定的偶然性。

正是这种历史的偶然令东华医院发展成为一家在香港独一无二的中西医"结合"的华人医院。[②] 在当时港英政府的西医为本的医疗卫生政策主导下，显然这种结合是一种同一医疗空间内的不同医疗类型的共存。在港英政府干预未能全面冲击医院董事局的自主权之前（即 1938 年医务委员会成立之前），这种中西医共存保持了一种暂时的平衡，而这种平衡也为东华三院中西医服务的各自发展提供了良好契机，尤其对于西医服务的稳定发展来说具有更为重要的意义。

根据政府与东华医院达成的协议，在东华医院任命华人驻院西医的主要目的是基于公共卫生的考虑而让其负责医院的疾病与死因登记。不过，驻院西医的职责很快发生转变，从最初的公共卫生监测（public health surveillance）逐渐发展成为集公共卫生与临床治疗为一体的医院西医服务的医务监督。随着驻院西医治疗权限的扩张以及政府医官的医务干预，东华三院的西医服务不管在留医还是在门诊服务方面都获得了长足发展。以东华医院为例，大约从 1915 年开始，医院西医留医数已经开始超过中医留医数，而且西医治疗与护理体系的专业化也日益提高。而在门诊方面，尽管西医门诊数在这个

---

① 东华医院所在的地区正是当时鼠疫的集中流行区域，也因为如此，在政府医生的眼中，东华医院在某种程度上与鼠疫发生了这样或那样的关系，而在政府的防疫措施中，东华医院也理所当然成为解决当时鼠疫危机的重要目标之一。

② 而分别于 1911 年和 1929 年成立的广华医院和东华东院都同样提供中西医门诊与留医服务。

时期仍然明显少于中医门诊数，可是西医门诊的服务内容却在不断扩展，甚至在儿科、妇科和眼科等专科服务方面都获得了专治权。

当然，东华三院西医服务的长足发展除了政府医官的医务干预与华人患者对于西医治疗效果的主动认可之外，其中一个很重要的原因是医院管理层对于西医的态度发生明显的变化。与1896年时相当不愿意引入西医的情况相比，随后的历届医院董事局已经将西医服务视为医院的一个重要组成部分，并且积极致力于推动西医服务的改革与重组，不管是在西医医生的增聘还是在西医设施的完善方面。

不过，随着西医服务的发展（尤其是西医专治权的扩张），围绕着中西医治疗效果以及医院总理与驻院西医的权限等问题，在这段中西医共存的后期（尤其是在20世纪20年代中期以后），医院董事局与驻院西医之间的紧张关系也日益凸显。当然，在医院董事局尚能控制自主权之前，这种紧张关系通过内部协调也能基本得到缓和。毕竟，在西医医生聘任（除由政府支付薪水的驻院西医之外）和西医设施扩张等所有涉及医院医务事宜的问题上，董事局仍然享有相当的决定权，尽管政府医官会施加各种不同的压力，但是在1938年医务委员会正式成立之前，政府医官以任何形式干预医院的医务独立性都将缺乏法律依据。但是，随着医院财政独立性的丧失以及政府津贴的增加，港英政府的医务干预便不断加强，直至1938年医务委员会成立，进而最终正式确立其对东华三院的医务控制权。

第一节　从驻院西医的职责说起：死亡统计与公共卫生

驻院西医在某种程度上是1894年鼠疫危机的产物，在东华医院任命这一职位的根本目的是建立以西方医学和公共卫生为基础的传染病监测机制和生命统计制度，以避免发生类似于1894年鼠疫暴发时东华医院在监测和发现鼠疫这一问题上的无效与失败。如第二章所述，在鼠疫暴发前后，关于东华医院改革的核心问题便是如何通过任命驻院西医以改善医院的疾病与死因统计制度。政府医务与卫生当局一再强调，由东华医院中医医生负责的疾病与死因登记表格是相当不准确的，因为中西医疾病分类系统有着根本的差异。所以在驻院西医正式任命之前，政府医务与卫生当局只能通过将中医医生登记的疾病与死亡原因，大致地翻译为西医疾病分类系统中相应的疾病名称与死亡原因。这种做法很大程度上造成香港人口统计学与流行病学统计资料的混乱与差异，而未能真正反映当时的人口与疾病特征。

　　港英政府之所以如此重视东华医院在疾病与死因登记方面存在的问题，这与港英政府一贯重视香港人口资料与知识的政策有着相当的关系。正如福柯在《治理性》中所指出的，为了以一种理性的和有意识的方式进行有效的治理，人口成为治理目标后，必须把所有关于它的观察资料和知识都考虑进来。① 因此，一切与人口有关的出生（率）、死亡（率）、寿命与健康水平等生命现象都开始成为政府干预的目标。尽管，不同政府的干预目的和方式会有差异，但其共同的一个目的就是希望获得关于治理对象的更为全面的信息和知识，而这些正是政府赖以理性治理的基础。②

　　显然，这对于港英政府来说也并不例外。从 1841 年占领香港岛开始，港英当局就发布人口普查年度报告，当然在最初的几年，有关人口的资料是相当简单的。为加强人口资料的掌握以利于人口的进一步管理，港英政府于 1844 年颁布《登记条例》（Registration Ordinance）。该条例因为遭到社会各界的反对而几经修改，于 1845 年正式生效，翌年该条例再度修改。③ 不过，以《登记条例》为基础的人口普查与统计工作未能满足政府对于人口全面了解的需求，因为大部分人口普查资料都不是很完整，尤其是出生（率）、死亡（率）和死亡原因（根据疾病分类系统确定）等与人口健康有关的资料。基于此，政府便于 1872 年颁布《生死登记条例》（Births and Deaths Registration Ordinance），根据条例建立总登记办公室（General Register Office）负责香港居民的出生与死亡登记。④

　　有效的生命统计制度一直被认为是调配医疗服务资源与推动公共卫生发展的基础条件，随着英国 1837 年建立总登记办公室之后，其殖民地大部分都在 19 世纪 70 年代纷纷通过条例和建立总登记办公室推动生命统计的正规化工作。⑤ 但是，由于香港华人传统习惯、人口流动和官员贪污等原因，1872 年条例的运作越来越有问题，不仅大量的新出生儿没有及时登记，而且死亡

①　Michel Foucault, "Governmentality," in James D. Faubion（ed.）, *Power*（Volume 3 of Essential Works of Foucault, 1954 - 1984）, New York: New Press, 2000, p. 217.

②　姚人多：《认识台湾：知识、权力与日本在台之殖民治理性》，《台湾社会研究季刊》，第 42 期，2001，第 119～182 页。

③　*Report of the Census of the Colony of Hong Kong*, 1931, p. 88.

④　有关该条例的详细内容，请参阅 *Hong Kong Government Gazette*, July 27, 1872, pp. 349 - 353.

⑤　有关英国总登记办公室的详细内容，请参阅 Simon Szreter, "The GRO and the Public Health Movement in Britain, 1837 - 1914," *Social History of Medicine*, Vol. 4, No. 3, 1991, pp. 435 - 463.

登记也因华人中医无法以西医的疾病分类系统来确定死亡原因而日益困难。由于 1894 年鼠疫以及随之而来的对于东华医院的调查都刺激政府采取措施，这样就产生了 1896 年《生死登记条例》。其中涉及颁发死亡证明（death certificate）的条款就明确规定必须由注册医生（registered medical practitioners）确定死亡原因。① 1901 年的修订条例更是赋予卫生医官（Medical Officer of Health）对任何死因可疑的尸体进行尸体解剖（post mortem examination）的权利。② 1923 年该条例再度修改，并且将负责生死登记的主管机构由总登记官办公室转到洁净署署长办公室（Sanitary Department Head Office），这个转变也意味着生死登记的公共卫生意义更加明显。③ 1932 年《生死登记条例》更规定由医务卫生总监（Director of Medical and Sanitary Services）出任生死总登记官，更足以显示由生死登记收集的人口统计学与流行病学统计资料对于推动公共卫生与医疗服务的意义。④

上文反复叙述港英政府生死登记制度的沿革，是为了强调确定死亡原因对于维持管治地区公共卫生的意义。东华医院是当时收治华人患者和收容华人死者（提供免费殓葬服务）的主要机构，因此加强对其包括疾病与死亡原因在内的生命统计资料的掌握是监测华人社会人口统计学与流行病学趋势的关键所在。由此可以明白为什么港英政府与政府医官都一再坚持改革东华医院疾病与死因登记制度的必要性与迫切性。

经过政府与东华医院双方的磋商与妥协，最后医院方面接受 1896 年东华医院调查委员会提出的多数报告中的有关在医院任命华人驻院西医的建议：

> 关于医院职员，仆等之意以为，应由政府委派华人之曾研习西医学识者一人常驻该院，专以考察在院病亡之人而作一真确之报告，为公众卫生起见，政府须有死亡之真确统计表。仆等之意以为，该项统计表非该医院中之中医所能办理，故仆等之意以为，应由政府出资聘一合格华人办理，

---

① 当时政府并没有对中医医生进行注册，因此中医医生无权颁发死亡证明。有关该条例的详细内容，请参阅 *Hong Kong Government Gazette*，March 14，1896，pp. 221–232.

② 在此之前如果要进行尸体解剖，必须向裁判官（Police Magistrate）申请，然后由其下令才能进行。详细内容请参阅 *Hong Kong Government Gazette*，November 30，1901，p. 2059.

③ 洁净署成立于 1908 年，接受洁净局（Sanitary Board，成立于 1883 年）的管理，主管全港的公共卫生工作。而医务署（Medical Department）主要负责医疗服务方面，这两个机构的建制后来也不断发生变化。具体内容请参阅刘润和《香港市议会史（1883—1999）：从洁净局到市政局及区域市政局》，康乐及文化事务署，2002。

④ *Annual Report of the Medical Department for 1933*，Hong Kong.

此事庶政府可得真确之死亡报告也。该职员除负责办理该项报告外，当外科医官巡视接症房之病人时，亦应勷助该医官料理一切。……仆等对于提议委任该项职员须知该所委之职员关于调理病人之事，不论如何将不干预，除非该病人或中国医生请其指示勷助。①

上述建议足以显示政府任命驻院西医的公共卫生考虑，而这一建议也明确规定了驻院西医的主要职责所在，即提供准确的医院死亡原因登记表格，至于是否为患者提供西医治疗服务则根据病人与中医医生的要求而定。

其实，从 1893 年开始殖民地医官就曾派遣国家医院药剂师胡尔楷先生在东华医院协助处理死亡原因登记工作。尽管由医院每月支付 15 元的薪水，不过他并不是医院的职员。② 因此，从某种意义上说，胡尔楷先生在医院的工作其实是殖民地医官职责的延续，而医院方面对此也只是一种默认的态度，因为从根本上来说他并没有干涉医院的患者治疗。1897 年 1 月 1 日东华医院第一任驻院西医钟敬虞医生正式负责医院的死因登记工作。③ 对于那些在医院死去的患者来说，钟医生一般会通过检查死者症状和询问主诊医生的办法来确定死者的真正死因。因为东华医院还提供免费殓葬服务，因此也会有很多未能支付殓葬费用的死者亲属将尸体送到医院，即所谓的借殓服务。④

之所以有那么多人愿意将死者送到东华医院，除了它提供免费殓葬服务之外，还因为当时政府规定所有送到政府殓房（public mortuary）的尸体都要通过解剖才能确定死因。而尸体解剖在当时是与华人习俗相互冲突的，而送到东华医院由驻院西医确定死因便可以大大降低遭受尸检的可能性。根据规定，那些由死者亲属送来的尸体首先由驻院西医通过询问其亲属有关死者的病情以及相关症状，然后再送到医院殓房等待巡院医官最后确定。如果巡院医官觉得有必要进一步了解情况的话，他们会再次召见死者亲属进行询问。当然，经过上述症状检查和询问程序之后，如果仍然未能确定死因，驻院西医与巡院医官也会要求将其送到政府殓房做进一步的尸体解剖。当然，送去

---

① 《1896 年调查东华医院委员会报告书》，东华医院总理罗文锦等译，东华医院，1929，第 16 页。

② *Tung Wah Commission Report*, Hong Kong, 1896, Evidence, p. 28.

③ 其实，除死因登记之外，钟医生还负责入院患者资料的普通登记工作，包括病人姓名、地址、年龄、性别、职业、疾病、入院时间、出院时间、住院时间以及治疗情况。详细内容请参阅 *Report of the Inspecting Medical Officer of the Tung Wa Hospital for 1897*, Hong Kong.

④ 李东海编撰《香港东华三院一百二十五年史略》，中国文史出版社，1998，第 246 页。

尸体解剖的主要限于那些涉及公共卫生和法医性质的疑似个案。①

这种主要通过死者表面症状以及其亲属询问而确定死因的做法，显然不是令人满意的，首席民事医官阿特金森医生在1897年的年度医务报告中就曾尖锐批评这种方法的非科学性。② 首任巡院医官汤姆森医生也承认这一点，不过他表示有必要向华人的偏见和习俗做出某些让步，因此尽可能少地进行尸体解剖。③ 但是，从总体上说，由东华医院送往政府殓房进行尸体解剖的数量及其占医院尸体总数（即医院死亡人数与送往东华医院尸体数量的总和）的比例在不断增加，尽管在1907～1912年其比例有所减少，如表3-1所示。尽管东华医院与之后成立的广华医院和东华东院在死因确认与登记方面不断得到改善，不过根据历年政府医务署的报告显示，华人仍然非常反对对那些在三院死亡和送往三院的死者进行尸体解剖。④

表 3 - 1　东华医院尸体数量与尸检数量及其百分比（1898～1924年）

年份	尸体数量（具）	尸检数量（具）	百分比（%）	年份	尸体数量（具）	尸检数量（具）	百分比（%）
1898	1186	20	1.69	1912	3009	236	7.84
1899	1309	140	10.70	1913	2537	626	24.67
1900	1772	176	9.93	1914	3217	583	18.12
1901	1554	147	9.46	1915	2477	591	23.86
1902	1471	246	16.72	1916	3092	724	23.42
1903	1277	258	20.20	1917	2891	571	19.75
1904	1521	270	17.75	1918	4195	841	20.05
1905	1665	252	15.14	1919	3397	702	20.67
1906	1838	391	21.27	1920	3351	760	22.68
1907	1902	199	10.46	1921	3176	549	17.29
1908	2698	239	8.86	1922	4117	838	20.35
1909	2305	140	6.07	1923	3787	923	24.37
1910	2509	148	5.90	1924	3797	663	17.46
1911	2609	304	11.65				

说明：（a）百分比表示尸检数量与医院尸体数量的比例。（b）百分比四舍五入，保留两位小数点。（c）1897年尸检数量相当少，不过没有具体数目。至于1925～1938年则没有上述统计资料。

资料来源：由历年《首席民事医官年度报告》（*Annual Report of the Principal Civil Medical Officer*）和《医务署年度报告》（*Annual Report of the Medical Department*）编纂和计算所得。

---

① *Report of the Inspecting Medical Officer of the Tung Wa Hospital for 1897*，Hong Kong.

② *Annual Report of the Principal Civil Medical Officer for 1897*，Hong Kong.

③ *Report of the Inspecting Medical Officer of the Tung Wa Hospital for 1897 - 1905*，Hong Kong.

④ *Annual Report of the Medical Department for 1937，1938 and 1939*，Hong Kong.

除了对医院内的死亡进行监控之外，政府之所以坚决要在东华医院任命驻院西医负责死因确认与登记工作，其中一个很重要的原因是鉴于当时香港华人的弃尸（dumping dead）习惯。根据规定，政府卫生当局要对那些死于传染病的死者家属及其屋宇进行隔离与消毒，而这些公共卫生行动是为当时华人所厌恶的。[①] 因此，为避免卫生当局的骚扰，一些死者家属会将尸体随意丢弃在街道或山头，[②] 这一陋习在当时被殖民者认为是对西方文明的一种耻辱，因为经过那么多年的管治，华人社会仍然存在如此的非人道和非文明行为。而这些弃尸由卫生当局或华人公立医局收集之后，其中很大一部分会被送到东华医院免费安葬，因此，为预防传染病死者可能引发的传染病暴发，政府方面需要严密监控这些死者的死亡原因。

除死因确认与死因登记之外，驻院西医的另一项公共卫生职责是在收症房中进行预先诊断。自从 1894 年鼠疫暴发以来，政府便任命西医医生在收症房中预先诊断每一位入院患者，如果被诊断为鼠疫患者，则立即被送往东华医院管理的鼠疫医院或政府鼠疫医院。西医医生在鼠疫危机时期的这一功能从 1897 年开始由驻院西医继续承担。收症房的设置在某种程度上改变了东华医院创建以来的病人入院程序。在收症房设置之前，每当患者入院时，会由病人在一个装有中医医生姓名的箱子中抽取一张纸条，被抽中的医生会立即去诊断这位病人，随后病人会被安排到病房中。[③] 而在驻院西医任命之后，每位入院患者都会被安排在收症房当中首先由驻院西医检查和诊断，最终则由巡院医官确认或修改驻院西医的诊断结果。由这两位西医医生诊断完毕之后，在收症房当中，会由一位杂役（coolie）询问患者希望用中医还是西医治疗，随后会根据病人的意愿安排到相应的病房中，分别由中医医生或西医医生治疗。[④]

在收症房设立之后，西医医生或杂役的干涉造成诸多治疗混乱，这也导致患者和医院总理的不满。不过，1896 年东华医院调查委员会多数报告仍然坚持

---

① *Annual Report of the Medical Department for 1937*, Hong Kong.
② 当然，弃尸原因是非常复杂的，也可能是因为过于贫穷而无法支付殓葬费用。此外，弃尸中有相当一部分是弃婴（以女婴居多），其中的原因也是多方面的，比如婴儿先天性缺陷。有关香港弃尸情况，可以参阅历年《总登记官年度报告》《首席民事官年度报告》和《医务署年度报告》。相关研究参阅 Christos Lynteris, "Suspicious Corpses: Body Dumping and Plague in Colonial Hong Kong," in Christos Lynteris and Nicholas H. A. Evans (eds.), *Histories of Post-Mortem Contagion: Infectious Corpses and Contested Burials*, New York: Palgrave Macmillan, 2018, pp. 109–133.
③ *Tung Wah Commission Report*, Hong Kong, 1896, Evidence, p. 25.
④ *Report of the Inspecting Medical Officer of the Tung Wa Hospital for 1897*, Hong Kong.

收诊房继续存在的必要性,① 这也凸显了收症房在监测传染病方面的重要性。其实,驻院西医在收症房当中的预先诊断功能,其根本目的就是尽可能早地发现鼠疫与天花等传染病患者,从而避免医院内的相互传染。为此,在驻院西医和巡院医官的建议下,从 1897 年开始东华医院也对病房进行分类,规定不同的病房应该收治不同疾病的患者,表 3 - 2 展示了当时医院的病房安排情况。

表 3 - 2　1897 年东华医院病房安排情况

位置		病房名称	病床数量（个）	收治疾病名称
西翼（West Block）	一楼	Hong	15	腹泻与痢疾（Diarrhea and Dysentery）
		Ning	15	普通内科疾病（General Medical Cases）
	二楼	Fuk	15	疟疾（Malaria Fevers）[1]
		Shau	15	肺病（Lung Diseases）
北翼（North Block）	一楼	Tik	8	流离失所者（Destitutes）
		Kat	16	流离失所者与慢性患者（Destitutes and Chronics）
	二楼	Ping	17	脚气症（Beri - Beri）[2]
		On	17	普通内科疾病（General Medical Cases）
南面病房（SouthWards）		Chuen	13	外科（Surgical）
		Hing	11	外科（Surgical）

1）《热带医学杂志》曾刊登香港疟疾发病情况,其中兼论东华医院治疗情况,详细参阅 John C. Thomson and T. M. Young, "Mosquitoes and Malarial Parasites in Hong Kong," *Journal of Tropical Medicine*, Vol. 4, February 1, 1901, pp. 38 - 40.

2）《加拿大柳叶刀》曾刊登东华医院脚气症患者治疗情况,详细参阅 Colin A. Campbell, "Notes on Beri Beri," *The Canada Lancet*, Vol. 35, No. 8, 1902, pp. 543 - 546.

资料来源:*Report of the Inspecting Medical Officer of the Tung Wa Hospital for 1897*, Hong Kong.

上述根据疾病类型而将患者安排在不同病房的举措,在一定程度上有助于减少医院内的相互感染机会,不过后来政府医务署的报告,以及医务委员会成立之后医院与政府医官在传染病中西医治疗权问题上的争论,都足以显示医院的病房分类方法并不完善,甚至在中医留医服务部都没有安排专门的

① *Tung Wah Commission Report*, Hong Kong, 1896, p. xiii;《1896 年调查东华医院委员会报告书》,东华医院总理罗文锦等译,东华医院,1929,第 16 页。

传染病病房。正因如此，政府医官不断向医院总理施加压力要求废除中医的传染病治疗权，而其中的根本原因就在于中医缺乏明确的疾病分类系统（中医只是将疾病大致地划分为内科与外科）。

上述从死因登记与收症房预先诊断两个方面分析了驻院西医的公共卫生职责，毫无疑问这是政府任命这一职位的根本目的所在。不过，也正是这种公共卫生考虑以及驻院西医在收症房中的决定性角色，他的行为很大程度上影响着患者对于中西医治疗方法的取舍。在驻院西医的不断劝服以及强制干涉下，[①] 越来越多的患者开始接触或接受西方医学，巡院医官汤姆森医生在1902 年的报告中曾指出："在东华医院中先前存在的对于引入欧洲治疗方法的激烈猜疑，在很大程度上已经消退下来。"汤姆森医生还表示由于驻院西医的影响，医院中的部分中医医生也开始接受西医治疗方法，并且会劝服某些由中医治疗无效的患者转而求诊西医。[②] 正是如此，驻院西医在医院中的临床治疗角色也日益凸显，同时随着三院西医治疗人数的不断增加以及在政府医官的压力和董事局的支持下，东华三院的西医服务不管在留医还是门诊方面都开始迅速发展。

第二节　驻院西医职责的扩张：临床治疗与护理体系

根据政府与东华医院达成的协议，驻院西医绝对不能擅自干预患者的治疗事宜，除非是在病人与中医医生主动要求的情况下。可是，因为驻院西医在收症房中的决定性角色以及某些特殊疾病必须由西医治疗的强制规定，使得驻院西医的治疗角色日益加强。以东华医院西医引入的第一年为例，在2776 名入院患者当中，排除 114 位转院（由东华医院转移到政府或教会医院）患者之外，其中有 338 人由驻院西医负责治疗，占入院总数的 13% 左右。[③] 随后，东华医院入院患者的西医治疗比例日益增加，而从 1915 年开始西医治疗比例也基本上超过中医治疗比例，到 1938 年西医治疗比例更是达到

---

① 政府曾规定传染病患者以及涉及公共卫生安全和法医性质的个案全部由西医治疗，不过这一规定在实践中并没有得到贯彻。东华医院方面极力反对政府的这一规定，最后也获得政府的认可，并设立专门的鼠疫与天花医院收治传染病患者，允许由中医医生负责治疗。当然，在这些鼠疫与天花医院中，东华医院董事局也同意由该院西医治疗患者。详细内容可以参阅历年《总登记官年度报告》《首席民事医官年度报告》和《医务署年度报告》。

② *Report of the Inspecting Medical Officer of the Tung Wa Hospital for 1902*，Hong Kong.

③ *Report of the Inspecting Medical Officer of the Tung Wa Hospital for 1897*，Hong Kong.

70%左右。① 而广华医院和东华东院的留医服务也基本呈现西医治疗比例日益增加，而中医治疗比率却日益减少的趋势。与此同时，三院西医服务项目也日益增加，涵盖内科、手术外科、眼科、妇科、产科、儿科和耳鼻喉科等，简言之，西医服务的专业化程度不断提高。此外，西医治疗体系的完善与发展也日益依赖护理体系的专业化水平，三院也从不同时期开始积极致力于专业护士的招募与培训工作。

以下将从手术外科、妇婴卫生服务与护理服务等几个主要面向分析这段时期三院西医服务的发展情况，最后以统计资料为基础比较中西医服务在数量与质量（治疗效果）上的差异与变化。

围绕着1894年鼠疫危机与1896年东华医院调查事件，政府医生针对东华医院的指责除了上述提到的死因登记制度之外，另外一个核心问题是医院的外科治疗实践。在很多政府医生看来，东华医院的外科治疗简直就是外科暴行，尽管中医医生也有他们自己的外科治疗方法，不过却不是被欧洲方法所认可的。而且，中医医生的外科治疗更是被简单地理解为石膏的唯一运用，这种缺乏清洁与消毒的治疗方法造成很多患者感染各种医院坏疽与败血症而死。② 正是因为中医医生缺乏被欧洲医生所认可的外科治疗方法，从19世纪90年代开始便频繁发生殖民地医官要求将外科患者强制转移到国家医院或雅丽氏纪念医院进行手术治疗的事件，而这也不断引发政府医生与东华医院董事局之间的紧张关系。

1897年驻院西医的任命在一定程度上提供了在东华医院进行外科手术的可能性，因为钟敬虞医生本来就是雅丽氏纪念医院的外科医生，在该院前院长汤姆森医生（即东华医院第一任巡院医官）的指导下已经积累了相当丰富的外科手术经验。不过，在西医引入的第一年，东华医院并没有进行外科手术的记录。而在1897年的政府医务报告中，首席民事医官阿特金森医生仍然继续对东华医院的外科治疗进行抨击。③ 他说：

> 那些医生根本就不像我们那样需要培训，他们只不过是些庸医。他

---

① 根据笔者统计，在1915年之前，其中1905年、1906年和1907年的西医治疗比例都高于中医治疗比例，前者比例分别为50.5%、53.93%和51.08%。当然，需要指出的是，因为计算方法的差异，中西医治疗比例可能会有差异。上述中西医治疗比例来自各年《首席民事医官年度报告》和《医务署年度报告》。

② *Tung Wah Commission Report*, Hong Kong, 1896, Evidence, pp. 35, 37-39, 60-61.

③ 在1896年东华医院调查委员会举证时，阿特金森医生就曾尖锐抨击东华医院的外科实践。

们不用装作自己很懂外科知识，的确，在医院里也根本没有什么外科器材。对于他们来说，治疗所有外科伤症和疾病的万能药就是一些必不可少的石膏。他们从来不使用氯仿做麻醉之用。……同样地，他们觉得用麻醉药给患者恢复脱臼是很有趣的。①

阿特金森医生还援引英国医生约翰·威尔逊（John Wilson）先生对于中国人外科观念与实践的描述以强调引入西方外科手术的必要性与重要性。威尔逊医生曾指出：

在任何合适的字面意义上而言，在中国人当中根本就不存在外科一说。他们对于解剖学一无所知。他们能够像一位普通的兽医那样接驳和支撑手足的脱臼，他们也能够基本成功地处理一些简单的骨折，但是在需要任何有关结构（structure）和机械动力（mechanical power）的知识时，他们就无能为力了。……除了上述提到的接骨术和穿刺术（puncturing）之外，中国的外科术几乎就是艾（moxas，针灸用途）的运用，这种方法尽管我没有看过，不过据说这种方法的运用相当广泛。不过，从科学的原则来看，不用说是毫无根据的。②

针对中医外科治疗的无效（东华医院中医医生也承认他们缺乏外科知识）与暴行（在政府医生看来），钟敬虞医生便开始尝试为华人入院患者提供手术治疗，尽管华人病人的排斥与恐惧情绪仍然相当强烈。根据记录，1898 年东华医院首次进行西医外科手术，在雅丽氏纪念医院麻醉师的帮助下，当年钟医生负责的手术案例大约为 10 例左右，其中包括大腿截肢、膀胱结石切除、髋关节脱臼恢复和白内障等。显然，这对于东华医院西医的发展有着非常重要的意义，巡院医官汤姆森医生就曾表示："这是特别值得注意的，在氯仿麻醉（chloroform）的影响下，欧洲外科学开始引入东华医院。"③

不过，需要指出的是，因为医院缺乏完备的手术室、外科器材和护理人员，当时东华医院进行的手术都是一些小手术，而那些大手术都被转送到国

---

① *Annual Report of the Principal Civil Medical Officer for 1897*，Hong Kong.
② *Annual Report of the Principal Civil Medical Officer for 1897*，Hong Kong. 威尔逊医生的原话可以参阅 John Wilson，*Medical Notes on China*，London：J. Churchill，1846，pp. 245 - 246.
③ *Report of the Inspecting Medical Officer of the Tung Wa Hospital for 1898*，Hong Kong.

家医院进行。① 这种情况一直持续达十几年之久。不过，同西医引入之前不同，东华医院董事局已经不再干预外科患者转院治疗，而患者本人在西医的劝服下也比较乐意转到国家医院进行手术。巡院医官对此表现出乐观情绪，他在报告中直言："重大的外科手术都是病人被说服后转到国家医院进行的，现在说服他们比以前容易多了，几乎很少有病人被劝说而不同意转院的。"而更令巡院医官意想不到的是，原本对西医（尤其是外科手术）具有相当排斥情绪的中医医生也日益认识到转院的必要性，他们有时候甚至会主动加入劝说患者转院的行列。②

在最初的 10 多年间，尽管外科手术条件艰苦，不过历任驻院西医还是在条件允许的情况下，尽可能多地为患者提供手术治疗服务。限于报告统计的缺失，笔者未能准确提供这段时间内医院进行的手术数量，不过从总体上来说，基本上呈现逐渐增加的趋势。

1911 年对于东华医院外科服务来说是关键的一年，由于董事局的同情与慷慨支持，医院手术室得到很大改善。为改善手术室的卫生情况，原有的瓷砖地板被木制地板所代替；而从英国进口的无菌手术台（aseptic operating table）、手术器具柜和手术器具也大大改进了医院的外科手术设施。正是因为这些改善，巡院医官认为东华医院的手术室可以与香港的其他任何医院相媲美。③ 此后，东华医院与其后相继成立的广华医院和东华东院在手术室设备、外科医生人手和护理条件等各个方面继续加以不断改善，三院的外科手术工作已经超越最初的只能进行小型手术的局限，大量高难度的手术也可以由三院驻院西医独立完成。表 3-3 展示了 1911~1938 年东华三院外科手术数量的变化情况，从总体上看，三院外科手术数量基本呈现逐步增加的趋势，尽管在个别年份有些许波动。不断增加的外科手术数量对于一个以中医治疗为主的医疗机构来说具有十分重要的意义，它意味着西方医学在一个中医医疗空间中不断赢得信任与认可。在 1912 年的报告中，巡院医官就相当乐观地表示："手术室的价值已经毫无疑问地被证明

---

① 在 1899 年奠基的东华医院新院中就设有手术室（operating theater），这是东华医院第一间手术室，于 1903 年新院开幕时正式投入使用。从这里也可以看出，在西医引入的最初几年，东华医院的外科手术条件是相当有限的。详细内容请参阅 *Annual Report of the Principal Civil Medical Officer for 1899*，Hong Kong；*Hong Kong Telegraph*，25 November 1899.

② *Report of the Inspecting Medical Officer of the Tung Wa Hospital for 1908 and 1909*，Hong Kong.

③ *Report of the Inspecting Medical Officer of the Tung Wa Hospital for 1911*，Hong Kong.

了。……医院今年进行的主要手术案例从 1911 年的 23 例增加到 86 例。仅仅通过这些数字就可以相当公正地指出那些不喜欢西方外科程序的华人正在大量地减少。"① 而在随后的历年报告中，面对日益增加的手术数量，巡院医官与政府医务总监的评价基本类似于上述评价。简言之，在他们看来，外科手术的成功与逐渐流行已经大大扫除了公众对于欧洲治疗方法的疑虑与恐惧情绪。②

表 3-3　东华三院手术数量（1911～1938 年）

单位：例

年份	东华医院	广华医院	东华东院	年份	东华医院	广华医院	东华东院
1911	23			1925	378		
1912	86			1926	266		
1913	143			1927			
1914	186			1928	338	94	
1915	208			1929	586	87	
1916	244			1930	561	179	103
1917	238			1931	900	157	116
1918	207			1932	701	255	159
1919	226	54		1933	890	261	151
1920	311	67		1934	1443	309	186
1921	292	176		1935	776	408	127
1922	268	166		1936	1586	316	204
1923	357	192		1937	1088	602	147
1924	366	240		1938	1223	236	699

说明：（a）在东华医院中，1898～1910 年没有明确统计数量，因此未能罗列在内，而 1927 年则没有统计资料。在广华医院中，1911～1918 年和 1925～1927 年没有统计资料。（b）东华医院手术数量仅表示普通手术（general operations）个案，并不包括眼科手术数量。因为，东华医院眼科手术缺乏系统记录，因此未能将其包括在内。而广华医院和东华东院手术数量则包括眼科手术个案。

资料来源：历年《首席民事医官年度报告》（*Annual Report of the Principal Civil Medical Officer*）、《医务署年度报告》（*Annual Report of the Medical Department*）和《东华三院院务报告书》。

---

① *Report of the Inspecting Medical Officer of the Tung Wa Hospital for 1912*，Hong Kong.
② *Report of the Inspecting Medical Officer of the Tung Wa Hospital for 1913*，Hong Kong；*Annual Report of the Medical Department for 1929 and 1930*，Hong Kong.

第二章曾经谈到在 1894 年鼠疫危机时期，在香港和广州的中国人当中有针对政府西医的鼠疫治疗引发了诸多有关外国医生剖心和挖眼的谣言，而这些有关西医治疗的谣言从根本上反映了当时中国人对于西方外科手术与解剖学的恐惧与担忧。而在当时中国人看来，西医治疗方法在某种程度上就等同于手术刀的切割，因此，这很容易让中国人将外国医生的治疗行为与残害中国人身体的想象联系起来。其实，在很长一段时期内，大部分中国人对于西方医学的认识或理解仍然主要是从外科手术的角度来考虑的，这一点政府医务总监（Director of Medical Services）司徒永觉（P. S. Selwyn–Clarke）医生在 1937 年的医务署报告中就非常明确地予以指出。①

显然，从这个层面而言，克服中国人对于手术刀的疑虑与恐惧情绪（或者说建立华人患者对于手术刀的熟悉感）是推动西方医学在中国传播与流行的关键步骤。钟敬虞医生在 1895 年（当时为雅丽氏纪念医院驻院外科医生）接受一个有关殖民地医务署和其他相关事务调查委员会举证时，就曾表示华人之所以愿意在雅丽氏纪念医院接受外科手术的一个重要原因就是在进行手术时，华人西医一般都会向患者详细解释各种手术器具，以消除他们对于手术刀的恐惧心理。② 从这里也可以看出，和谐的医患关系是促进患者接受和认可一种陌生治疗方法和医疗体系的重要前提。而这也解释了为什么同样是西医医院，当时大部分华人患者宁愿选择由华人西医主诊的教会医院，而不愿向由外国医生负责的国家医院求诊。同时，这也说明了在任命东华医院驻院西医时，为什么东华医院董事局一再坚持必须由华人西医出任。因此，西方医学在非西方世界的渗透与传播，即使能够借助殖民力量加以强制推行，也必须考虑当地人的包括医疗观念与行为在内的文化传统与社会心理。

其实，综观西方医学在近代中国的引入与移植（主要通过医疗传教士）过程，可以看到包括手术在内的外科治疗方法总是成为推动西医流行与普及的首选"武器"。因为外科手术在摘除肿瘤和膀胱结石，以及治疗眼科疾病（这些疾病在当时中国人当中极为盛行）方面的戏剧性效果，许多来华传教士医生为赢得中国人对于西方医学的信任，便将治疗活动主要集中于进行外科手术，为了增加手术的展示性与扩大在中国人当中的影响力，有些传教士医

---

① *Annual Report of the Medical Department for 1937*, Hong Kong.

② *Report of a Committee of Inquiry into the Medical Department of the Colony and other Relative Matters*, Hong Kong, 1895.

生甚至公开进行手术过程，① 以消除在反教排洋活动中经常发生的有关传教士剖心和挖眼的谣言。显然，包括手术在内的外科治疗方法，成为医疗传教士证明他们的技术具有优越性的很好例证。正如一位传教士医生所言："对于中国人来说，科学外科学（scientific surgery）的优越性比科学内科学（scientific medicine）更容易证明和展示。"②

正是外科手术的戏剧性效果，在中国人的眼中，外科手术更是被视为神迹，而那些外科医生也被认为具有超自然的力量。美国医疗传教士罗伯特·科特曼（Robert Coltman）曾经指出："西方医学，特别是外科学正在天朝上国赢得绝好的声誉。……一个辉煌的外科手术被中国人视为神奇的，消息会不断传播到几英里之远，而消息传得越远，那么其中的神奇性也会日益加强。"③ 其实，中国人对于外科手术的神奇性，即使在 20 世纪的香港也仍然有相当深刻地反映。1905 年 11 月 14 日《华字日报》在介绍两则手术麻醉方法时便以"奇法"二字加以形容。④ 而同一份报纸，在 1927 年 8 月 26 日刊登的一则感谢巴士度医生的赞词更是反映了患者对于手术技艺的惊叹之情：

> 启者，弟今年春间，偶沾风寒，……经请中西医医生调治均无见效，由是此病缠绵，迨至去月，因阅读报纸得悉，巴士度大医生能用手术疗治百病，……余踵门求医，确然医仅旬日，奏效大半，再用手术数日，其病霍然，医生之技可谓神乎极矣，谨志数言聊表谢忱，更使患病者知有神医在焉。⑤

---

① 李尚仁：《治疗身体，拯救灵魂：十九世纪西方传教医学在中国》，发表于"宗教与医疗学术研讨会"（中研院历史语言研究所，2004 年 11 月 16～19 日），第 6～11 页；Michael C. Lazich, "Seeking Souls through the Eyes of the Blind: The Birth of the Medical Missionary Society in Nineteenth – Century China," in David Hardiman（ed.）, *Healing Bodies，Saving Souls：Medical Missions in Asia and Africa*, New York：Rodopi, 2006, pp. 59 – 86；何兰萍、胡晓燕：《早期中国教会医院的病患选择与风险规避》，《南京中医药大学学报》（社会科学版）2015 年第 4 期，第 228 – 231 页。

② Omar I. Kilborn, *Heal the Sick：An Appeal for Medical Missions in China*, Toronto：The Missionary Society of the Methodist Church, 1910, p. 197.

③ Robert Coltman, *The Chinese，Their Present and Future：Medical，Political，and Social*, Philadelphia：Davis, 1891, p. 174.

④ 《华字日报》1905 年 11 月 14 日。

⑤ 《华字日报》1927 年 8 月 26 日。巴士度（R. A. de Castro Basto）医生曾于 20 世纪 30 年代上半期出任广华医院义务眼科医生，负责该院眼科部（Eye Department）的门诊治疗与眼科手术。详细内容请参阅《东华医院广华医院东华东院三院统一院务报告书》（1933 年、1934 年和 1935 年）。至于具体聘任和离任时间，因资料不足而未能确定。

　　当然，政府医官与东华三院驻院西医是否如医疗传教士那样，有意识地通过推动手术外科服务以促进西方医学在三院的发展，这一点无从查证。不过，毫无疑问，东华三院在普通科手术和眼科手术方面的长足发展的确有助于克服华人患者对于西方医学的偏见情绪。[①] 在某种程度上，这与东华医院的创院宗旨有相互矛盾之处，因为东华医院创建之初本身就是为了迎合华人对于西方医学的偏见（当时很多华人患者极不愿意向国家医院求诊），[②] 从而建立一个完全不同于以西方医学为治疗方法的政府医院或教会医院的另类医疗空间。而在这个本来容忍偏见的医疗空间中，其偏见情绪也逐渐得到克服，这足以说明西方医学已经深刻影响到这一医疗空间的主流性质，即以中医中药为主要治疗方法的中医医院。

　　如果说外科手术服务在一定程度上克服了华人对于西方医学的恐惧与疑虑情绪，那么妇婴卫生服务则在某种程度上确立了西方医学在华人医疗空间中的专治权。在东华三院中涉及产科、儿科与妇科治疗的患者都必须由西医治疗，这一强制规定不仅有助于扩展西医在东华三院中的治疗权，而更为重要的是它使妇女获得医疗服务的机会和资源大大增加，正是在妇女享受医院服务不断增加的情况下，西方医学也逐步进入那些对现代医学更具排斥性的女性"闺房"。[③]

　　总体而言，在19世纪末之前女性获得的医疗资源是相当有限的。根据统计，1889年国家医院的女性入院人数只占到总入院人数的4.75%，尽管1896年这个数字上升到15.5%，但是国家医院向女性开放的资源相当有限。到1896年只有一间可容纳14位病人的普通病房供女性病人使用，在紧急情况

---

① *Annual Report of the Medical Department for 1929 and 1930*, Hong Kong.

② *Annual Report of the Medical Department for 1928 - 1938*, Hong Kong.

③ 相关研究参阅 David J. Kang, "Women's Healing Spaces: A Case Study of the Female Patients and their Foreign Doctor in the Canton Hospital, 1835 - 55," *Journal of Comparative Asian Development*, Vol. 11, No. 1, 2012, pp. 3 - 34. 另外，从19世纪80年代开始，在印度曾经出现"闺房传教团"（zenana missions），为在家中的印度妇女提供医疗服务，进而开始打破印度殖民医学长久以来的严重男性偏见。详细内容参阅大卫·阿诺:《医学与殖民主义》,《当代》, 第170期, 2001年10月, 第53页。另外，印度殖民政府也通过各种各样的女性医疗服务计划扩展西医（尤其是西式产科学）在印度妇女中的影响。详细内容参阅 Rosemary Fitzgerald, "A 'Peculiar and Exceptional Measure': The Call for Women Medical Missionaries for India in the Later Nineteenth Century," in Robert A. Bickers and Rosemary Seton (eds.), *Missionary Encounters: Sources and Issues*, Richmond: Curzon Press, 1996, pp. 174 - 196; Cecilia Van Hollen, *Birth on the Threshold: Childbirth and Modernity in South India*, Berkeley: University of California Press, 2003, pp. 36 - 56.

下，医院的两间私家病房之一会偶尔供女性病人临时使用。① 同国家医院一样，女性在东华医院获得医院医疗服务的机会也是远远低于男性的，即使考虑到当时香港人口性别比例的差异。表 3－4 展示了东华医院西医引入之前留医与门诊服务的男女患者百分比。

表 3－4　东华医院留医与门诊服务中男女患者百分比（1876～1896 年）

单位：%

年份	留医		门诊		年份	留医		门诊	
	男性	女性	男性	女性		男性	女性	男性	女性
1876	75.83	24.17			1887	82.34	17.66	76.17	23.83
1877	80.20	19.80	85.80	14.20	1888	78.50	21.50	75.81	24.19
1878	87.46	12.54	85.51	14.49	1889	85.27	14.73	71.72	28.28
1879	78.80	21.20	82.34	17.66	1890	86.37	13.63	67.36	32.67
1880	80.36	19.64	81.52	18.48	1891	85.56	14.44	64.33	35.67
1881	81.10	18.90	79.46	20.54	1892	84.03	15.97	65.87	34.13
1882	82.49	17.51	80.32	19.68	1893	86.35	13.65	69.70	30.30
1883	85.33	14.67	77.44	22.56	1894	79.52	20.48	61.91	38.09
1884	83.85	16.15	76.95	23.05	1895	86.38	13.62	66.65	33.35
1885	85.24	14.76	80.41	19.59	1896	88.49	11.51	64.93	35.07
1886	84.57	15.43	76.84	23.16					

说明：（a）百分比四舍五入，保留两位小数点。（b）在 1872～1875 年东华医院留医与门诊患者统计表格中，没有按照性别分别罗列各自数量，因此未能做出比较。另外，在 1876 年的门诊数量中，也没有分别罗列男女患者数量。

资料来源：由历年《总登记官年度报告》（*Annual Report of the Registrar General*）编纂和计算所得。

由表 3－4 所示，在这段时期内，在东华医院留医服务中，男性留医患者人数是女性患者的 3～8 倍；而在门诊服务中，前者则是后者的 1.5～6 倍。因此，比较当时人口的性别比例（这段时期男性大概是女性的 2～3 倍），可以发现东华医院为女性患者提供的医疗服务是相当有限的，这也反映了当时女性病人因性别和传统习俗原因而不愿去由男性医生主诊的医院求诊的现实。

---

① *Annual Report of the Colonial Surgeon for 1889 and 1896*，Hong Kong. 当然，国家医院男女入院比率之所以相差这么大，需要考虑到当时总体人口中男女比例的差异。笔者根据历年人口普查资料计算所得，1851 年、1861 年、1871 年、1881 年、1891 年、1901 年、1911 年、1921 年和 1931 年中每 100 名女性相对应的男性人数是 305.4、280.3、267.9、256.2、246.8、265.2、184.4、158.0 和 134.8。

女性患者不愿向医院寻求医疗服务的情况也可以反映在东华医院中男性与女性患者死亡率的明显差异，根据当时殖民地医官的报告，东华医院死亡率偏高的主要原因在于华人不愿意主动去医院求诊，除非在病入膏肓时才不得已被家人送院治疗。如果这个解释能够成立的话，那么在上述这段时期中，女性患者死亡率大概高于男性患者死亡率10%～25%的明显差异更能反映女性患者对于入院治疗的抵制与厌恶情绪。[1]

在进一步考察东华三院妇婴卫生服务之前，有必要首先简单回顾港英政府的女性医疗服务政策，因为在某种程度上东华三院的妇婴卫生服务是在政府医官的主导下逐渐推行和不断扩展的。港英政府对于女性医疗服务的关注最早可以追溯到1857年《传染病条例》（Contagious Diseases Ordinance）的颁布和1858年性病医院（Lock Hospital）的创办。性病医院提供的医学检查和隔离的确为许多妓女提供了基本的医疗服务，对于性病预防与治疗是有积极意义的。不过，这种医疗服务是基于欧洲人（尤其是军队）的健康考虑而展开的，具有明显的种族主义和性别歧视特征。[2] 到了19世纪80年代，因为国

---

[1] 根据历年《总登记官年度报告》计算所得。根据笔者统计，1876年、1881年、1886年、1891年和1896年男性与女性患者死亡率分别大约为41%和66%、45%和55%、52%和68%、44%和60%、37%和51%。

[2] 有关香港性病与防治政策的研究可参阅 Henry J. Lethbridge, "Prostitution in Hong Kong: A Legal and Moral Dilemma," *Hong Kong Law Journal*, Vol. 8, No. 2, 1978, pp. 149 – 173; Norman John Miners, "State Regulation of Prostitution in Hong Kong, 1857 – 1941," *Journal of the Hong Kong Branch of the Royal Asiatic Society*, Vol. 24, 1984, pp. 143 – 161; Norman John Miners, *Hong Kong under Imperial Rule, 1912 – 1941*, Hong Kong: Oxford University Press, 1987, pp. 191 – 206; Kerrie L. Mac Pherson, "Caveat Emptor! Attempts to Control the Venereals in Nineteenth Century Hong Kong," in Linda Bryder and Derek A. Dow (eds.), *New Countries and Old Medicine: Proceedings of an International Conference on the History of Medicine and Health*, Auckland: Pyramid Press, 1995, pp. 72 – 78; Kerrie L. MacPherson, "Conspiracy of Silence: A History of Sexuality Transmitted Diseases and HIV/AIDS in Hong Kong," in Milton Lewis, Scott Bamber, and Michael Waugh (eds.), *Sex, Disease and Society: A Comparative History of Sexuality Transmitted Diseases and HIV/AIDS in Asia and the Pacific*, Westport: Greenwood Press, 1997, pp. 85 – 112; Philippa Levine, "Modernity, Medicine and Colonialism: The Contagious Diseases Ordinances in Hong Kong and the Straits Settlements," *Positions*, Vol. 6, No. 3, 1998, pp. 675 – 705; Philip Howell, "Prostitution and Racialised Sexuality: The Regulation of Prostitution in Britain and the British Empire before the Contagious Diseases Acts," *Environment and Planning D: Society and Space*, Vol. 18, No. 3, 2000, pp. 321 – 339; Kerrie L. Mac Pherson, "Health and Empire: Britain's National Campaign to Combat Venereal Diseases in Shanghai, Hong Kong and Singapore," in Roger Davidson and Lesley A. Hall (eds.), *Sex, Sin and Suffering: Venereal Disease and European Society Since 1870*, London and New York: Routledge, 2001, pp. 173 – 190; Angelina Chin, "The Management of Women Bodies: Regulating Mui Tsai and Prostitutes in Hong Kong under Colonial （转下页注）

家医院没有专门的产科病房，可是政府医官发现在普通病房分娩感染的可能性很高，不管对于产妇还是其他病人来说都是不安全的。[①] 于是，1881 年医务署建议政府设立一个小型产科医院（Lying – in Hospital），可是这个计划因为当时国家医院正在进行扩建而被搁置，所以当时医务署建议东华医院筹建一个产科病房以满足贫穷华人的需求，必要的时候可以获得政府西医的帮助。[②]

1897 年政府在旧的临时天花医院的旧址上，建立了一个附属于国家医院的产科部（Maternity Block），共有病床 12 张，当年共有 20 例分娩，其中 3 位产妇死亡。[③] 这个产科部可以说是香港第一个专门供产妇分娩的医疗空间，它的建立具有非常重要的意义，表明分娩日益具有医疗性。不过，因为病床空间所限，显然仅仅依靠国家医院已经无法满足日益增长的分娩空间的医疗化需求。其实，卫生医官在多次报告中已经强调需要通过与东华医院的合作为华人产妇提供更多的产科病房，[④] 同时建议雇用香港西医书院的毕业生，将他们派驻在各区医局以满足不断增加的需求。不过这些计划都被搁置，具体的原因不是很清楚，不过政府的财政紧张可能是重要原因。

港英政府真正开始关注香港的妇婴医疗卫生需求是在 19 世纪末期，当时越来越多的政府医务与卫生官员开始注意到香港的高婴儿死亡率问题。1895 年卫生医官在年度报告中首次将婴儿死亡率作为其中一个部分单独提出来。根据该报告估计，1895 年华人 0～1 岁婴儿年死亡率大概是 680/1000（68%），这个数字在 1896 年的报告中被修改为 759/1000（75.9%）；而在港欧洲人的婴儿死亡率则大概是 116/1000（11.6%），这个数字被认为与当时英国本土的数字差不多。同时，报告指出，一岁以下婴儿的死亡

（接上页注②）Rule, 1841 – 1935," *E – Journal on Hong Kong Cultural and Social Studies*, Vol. 1, 2002；Philippa Levine, *Prostitution, Race, and Politics*：*Policing Venereal Disease in the British Empire*, London and New York：Routledge, 2003；Philip Howell, " Race, Space and the Regulation of Prostitution in Colonial Hong Kong," *Urban History*, Vol. 31, No. 2, 2004, pp. 229 – 248；Susanna Hoe, " It Made Their Blood Boil：The British Feminist Campaign against Licensed Prostitution in Hong Kong," in Anita Kit – Wa Chan and Wong Wai – ling（eds. ）, *Gendering Hong Kong*, Hong Kong：Oxford University Press, 2004, pp. 119 – 150；Jane Berney, " One Woman's Campaign：Stella Benson and the Regulation of Prostitution in 1930s Colonial Hong Kong," *Women's History Review*, 2017, pp. 1 – 17.

① *Annual Report of the Colonial Surgeon for 1880*, Hong Kong.
② *Annual Report of the Colonial Surgeon for 1881*, Hong Kong.
③ *Annual Report of the Principal Civil Medical Officer for 1897*, Hong Kong.
④ *Annual Report of the Medical Officer of Health for 1895 – 1900*, Hong Kong.

人数占整体死亡人数的 28% 左右，这个数字足以看出当时香港婴儿死亡率之高。① 之后的年度报告都对婴儿死亡率的情况做了统计和分析，不过婴儿死亡率仍然没有太大改善，1895～1902 年一直维持在 600/1000—900/1000（60%～90%），而且在 1901 年一岁以下婴儿死亡人数更是超过出生人数。当然造成这种反常的原因有很多，除了出生登记不严格之外，还存在大量不在香港出生而在香港死亡的婴儿。②

持续偏高的婴儿死亡率让港英政府注意到这个问题的严重性，1903 年由总督任命成立华人婴儿死亡率调查委员会。该委员会主要以在港法国和意大利修道院的婴儿死亡情况为基础，并结合历年卫生医官年度报告就婴儿死亡率的现状、持续偏高原因和改善措施提出了一系列建议。该报告以这两个机构的婴儿死亡原因为主要分析依据，并指出造成这些死因的人为与社会经济因素。报告认为造成高婴儿死亡率的主要原因有：华人产婆（在香港称为稳婆）和华人医生（主要指中医）的无知和不当操作；分娩空间和家庭卫生条件恶劣，以及母亲缺乏正确的育儿知识。基于上述原因，委员会主要提出以下几条建议：①通过提高华人（尤其是下层民众）的教育水平，让他们意识到维持个人和家庭卫生的重要性。同时，让他们掌握儿童抚养方法的基本原则。②鼓励华人妇女在医院分娩。不过委员会认为大部分华人妇女不愿意去医院，宁愿在家由未经过培训的华人产婆接生。③建立一个免费妇女慈善团体（maternity charity），这样穷人可以在家接受帮助。④鼓励对未满月婴儿进行出生登记，同时建议拿出 2 元钱作为报酬奖赏那些前来登记未满月婴儿的人，包括母亲、产婆和其他人。为了实现这些目标，需要对修改 1896 年生死登记条例的部分条款。同时，为了确保产婆登记的准确性，建议雇用一位女性访者（葡萄牙人或华人）来监督产婆。直到确认登记准确之后，才能支付 2 元报酬费。⑤修道院需要向总登记官办公室登记每位入院儿童的情况。同时，当儿童死亡后，需要连同死亡证明向总登记官办公室登记。⑥修道院雇用的奶妈需要在修道院或总登记官办公室登记，同时她们需要接受身体检查。⑦每个警局需要准备一份出生和死亡登记册，这样产婆就可以不用走很远去登记出生情况。

---

① *Annual Report of the Medical Officer of Health for 1895* ，Hong Kong.
② *Annual Report of the Medical Officer of Health for 1896－1902* ，Hong Kong.

而 2 元报酬费亦可以由警察局警官负责，待登记确认后，可以由警官发放。①

正是对于高婴儿死亡率的焦虑，一系列涉及婴儿健康有关的妇婴卫生服务被提到议事日程，其核心措施则包括助产士培训、产科医院（病房）和留产院的建立以及产前检查诊所和婴儿福利中心的创办；而这三个方面正好涵盖了保持婴儿健康的产前、产中和产后健康服务的整个过程。② 从这里也可以看出，香港妇婴卫生服务的开展在某种程度上是基于对婴儿健康的优先考虑，而女性（尤其是产妇）医疗服务资源和机会的增加则是婴儿健康服务的副产品。

综观东华三院妇婴卫生服务的发展历史，可以看出其发展方向也涵盖上述三个主要面向。如上所述，在西医引入之前，港英政府曾多次希望在东华医院设立产科病房，而且在必要的时候，政府西医可以提供尽可能的协助。不过，这些措施一直没有得到落实。另外，限于资料不足，我们甚至无法了解在西医引入之前，东华医院是否接收产妇入院，由中医医生负责接生。而根据医院记录，笔者也没有发现有关分娩或生产的记录。1897年西医引入之后，驻院西医的任命在某种程度上提供了为产妇提供接生或解决分娩过程中出现的紧急情况的可能。但是，在 1903 年之前，在医院统计表格中并没有出现分娩（parturition）或生产（childbirth）的记录，不过在 1899 年和 1900 年驻院西医曾经分别为 2 位和 3 位产妇提供难产手术服务。③ 而在随后的年份中，东华医院产妇分娩数量开始不断增加，如表 3 - 5 所示。

---

① *Report of the Committee Appointed by His Excellency the Governor to Inquire into the Causes of Chinese Infantile Mortality in the Colony*，Hong Kong，1904.

② 有关近代香港妇婴卫生服务的研究可参阅 Janet George，"Moving with Chinese Opinion：Hong Kong's Maternity Service，1881 - 1941"（Ph. D. dissertation，Sydney：University of Sydney，1992）；Ho Kai Ma，"Obstetrics and Gynaecology in Hong Kong，" *Hong Kong Journal of Gynaecology Obstetrics and Midwifery*（*HKJGOM*），Vol. 1，No. 1，2000，pp. 4 - 16；Anne Chow，"Metamorphosis of Hong Kong Midwifery，" *Hong Kong Journal of Gynaecology Obstetrics and Midwifery*（*HKJGOM*），Vol. 1，No. 2，2000，pp. 72 - 80；杨祥银：《婴儿死亡率与近代香港的婴儿健康服务（1903~1941 年）》，《中国社会历史评论》（第八卷），2007，第 88 ~ 113 页（该文还载李尚仁主编《帝国与现代医学》，联经出版事业股份有限公司，2008，第 147 ~ 188 页）。

③ *Report of the Inspecting Medical Officer of the Tung Wa Hospital for 1899 and 1900*，Hong Kong.

表 3 – 5　东华医院产科分娩数量（1903～1918 年）

单位：人

年　份	1903	1904	1905	1906	1907	1908	1909	1910	1911	1912	1913	1914	1915	1916	1917	1918
分娩数量	3	5	13	8	10	9	22	25	62	53	76	87	172	212	289	354
产妇死亡	0	0	2	2	1	0	2	1	1	0	1	3	3	0	1	1

资料来源：历年《东华医院巡院医官年度报告》（*Report of the Inspecting Medical Officer of the Tung Wa Hospital*）。

　　不过，东华医院在产科病房设置上的步伐是相当缓慢的，如上所述，在西医引入之前，东华医院曾经按照疾病类型将病房重新分配，不过这种分配并没有考虑到性别差异，也就是说在当时并没有独立划出女性病房或产科病房，这里也可以想象当时分娩过程可能是在男女共处的普通病房中进行的。

　　而东华医院产科病房的设置则要等到西医引入之后的 20 年之后，1919年在当年总理的捐资下将位于东华医院对面的东华新院（1899 年奠基，1903 年开幕）的普、济两病房（Po and Chai wards）改建为产科病房，而这一产科病房的设置也被视为东华医院增设产科的开始，尽管在之前的巡院医官报告中已经出现产科部（Obstetrical Department）的条目。[1] 同样，广华医院产科病房的设立也是相当迟缓的，直到创院 8 年之后的 1919 年才开始设置专门的产科病房。[2] 而在此之前，广华医院的产科分娩数量也是相当有限的，以 1914 年和 1915 年为例，分别只有 14 例和 39 例。[3] 只有成立于1929 年的东华东院，在开幕之初便拨出部分病房供留产之用。[4]

　　之所以说东华医院与广华医院在产科病房的设立方面是相当迟缓的，除了与其创院时间相比之外，更为重要的是在 1919 年之前已经有很多政府医院、教会医院和私人医院纷纷设立产科病房，比如国家医院、维多利亚

----

[1]　当年董事局为纪念该产科病房的开幕，特制镜屏予以纪念："岁己未忝董院事，捐资赠广普济两房为接生所，非干曰普济，亦聊竭棉力，以体天地好生之德云尔，留屏镜，爰以为纪念。"详细内容参阅 *Report of the Inspecting Medical Officer of the Tung Wa Hospital for 1919*，Hong Kong；东华三院庚子年董事局编纂《香港东华三院发展史：创院九十周年纪念》，东华三院，1960，第 7 页。

[2]　*Report of the Inspecting Medical Officer of the Kwong Wah Hospital for 1919*，Hong Kong；东华三院百年史略编纂委员会编《东华三院百年史略》，东华三院，1970，第 116～117 页。

[3]　*Report of the Inspecting Medical Officer of the Tung Wa Hospital for 1915*，Hong Kong.

[4]　*Annual Report of the Medical Department for 1929*，Hong Kong.

医院（Victoria Hospital）、山顶医院（Peak Hospital）、雅丽氏纪念产科医院
（Alice Memorial Maternity Hospital）、明德医院（Matilda Hospital）、圣弗朗西
斯医院（St. Francis Hospital）和圣保罗医院（St. Paul Hospital）等。显然，
对于东华医院来说，在创院 50 年之后才设立产科病房，这不能不说是一种
遗憾。

　　尽管东华三院在产科发展时间上相对迟缓，可是其发展速度还是相当
迅速的。以三院产科病床数目来说，从 1928 年的 47 张迅速增加到 1931
年的 101 张，而它在全港产科病房中的比例也分别从 22.93% 增加到
38.11%，而这个比例在 20 世纪 30 年代也一直维持在 25% ～ 40%，如表
3 - 6 所示，这足以显示东华三院在承担香港产科服务方面的责任也是相
当重大的。

表 3 - 6　东华三院与香港产科病床数目（1928～1938 年）

年　份	1928	1929	1930	1931	1932	1933	1934	1935	1936	1937	1938
东华（张）	47	91	95	101	101	101	101	97	97	97	97
全港（张）	205	260	255	265	277	274	389	337	337	358	378
比例（%）	22.93	35.00	37.25	38.11	36.46	36.86	25.96	28.78	28.78	27.09	25.66

　　说明：（a）比例为东华三院产科病床数目占全港产科病床总数的百分比。（b）百分比四舍五入，
保留两位小数点。
　　资料来源：历年《医务署年度报告》（*Annual Report of the Medical Department*）。

　　而三院分娩数量的稳步显著增加也能说明三院产科服务的迅速发展，从
纵向来看，自 1919 年东华医院和广华医院产科病房设立以来，产科分娩的数
量相对于之前来说有一个相当大幅度的增加，并在随后的大部分年份中保持
稳定增长的态势，除了个别年份有些许减少之外，如表 3 - 5 和表 3 - 7 所
示。[1]而同样如表 3 - 7 所示，东华东院于 1929 年开幕之后，其产科分娩数量
也在日益增加。对于不断增加的产科分娩数量，政府医官以"相当成功"加
以形容，并强调因为要求住院的患者过多，病房拥挤不堪。[2]

---

① 当然，有一点需要指出的是，在表 3 - 7 中东华三院分娩数量在 20 世纪 30 年代出现个别年份
　　有所减少的情况，可能跟香港其他医院相继开始或增加产科服务有关，这部分缓和了东华三
　　院产科服务的压力。
② *Annual Report of the Medical Department for 1923 and 1928*，Hong Kong.

表 3 - 7　东华三院产科分娩数量（1919～1938 年）

单位：例

年　份	东华医院	广华医院	东华东院	年　份	东华医院	广华医院	东华东院
1919	454（0）	100		1929	1992（5）	2865（4）	22
1920	789（0）	436		1930	1929（0）	3082（18）	472（7）
1921	805（4）	644		1931	1679（0）	3245（6）	667（5）
1922	1017（3）	717（3）		1932	1560	3327	588
1923	1091（7）	1076（0）		1933	1600	4006	767
1924	1071（2）	1160（0）		1934	1320	4406	954
1925	1122（6）	1265（2）		1935	1833	4439	1154
1926	1169（5）	1383（3）		1936	2034	4173	1210
1927	1526（5）	1834（1）		1937	2134	4003	884
1928	1896（14）	2589（2）		1938	1946	4102	792

说明：括号中数字代表产妇死亡数量。在广华医院中，1919 年之前没有系统的统计，因此未能列出。

资料来源：历年《东华医院巡院医官年度报告》（*Report of the Inspecting Medical Officer of the Tung Wa Hospital*）、《广华医院巡院医官年度报告》（*Report of the Inspecting Medical Officer of the Kwong Wah Hospital*）和《医务署年度报告》（*Annual Report of the Medical Department*）。

　　而从横向来看，如表 3 - 8 所示，从 20 世纪 20 年代开始，东华三院负责的分娩数量明显多于其他政府和私人医院。而根据仅有的几年统计资料，东华三院产科分娩数量占全港医院产科分娩数量的百分比在 1928～1931 年分别达到 54.88%、58.15%、61.84% 和 67.22%，这些比例足以证明三院产科服务对于推动香港分娩空间医疗化的重要意义。① 因为现有统计资料没有提供其他年度的全港医院分娩数量，所以无法做出系统的比较，不过可以确定的是，在整个 20 世纪 30 年代，上述比例应该能够维持在 50% 以上。

表 3 - 8　香港主要医院产科分娩数量比较（1900～1935 年）

单位：例

年　份	1900	1905	1910	1915	1920	1925	1930	1935
国家医院	54	67	107	196	503	582	760	951
东华三院		13	25	211	1225	2387	5483	7426

① 根据《医务署年度报告》（*Annual Report of the Medical Department*）（1928～1931 年）计算所得。

续表

年　份	1900	1905	1910	1915	1920	1925	1930	1935
赞育医院						608	1251	1412
维多利亚							69	55
九龙医院								539

说明：空白处表示没有统计资料或医院还没有开始产科服务。

资料来源：历年《首席民事医官年度报告》（*Annual Report of the Principal Civil Medical Officer*）、《东华医院巡院医官年度报告》（*Report of the Inspecting Medical Officer of the Tung Wa Hospital*）、《广华医院巡院医官年度报告》（*Report of the Inspecting Medical Officer of the Kwong Wah Hospital*）和《医务署年度报告》（*Annual Report of the Medical Department*）。

　　1903 年华人婴儿死亡率调查报告就曾强调，应该鼓励华人妇女到医院分娩，这样不仅能够减少因为家庭分娩环境不卫生而造成婴儿和产妇死亡，同时在医院分娩也能够确保生产过程的相对安全性。政府医官也在报告中指出，随着助产学和产科学技术的发展，分娩中出现的产妇死亡和婴儿死亡的比例都普遍降低。由表 3 - 7 可知，东华三院的产妇死亡率相对来说是比较低的，在 20 世纪 20 年代（1922～1930 年），其比例一直维持在 0.09%～0.36%，而且这个比例也绝对不高于同时期其他政府和私人医院。[①]

　　除了产科病房设置之外，随着政府助产士改革与培训措施的推进，东华三院也通过聘任与培训新式助产士以改善三院的妇婴卫生服务。如上所述，1903 年华人婴儿死亡率调查报告认为传统华人产婆的无知和缺乏基本的卫生与医学知识是造成婴儿死亡率偏高的主要原因。甚至，当时一些在港的欧洲医生就认为在分娩过程中有传统产婆的存在，就一定会导致产妇或婴儿死亡。1885 年殖民地医官报告就曾指出："七位华人产妇被送入医院，她们都已经生产了好几天，不过仍然不能成功分娩，因而需要手术帮忙。其中三位死亡，她们送来的时候已经基本无救，因为耽误了太长时间。……然而，她们唯一的选择就是留在家里由她们的聪明妇人（wise women，指传统产婆）处理，而这对她们和她们的婴儿来说就意味着死亡。"[②]

　　显然，这种评价是相当极端的，毕竟当时华人社会的接生工作主要是由

---

①　由东华医院和广华医院数据计算所得。相关数据来自各年《东华医院巡院医官年度报告》（*Report of the Inspecting Medical Officer of the Tung Wa Hospital*）、《广华医院巡院医官年度报告》（*Report of the Inspecting Medical Officer of the Kwong Wah Hospital*）和《医务署年度报告》（*Annual Report of the Medical Department*）。

②　*Annual Report of the Colonial Surgeon for 1885*，Hong Kong.

这些传统产婆来完成的。不过，这样的评论仍然充斥在政府报告当中。除了西医对于传统产婆（其实还包括华人中医）的偏见之外，主要是因为从 19 世纪 70 年代以来国家医院每年都有几位难产产妇被紧急送进医院接受治疗，但多数都以产妇死亡悲剧收场。这个问题日益引起政府的重视，1895 年卫生医官报告中就指出，为避免这些不当行为继续存在，政府需要通过立法对所有的华人产婆和华人中医进行登记。① 不过这个提议并没有获得通过，是因为当时立法局中华人议员反对，他们认为针对这些传统产婆进行立法是不合适的和不成熟的，而政府应该建立一个当地的助产士培训学校。②

因此，政府对于传统产婆的登记工作暂时没有继续推动，转而培训华人年青妇女成为新式助产士。1902 年国家医院开始了一个培训华人妇女成为新式助产士的计划，当年有 2 位妇女接受培训。③ 1905 年政府正式启动一个计划，就是通过这些新式助产士向那些在家分娩的贫穷产妇提供服务，当年有 2 位助产士加入这个计划。④ 而到 1908 年，政府总共雇有 8 位助产士向贫穷产妇提供接生服务。⑤

1910 年《助产士条例》（*Midwives Ordinance*，*No. 22 of 1910*）的颁布标志着香港助产士的正规化工作进入了一个新的阶段。条例规定："如果自己的名字不在助产士名册上，任何人不得为了盈利目的从事助产业务，也不能将自己描述成一个有资格执行助产工作的人。"⑥ 这一条例的主要目的是通过建立助产士管理局（Midwives Board），实施助产士培训、认证、登记和管理等工作，对那些违反条例的助产士实施惩罚。⑦ 助产士管理局不仅制定了相关的

---

① *Annual Report of the Medical Officer of Health for 1895*，Hong Kong.

② Janet George，"Moving with Chinese Opinion：Hong Kong's Maternity Service，1881 – 1941"（Ph. D. dissertation，Sydney：University of Sydney，1992），p. 83.

③ *Annual Report of the Medical Officer of Health for 1902*，Hong Kong.

④ *Annual Report of the Medical Officer of Health for 1902*，Hong Kong. 需要指出的是 1904 年雅丽氏纪念产科医院助产士培训学校成立之后，国家医院的助产士培训工作就转移到该院进行，由爱丽丝·西比（Alice Sibree）医生负责。详细内容请参阅 Anne Chow，"Metamorphosis of Hong Kong Midwifery," *Hong Kong Journal of Gynaecology Obstetrics and Midwifery*（*HKJGOM*），Vo. 1，No. 2，2000，pp. 72 – 80；Janet George，"The Lady Doctor's Warm Welcome：Dr. Alice Sibree and the Early Years of HK's Maternity Service，1903 – 1909," *Journal of the Hong Kong Branch of the Royal Society of Hong Kong*，Vol. 33，1993，pp. 81 – 109.

⑤ Anne Chow，"Metamorphosis of Hong Kong Midwifery," *Hong Kong Journal of Gynaecology Obstetrics and Midwifery*（*HKJGOM*），Vo. 1，No. 2，2000，pp. 72 – 80.

⑥ *Annual Report of the Medical Department for 1928*，Hong Kong.

⑦ *Hong Kong Government Gazette*，September 2，1910，pp. 395 – 397.

课程进行培训工作，也要求助产士在完成规定的课程并通过考核后才能获得资格，同时也会登记在政府助产士名录中。政府之所以对助产士的规管如此严格，是因为助产士对于产妇和婴儿的生命安全和健康负有重要的责任。

在条例颁布之后，政府随后根据条例制定了具体细则，对助产士培训对象的条件（年龄和个人卫生习惯等）、助产士专业操守（接生过程）、助产士对产妇的职责以及助产士对婴儿的职责都做了严格规定。[①]

条例同时规定，任何人要成为注册助产士，必须接受正规的训练。在1931 年之前助产士培训主要有两种课程：一般培训需要两年；对于那些已获普通护理训练的人只需六个月的训练。[②] 1931 年之后有了更为严格的区分：对于那些已获不足两年护理训练的人，需要两年的助产学训练；对于那些已获两年普通护理（general nursing）训练的人，则需要一年的助产学训练；对于那些已获四年普通护理训练的人，则需要接受为期六个月的助产学训练。[③]在完成规定课程要求之后，候选人还要通过助产士管理局举办的考试才能成为注册助产士。[④] 而那些已经获得英国中央助产士管理局（Central Midwives Board）资格的人则无须参加考试就可以登记注册。[⑤]

上述港英政府的助产士改革是东华三院助产士发展的背景，在某种意义上，正是政府助产士的培训计划为东华三院助产士的聘请提供了可能，同时在三院展开助产士培训计划之后，其培训课程和资格认证制度也迅速纳入政府监督和管理框架。鉴于三院在承担华人产妇分娩工作上的重要作用，政府医官从 20 世纪 10 年代初开始就曾多次建议东华医院当局应该聘任合资格的助产士负责医院的留产工作。于是，1915 年医院董事局接受政府医官的建议同意在广华医院聘任一名注册助产士（registered midwife），这也是东华三院的第一位具有执业资格的助产士。[⑥]

而在此之前，不管是东华医院还是广华医院聘请的助产士都是没有经过

---

① *Hong Kong Government Gazette*, September 2, 1910, pp. 400 – 403.

② *Annual Report of the Medical Department for 1930*, Hong Kong.

③ *Annual Report of the Medical Department for 1931*, Hong Kong.

④ 从 1928～1939 年，每年通过考试的人数分别为：15、25、23、48、36、33、53、34、74、37、54 和 53。

⑤ *Annual Report of the Medical Department for 1934*, Hong Kong.

⑥ 该助产士薪水由政府支付，从这里也可以看出港英政府试图改革东华三院产科服务的决心。详细内容参阅东华三院百年史略编纂委员会编《东华三院百年史略》，东华三院，1970，第116 页。

政府资格认定的。需要指出的是，东华三院在聘任合格助产士上的力度是相当不够的，显然跟三院不断增加的分娩压力形成了强烈反差。在 1915 年广华医院聘请第一位助产士之后，直到 1920 年东华医院才聘任第一位合格助产士。① 而在整个 20 世纪 20 年代，东华医院和广华医院的合格助产士数量也只有两位。进入 20 世纪 30 年代，三院助产士数量有所增加，但是，东华、广华和东院的助产士数量也只是基本维持三名、两名和两名的规模。② 这显然无法满足三院日益增加的留产需求，不过三院之所以在 20 世纪 30 年代还能够承担如此多的分娩数量，可能是三院不断增加的西医，部分缓和了助产士的接生压力。

除了聘任注册助产士之外，从 20 世纪 20 年代末开始东华三院也开始开办助产士培训学校（Training School for Midwives）自行培训助产士。③ 根据政府医务署报告，东华医院和广华医院从 1928 年开始设立助产士培训学校，而东院也于 1929 年开幕后同时设立助产士培训学校。④ 医院一般通过通告的形式向社会公开招募学生，而且就候选人的年龄、婚姻状况、身体健康和教育水平做出一些规定。在经过初步推荐和面试之后，所有候选人参加医院方面举行的入学考试。入学考试合格者将根据医院规定的课程要求进行为期两年到三年的助产学培训和实习计划。课程主要涉及基本护理、生理解剖、卫生学、营养学、产科学、内科学、外科学和妇科学等，而授课教师也基本由三院西医医生和护士长担任。⑤ 不过，在 1938 年医务委员会成立之后，政府医官基本接管了东华三院的助产士培训事务，部分教师也由政府专门委派。⑥

---

① *Report of the Inspecting Medical Officer of the Tung Wa Hospital for 1920*，Hong Kong. 需要指出的是，根据《东华医院征信录》，笔者发现直到 1920 年才出现医院员工有接生妇（即助产士）这一职位，可是笔者在政府公布的 1913 年《注册助产士名录》（*Roll of Midwives*）中发现一位助产士（张贞道）的地址就是东华医院，不过笔者无法确定这位助产士是否就是东华三院聘任的第一位合格助产士，特此说明。从 1915 年开始，《注册助产士名录》公布的助产士名单就不再列明地址，因此无法跟踪三院助产士的具体数量，只能根据医院征信录和相关报告获得相应资料。详细内容请参阅 *Hong Kong Government Gazette*，January 3，1913，p. 4.

② 参考历年《东华医院征信录》《广华医院征信录》和《东华医院广华医院东华东院三院统一院务报告书》。

③ 其实，在东华三院中助产士培训学校跟护士培训学校（Training School for Nurses）是同一实体，只是根据不同的课程和考核要求颁发助产士和护士文凭。

④ *Annual Report of the Medical Department for 1929 and 1930*，Hong Kong.

⑤ Janet George，"Moving with Chinese Opinion：Hong Kong's Maternity Service，1881 – 1941"（Ph. D. dissertation，Sydney：University of Sydney，1992），pp. 197 – 198.

⑥ 参考历年《东华医院董事局会议纪录》（1938 ~ 1941 年）和《医务委员会会议纪录》（*Minutes of the Proceedings of the Meeting of the Medical Committee of Tung Wah Group of Hospitals, 1938 – 1941*）。

因为政府从 1910 年开始颁布条例，对助产士进行资格认定和登记，为配合政府方面的要求，东华三院的课程和培训模式也基本根据政府的规定。助产士培训课程完成之后，医院方面会举行内部考试，向合格者发给毕业文凭。不过，要获得政府资格认定，还必须参加政府助产士管理局举行的考试，只有合格者才能登记在政府《注册助产士名录》中。同时，也只有注册助产士才能受雇于医院和留产院（maternity homes）和私人开业。①

需要指出的是，因为有关三院助产士的资料相当缺乏，因此笔者无法详细给出三院助产士学生通过政府考试的情况，不过，根据现有资料还是能够了解当时三院助产士学生的毕业（由医院自行发给文凭）人数，详细情况可以参考表 3-9。

表 3-9　东华三院助产士学生毕业人数（1930～1938 年）

单位：名

年　份	1930	1931	1932	1933	1934	1935	1936	1937	1938
东　华	6	15	9	2	11	3	14	5	2
广　华									17
东　院				13	10	1	20	0	0

说明：广华医院从 1928 年开始就设立助产士培训学校，可是笔者无法确定 1938 年之前为什么一直没有毕业生，而现有资料也没有做出解释，特此说明。

资料来源：东华三院百年史略编纂委员会编《东华三院百年史略》，东华三院，1970，第 137～138 页。

上述提到的分娩空间医疗化（产科病房设置）与助产士聘任和培训，对于妇婴健康来说主要涉及生产过程的安全性，如何尽可能地避免生产过程的不当操作和保证分娩环境的清洁。当然，1903 年华人婴儿死亡率调查报告和其他医官报告中也经常提到产前缺乏检查和产后婴儿缺乏科学抚养方法是导

① 为了缓解日益增强的对于产科病床的需求，政府于 1936 年颁布《护理院和留产院注册条例》（*Nursing and Maternity Homes Registration Ordinance*, No. 48 *of 1936*）登记和管理留产院。根据条例定义："留产院是指用作或拟用作收容怀孕妇女或刚分娩妇女的任何处所；但不包括任何由帝国或地方政府部门管理或控制的医院或其他处所。"这些私家留产院接受助产士总监（Supervisor of Midwives）的定期检查。当然，相对于产科医院和普通医院的产科部，这些私家留产院经常被发现不符合要求，而在助产士总监巡查完之后会有比较大的改善。根据统计，1937～1939 年香港留产院的数量分别是 75 家、88 家和 94 家。详细内容参阅 *Hong Kong Government Gazette*,（supplement）November 13, 1936, pp. 988-996; *Annual Report of the Medical Department for 1939*, Hong Kong.

致婴儿死亡的重要原因。于是，政府和非政府组织开始通过建立产前检查诊所（Ante‐natal Clinic）和婴儿福利中心（Infant Welfare Centre）推动婴儿福利服务，不过这项工作直到 20 世纪 20 年代以后才开始进行。①

1929 年 4 月东华医院创办婴儿福利中心，每周三由一位西医负责，对婴儿进行体重检查和教授母亲婴儿喂养与照顾方法。② 该中心创办之初并不受欢迎，访问者寥寥无几，不过其价值很快为广大母亲所认同，纷纷携带婴儿前来检查和诊断。1929 年《东华医院暨东华东院院务报告书》曾记录："1929 年 4 月，黄雯医生设立婴儿保养研究会（即婴儿福利中心），本会之设，其初目的志在接近本院产妇及其婴儿，但现乃成为四方婴儿，皆来诊视之中心。4 月来诊者仅得 3 人，5 月忽跃而为 83 人，6 月 112 人，直至 1929 年 12 月 31 日，婴儿来诊之数，共有 1704 人。观于此种数目，可知社会人士，久已有设立此会之需求，而今始得如愿也。"③

面对日益增加的儿科求诊人数，1930 年东华医院董事局也对华人接受西医的程度表现出乐观情绪："……其责任为诊治各症，并指导育婴良法，现来院求治者，比去年增加，人民逐渐注意西法，可见一斑也。"而广华医院则于 1931 年分别创办儿童诊所（Children's Clinic）和产前检查诊所。④ 表 3‐10 和表 3‐11 分别呈现了东华医院和广华医院婴儿福利中心和产前检查诊所的访问情况，总体上可以反映出这两项服务越来越受欢迎。不过，上述两表中访问总数到一段时期开始减少的原因，可能跟政府多家婴儿福利中心的创办有关，同时还有其他诸如医局和诊所的建立也分流了部分访问者。

除上述三个方面之外，东华三院妇婴卫生服务的发展与改善，还体现在儿科病房的设立和妇科门诊的开办。为避免成人与婴儿患者共处一房，东华东院与东华医院分别于 1932 年和 1935 年分别设立儿科专用病房。⑤ 而基于女

---

① 在 1929 年东华医院创办婴儿福利中心之前，赞育医院和雅丽氏纪念医院已于 1923 年和 1928 年创办婴儿福利中心和产前检查诊所。而政府直到 1932 年才在湾仔（维多利亚东区）建立第一家婴儿福利中心，为扩展其他地区的婴儿福利服务，政府分别于 1934 年和 1939 年在九龙和维多利亚西区皇后大道创办两家婴儿福利中心。详细内容请参阅 *Annual Report of the Medical Department for 1923，1928，1932，1934 and 1939*，Hong Kong.

② *Annual Report of the Medical Department for 1929*，Hong Kong.

③ 《1929 年东华医院暨东华东院报告书》。黄雯医生为政府委派的驻扎在东华医院的政府医官（即医院院长），于 1929 年 2 月任命，不过在翌年 9 月便辞职，这一职位遂由潘锡华医生继任。

④ *Annual Report of the Medical Department for 1931*，Hong Kong.

⑤ *Annual Report of the Medical Department for 1931*，Hong Kong；《1935 年东华医院广华医院东华东院三院统一院务报告书》。

表 3 - 10　东华医院婴儿福利中心访问总数（1929～1938 年）

单位：人次

年　份	1929	1930	1931	1932	1933	1934	1935	1936	1937	1938
访问总数	1704	2523	1486	1103	1270	2291	2523	1726	492	1387

资料来源：历年《医务署年度报告》（*Annual Report of the Medical Department*）（1929～1938 年）。

表 3 - 11　广华医院儿童诊所和产前检查诊所访问总数（1931～1938 年）

单位：人次

年　份	1931	1932	1933	1934	1935	1936	1937	1938
儿童诊所访问总数	948	920		2670	5288	7812	8045	503
产前检查诊所访问总数	117		232	259	110	134	271	559

资料来源：历年《医务署年度报告》（*Annual Report of the Medical Department*）（1931～1938 年）。

性门诊患者的不断增加，广华医院从 1933 年设立妇科门诊，由该院西医医生主诊。自妇科门诊开办之后，求诊者也日益增多，根据医院报告显示，1933～1935 年的门诊数量分别达 616、1108 和 1260 人次。①

如表 3 - 4 所示，在 19 世纪末之前，在东华医院中女性留医和门诊患者都远远少于男性患者，其实这种状况一直持续到 20 世纪 10 年代末和 20 年代初。不过，在此之后，随着东华医院妇婴医疗卫生服务（尤其是产科和妇科服务）的扩展，女性占医院患者总数的比例开始不断提高。由表 3 - 12 可知，在 20 世纪 20 年代，男性留医患者人数基本是女性的 1.5～3 倍左右，而之前这个数字维持在 3～8 倍。在门诊服务中，女性患者人数大幅提高，其比例维持在 40%～50%，甚至在个别年份，女性患者人数超过男性。② 跟东华医院不同，广华医院在创院之后，女性求诊比例就维持在一个相对高的水平，当然这跟女性对于医院服务熟悉感的增加有莫大关系。如表 3 - 13 所示，以留医服务来说，尽管在 20 世纪 10 年代女性求诊比例总体上有所降低，不过进入 20 世纪 20 年代，这个比例开始逐渐增加，并且在 20 世纪 20 年代末迅速超过男性求诊比例。而在门诊服务中，女性求诊比例在 20 世纪 10 年代初曾一度超过男性求诊比例，随后这个比例有所降低，不过也一直维持在与男性求诊比例基本相当的水平。如果考虑到当时华人社会的男女比例差异，广华医

① 《东华医院广华医院东华东院三院统一院务报告书》（1933～1935 年）。
② 在香港，1921 年和 1931 年中每 100 名女性相对应的男性人数分别为 158 和 134.8。该资料根据 1921 年和 1931 年人口普查（census）报告所得。

院的女性求诊比例便足以说明女性医疗服务的不断发展。[①] 最后，需要强调的是，在女性留医患者当中，其中大部分为产科患者（完全由西医治疗），这也足以显示西方医学日益赢得华人女性的认可。

表 3 - 12　东华医院留医与门诊服务中男女患者百分比（1897～1930 年）

单位：%

年份	留医		门诊		年份	留医		门诊	
	男性	女性	男性	女性		男性	女性	男性	女性
1897	88.26	11.74	71.48	28.52	1914	78.76	21.24	65.28	34.72
1898	85.47	14.53	68.86	31.14	1915	81.39	18.61	64.84	35.16
1899	83.48	16.52	68.48	31.52	1916	77.65	22.35	62.88	37.12
1900	83.97	16.03	70.25	29.75	1917	76.97	23.03	62.43	37.57
1901	82.18	17.82	70.66	29.34	1918	73.39	16.61	63.26	36.74
1902	86.88	13.12	67.91	32.09	1919	71.42	28.58	61.91	38.09
1903	85.96	14.04	67.78	32.22	1920	69.13	30.87	61.49	38.51
1904	83.84	16.16	74.37	25.63	1921	66.73	33.27	58.68	41.32
1905	85.03	14.97	74.41	25.59	1922	68.46	31.54	55.69	44.31
1906	83.06	16.94	64.94	35.06	1923	73.11	26.89	55.71	44.29
1907	85.06	14.94	61.73	38.27	1924	70.97	29.03	57.75	42.25
1908	81.76	18.24	63.05	36.95	1925	70.35	29.65	58.94	41.06
1809	83.27	16.73	58.68	41.32	1926	65.66	34.34	48.38	51.62
1910	82.40	17.60	57.60	42.40	1927	65.12	34.88	49.53	50.47
1911	78.24	11.76	59.64	40.36	1928	63.17	36.83	50.99	49.01
1912	77.62	12.38	60.40	39.60	1929	66.26	33.74	50.43	49.57
1913	77.26	12.74	64.58	35.42	1930	69.22	30.78	51.77	48.23

说明：（a）百分比四舍五入，保留两位小数点。（b）在 1931～1938 年东华医院留医与门诊患者统计表格中，没有按照性别分别罗列各自数量，因此未能做出比较。

资料来源：由历年《总登记官年度报告》（Annual Report of the Registrar General）、《华民政务司年度报告》（Annual Report of the Secretary for Chinese Affairs）和《医务署年度报告》（Annual Report of the Medical Department）编纂和计算所得。

---

① 1931～1938 年东华东院留医与门诊患者统计表格中，也没有按照性别分别罗列各自数量，因此未能做出详细分析。另外，1929 年该院留医服务中男性与女性患者的数量分别为 146 人和 77 人，而门诊服务中男性与女性患者数量为 904 人和 704 人；而 1930 年留医服务中男性与女性患者数量分别为 2260 人和 2156 人，门诊服务中男性与女性患者数量为 21992 人和 32208 人。详细内容请参阅历年《医务署年度报告》。

表 3 - 13　广华医院留医与门诊服务中男女患者百分比（1911～1930 年）

单位：%

年份	留医		门诊		年份	留医		门诊	
	男性	女性	男性	女性		男性	女性	男性	女性
1911	63.91	36.09	63.42	36.58	1921	63.13	36.87	61.70	38.30
1912	66.04	34.96	54.01	45.99	1922	60.40	39.60	55.51	44.49
1913	72.78	27.22	53.12	46.88	1923	59.65	40.35	55.46	44.54
1914	66.57	33.43	48.28	51.72	1924	59.78	40.22	57.36	42.64
1915	74.57	25.43	45.44	54.56	1925	60.10	39.90	55.30	44.70
1916	71.52	28.48	49.75	50.25	1926	54.12	45.88	50.89	49.11
1917	73.95	26.05	51.93	48.07	1927	51.22	48.78	52.46	47.54
1918	72.03	27.97	51.29	48.71	1928	47.53	52.47	55.15	44.85
1919	70.52	29.48	53.60	46.40	1929	45.11	54.89	55.63	44.37
1920	65.25	34.75	51.98	48.02	1930	43.73	56.27	56.49	43.51

说明：（a）百分比四舍五入，保留两位小数点。（b）在 1931～1938 年广华医院留医与门诊患者统计表格中，没有按照性别分别罗列各自数量，因此未能做出比较。

资料来源：由历年《总登记官年度报告》（*Annual Report of the Registrar General*）、《华民政务司年度报告》（*Annual Report of the Secretary for Chinese Affairs*）和《医务署年度报告》（*Annual Report of the Medical Department*）编纂和计算所得。

东华三院西医服务在这段时期内的稳定发展除了体现在临床治疗服务的长足进展之外，在某种程度上，护理体系的改革与完善，则进一步促进了医院治疗体系的发展与整体西医服务的完善。1935 年东华三院主席冼秉熹先生在 1936 年 2 月举行的女护士生毕业典礼上，就曾积极赞扬三院护士学校与护理服务对于推动医院发展的重要意义，他说：

> 兄弟敢谓本三院是本港训练护士人才之最大机关也，三院之所以设立护士学校，诚以训练护士为近代新式医院中之不可缺者，亦犹星之有栋梁也，医院之工作完善，与护士有密切之关系，若办理医院妥善，必须要善法，训练护士，然后方有成绩，以本三院而论，每日在院留医者，计东华有六百名，广华三百名，东院三百二十五名，合共一千一百二十五名，均须护士之护理，由此可见办理一院事务之细微，及其工作之重要矣。①

在同一场合，时任东华医院院长潘锡华医生也着重强调了现代西方医学与护理学之间的密切关系，他说："兄弟曾将三院学校之经过详述，兹再欲将

---

① 《东华三院举行女护士毕业礼，萧敦夫人颁发证书》，《香港工商日报》1936 年 2 月 1 日。

个人之观感陈述，年前曾有人讨论，谓贫如东华，究竟护士是否虚设，须知近代医学多与护病学有密切之关系，病者之安息，其复元之早晚，及有时病者之生死，多赖护病之事宜与否，故医院必有护士，实不容忽视。"①

不过，需要强调的是东华三院护理服务的发展是相当滞后的，以东华医院为例，在其创建之后的 50 余年间仍然没有合格的护士负责医院的护理工作。而在当时，这些工作主要由那些未经训练的男女杂役（coolies and a-mahs）来承担。② 在香港护理体系相对发达的时代，广华医院的护理服务也直到其创建之后的 10 年后才逐渐开始。相对于东华医院与广华医院来说，只有东华东院在创建之初就开始着手合格护士的聘任与护士生的培训工作。

当然，东华三院护理服务的滞后跟当时香港护理体系发展缓慢有着密切关系。以创建于 1848 年的国家医院为例，其早期护理人员主要由华人病房主管（wardmaster）和男女杂役负责，直到 1889 年才由法国教会派来五位修女负责医院的护理工作，翌年医院再从英国聘请一位护士长和五位护士以进一步完善医院的护理体系。③ 考虑到成本和医院服务对象问题，完全从英国聘请专业护士从根本上无法解决香港不断增加的护理服务需求。因此，从 1887 年开始港英政府就着手考虑训练在本地居住的欧洲妇女成为专业护士以满足医院对于护理人员的需求。不过，这个计划直到 1895 年才成为现实，港英政府在该年 5 月 30 日批准在国家医院训练欧人或欧亚混血护士。不过，这个计划并不是很成功，在见习护士中能够完成整个培训课程和在港就业的护士并不是很多，其中很大一部分中途退学或离港受训和就业。④ 而且，这个计划的最大弊端是没有准备培训华人护士，这就大大阻碍了护理服务的本地化发展。⑤

不过，华人护士的培训工作在时间上先于国家医院的护士培训计划，于

---

① 《东华三院举行女护士毕业礼，萧敦夫人颁发证书》，《香港工商日报》1936 年 2 月 1 日。

② 东华三院百年史略编纂委员会编《东华三院百年史略》，东华三院，1970，第 130 页。

③ 王惠玲：《东华护士专业》，载冼玉仪、刘润和主编《益善行道：东华三院 135 周年纪念专题文集》，三联书店（香港）有限公司，2006，第 302 页。

④ 详细内容请参阅 Annual Report of the Colonial Surgeon for 1887 and 1896 , Hong Kong；罗婉娴：《1842 年至 1937 年间政府医疗政策与西医体制在香港的发展》（香港：香港浸会大学硕士学位论文，2003），第 185 ~ 186 页。

⑤ 在政府护士培训计划中，直到 1921 年才开始训练华人看生护。有关政府医院的护理历史请参阅 D. Stratton，"History of Nursing in Government Hospitals," Hong Kong Nursing Journal, Vol. 14，1972，pp. 34 – 37；王惠玲：《东华护士专业》，载冼玉仪、刘润和主编《益善行道：东华三院 135 周年纪念专题文集》，三联书店（香港）有限公司，2006，第 302 页。

1891 年由伦敦传道会派遣一位英国女护士长在雅丽氏纪念医院率先进行。[①]
在某种意义上，雅丽氏纪念医院及随后的那打素医院、何妙龄医院和赞育医
院的华人护士培训计划为东华三院的合格护士聘任提供了可能，而实践也证
明东华三院最先聘任的合格护士基本上也是由上述医院培训的，比如东华医
院于 1911 年聘任的首位华人受训女护士就是雅丽氏联合医院的毕业生。[②]

　　除了香港护理服务发展缓慢和人才供应短缺的现实原因之外，东华三院
护理服务发展滞后的重要原因还涉及社会观念对护理行业的鄙视与性别传统
的局限。在当时华人看来，照料病人是奴仆的工作，而且由女护士照护男病
人更为中国社会传统所不容。[③]

　　尽管发展滞后，不过，无论是东华医院董事局还是医院医生都对改善护
理服务的必要性相当重视。东华医院护士聘请这一问题，最先要追溯到 1896
年东华医院调查事件，调查委员会多数报告在伊瓦特医生的建议下，希望在
东华医院安排经过护理训练的华人照护病人。当然，报告也承认实施这项建
议的困难所在，不过还是希望能够尽早推行培训华人妇女成为护理人员的计
划。[④] 因此，从这里也可以看出，东华医院护理体系的改革在很大程度上基于
西医引入的实际需要，这也凸显了西方医学中治疗体系与护理体系之间的紧
密联系。在西医引入之后，不管是在内科治疗还是外科手术方面，驻院西医
与政府医官都一再指出因为医院护理条件的限制，而影响患者的治疗效果。[⑤]
不过，改革护理体系的紧迫性并没有很快得到缓解，直到 1911 年东华医院才
首次聘任合格护士负责医院产科病房的护理工作。[⑥] 随后，东华医院一直致力

---

① Edward Hamilton Paterson, *A Hospital for Hong Kong*: *The Centenary History of the Alice Ho Miu Ling Nethersole Hospital*, Hong Kong: Alice Ho Miu Ling Nethersole Hospital, 1987, p. 27. 有关该医院的护士培训工作，还可以参阅罗婉娴《1842 年至 1937 年间政府医疗政策与西医体制在香港的发展》（香港：香港浸会大学硕士学位论文，2003），第 185～189 页。

② *Report of the Inspecting Medical Officer of the Tung Wa Hospital for 1911*, Hong Kong. 根据 1911 年《东华医院征信录》记载，该名女护士名为张汉芳。

③ 王惠玲：《东华护士专业》，载冼玉仪、刘润和主编《益善行道：东华三院 135 周年纪念专题文集》，三联书店（香港）有限公司，2006，第 302～303 页。

④ Report by the Chairman (Hounourable J. H. Stewart Lockhart), Honourable A. M. Thomson, and the Honourable Ho Kai, in *Tung Wah Commission Report*, Hong Kong, 1896, pp. x－xiii.

⑤ *Annual Report of the Principal Civil Medical Officer for 1899*, Hong Kong; *Report of the Inspecting Medical Officer of the Tung Wa Hospital for 1905*, Hong Kong.

⑥ *Report of the Inspecting Medical Officer of the Tung Wa Hospital for 1911*, Hong Kong. 需要指出的是，《东华三院百年史略》一书认为 1926 年东华医院才开始聘任合格护士，（转下页注）

于改善医院的护理服务，主要通过聘任由当地其他政府医院、教会医院和私人医院培训的合格护士，不过，限于医院财政和住宿条件的限制，医院雇用的护士人数有限，而且护士也主要负责医院产科病房的护理工作，至于普通病房则仍由未经训练的工作人员承担。从1926年开始，东华医院的护理服务开始得到迅速发展，在当时医院院长谭嘉士医生和政府巡院医官的建议及当年医院董事局主席的大力支持下，1926年4月医院从那打素医院和赞育医院聘任数位护士，负责医院西医部内外科病房的护理工作。① 对于此事，《香港工商日报》曾给予关注并盛赞东华医院在护理服务方面所取得的重大进展，文章报道指出：

> 东华医院自督宪金文泰巡院后，谓该院之看护，尚有未足，致病人有缺乏呼应之苦，令须增多看护，而看护对于病人，尤须加意招呼，方不负善与人同之本旨，当年总理于是遂均注意于看护问题，举凡房屋之铺陈，被褥之更换莫不留心察看，闻近已增加男女看护多人，分别看护男女病者，将与国家医院及各西人医院媲美云。②

但是，由于当时护士人才短缺，去留不定，因此很难满足东华医院不断增加的护理需求。鉴于此，在东华医院董事局与驻院西医和政府医官的协调和合作下，东华医院遂于1927年开始倡议筹办护士学校，招募护士生自行训练。翌年元旦，东华医院护士学校（Nurse Training School）正式成立，并举行开学典礼。当时，内外科、妇科、解剖生理学等科目由医院各西医兼任教授，而卫生学、饮食学和护理学各科则由当时护士长担任。1931年东华医院护士学校第一届学生如期毕业，鉴于医院护理需求，部分毕业生受聘为护士员，以协助病房的护理工作和指导见习护士生。③

不过，东华三院开设护士学校并不始于东华医院，1922年广华医院就已

（接上页注⑥）根据1911年《东华医院巡院医官报告》和《东华医院征信录》记录，笔者认为东华医院首次聘任合格护士的时间应该是1911年。有关内容请参阅东华三院百年史略编纂委员会编《东华三院百年史略》，东华三院，1970，第130页。

① 东华三院百年史略编纂委员会编《东华三院百年史略》，东华三院，1970，第130页。

② 《东华医院分社男女看护》，《香港工商日报》1926年4月24日。

③ 东华三院庚子年董事局编纂《香港东华三院发展史：创院九十周年纪念》，东华三院，1960，第10页；东华三院百年史略编纂委员会编《东华三院百年史略》东华三院,1970，第130页。

经创办护士学校。① 其实，根据政府医官报告，1921 年广华医院就曾招募六位华人见习护士（probationer nurses）进行护理工作训练。② 该护士学校的第一届毕业生于 1925 年毕业，共有六名。另外，于 1929 年创建的东华东院则于同年创办护士学校，主要由医院院长和护士长负责指导训练，其第一届毕业生于 1932 年毕业，共有八名。③ 在这里需要指出的是，在广华医院与东华东院创立护士学校之前，同东华医院一样，它们也都曾聘任合格护士承担医院的护理工作，尽管护士需求仍然相当紧张。

同上述提到的三院助产士改革一样，三院护士训练与登记也不断被纳入港英政府的护理规范体系。其实，从某种意义上说，三院护士的聘任与训练工作在实践上也是主要在政府医官的建议与压力之下逐渐推行的，这跟他们一如既往地推动三院西医治疗体系的发展是一脉相承的。在政府建立护士登记制度之前，东华三院在护士生的招募、训练与考试等相关程序上都有各自的规定，而且主要依赖三院自身的医疗资源。不过，在这段时期内政府医官也试图通过各种各样的措施规范三院的护士培训计划。④ 而 1931 年《护士登记条例》（Nurses Registration Ordinance，No.1 of 1931 ）的颁布则标志着香港护士的正规化工作进入了一个新的阶段。该条例的主要目的是通过建立护士管理局（Nursing Board）以实施护士的培训、认证、登记和管理等工作，同时对那些未经登记而执业的护士实施惩罚措施。护士管理局不仅制定了相关的课程进行培训工作，同时在完成规定的课程之后，护士生需要通过初级试和高级试（即毕业试）才能获得资格，同时考试合格者名单也会登记在政府护士名录（roll of nurses）当中，并向社会公布。⑤

因为根据政府《护士登记条例》，只有经过政府护士管理局考试的护士生才能成为合格的注册护士。因此，从条例颁布之后，东华三院的护士培训课程就基本根据条例的要求，而在完成医院的内部考试之后，医院也会选派合格护士生参加政府护士管理局举行的资格考试（包括初级试和高级试），⑥ 通过所有考试后便成为正式注册护士，自此可以受雇于医院等各级医疗机构或私人

---

① 东华三院百年史略编纂委员会编《东华三院百年史略》，东华三院，1970，第 131 页。
② Annual Report of the Medical Department for 1921 ，Hong Kong.
③ 东华三院百年史略编纂委员会编《东华三院百年史略》，东华三院，1970，第 131～132 页。
④ 东华三院百年史略编纂委员会编《东华三院百年史略》，东华三院，1970，第 131 页。
⑤ Hong Kong Government Gazette（supplement），January 30，1931，pp. 72－76.
⑥ 王惠玲：《东华护士专业》，载冼玉仪、刘润和主编《益善行道：东华三院 135 周年纪念专题文集》，三联书店（香港）有限公司，2006，第 306 页。

开业。东华三院选派护士生参加政府考试始于 1933 年，该年东华医院有 11 名参加高级试，全部合格。而广华医院和东华东院则于 1934 年开始选派护士生参加政府考试，其考试成绩也都比较令人满意。①对于三院护士培训的专业水平，东华医院院长潘锡华医生在 1936 年 2 月举行的女护士生毕业典礼上就曾给予高度评价："查东华医院开办迄今，垂七十余年，惟护士学校，时政府未有考试之例，只须赴考产科而已，迨一九三二年，香港政府看护局成立，始有政府考选护士耳，近闻有等外界，未名鄙院护士之训练，以为彼等之训练，与别院有不同之处，兄弟谨借此机会，向各位解释，查本院各护生，向遵政府看护局规定之课程，其程度与试验，正与别院同，而考试所得之成绩，并不逊于别院。"②

除加强对三院护士培训的管理之外，政府还积极推动三院护士培训的合并事宜。1933 年 9 月 19 日，华人医院和公立医局巡院医官（Visiting Medical Officer of Chinese Hospitals and Dispensaries）都肥（A. L. J. Dovey）医生向医务卫生总监提出改善和发展华人医院护士训练的诸多建议，主要集中在三个方面：①现东华医院东华东院及广华医院三处之看护训练班（即护士学校），为便利管理起见，应合并为一统，名华人医院看护训练学校。②应请东华医院总理，设立华人医院管理看护董事，由该三院之主任医生、女管事（即护士长）、并巡院医官，暨巡视华人医院及公立医局副医官充任此董事。首须查察清楚华人医院看护生之服务及训练情形，议定新章程及规则，以便招收新生。并订定讲解及表演完全课程表，俾得养成达到香港政府看护事务局所规定程度之看护。③华人医院看护训练学校，须聘请一女看护教习，以训练之。该教习须由华人妇女曾经在英人料理之医院受有训练，并英语娴熟者充任，其职守由管理看护董事列表规定。该教习须对董事负责。并依照董事之命令办理。③

在上述东华三院护士训练的合并改良建议中，前两条在战前并没有付诸

---

① 《东华三院举行女护士毕业礼，萧敦夫人颁发证书》，《香港工商日报》1936 年 2 月 1 日。关于政府护士管理局的成立时间和三院选派护士生首次参加政府考试的时间，参阅东华三院百年史略编纂委员会编《东华三院百年史略》，东华三院，1970，第 130～132 页。
② 《东华三院举行女护士毕业礼，萧敦夫人颁发证书》，《香港工商日报》1936 年 2 月 1 日。在这段报告中，看护局即政府护士管理局，而其成立时间应该是 1931 年。
③ 东华三院百年史略编纂委员会编《东华三院百年史略》，东华三院，1970，第 132～133 页。都肥医官中文名另译为"都菲"。

实践，而三院护士学校合并工作直到 20 世纪 50～60 年代才真正完成。① 至于第三条建议则在 1938 年得到落实，鉴于三院护士长（在此之前主要由护士长负责护士的训练工作）行政工作压力的增加，决定不再由她们继续担任教席，政府便于该年 4 月委派一位华人看护教师（sister - tutor）专门负责三院的护士训练工作。② 而在医务委员会成立之后，三院的护士培训工作则基本上由政府医官和医院西医主导，东华医院董事局甚少有机会参与护士培训事宜的决策与实施工作。毫无疑问，从专业上来看，政府参与并最终主导三院的护士培训工作显然有助于三院护士培训体系的完善与护士专业水平的提高。

综上所述，东华三院护士培训计划不仅有利于改善三院的护理服务水平，同时也有助于缓和香港护理人员供应的紧张程度。正是因为三院护士培训数量的增加（见表 3 - 14），三院雇用的合格护士人数也随之增加。以 1936 年为例，东华医院、广华医院和东华东院的护士数量分别达到 30 名、37 名和 30 名，这跟 20 世纪 20 年代之前三院护士严重短缺的情况形成鲜明对比。③ 而根据香港注册护士的统计资料，由东华三院培训的注册护士占有相当高的比例。以 1934 年为例，在 223 名注册护士中，其中有 76 人由东华三院培训，④ 占总数的 34% 左右；而在 1938 年，在 299 名注册护士中，则有 104 人在东华三院受训，⑤ 占总数的 35% 左右。上述数据也足以显示东华三院对于培养香港合格护士的重要性。

表 3 - 14　东华三院护士学生毕业人数（1925～1938 年）

单位：名

年　份	1925	1926	1927	1928	1929	1930	1931	1932	1933	1934	1935	1936	1937	1938
东　华							21	9	1	11	14	2	2	4
广　华	6	4	6	6	8	6	7	6	10	4	8	12	18	5
东　院								8	5	10	18	3		2

资料来源：东华三院百年史略编纂委员会编《东华三院百年史略》，东华三院，1970，第 137～138 页。

---

① 东华三院百年史略编纂委员会编《东华三院百年史略》，东华三院，1970，第 133 页。

② *Annual Report of the Secretary for the Chinese Affairs for 1938*，Hong Kong；东华三院百年史略编纂委员会编《东华三院百年史略》，东华三院，1970，第 131 页。

③ 《东华三院举行女护士毕业礼，萧敦夫人颁发证书》，《香港工商日报》1936 年 2 月 1 日。

④ *Hong Kong Government Gazette*，January 26，1934，pp. 40 - 54.

⑤ *Hong Kong Government Gazette*，January 21，1938，pp. 37 - 58.

此外，三院护士培训计划有助于培养护士生人格，从而最大限度地发扬东华三院的慈善传统。基于护士与病人的密切关系，医院认为护士的职责并非仅仅限于依照医生指示施行治疗，而且更须以同情了解之精神照顾患者，使其产生信心，减轻其精神上之紧张及肉体上之痛苦，使病者早日康复。[①] 正是秉持这种信念，三院在护士训练过程中尤其重视"护德"培养，如潘锡华医生所言："惟医师护士之职业，不应商业化，业此职者，当常以'为民众除痛苦'之责任自负，而不应斤斤于金钱也，故护生之训练，除应有课程外，还许注重'护德'，如盖职利人为公众服务等，志生毕业后，不应以既得证书自满，须知此证书，如商标一般，货品之好劣，全赖其制造之精粗，而护士之品格，亦全赖其在院内训练之良莠也。"[②]

当然，基于护士职业的性别特征，三院华人女护士培训计划也有助于消除华人妇女和华人社会对于护理行业的传统偏见，并使护士成为一种"女子风尚职业"。[③] 随着社会对于护理行业态度的变化，以及东华三院护士毕业生广受雇主和社会人士的好评，有志于投考三院护士学校的学生不断增加。在二战前，东华三院投考人数于 1940 年达到最高纪录，其中东华医院投考护士者（包括男女护士和助产士）共 214 人，而广华医院和东华东院则分别为 124人和 85 人。而录取人数，东华医院、广华医院和东华东院则分别只有 23 人、64 人和 20 人。[④] 这个录取比例也能从另外一个侧面反映出当时护士考试的竞争之大，以及护士行业的相对受欢迎程度。

第三节　数量与质量：中西医比较

第二节从手术外科、妇婴卫生与护理服务三个方面，论述了这段时期三院西医服务的发展情况，本节将以统计资料为基础，比较三院中西医服务的整体发展趋势，并以此分析在中西医相对和平共存的条件下，西医是如何逐渐赢得华人患者认可的？而在西医逐渐流行的过程中，三院董事局与港英政府（通过政府医务署和巡院医官）又各自扮演了怎样的角色，它们之间又是

---

① 东华三院百年史略编纂委员会编《东华三院百年史略》，东华三院，1970，第 133 页。

② 《东华三院举行女护士毕业礼，萧敦夫人颁发证书》，《香港工商日报》1936 年 2 月 1 日。

③ "女子风尚职业"为辅政司萧敦夫人发言之语，详细内容请参阅《东华三院举行女护士毕业礼，萧敦夫人颁发证书》，《香港工商日报》1936 年 2 月 1 日。

④ 《东华三院护士试，一星期后揭晓》，《香港工商日报》1940 年 4 月 23 日。

如何互动的？

　　在1897年西医引入之后至1938年医务委员会成立之前的这段时期，是东华三院历史上中西医相对和平共存的时代，同时也是西医在取得合法性之后逐渐发展和进行试探性扩张的重要历史时期，它为1938年以后西医在三院主导地位的确立奠定了基础。如上所述，西医在东华医院的引入最初是基于公共卫生安全的考虑，即为预防传染病的大规模传播而任命驻院西医负责医院的生死登记和疾病统计。可是，这种安排很快被一个并未与东华医院董事局达成一致意见的非正式规定所破坏，即政府医官单方面强制规定所有入院患者必须首先由驻院西医或巡院医官诊断，以及那些涉及公共卫生安全和法医性质的患者必须由西医治疗。正是这种强制规定使驻院西医的治疗角色日益凸显，这也在某种程度上违反了政府与医院董事局达成的"由病人自主选择治疗方法"的协议。这也能解释为什么在西医引入的第一年，就有大约13%左右的入院患者接受西医治疗，可以想象在这些入院患者当中有相当一部分是被动接受西医治疗的，尽管巡院医官一再强调治疗方法的选择完全是由病人及其亲属自行决定，而没有施加任何压力。不管是被动还是主动选择，一个无法忽视的事实是，自从西医引入之后，东华医院留医患者的西医治疗比例日益增加，并在1905年首次实现西医留医人数超过中医留医人数，这种情况一直持续到1906年和1907年，如表3-15所示。同样如该表所示，尽管在1908～1914年，西医留医治疗比例有所降低，并一直低于中医治疗比例，不过这种情况很快转变，随着西医人数的增加和西医服务内容的扩展，从1915年开始西医留医治疗比例再次超过中医治疗比例，并在随后的年份中一直保持领先地位，而到1938年西医留医治疗比例更达到70%左右，其比例明显高于中医留医治疗比例。

表3-15　东华医院中西医留医与门诊数百分比（1897～1938年）

单位：%

年份	留医		门诊		年份	留医		门诊	
	中医	西医	中医	西医		中医	西医	中医	西医
1897	87.30	12.70			1918	45.78	54.22	85.36	14.64
1898	76.70	23.30			1919	46.24	53.76	85.07	14.93
1899	72.84	27.18			1920	45.49	54.51	84.76	15.24

年份	留医		门诊		年份	留医		门诊	
	中医	西医	中医	西医		中医	西医	中医	西医
1900	64.35	35.65			1921	46.17	53.83	80.29	19.71
1901	67.57	32.47			1922	44.55	55.45	82.10	17.90
1902	65.58	34.42			1923	46.03	53.97	74.58	25.42
1903	51.40	48.60	99.60	0.40	1924	45.75	54.25	75.65	24.35
1904	52.35	47.65	96.24	3.76	1925	50.27	49.73	66.59	33.41
1905	49.43	50.57			1926	47.13	52.87	85.03	14.97
1906	46.07	53.93	97.03	2.97	1927	46.63	53.37	75.29	24.71
1907	48.92	51.08	96.96	3.04	1928	41.68	58.32	89.02	10.98
1908	53.59	46.41	96.91	3.09	1929	42.34	57.66	89.75	10.25
1909	51.18	48.82	95.51	4.49	1930	45.39	54.61	83.01	16.99
1910	55.30	44.70	92.07	7.93	1931	41.54	58.46	76.43	23.57
1911	69.83	30.17	88.94	11.06	1932	44.13	55.87	84.46	15.54
1912	65.29	34.71	91.27	8.73	1933	38.45	61.55	86.34	13.66
1913	65.85	34.15	89.84	10.16	1934	43.94	56.06	87.29	12.71
1914	60.28	39.72	89.95	10.05	1935	35.67	64.33	83.08	16.92
1915	47.62	52.38	88.77	11.23	1936	33.65	66.35	83.16	16.84
1916	49.31	50.69	86.47	13.53	1937	45.10	54.90	82.39	17.61
1917	44.90	55.10	85.38	14.62	1938	30.45	69.55	90.48	9.52

　　说明：（a）百分比四舍五入，保留两位小数点。（b）需要指出的是，有关医院入院患者的中西医治疗数量在不同政府部门的报告中有所偏差，笔者将根据具体情况自行决定，因此计算结果难免有所偏差，特此说明。（c）因为政府报告没有按照统一的规格统计历年数据，因此在留医患者中，有些年份可能是当年入院数量，而有些年份可能是当年全部治疗数量，这也可能造成计算结果有所偏差，特此说明。（d）在1897～1911年，医院留医数量不包括将死病人（moribund cases）和由东华医院转移到其他医院治疗的病人数量。而从1912年开始，由于相关报告中没有统计（或没有完全统计）将死病人和转移患者人数，因此从该年开始，上述两种患者被计算在医院留医人数当中。（e）东华医院西医门诊始于1903年，1905年没有统计数据。

　　资料来源：由历年《东华医院巡院医官年度报告》（Report of the Inspecting Medical Officer of the Tung Wa Hospital）、《总登记官年度报告》（Annual Report of the Registrar General）、《华民政务司年度报告》（Annual Report of the Secretary for Chinese Affairs）和《医务署年度报告》（Annual Report of the Medical Department）编纂和计算所得。

　　东华医院西医服务经过20多年的发展，华人患者对于西医的最初偏见与抵制情绪也逐渐消退，尽管西医并不一定是他们的治病首选，可是西医也至少成为继中医治疗无效之后的另一种选择。正是这种并非主动的选择，使西医逐渐为华人所接触和认识，同样正是这种潜移默化的影响，在 1911 年广华医院和 1929 年东华东院建立之后，西医从一开始便成为华人留医治疗的重要选择，其治疗比例基本可以与中医平分秋色，并且在短时间内西医治疗比例迅速超过后者并达到一个相对高的比例，如表 3 - 16 和表 3 - 17 所示。

表 3 - 16　广华医院中西医留医与门诊数百分比（1911～1938 年）

单位：%

| 年份 | 留医 | | 门诊 | | 年份 | 留医 | | 门诊 | |
	中医	西医	中医	西医		中医	西医	中医	西医
1911	59.76	40.24	91.79	8.21	1925	28.19	71.81	62.71	37.29
1912	57.31	42.69	87.19	12.81	1926	22.81	77.19	67.27	32.73
1913	52.66	47.34	90.85	9.15	1927	22.62	77.38	66.80	33.20
1914	57.45	42.55	62.59	37.41	1928	22.75	77.25	64.90	35.10
1915	46.79	53.21	35.05	64.95	1929	21.51	78.49	69.55	30.45
1916	45.74	54.26	32.75	67.25	1930	20.76	79.24	67.54	32.46
1917	54.10	45.90	32.74	67.26	1931	21.77	78.23	63.69	36.31
1918	51.78	48.22	34.64	65.36	1932	19.73	80.27	70.61	29.39
1919	41.97	58.03	29.36	70.64	1933	24.05	75.95	73.95	26.05
1920	37.89	62.11	21.55	78.45	1934	21.86	78.14	75.13	24.87
1921	27.66	72.34	21.76	78.24	1935	22.18	77.82	77.34	22.66
1922	30.93	69.07	40.28	59.72	1936	24.97	75.03	79.17	20.83
1923	31.51	68.49	64.24	35.76	1937	25.11	74.89	80.82	19.18
1924	27.91	72.09	60.48	39.52	1938	21.12	78.88	86.90	13.10

说明：（a）百分比四舍五入，保留两位小数点。（b）需要指出的是，有关医院入院患者的中西医治疗数量在不同政府部门的报告中有所偏差，笔者将根据具体情况自行决定，因此计算结果难免有所偏差，特此说明。（c）因为政府报告没有按照统一的规格统计历年数据，因此在留医患者中，有些年份可能是当年入院数量，而有些年份可能是当年全部治疗数量，这也可能造成计算结果有所偏差，特此说明。

资料来源：由历年《总登记官年度报告》（*Annual Report of the Registrar General*）、《华民政务司年度报告》（*Annual Report of the Secretary for Chinese Affairs*）和《医务署年度报告》（*Annual Report of the Medical Department*）编纂和计算所得。

表 3 - 17 东华东院中西医留医与门诊数百分比（1929~1938 年）

单位：%

年份	留 医		门 诊		年份	留 医		门 诊	
	中医	西医	中医	西医		中医	西医	中医	西医
1929	47.09	52.91	86.94	13.06	1934	38.70	61.30	72.72	27.28
1930	42.03	57.97	83.83	16.17	1935	26.69	73.31	68.57	31.43
1931	32.05	67.95	78.65	21.35	1936	30.05	69.95	63.22	36.78
1932	36.35	63.65	74.30	25.70	1937	29.86	70.14	71.97	28.03
1933	44.61	55.39	70.07	29.93	1938	22.14	77.86	80.03	19.97

说明：（a）百分比四舍五入，保留两位小数点。（b）需要指出的是，有关医院入院患者的中西医治疗数量在不同政府部门的报告中有所偏差，笔者将根据具体情况自行决定，因此计算结果难免有所偏差，特此说明。（c）因为政府报告没有按照统一的规格统计历年数据，因此在留医患者中，有些年份可能是当年入院数量，而有些年份可能是当年全部治疗数量，这也可能造成计算结果有所偏差，特此说明。

资料来源：由历年《华民政务司年度报告》（*Annual Report of the Secretary for Chinese Affairs*）和《医务署年度报告》（*Annual Report of the Medical Department*）编纂和计算所得。

结合表 3 - 15 ~ 表 3 - 17，可以发现到 1931 年三院统一时，三院西医留医治疗比例已经达到 68% 左右，这说明西方医学已经广为华人接受，至少在留医服务当中是如此。政府医官在 1931 年医务署报告中也直言，尽管华人仍然按照自己的习惯自行选择治疗方法，不过当他们遇到严重疾病的时候，一般会比较相信西医。[①] 1929 年东华医院董事局对于西医留医人数远远超过中医留医人数这一事实的解释，也能反映当时华人的医疗习惯，该年《东华医院院务报告》曾经报告如下：

> 兹有一颇奇之事，即赠医（笔者注：即门诊）病人来求中医诊治者多于求西医诊治者其远，但留医病人，则完全反是，其择西医调治之数，反较择中医调治者为多，但其相差之数，不若赠医病人之择中医多过择西医之远也，此事是否与西医部地方不良有关，当俟西医赠医部地方实行改良之后，方能明白，然此疑问之解答，或有别种理由，即谓留医病人多为重病，而华人近来对于较重之症，其信仰西医之心，恒较信仰中医为重。[②]

[①] *Annual Report of the Medical Department for 1931*，Hong Kong.

[②] 《1929 年东华医院暨东华东院报告书》。

在短短的 30 多年间，西医留医治疗从无到有，并成为医院留医服务的主导部分，这其中的原因是多方面的。其中的一个制度性因素是医院强制规定所有入院患者必须首先由西医诊断，然后才能由病人自主选择中西医治疗方法，这种安排客观上有助于华人患者接触和认识西方医学，起到潜移默化的作用。当然，西医留医服务如此迅速发展的根本原因在于中西医治疗效果的差异，根据统计，不管是从中西医治疗死亡率还是从特定疾病治疗死亡率来看，西医治疗效果明显优于中医，而这种西医治疗效果的优越性便成为港英政府极力推动西医发展的重要理由。卜力总督（Henry Arthur Blake）在 1899 年东华医院新院奠基典礼上，就曾强调西医的优势所在和华人对于西医态度的改变，他说："然而我们发现那些选择用欧洲医学治疗的病人死亡率不到那些选择用中医治疗的病人死亡率的一半。我很高兴从你（笔者注：即当年董事局主席何东先生）那里听到更为成功的西法治疗逐渐赢得认可。在这个华人医院中发现手术室就是最有说服力的证据，这说明在现代科学的曙光面前，华人对于西医的传统偏见开始发生变化。"①

表 3－18 展示了 1897～1925 年东华医院的中西医治疗死亡率和总体治疗死亡率，该表可以非常清楚地说明西医治疗死亡率远远低于中医治疗死亡率，而在某些年份甚至不到后者的一半。而且，从纵向来看，在这段时期中，西医治疗死亡率呈现明显的降低趋势，尽管在个别年份有所上升。相反，中医治疗死亡率总体上仍然维持在一个相对高的水平，尽管在个别年份也有所降低。

表 3－18　东华医院中西医治疗死亡率比较（1897～1925 年）

单位：%

年份	医院治疗死亡率			年份	医院治疗死亡率		
	中医	西医	总体		中医	西医	总体
1897	37.99	24.56	35.81	1912	38.13	26.53	34.10
1898	35.88	16.59	29.05	1913	30.37	17.41	25.95
1899	42.92	20.17	33.52	1914	37.87	23.55	32.18
1900			42.50	1915	39.67	11.27	24.79
1901	46.12	23.15	35.83	1916	37.82	14.79	26.15

---

① *Hong Kong Daily Press*, 27 November 1899.

年份	医院治疗死亡率			年份	医院治疗死亡率		
	中医	西医	总体		中医	西医	总体
1902	47.95	40.89	45.38	1917	44.28	13.26	27.19
1903	40.47	32.47	36.18	1918	43.71	22.77	32.35
1904	43.54	32.70	38.21	1919	36.20	19.42	27.18
1905	44.71	34.33	39.32	1920	32.69	17.87	24.61
1906	43.61	33.00	37.59	1921	30.88	20.22	25.14
1907	38.12	25.94	31.77	1922	32.61	22.85	27.20
1908	41.55	27.94	34.93	1923	26.58	15.19	20.43
1909	38.33	24.11	31.35	1924	25.59	19.12	22.08
1910	42.68	18.05	31.33	1925	31.56	20.23	25.93
1911	35.65	20.82	31.08				

说明：（a）百分比四舍五入，保留两位小数点。（b）因为政府报告没有按照统一的规格统计历年数据，因此此在留医患者中，有些年份可能是当年入院人数，而有些年份可能是当年全部治疗人数，这也可能造成计算结果有所偏差，特此说明。（c）在 1900 年以及 1926～1938 年东华医院入院患者统计表格中，没有按照中西医分别罗列各自死亡人数，因此未能做出比较。

资料来源：由历年《东华医院巡院医官年度报告》（*Report of the Inspecting Medical Officer of the Tung Wa Hospital*）和《医务署年度报告》（*Annual Report of the Medical Department*）编纂和计算所得。

当然，表 3-18 所展示的相对偏高的医院总体死亡率反映了东华医院的一个重要特征，即在很长的一段时间中，在华人社会的中下层看来，东华医院仍然被视为相当于收容将死病人的"义祠"或"死亡之所"，因此，在入院患者当中，其中有相当一部分是在垂死状态被送入院的。[①] 这个特征也从另一个方面反映了东华医院的非医疗功能，即患者入院的目的不是希望获得合适的治疗，而可能仅仅出于获得医院免费殓葬服务的考虑（对于患者亲属来说）。

西医治疗效果明显优于中医的事实，不仅反映在中西医治疗总体死亡率的差异上，而且在某些特定疾病的治疗上，西医比中医在总体上拥有更为显著的治疗效果，如表 3-19 所示。同样，从纵向来看，在上述四种疾病的治疗效果上，西医治疗死亡率在总体上呈现明显的降低趋势，而中医治疗死亡

---

① 详细内容请参阅历年《东华医院巡院医官年度报告》（*Report of the Inspecting Medical Officer of the Tung Wa Hospital*）和《医务署年度报告》（*Annual Report of the Medical Department*）。

率虽然也有所降低，不过依然维持在一个相对高的水平。这种差异则反映了在 19 世纪末 20 世纪初西方医学技术快速发展的同时，中医治疗方法却没有太大的革新。其实，综观这段时期东华医院中西医服务的发展，医院西医部不管在人才供应上还是专业化程度上都推行了一系列的革新措施；而同时期，除了在改革中药供应方面有所举动之外，中医服务的革新进程则相当缓慢。

表 3－19　东华医院特定疾病中西医治疗死亡率比较（1897～1925 年）

单位：%

年份	痢　疾		脚气症		疟　疾		呼吸道疾病	
	中医	西医	中医	西医	中医	西医	中医	西医
1897	46.90	35.00	64.23	38.89	34.73	19.15	63.46	56.52
1898	57.38	37.50	53.49	38.46	24.48	18.18	56.41	59.18
1899	59.46	37.50	50.00	25.37	20.83	7.32	67.35	45.59
1900								
1901	54.05	66.67	59.28	35.24	24.37	23.01	67.50	56.79
1902	67.09	54.29	55.25	45.38	29.25	30.59	69.60	65.74
1903	45.45	60.61	66.46	53.78	19.00	21.59	68.05	66.18
1904	55.56	35.71	50.12	36.92	27.34	24.66	60.98	58.29
1905	59.62	54.29	52.38	39.41	30.12	32.86	61.06	61.63
1906	67.65	31.25	50.20	41.60	60.44	26.11	66.48	57.91
1907	61.84	42.86	38.34	30.03	43.75	20.72	53.50	45.10
1908	48.70	44.68	45.74	27.49	35.71	14.37	61.38	52.16
1909	42.34	40.35	40.09	30.80	31.82	18.39	62.35	42.27
1910	56.38	29.63	41.05	21.95	92.31	15.47	56.44	37.50
1911	44.44	38.24	36.30	18.57	37.50	36.84	50.24	27.45
1912	29.14	15.79	18.78	14.29	37.25	17.74	61.91	35.82
1913	59.54	43.75	25.62	24.64	48.76	29.03	37.99	25.40
1914	68.87	37.50	31.74	23.08	22.09	4.41	21.47	12.21
1915	63.19	22.94	50.52	11.68	35.67	8.50	34.55	25.22
1916	35.96	20.59	49.86	24.78	61.98	13.68	33.77	19.21
1917	42.57	13.64	48.98	22.69	53.85	15.63	45.86	18.02
1918	63.41	31.40	48.96	37.58	48.96	9.09	47.34	32.29
1919	33.33	21.80	41.94	27.19	55.88	10.74	47.77	25.48

续表

年份	痢 疾		脚气症		疟 疾		呼吸道疾病	
	中医	西医	中医	西医	中医	西医	中医	西医
1920	45. 28	22. 63	49. 53	36. 49	24. 81	9. 15	49. 64	35. 29
1921	47. 16	33. 33	47. 09	31. 75	23. 50	13. 04	54. 51	46. 46
1922	46. 49	26. 57	38. 73	48. 61	19. 48	10. 49	52. 16	45. 16
1923	20. 50	13. 91	35. 85	35. 23	30. 77	21. 05	33. 83	31. 67
1924	23. 40	15. 57	35. 18	38. 19	27. 50	16. 03	29. 87	56. 59
1925	29. 80	23. 08	37. 91	34. 02	70. 00	18. 29	62. 90	56. 51

说明：（a）百分比四舍五入，保留两位小数点。（b）在 1900 年以及 1926～1938 年东华医院入院患者统计表格中，没有分别罗列特定疾病中西医治疗的各自死亡人数，因此未能做出比较。

资料来源：由历年《东华医院巡院医官年度报告》（*Report of the Inspecting Medical Officer of the Tung Wa Hospital*）和《医务署年度报告》（*Annual Report of the Medical Department*）编纂和计算所得。

很显然，在一个中西医共存的医疗空间中，不管患者最初选择何种治疗方法，对于一个希望康复的患者来说，治疗效果是其最终选择合适治疗方法的衡量标准，因此，在面对西医治疗效果明显优于中医的情况下，更多患者势必会选择或转而选择西方医学。[1]

西医留医服务的逐渐流行，除了得益于上述强制规定的被动接受和华人患者对于西医治疗效果的主动体认之外，东华医院董事局的积极支持和推动也是一个重要因素。如第二章所述，在 1896 年东华医院调查过程中，东华医院董事局对于引入西医的必要性有所保留，而且对于可能造成的消极后果也有所顾忌。不过，这种保留态度和怀疑情绪在西医引入之后便很快消失，尤其是当西医引入并没有遭到华人社会的激烈抵制，反而，越来越多的华人患者开始接受和认可西方医学。正如东华医院董事局主席何东先生在 1899 年东华医院新院奠基典礼上所说的："总督提到的华人对于西方医学的偏见和抵制情绪已经通过各种改善措施得以逐渐克服。"[2]

正是如此，东华医院历届董事局对于发展西方医学可能遭到华人社会抵制的顾忌大大减轻，他们便积极致力于推动西方医学的发展与改良，对于这一点，上文已经从多个方面有所论及。而最能反映东华医院董事局对于西方医学态度急剧改变的例证是 1926 年董事局决定呈请香港中华医会就医院西医

---

[1]　上述有关东华医院中西医治疗效果的分析也基本适用于广华医院和东华东院。

[2]　*Hong Kong Telegraphy*, 25 November 1899.

服务提出改良建议。① 如果说董事局之前致力于聘任西医人员、设置产科病房和手术室的努力仅仅限于个别行动的话，那么这次西医改良便是试图从建制上确立西医的正规化和专业化发展体系。鉴于东华医院拥有300多张病床，而且门诊数量也相当众多，香港中华医会认为医院应该效仿外国医院制度设立医务会和聘任全职驻院医生，并着重提出以下几点改良建议：①医院医务应设立内科、外科、妇产科、眼科和耳鼻喉科五个专科服务，每科相应设立一位专科巡院医生和一位副医生及一位助医生，至于医生人数可以视具体情况酌情而定；②医院应设立医务会，由各专科巡院医生和总理组成，统辖医院一切医务事宜；③医院应详细订明各级医生（包括巡院医生、掌院医生、驻院正医生、驻院副医生和驻院助医生）的资历、职责和薪酬标准。② 上述部分改良建议很快得到贯彻，至少在20世纪20年代末之前，关于设立专科服务和聘任各级医生的措施都基本得到落实。从上述改良建议的涉及范畴和实施情况，便可以看出东华医院董事局对于发展和改良西医服务的决心和努力程度，这说明这些由受教育阶层组成的华人精英已经完全接受西方医学。

不过，需要强调的是，接受西方医学并不意味着在东华医院这一华人医疗空间中，政府医官或医院西医可以主导医院的医务事宜，这是东华医院董事局绝对不能容忍的。正因如此，上述香港中华医会提出的设立医务会的建议遭到了董事局的极力反对，因为医务会的职责有侵犯医院总理医务权之嫌，部分总理更是强调聘任或辞退医护人员必须由总理决定。③ 在医院董事局尚能维持其自主权和独立性的条件下，董事局对于政府医官或医院西医试图干涉其权限或挑战其权威的行动都给予强烈的反对和抵制。

比如，1924年总督以改善院务为由，任命一位欧人西医充任东华医院义务司理，④ 尽管东华医院董事局内部对于这一任命意见有所分歧，不过各位总理都一再强调，需要明确界定这位西医与政府巡院医官和总理之间的权限关系，因为该位候任西医在广华医院充当政府巡院医官时，曾一再侵犯医院总理权限。最后，董事局一致认为该位候任西医和政府方面必须遵守下列章程，才能同意其出任东华医院副巡院医官，章程规定：①该副巡院医官之职务乃

---

① 《东华医院董事局会议纪录》，丙寅年（1926）10月2日和10月30日。这份改良建议称为《东华医院改良医务大纲》。
② 《东华医院董事局会议纪录》，丙寅年（1926）10月30日。
③ 《东华医院董事局会议纪录》，丙寅年（1926）10月30日。
④ 当时，政府已经任命一位欧人西医充任东华医院巡院医官。

在东华医院劻助医务；②该副巡院医官对于无论何种宗教事情不得干预；③如该副巡院医官欲改良本院医务有所陈议，须先达本医院正巡院医官，然后由该正医官转达于董事局，而董事局于其陈议有去取之权；④无论何时，如董事局有充足之理由，欲将该副巡院医官更换，伏希政府允准委用别人。① 该章程不仅规定了副巡院医官的职责所在，同时也确立了医院董事局对于副巡院医官院务改良建议的最终取决权，乃至保留撤换该医官的最终决定权。

另外一件反对政府西医试图干涉医院总理权威的事件，也足以证明医院董事局对于维持其院务管理自主权的决心。事情发生在 1926 年，因为东华医院驻院西医谭嘉士医生屡屡违背医院章程，无视总理警告，该年总理便函请政府将谭医生辞去，由医院自行聘任和发放薪水，或由政府另行委派其他西医。② 在医院函请政府之后，政府随即委派七位中西医委员调查此事，经过医院顾问和各位总理与华民政务司的多方协商，医院方面同意如果谭嘉士医生能够做出道歉并承诺日后遵守医院章程，便决定不再将其辞去。而政府方面为缓和医院董事局与政府西医之间的紧张关系，确立其职权关系，也随即颁布相关章程责成包括谭嘉士医生在内的政府西医严格遵守，该章程规定：①凡本院所有一切事务除医学专门操作外，各医生须听由本院总理指挥；②各医生须完全明白及遵守本院章程；③凡总理叙会有所询问须随时到会；④各医生之时候完全为院服务，不能诊治私家症，此章程俟政府议定，然后交由本院执行。③ 而医院方面为进一步限制政府西医也决定在上述政府西医章程的基础上制定相关西医章程，以维护医院董事局的权威。④

其实，董事局与政府驻院西医之间的权限之争并没有因为上述相关章程的安排而得到缓和，随着三院西医服务的发展和政府医官医务干预的加强，三院西医便屡屡干涉和侵犯医院总理权力。这种紧张关系突出地反映在围绕政府驻院西医的名称之争，即应该称为医务监督（medical superintendent）还是医院院长。基于改善东华医院西医部的考虑，在 1929 年政府任命黄雯医生为驻院西医之后，医院董事局决定任命其为医院西医部医务监督，统辖该院西医事宜，不过医院总理保留撤销该项职位的权力。⑤ 可能是因为英文翻译和

① 《东华医院董事局会议纪录》，甲子年（1924）5 月 10 日。
② 《东华医院董事局会议纪录》，丙寅年（1926）9 月 10 日和 12 月 20 日。
③ 《东华医院董事局会议纪录》，丁卯年（1927）8 月 1 日。
④ 《东华医院董事局会议纪录》，丁卯年（1927）8 月 1 日和 9 月 21 日。
⑤ 《东华医院董事局会议纪录》，己巳年（1929）1 月 7 日。

行文的问题，在不同场合出现将"医务监督"这一职位称为"医院院长"的说法，考虑到将政府驻院西医称为院长有侵犯总理权力之嫌，正如 1930 年多位总理所言："……现称潘医生（笔者注：即政府驻院西医潘锡华医生）为院长殊属不合，据本院顾问谓历年未有院长之称云云，若由现任称为院长，对于总理似有失权。……弟所知前任无院长之称，乃委黄雯西医为医务监督，至潘医生上任后，因政府不欲本院另有委任，但本院乃本港唯一慈善机关，弟不愿有失街坊之精神。"① 董事局最后同意将院长二字取消，改称医生即可，不过也希望各位总理能够同样给予尊重，如果涉及西医事务则应当与其协商办理。②

当然，由于医院董事局在这段时期内仍然维持相当的独立性（尤其是在财政上），同时西医也缺乏进一步干涉的行政机制，对于政府医务署的政府医官和三院的政府驻院西医来说，他们的监督或干预行动仍然只能维持在医院当局能够接受的程度之内。不过，需要强调的是，随着三院西医服务的扩张和 20 世纪 30 年代初三院财政危机的显现，西医的干预强度的确在不断加强，而其干预合法性最终也于 1938 年随着医务委员会的建立而得以确立。

上述仅仅以表 3-15～表 3-17 为基础分析了东华三院西医留医服务发展的整体趋势和内外原因。尽管从西医留医服务来看，西医留医人数的日益增加的确能体现华人患者对于西医的偏见和抵制情绪逐渐得到克服，不过，这仅仅是三院西医服务发展和华人医疗行为的一个方面。表 3-15～表 3-17 所展示的门诊数中的中西医比例差异却反映了华人在面对中西医时的医疗习惯和行为，由其可知，在这段时期内，三院中医门诊数总体上仍远远超过西医门诊数。③ 对于这一点，尽管有各种不同的解释，④ 可是它却相当显著地反映

---

① 《东华医院董事局会议纪录》，庚午年（1930）2 月 22 日。
② 《东华医院董事局会议纪录》，庚午年（1930）2 月 22 日。尽管如此，"院长"这一称呼在后来多种场合仍然频繁出现，政府驻院西医这一职位在英文当中表示为 "Government Chinese Medical Officer" 或 "Medical Superintendent"，而在中文中则表示为"掌院"或"院长"。
③ 其实以 1938 年医务委员会成立之后到 1941 年之前，三院门诊数仍然以中医门诊居多。
④ 其中一种解释是中西医门诊诊断方法的差异。东华医院巡院医官认为，在中医门诊中，中医医生基本每天给同样的病人诊断和开药，而西医医生一般都是让病人隔三天到七天再来，这造成中医门诊人次显著增加，详细内容请参阅 *Report of the Inspecting Medical Officer of the Tung Wa Hospital for 1916*，Hong Kong。另外，也有报告认为是西医人数和门诊空间有限所致，详细内容请参阅《1929 年东华医院暨东华东院报告书》。

了当时华人仍然以中医治疗方法为治病首选的医疗习惯，尤其是患者病情不太严重时。① 正如政府医官所言："即使受教育的华人开始欣赏所谓的西方医学的价值，不过大部分华人仍然信仰传统的中国医药，当他们生病的时候，会向那些在这个城市开业的许多庸医求诊。许多华人之所以向政府医院求诊，一般只是在尝试完中医治疗之后才会选择，而这时已经耗尽他们的生存机会。"②

显然，在当时，对于大部分华人来说，西医仍然可能只是中医治疗效果欠佳或无效之后的绝望选择。除了这种医疗习惯之外，上述言论也道出了三院西医服务进一步发展的阻碍因素，即那些没有受过任何正式培训和注册的中医医生的存在。③ 如果说在西医引入初期，政府医官尚能容忍中医医生存在的话，那么随着西医服务的日益发展，政府医官对于他们的存在已经相当敌视。医务总监司徒永觉医生在 1938 年报告中更是将中医医生的活动视为对医院管理的确切障碍，他指出："必须强调的是东华三院的中医医生没有接受任何系统的训练，他们并不相信正统医学（orthodox medicine），毫无疑问，他们可以被归类为庸医。总体上来说，他们在医院的活动可以被认为是对医院管理的确切障碍。他们之所以存在，只是因为对华人医疗习惯与传统的一种容忍与让步，尽管中国的中央政府已经采取坚决的态度，拒不承认所谓的东方医学（Eastern medicine）。"④

尽管华人医疗习惯和三院中医医生的存在影响着三院西医服务的发展，可是，随着港英政府干预的加强，尤其在医务委员会的西医主导政策下，三院医疗服务的必然发展趋势是越来越多的华人接受西方医学，这将留待第四章继续探讨。

---

① *Annual Report of the Medical Department for 1931*，Hong Kong.

② *Annual Report of the Medical Department for 1928*，Hong Kong.

③ 在香港社会，当地医生（native doctors or practitioners）通常被港英政府医官贬斥为庸医或江湖郎中。详细参阅 Joseph Marshall Flint，"Notes on the Plague in China and India," *Johns Hopkins Hospital Bulletin*，Vol. 11，No. 3，1900，p. 121；J. M. Atkinson，"Health and Hospitals," Arnold Wright（ed.），*Twentieth Century Impressions of Hongkong，Shanghai，and Other Treaty Ports of China：Their History，People，Commerce，Industries，and Resources*，London：Lloyd's Greater Britain Publishing Company，1908，pp. 263 - 264；E. M. Browne，"The Tung Wah Hospital，Hong Kong：Some Impressions," *The Modern Hospital*，Vol. 10，No. 6，1918，p. 461.

④ *Annual Report of the Medical Department for 1938*，Hong Kong.

小　结

在中西医共存的情况下，西医的发展在某种程度上得益于医学专业化的发展和东华三院董事局的支持，当然这其中也涉及港英政府的监督和干预，即主要通过政府医官和驻院西医不断推动东华西医服务的稳定发展。不过需要指出的是，在东华三院董事局尚能保持自主权和独立性的这个阶段，西方医学在不太干涉中医医生存和发展的情况下，主要致力于西医建制和发展体系的逐渐完善。但正如第四章所述，以西医为主导力量的医务委员会在 1938 年成立之后，中西医共存的局面便开始发生变化。

第四章　中消西长：财政危机与西医霸权 （1938～1941 年）

　　作为二战前香港最大的慈善机构，东华三院除办理赠医施药之外，还兼理义学、施棺殓葬、收容无依妇孺、资遣难民回乡、赠衣施米等日常慈善救济工作；同时还为海内外各地的风、水、火、兵、旱灾等突发性灾难提供筹赈服务。① 在医院创建之后的 60 余年间，所有院务经费，除政府有限的每年额定津贴之外，其余则有赖当届董事局的融资努力，以期最大限度地增加收入，从而满足不断增加的医院支出。与此同时，随着院务的不断拓展，医院的收入来源与结构也日益多元化，其中包括各行年捐、各善士年捐和零捐、各总理认捐、各总理沿门劝捐、对外埠分函劝捐、外埠轮船缘部捐、卖花筹款、演戏筹款、物业收入（尝产租金和出售收入）、银行利息、庙宇收入、医疗与药费收入，以及其他杂项收入等。② 在某种程度上，这些收入来源在不同时期的医院整体收入中的比重是有所不同的，它们受到香港慈善经济、慈善文化、商业环境、华人社会内部结构、医院财政政策、医院功能，以及政府补助政策诸多因素的影响。

　　进入 20 世纪 30 年代，因世界经济危机（1929～1933 年），香港商业凋零、社会经济枯竭、地产楼价狂跌以及失业率飙升，诸如此类的消极影响令东华三院的慈善收入和物业收入锐减，同时也令筹募活动举步维艰。然而，医院各种服务的继续扩展却令医院支出日益增加。在此艰难时期，当年历任总理苦撑危局，积极推行节流开源政策，而在无计可施的情况下，医院经费不敷之数亦由当年总理慷慨解囊。可是，因为经费不敷之数日益庞大，到 1937 年更达 15 万余元，医院面临创院以来前所未有的财政危机。为平衡收支和继续经营医院，时任董事局遂召开总理及顾问联席会议，讨论呈请港府增

---

① 东华三院百年史略编纂委员会编《东华三院百年史略》，东华三院，1970，第 103～104、198～199 页。

② 有关东华三院的经费来源与筹募活动，可参阅东华三院百年史略编纂委员会编《东华三院百年史略》，东华三院，1970，第 103～106、198～219 页。

加津贴之事。而此时，港英政府却以增加补助为由，趁机提出全面干预医院行政、医务与财政权力的七项苛刻条件。在经过董事局与港英政府之间长达半年的争论和妥协之后，双方达成一致意见，遂于 1938 年 12 月 23 日成立医务委员会，全权负责东华三院医务事宜。[①] 自此之后，三院医务经费由政府全面补助，而医院医务账目（medical accounts）与慈善账目（charity accounts）从 1939 年开始也独立开列。[②]

在医务委员会成立之后，它开始全面干预原本由董事局掌握的行政、医务与财政权限，甚至涉及医院的慈善事务。尤其是在特定疾病中西医治疗权和聘任义务中医（honorary herbalists）等涉及中医废除与西医扩张的问题上，董事局与西医和政府官员占多数的医务委员会之间的关系日益紧张。尽管医务委员会的三位医院董事局代表力挽狂澜，但是终因支持西医声音的绝对优势和政府财政补助的诸多限制，以及当时中西医水平的可能性差异，东华三院的中医服务也难逃逐步被压抑的厄运，而医院的整体医疗服务也日益呈现中消西长的趋势。至此，西方医学开始在原本以中医中药为唯一治疗方法的华人医院中确立其主导地位，而这个医疗空间的"华人性"也因为西方医学的绝对垄断地位而日益呈现"西方性"，即东华从最初的中医医院逐渐发展成为西医医院，尤其是在留医服务方面。

第一节　财政多元化：东华三院经费来源

在 1870 东华医院创院时，政府除拨地之外，并补助经费 115000 元（分两次拨给），连同创院总理筹募的 30000 元善款，东华医院的最初经费总共为145000 元。在支付建设费用和其他杂项开支之后，至 1872 年正式开放时共剩96760 元，除去相关费用之后，最后将 90000 元以辅政司的名义以 5.5% 的固定利息存在银行生息，以备不时之需。[③] 政府提供的这部分津贴对于维持医院早期的运作的确起着非常重要的作用，在当时年支出大约只有 10000～

---

① 有关医务委员会，可参阅香港东华三院癸卯年董事局编辑《东华三院医务委员会之成立经过及所属文件》，香港东华三院，1964。

② 东华三院百年史略编纂委员会编《东华三院百年史略》，东华三院，1970，第 86～87、105页。

③ 东华三院百年史略编纂委员会编《东华三院百年史略》，东华三院，1970，第 103、198 页；Elizabeth Sinn, *Power and Charity: The Early History of the Tung Wah Hospital*, Hong Kong, Hong Kong: Oxford University Press, 1989, p. 74.

20000 余元的情况下，这部分经费的确意义重大。这部分津贴除了能够弥补医院当年的不敷之数外，其在银行的利息也成为早期医院收入的重要来源之一。根据医院账目显示，到 1897 年医院之前的余款剩下最后一批，共计 5735 余两，这批余款全部用于垫付 1898 年不敷之数（从 1898 年开始医院账目以元计算，这部分余款共计 7965 余元）。① 因为政府提供的津贴支付完毕，医院的财政状况于 1899~1901 年陷入困难，唯有通过借贷才能勉强维持医院的收支平衡。②

不过这部分政府津贴并不能用于医院的经常开支（recurrent expenditure），而且殖民地部也决定不再向东华医院提供经常补助，③ 因此年中所需经费需要当届董事局自行筹募，以维持和扩展医院的医疗与慈善服务。所幸东华医院历届董事局同心协力为医院的融资工作开创了诸多有效管道，随着院务的拓展，医院经费的来源也日益多元化。综观二战前东华的历年账目，可以发现医院的收入渠道涵盖募捐（subscription）和捐赠（donations）、物业收入（尝产租金和出售收入）、利息、政府津贴、文武庙津贴、各种基金会津贴、借贷、医疗与药费收入、其他各种杂项收入和特殊收入（extraordinary income）等。此外，各届董事局还会为特殊事宜（诸如医院扩建和赈济灾害等）举行临时筹募活动，诸如卖花筹款、演戏筹款、慈善足球赛、发售马票、万善缘胜会筹款等。本节主要通过分析三院统一办理（1931 年）之前东华医院的财政状况，以期了解这段时期医院收入来源和结构的变化，以及各种收入比重的变化在多大程度上受到诸如香港慈善经济、慈善文化、商业环境、华人社会内部结构、医院财政政策、医院功能，以及政府补助政策等诸多因素的影响。

---

① "Statement of Receipts of the Tung – Wa Hospital for the Ting Yau Year (1897)," in *Hong Kong Government Gazette*, October 28, 1899, p. 1701; "Statement of Receipts of the Tung – Wa Hospital for the Mo Sut Year (1898)," in *Hong Kong Government Gazette*, February 3, 1900, p. 165.

② 根据相关记录，1899 年的收入与支出分别为：33863 元（计至最近元数，下同）和 44722 元；1900 年的收入与支出分别为 39874 元和 61385 元；1901 年的收入与支出分别为 41465 元和 71486 元。上述收入数目并不包括前年的余额和当年的借贷数目。详细内容参阅 1899 年、1900 年和 1901 年《东华医院征信录》。另外有关 1895~1928 年医院收支情况统计表，请参阅《1896 年调查东华医院委员会报告书》，东华医院总理罗文锦等译，东华医院，1929。

③ Elizabeth Sinn, *Power and Charity：The Early History of the Tung Wah Hospital, Hong Kong*, Hong Kong：Oxford University Press, 1989, p. 74. 港英政府从 1903 年开始向东华医院提供每年 6000 元津贴，相关内容请参阅 *Annual Report of the Registrar General for 1903*, Hong Kong. 至于政府津贴问题将在下文继续讨论。

以下将根据募捐与捐赠、物业收入、利息、津贴（政府、文武庙和其他各种基金会津贴）、其他杂项收入、特殊收入等收入细目（income items）简单地分析东华医院在这段时期内的经费筹措情况和收入结构的变化（见表 4-1）。

表 4-1　东华医院各种收入比例（1873～1939 年）

单位：%

年　份	募捐与捐赠	物业收入	利　息	政府津贴	文武庙津贴	其他杂项收入	特殊收入
1873	63.92	3.04	30.98			2.06	
1874	64.77	3.47	29.76			2.00	
1877	64.80	17.79	15.19			2.22	
1879	53.02	21.86	23.10			2.02	
1880	55.60	19.52	23.51			1.37	
1881	57.25	19.21	21.46			2.09	
1882	56.37	19.48	21.54			2.61	
1884	61.14	22.77	14.50			1.59	
1885	62.48	19.91	15.71			1.89	
1886	60.88	21.62	15.40			2.12	
1887	64.98	20.45	12.31			2.25	
1888	64.57	19.19	13.88			2.35	
1889	60.44	21.70	15.03			2.83	
1890	56.08	28.08	12.70			3.14	
1891	56.59	27.45	12.30			3.67	
1892	57.73	29.46	9.49			3.68	
1893	54.40	34.92	6.32			4.36	
1894	64.73	27.36	4.32			3.59	
1895	56.64	34.78	4.68			3.90	
1896	48.35	40.92	4.57			6.17	
1897	54.18	40.64	1.72			3.46	
1898	40.04	49.80	0.50			9.67	
1899	45.56	46.68	0.77			6.99	
1902	50.64	46.64	0			2.72	
1904	45.41	39.42	0.60	8.16	3.40	3.00	
1906	39.50	39.95	1.45	7.97	3.32	7.81	

续表

年　份	募捐与捐赠	物业收入	利　息	政府津贴	文武庙津贴	其他杂项收入	特殊收入
1907	40.60	39.13	1.59	8.69	3.62	6.37	
1908	38.94	39.82	0.73	11.29	3.53	5.70	
1909	19.82	20.95	0	5.53	1.73	4.29	47.68
1910	31.89	29.71	1.53	8.40	2.62	4.94	20.90
1911	34.66	32.38	1.47	8.62	2.69	10.51	9.66
1912	35.27	42.06	0.30	8.95	2.80	7.23	3.39
1913	25.88	30.51	5.13	6.67	2.09	8.85	20.86
1914	27.30	38.93	8.16	7.73	2.41	11.59	3.87
1915	24.53	32.51	4.25	6.82	2.13	10.58	19.17
1916	24.80	38.22	8.45	7.87	2.46	11.82	6.37
1917	23.24	38.88	11.76	6.89	2.15	12.88	4.19
1918	24.20	36.67	14.74	6.91	2.16	12.15	3.16
1919	18.01	28.15	12.33	4.45	1.39	8.89	26.78
1920	16.00	31.78	14.12	4.51	1.41	10.52	21.67
1921	25.78	46.51	10.10	4.62	1.44	10.42	1.13
1922	20.73	41.16	12.82	4.46	1.39	15.71	3.72
1923	22.81	42.60	13.09	4.16	1.30	15.44	0.60
1924	20.15	41.54	15.43	3.99	1.25	15.26	2.38
1925	19.91	44.01	16.02	4.01	1.25	14.80	0
1926	25.94	39.09	16.36	3.58	1.12	13.90	0
1927	11.49	33.94	35.81	4.50	0.87	13.39	0
1928	20.22	43.47	18.23	6.65	0.81	5.57	5.06
1929	18.71	47.50	18.16	7.57	0.92	6.47	0
1930	18.33	45.32	12.08	6.82	0.83	5.38	11.23
1931	22.64	44.68	8.17	7.14	0.87	9.79	6.70
1932	35.19	42.01	6.49	6.76	0.82	7.63	1.09
1933	18.96	49.78	9.29	8.79	1.07	11.05	0.20
1934	19.45	34.03	7.00	25.83	0.95	6.54	6.18
1935	16.65	37.50	4.46	8.36	1.02	7.24	24.76
1936	32.54	33.37	4.50	7.61	0.93	7.69	13.37
1937	20.42	50.58	4.45	8.17	0	13.07	3.31
1938	19.71	45.50	3.20	16.41	0	12.70	2.49

续表

年　份	募捐与捐赠	物业收入	利　息	政府津贴	文武庙津贴	其他杂项收入	特殊收入
1939	8.12	41.64	2.02	41.93	0	6.29	0

　　说明：因为不同时期医院财政会计制度的变化以及由此带来的医院账目格式的差异令分析变得相当困难，比如，医院账目中收入子项名称的归类在不同年份中有所差异，有些子项收入在个别年份会归入某一收入细目，而在其他年份却单独开列或归入另外一种收入细目，基于分析的统一性和方便性考虑，文章将主要根据上述几种收入细目进行分类。有几点需要说明：（a）百分比保留两位小数点，因为四舍五入，百分比总数可能超过或低于100%。（b）由于各种原因，1875年、1876年、1878年、1883年、1900年、1901年、1903年和1905年的医院账目未能找到。（c）在1884年和1892年医院收入当中都有一项数目相当大的银行押金收入，在计算各种收入百分比时并没有包括在内。（d）在1894年、1895年、1896年和1908年医院收入当中都有一项数目相当大的贷款，在计算各种收入百分比时也没有包括在内。（e）在1909年之前的医院账目中没有明确区分收入中的经常（ordinary）项目和特殊（extraordinary）项目（尽管在1913～1920年的医院账目中没有列出"特殊收入"一栏，不过仍然可以根据以前的账目分类将某些收入子项归入"特殊收入"一项。从1921年开始，医院账目中就明确列有"特殊收入"一栏），基于分析的方便考虑，1909年之前的账目将不再区别经常收入和特殊收入，而1909年之后的相关分析将会多列一项"特殊收入"。（f）从1921年开始，医院账目中出现"特殊募捐"（special subscription）一栏，在计算收入百分比时，将"特殊募捐"归入"募捐与捐赠"一栏中。（g）从1928年开始，义庄租金（rents from coffin home）、一别亭及永别亭租金（rents from Yat Pit Ting and Wing Pit Ting）和铁炉租金（rents from iron burner）从"其他杂项收入"中分离出来，而列入"物业（租金）收入"一栏。

　　资料来源：来自历年《东华医院征信录》《香港政府公报》（*Hong Kong Government Gazette*）、《总登记官年度报告》（*Annual Report of the Registrar General*）和《华民政务司年度报告》（*Annual Report of the Secretary for Chinese Affairs*）上的东华医院账目。

　　综观表4-1可以发现，在19世纪末之前，募捐与捐赠收入是东华医院最为主要的收入来源；而在19世纪90年代之前，其比重更是达到50%～65%。这也足以显示东华医院的最初创建原则，即其维持院务经费系由慈善募捐与捐赠所得。《1870年东华医院条例》（又称《倡建东华医院总例》）第三条便明确规定："该局之设，专为建院施药调养病人贫病唐人。其经费系由众人乐捐。"①　而麦当奴总督在主持东华医院开幕典礼致辞中也指出："……社会对于本届值理深戴大德，盖所需费用与及年捐7000元，皆为彼等苦心筹集。该年捐彼等谓永远将来支给本院经费，但现在断难预算该经费为若干也。现值理所担承之责任甚大……。"②

　　在募捐与捐赠收入中，其中各行年捐（annual subscriptions of hongs or

---

①　东华三院百年史略编纂委员会编《东华三院百年史略》，东华三院，1970，第141页。
②　东华三院百年史略编纂委员会编《东华三院百年史略》，东华三院，1970，第246页。

guilds）是医院早期最为稳定和最为重要的经费来源。以 1873 年为例，各行年捐（共有 33 个行会参与捐赠）达 9096 元，占当年总收入的 54.72% 左右。其中最大的捐赠者系南北行（Nam Pak Hong Guild），总共募捐 1500 元，其次是捐赠 1000 元的买办。① 根据笔者统计，在 19 世纪 80 年代之前，各行年捐占据医院全部收入的 40% 以上；而在 19 世纪 80 年代至 19 世纪末之间，这项收入仍然能占到 30% 左右，尽管其中个别年份会有些许波动。一般来说，各行年捐是比较稳定的，据统计，在 1900 年之前大概有 22 个行会都以固定的比例向医院提供捐赠，② 不过，也并不排除有些个别行会中途退出。当然，其间也会有新行会加入年捐行列。

那么，是什么原因促使这些行会积极致力于捐赠呢？当然其中有很多可能的解释，就捐赠者来说，其动机也是不同的。不过，一个很重要的原因是当时医院董事局总理大部分是从那些能够提供尽可能多捐赠的行会中选举产生的。按照惯例，每年医院选举新任总理时，一般都会邀请各行推举代表参加总理选举。而根据每年出任总理的情况来看，在 19 世纪末和 20 世纪初之前，大部分总理都是来自那些募捐最多的行会或股商。根据刘润和先生的统计，在 1869~1900 年，来自买办阶层的总理共有 100 位，南北行以 65 位位居次席，接下去分别是布商（61 位）、鸦片商和金山行（各 33 位）、米商（32位）、当押业（27 位）、其他界别（21 位）、股商（13 位）、教育界（3 位）和保险业（2 位）。③

即使每个行会承诺提供年捐，但从理论上来说，各行年捐其实是一种慈善行为，行会在是否继续捐赠这个问题上应该具有相当的自主性。不过，在实际运作过程中，各行年捐其实具有相当的强制性，任何没有按时支付应缴年捐都会被认为是一种渎职行为，而这些行会的代表会被邀请到医院交代原因，并劝服他们尽快补缴。医院当局之所以这么做，主要是担心如果个别行

---

① 《1873 年东华医院征信录》。有关南北行的研究，参阅 James Hayes, "The Nam Pak Hong: Commercial Association of Hong Kong, 1868 – 1968," *Journal of the Hong Kong Branch of the Royal Asiatic Society*, Vol. 19, 1979, pp. 216 – 226.

② Elizabeth Sinn, *Power and Charity: The Early History of the Tung Wah Hospital, Hong Kong*, Hong Kong: Oxford University Press, 1989, p. 74.

③ 刘润和：《东华领袖与社会：呼应着时代的脉搏》，载冼玉仪、刘润和主编《益善行道：东华三院 135 周年纪念专题文集》，三联书店（香港）有限公司，2006，第 154 页。有关历届总理的身份可以参阅东华三院百年史略编纂委员会编《东华三院百年史略》，东华三院，1970，第 61~82 页。

会退出年捐或拖欠年捐会令其他行会仿效，这对于以各行和慈善人士募捐为基础的慈善医院来说是一种致命打击，势必会令医院的财政陷入困境。据 1921 年董事局会议记录，曾有行会通知医院其中部分商行成员要求退出行会组织，而医院方面坚决不予以接纳，极力希望这些商行能够重新加入行会，以保证行会的年捐能够正常缴纳。① 而行会通常也会因为道德和舆论的压力而不得不继续提供年捐，因为募捐名单会公布在每年的医院《征信录》和当地的新闻报纸中，这样任何支付或未支付的各行名字都会一目了然，而任何关注其名誉的行会都会竭尽所能地继续捐赠。

正是这种约定成俗的强制性，令当时的欧人社会对于各行年捐非常敌视，认为东华医院的募捐与其说是一种捐赠，倒不如是一种压榨形式（a form of squeeze）。更有人视这些募捐为"罚金"，认为各行商会将这部分年捐转嫁到商品交易成本中，从而破坏商业环境。更令人不解的是，部分欧人更指东华医院募捐可能是代表中国政府征收税收的一种隐蔽方式。② 不管欧人如何看待各行年捐，也不管其是否具有"勒索敲诈"的性质，从各行年捐的持续性和稳定性，就足以证明这种慈善形式是为当时华商社群所接受和认可的，因为在华人社会向各种各样的宗教与慈善事业提供捐赠是非常普遍的。③

不过随着收入来源的扩充，各行年捐因为其捐赠经费的相对固定，④ 它在医院总体收入中的比例越来越低。据笔者统计，在 1901～1910 年，其比例大约为 15%～20%，而 1911～1918 年大约为 10%，而 1919～1936 年则大约为 2%～6%。而在 1936 年这个比例更是达到最低点，仅为 1.97%。

除了各行年捐之外，还有其他各种各样的募捐与捐赠形式，这些捐赠形式包括各行各号缘部（缘簿）捐（subscriptions from various hongs，shops and

---

① Chan Wai Kwan, *The Making of Society*: *Three Studies of Class Formation in Early Hong Kong*, Oxford: Clarendon Press, 1991, pp. 96 - 97.

② Elizabeth Sinn, *Power and Charity*: *The Early History of the Tung Wah Hospital*, *Hong Kong*, Hong Kong: Oxford University Press, 1989, pp. 74 - 76.

③ 有关中国行会历史，请参阅全汉升《中国行会制度史》，食货出版社，1978；彭南生：《行会制度的近代命运》，人民出版社，2003。

④ 在 1877～1897 年，各行年捐的总数大约为 6500 两左右，合计大约为 8000～9000 元，因此同 1873 年和 1874 年的年捐数额是差不多的。而在 1898 年至 20 世纪 30 年代之前，各行年捐大约为 9000～13000 元左右；而之后年捐数额却更少，维持在 10000 元以下，1935 年和 1936 年更是达到新低，分别为 5831 元和 5300 元。各行年捐数额的实际减少主要是因为在 20 世纪 30 年代之后，有越来越多的行会要求退出年捐名单，这也令后来董事局总理的选举工作面临困难，很多行会都不愿推举其代表参与总理选举。

firms）、各埠劝捐缘部捐（subscriptions collected at various ports）、各善士年捐和零捐（subscriptions and donations from charitable persons）、各埠轮船缘部捐（subscriptions collected on steamers）、各总理协理值事缘部捐（subscription from directors，assistant directors and committee）、各戏园戏班捐银（subscriptions from various theatrical companies）、各殷户年捐（subscriptions from wealthy person）、寿板寿衣棉衣药剂捐（subscriptions for the supply of medicines，quilted clothing，coffins，and shrouds）。这些名目繁多的募捐与捐赠形式足以显示东华医院的慈善性质和广泛的社区基础，同时也从另一个侧面展示了香港和海外华人社会之间的慈善网络关系。当然，这些捐赠贡献（和其他收入来源）的增加或许也能够解释为什么各行年捐在医院整体收入中的份额逐渐减少。

这些募捐和捐赠的最大特征便是通过分发缘簿的形式向更为广泛的社会人群（包括海外华人社会）募集善款，根据规定，任何向医院提供捐赠的个人或组织的姓名和捐赠数目都会列在缘簿中。而在当时看来，能够将个人或组织的姓名列入东华医院的缘簿当中也是一件值得骄傲的事情，颇有一种慈善时尚（charity as a fashion）的意味。

在这里需要指出的是，当各行年捐逐渐减少的时候，作为医院管理层的总理所肩负的募捐与捐赠任务就显得更为沉重。他们随时需要为可能出现的经费短绌问题提供最快的解决办法，而在很多时候，当社会慈善募捐无能为力的时候，基本上是由新旧总理自我认捐。综观医院发展历史，由总理认捐来弥补经费不敷是相当常见的，尤其是在 20 世纪 30 年代东华医院财政困难时期。

由表 4 - 1 可知，东华医院的另外一项重要收入来源是物业收入（尝产租金与出售），在 19 世纪末之前它与募捐与捐赠收入及利息成为医院的三大主导收入来源。1896～1902 年物业收入的比例更是达到 40%～50%，甚至在个别年份超过募捐与捐赠收入而成为第一收入来源。从 20 世纪初开始，随着医院财政收入的多元化发展，这项收入的比例有所降低（其比例基本维持在 30%～40%，个别年份有些许波动），不过其绝对收入总数仍然大幅度增加，从 1904 年的 28990 余元增加到 1920 年 56406 余元，增幅达 50% 左右。而与募捐与捐赠收入相比，大约从 1912 年开始，物业收入已经基本上成为医院的第一收入来源，而 1921～1933 年，其比例更是基本维持在 40% 以上。上述数据足以显示物业发展对于维持医院经营的意义，尤其是在当慈善资源逐渐减少的情况下，这项收入显得更为重要。

东华医院投资物业始于 1873 年，当年总理以白银 3200 两，向业主区元购入海傍永乐坊 40 号铺全间，这便是东华医院的第一间物业，当年每月租金为白银 36 两。① 根据 1873 年《东华医院征信录》记载，该年收广荣泰租金共505 元，即为东华医院历史上的第一份物业投资所得。此后，每届董事局便将医院余款用于购置和兴建物业，以租金收入来扩充医院经费。因为《1870 年东华医院条例》并没有对医院拥有或购买物业事宜做出明确规定，到 1899 年便发生物业法律纠纷。该年有一位租客拒绝交租，经院方多次催收，但仍然未能按时缴纳。医院董事局随即召开会议，与会总理一致同意采取法律途径，追收欠租及将该物业收回。可是，在查核医院地契签署人时却发现业权人系当时物业购买时（1876 年）的辅政司，依照法律规定，只有那位辅政司有权提出起诉，而当时他已经返回英国。这便是当时东华医院的一大法律漏洞，根据当时医院的相关规定，因为总理一年一任，故规定医院不动产概由政府高官签署。正是如此，东华医院因为不是业主而无权对那位租客采取法律行动。为避免日后物业发生更大法律纠纷，东华医院董事局决定呈请港府修订条例，规定东华医院为其全部所属物业的业权人。这件事情前后经过 5 年时间，最后立法局才于 1904 年 9 月通过 1904 年第九号条例——《1904 年东华医院置业条例》（*Ordinance for enabling the Tung Wa Hospital to acquire, hold, mortgage and sell land and hereditaments in the Colony of Hong Kong*），便于同年11 月正式实施。从此，东华医院正式成为其所有物业的业权人，其地契签署人改由东华医院盖印，并由当年两位总理签名做实。②

对于二战前东华物业发展具有重要意义的另外一件事情是 1908 年文武庙被东华医院接管，至此，文武庙属下的所有物业统归东华医院所有，总共超过 10 间屋宇。这件事情可以追溯到 1906 年，当时东华医院总理和文武庙值理在东华医院召开会议讨论文武庙未来的管理问题，会议提出两项提议，要么成立一个独立委员会管理文武庙，要么由东华医院接管。当

---

① 东华三院尝产建设计划编纂委员会编辑《东华三院尝产建设计划》，东华三院，1964，第 49页。有关东华三院的物业发展情况，还可以参阅东华三院百年史略编纂委员会编《东华三院百年史略》，东华三院，1970，第 167～179 页；李东海编撰《香港东华三院一百二十五年史略》，中国文史出版社，1998，第 209～228 页。

② 东华三院尝产建设计划编纂委员会编辑《东华三院尝产建设计划》，东华三院，1964，第 51～52 页；李东海编撰《香港东华三院一百二十五年史略》，中国文史出版社，1998，第 216～217 页。有关该条例详细内容请参阅 *Hong Kong Government Gazette*, September 30, 1904, pp. 1615-1616.

然，东华医院倾向于后者，并且极力向政府建议推动事情进展。尽管文武庙值理极力反对，不过政府还是最后于 1908 年 6 月通过《文武庙条例》（*Ordinance for the transfer of the properties of the Man Mo Temple to the Tung Wa Hospital*），规定文武庙拨交东华医院管理，而其中最为关键的条款便是上述提到的物业转移问题。①

东华医院物业的成功发展令其逐渐成为当时香港的大业主，《孖剌西报》更是将其视为"物业代理机构"（housing agency）。② 作为一个慈善机构，其日益明显的营利性质也令当时的欧人社会怀疑东华医院是否是一个真正意义上的非营利性质的慈善组织。尽管如此，东华医院在财政上的成功也是令港英政府和欧人社会大为震惊的，同样考虑到东华医院在承担社会服务方面的卓越贡献，港英政府也甚少干预医院的融资事宜，而上述提到的《1904 年东华医院置业条例》和《文武庙条例》更显示政府对于医院发展物业的认可与支持。当然，东华物业投资的成功很大程度上归功于医院总理，他们大部分系商人和买办出身，其经营之道的确为医院开拓多种生财管道。

在 19 世纪 90 年代之前，利息收入是继募捐与捐赠以及物业收入之后的第三大来源。在医院创建的最初十年，其收入比例甚至高于物业收入，而位居次席，而在 1873 年和 1874 年，其比例更是达到 30% 左右。正如上面所说，在医院早期，利息收入之所以成为重要来源，是因为政府最初提供的 115000 元津贴在扣除必要的支出之外，尚有将近 90000 余元存在银行生息。而这部分存款逐渐垫付额外支出之后，存款越来越少，而利息收入也随之锐减。如表 4 - 1 所示，1896 ~ 1912 年，利息收入的比例更是不足 5%。之后，在医院财政状况有所改善的情况下，利息收入比例也随之提高，维持在 10% ~ 20% 左右。

需要指出的是，在利息收入中除了银行利息（bank interest）之外，还有按揭和贷款利息（mortgage and loan interest）。如表 4 - 1 所示，利息收入比率在 1917 年之后之所以再度增加，其中一个重要原因是 1917 ~ 1927 年，

---

① 东华三院百年史略编纂委员会编《东华三院百年史略》，东华三院，1970，第 220 ~ 221 页。有关该条例详细内容请参阅 *Hong Kong Government Gazette*，June 5，1908，pp. 671 - 673.

② *Hong Kong Daily Press*，23 October 1875. 转引自 Elizabeth Sinn，*Power and Charity：The Early History of the Tung Wah Hospital，Hong Kong*，Hong Kong：Oxford University Press，1989，pp. 74 - 76.

医院从英战贷款（British War Loan）中每年获得 3000 元的贷款利息。这部分贷款共为 50000 元，由东华医院于 1916 年向英国支付，最后英国方面于1927 年还贷。①

　　因为东华医院存款的减少以及医院经费支出的不断增加，医院的财政状况于 19 世纪 90 年代末陷入困境。根据医院账目显示，1895～1901 年医院连续出现财政赤字，不敷数目（计至最近两数和元数）分别为 5220 两、0 两、6123 两、7965 元、0 元、21511 元和 30021 元。② 因此，1902 年东华医院成立委员会调查医院的财政状况，在这个委员会的支持下，医院希望大量增加募捐和捐赠以及物业租金等方面的收入。在委员会的建议下，医院当局希望能够增加各股户年捐，其中有 35 位绅商承诺每年捐赠 100 元，而另外有 10 人承诺捐赠 50 元。③

　　另外，医院还呈请政府修改《1870 年东华医院条例》，最后政府于 1902 年 12 月通过第 42 号条例——《1870 年东华医院修订条例》（Ordinance to a-mend the Chinese Hospital Incorporation Ordinance，No.3 of 1870），规定董事局总理人数从 12 位增加到 16 位。④ 在一定程度上，董事局总理人数的增加也令医院的募捐与捐赠收入不断增加，据统计，医院募捐与捐赠收入从 1899 年的15428 余元增加到 1902 年的 27338 余元和 1904 年的 33395 余元。

　　为解决上述财政困难，除了通过以上措施尽量增加募捐与捐赠收入之外，医院还呈请政府能够提供年度津贴，而政府方面亦于 1903 年同意向东华医院提供每年 6000 元的定额津贴。⑤ 至此，政府津贴成为东华医院的另外一项稳定收入。这项津贴从 1908 年开始增加到 8000 元，并且这个津贴数额一直持续到 1927 年，而从 1928 年开始直到政府提供全面和额外补助之前，政府的年度津贴数额为 20500 元，其中包括 8000 元的普通津贴（general grant）、2500 元的西药津贴（grant for medicine）和 10000 元的棺材津贴（grant for cof-

---

① *Annual Report of the Secretary for the Chinese Affairs for 1916*，Hong Kong. 有关详细情况可以参阅1916～1927 年的医院账目。另外，1927 年的利息收入比率之所以达到 35.81%，是因为将1927 年的 5 万元还贷计算在内。
② 详细内容请参阅历年总登记官年度报告（*Annual Report of the Registrar General*）。
③ *Annual Report of the Registrar General for 1902*，Hong Kong.
④ 有关该条例详细内容请参阅 *Hong Kong Government Gazette*，December 12，1902，p. 2170.
⑤ *Annual Report of the Registrar General for 1903*，Hong Kong.

fins)。① 不过，如表 4 - 1 所示，在政府提供全面补助之前，政府津贴在东华医院总体收入中的比例还是相当低的，基本上维持在 10% 以下。

除了政府津贴之外，从 1904 年开始文武庙从其每年的募捐和捐赠收入中拨出 2500 元补助东华医院。这项文武庙津贴一直持续到 1936 年，补助数额也一直保持不变。② 当然，这项津贴相对于医院的总体收入而言是相当少的，不过，它的定额津贴却象征了东华医院对于文武庙的管理权。

至于其他杂项收入（other receipts）主要包括自理（私人）病房房租和药费（fee from patients），药费、饭皮糟水、先友（死人）上落工艇费、十字车费（sale of medicine, kitchen refuse, boat - hire and rent of red cross ambulance），购物优惠和折扣（premium on notes and discount on goods purchased），义庄租金，一别亭及永别亭租金和铁炉租金等。③ 综观表 4 - 1 可以知道，尽管这项收入的比重并不是很高，但是，它却从另外一个侧面反映了东华医院服务的多样性以及作为慈善机构所赢得的社会尊重。

就多样性而言，东华医院不仅提供免费的医疗服务，而且随着医院医疗水平和设施的改善，医院开始为越来越多能够担负医疗开支的患者提供更为舒适和优良的收费服务，这一点从自理病房房租和药费的逐渐增加可以得到证明。此外，东华医院还为死者提供一连串的殓葬服务，这也充分说明东华医院对于华人传统丧葬习俗的尊重和重视。不管是医疗（除自理病房之外）还是丧葬服务，东华医院都一贯秉承为广大贫病提供优质免费服务的宗旨，而包括药费在内的其他服务所得的增加正好说明了东华医院作为慈善机构日益赢得广大受益人士的尊重与支持。他们可能会尽量避免滥用慈善资源（根据医院创建宗旨，大部分人士都可以以贫病为由而获得医院的免费服务），而在能力许可的范围之内为医院的服务支付必要的费用。④

---

① *Annual Report of the Registrar General for 1908 and 1928*，Hong Kong. 1927 年的政府津贴总数为 13000 元，除了 8000 元普通津贴之外，其余 5000 元系 1925 年和 1926 年的西药津贴数额，各为 2500 元。此外，政府还为广华医院和东华东院提供额定和特殊津贴。

② 详细内容请参阅历年医院账目。因为没有找到 1903 年医院账目，无法确定在 1903 年是否有文武庙津贴。另外，从 1937 年开始，在账目中没有出现"文武庙津贴"一栏，或许有可能是归入"募捐与捐赠收入"。

③ 从 1928 年开始，后面三项则归入物业收入。

④ 当然，在非自理留医病人中，医院也会收取一定的费用，主要是为了支付病人的饮食供应。在 19 世纪下半叶，英国慈善医院（voluntary hospitals）的确引入一些向病人收取费用（包括药费、门诊费和留医费）的做法，以避免慈善资源的滥用。有关详细内容请参阅 Keir Waddington, *Charity and the London Hospitals, 1850 - 1898*，New York：Boydell Press，2000，pp. 87 - 95.

关于特殊收入，直到 1909 年才在医院账目中第一次出现。这项收入主要包括那些为特殊事宜而举办筹款活动的所得收入，尤其是在医院扩建的时候。以 1909 年为例，该年特殊收入之所以达到将近 50%，主要是因为该年为筹建东华天花医院（Tung Wah Smallpox Hospital）而筹得 69009 元，几乎占到全年收入的一半。① 如表 4 - 1 所示，之所以在 1909～1920 年，特殊收入比例明显高于 1921～1930 年，除了因为其间包括演戏筹款在内的特殊筹募活动所得之外，其中一个很重要的原因是计算方法的问题。② 而从 1921 年开始，医院账目便明确列出"特殊收入"一栏。综观 20 世纪 20 年代和 30 年代的医院账目，这项收入主要包括演戏马戏筹款（subscriptions from theatrical performances）、③ 归国华工伙食费（receipts for meals supplied to retuned emigrants）、游艺会筹款（subscriptions from concert）、沿门劝捐（subscriptions from various residences）、卖花筹款（receipts from sale of flowers）和马票收益（receipts from sale of race cash sweep profit）等。尽管这些收入基本上也是通过募捐和捐赠方式所得，而它们之所以没有归入"募捐与捐赠"一栏，主要是因为它们是临时和不定期的，属于特殊筹募所得。当然，这些临时筹募活动的增加也日益说明医院的财政问题越来越紧张，单靠经常性收入已经无法应付不断增加的医院支出。正是如此，在 1931～1937 年的东华三院财政困难时期，上述筹募活动便频繁举行。④

综上所述，可以发现东华医院虽然是一家慈善机构，而且其创院条例亦规定以慈善募捐为其经费来源，但是随着医院的发展以及医院承担更多的医疗功能，慈善募捐与捐赠已经不再是医院收入的主要来源，包括物业、利息、各种津贴、药费以及自理房收入在内的其他收入来源成为筹募医院经费的重要手段，医院的收入结构呈现日益多元化的趋势。

当然，医院财政多元化并不是一个随意现象，它是在面对医院支出不

---

① *Annual Report of the Registrar General for 1909*，Hong Kong.

② 因为在 1913～1920 年，在医院账目中并没有列出"特殊收入"一栏，因此，笔者在计算的时候将一些除上述几种主要收入之外的收入来源（在此期间，也的确出现了很多无法归入其他类别的收入来源）归入特殊收入，因此令其比重大幅增加，这样处理不免有点不科学，但是因为医院账目的本身问题而不得不做出这样的处理。当然，根据后来医院账目的分类方法，其实这段时期内的大部分特殊收入是可以归入"募捐与捐赠"一栏的。

③ 这项收入不同于戏院募捐（subscriptions from theaters），后者归入募捐与捐赠收入。

④ 详细内容请参阅东华三院百年史略编纂委员会编《东华三院百年史略》，东华三院，1970，第 201～202 页。

断增加而传统收入来源又可能减少的情况下所做出的一种积极响应。综观
医院的收入来源，可以发现香港的商业情况（尤其影响物业收入）、不同慈
善团体之间的竞争以及政府的慈善补助政策都有可能影响医院的正常收入。
而对于医院财政来说，医院支出才是最重的压力。毫无疑问，随着医院服
务的拓展，医院支出增加是大势所趋，尤其是随着医疗技术的发展，治疗
成本越来越高。不过，在20世纪30年代之前，东华医院的财政状况总体上
还算健康（见表4-2），即使在个别年份因为某项特殊支出的增加而令医院
经费出现不敷情况，不过因其广泛的慈善基础和成功的投资策略也总能令
医院渡过难关。①

表4-2　东华医院平均每年收入与支出（1873～1930年）

年　度	收　入	支　出	年　度	收　入	支　出
1873	16624 元	14095 元	1898～1900	39899 元	49724 元
1874～1880	16025 两	12806 两	1901～1910	84213 元	84177 元
1881～1890	21520 两	21243 两	1911～1920	121368 元	117629 元
1891～1897	30069 两	32285 两	1921～1930	233674 元	223009 元

说明：（a）最近计至两数和元数。（b）由于各种原因，1875 年、1876 年、1878 年、1883 年和
1905 年的医院收支数目未能找到。

资料来源：来自历年《东华医院征信录》、《香港政府公报》（*Hong Kong Government Gazette*）、《总
登记官年度报告》（*Annual Report of the Registrar General*）和《华民政务司年度报告》（*Annual Report of
the Secretary for Chinese Affairs*）上的东华医院账目。

但是从20世纪20年代后半期开始，因为广华医院和东华东院不断增加
的财政赤字（东华医院对这两家医院负有管理和财政责任）以及1929～1933
年世界经济危机的影响，东华三院的财政状况日益恶化。而在开源节流无助
的情况下，东华三院董事局唯有呈请政府补助，可是，政府补助的代价却是
不断增加的政府干预，这令医院董事局逐渐散失行政权和医务权。

第二节　财政危机：政府补助与医务干预

其实，广华医院的财政困难并不是直到20世纪20年代后半期才开始出

① 当然也会通过借贷以弥补经费不敷，根据医院账目显示，在 1894 年、1895 年、1896 年、
1898 年、1899 年和 1908 年，东华医院就曾向各种赈济基金会和慈善机构借贷。

现的。广华医院于 1911 年 10 月开幕后不足两个月便遇到经费短绌，除政府津贴及东华医院总理拨捐之外，预算每年费用不敷达 1 万余元。而根据广华医院创建条例——《1911 年东华医院扩充条例》（*Ordinance for the Establishment of a Hospital for the care and treatment of Chinese patients in the Kowloon Peninsula*）便明确规定："东华医院对于广华医院，有如对于东华医院同样权力权限，及负有同样义务、债务，全体总理对于广华医院，亦如对于东华医院本身具有同样之权力权限及负有同样义务、债务……"① 尽管广华医院在 1931 年三院统一办理之前也有自己的董事局，但是其诸多行政与财政事宜很大程度上亦接受东华医院董事局的指导与管理。而顺理成章的，广华医院的经费不敷问题也基本上由东华医院董事局负责，因此，除了东华医院每年向其提供 2000 元的定额津贴之外，根据医院账目显示，东华医院几乎每年都要为广华医院提供一项大额贷款（总数从 2 万～5 万元不等）才能维持医院的经费支出。根据笔者统计，如果排除东华医院的贷款，在 1911～1930 年，广华医院在大部分年份出于财政赤字状况，而从 1925～1928 年更是连续入不敷出。② 而于 1929 年 11 月开幕的东华东院（没有自己的董事局，直接由东华医院董事局委派一位首总理负责其行政工作），其财政状况也并不理想。如果排除 1928 年的建设余款，1929 年的不敷数目亦达 7 万多元。而 1930 年的情况虽然有所好转，不过不敷数目也超过 12000 多元。③

　　因此，对对于广华医院和东华东院享有权力和负有义务的东华医院来说，这两家医院的财政负担更加剧了其本身的融资压力。其实，在同一个地方，因为其有限的慈善资源，在慈善机构不断增加的情况下，那么其中必然有些慈善机构在筹募问题上遇到困难。而广华医院与东华东院遇到的财政困难，很大程度上亦源于它们在募捐方面未能像东华医院那样获得相对稳定和充足的收入。

　　其实，对于广华医院的财政问题，政府也早已意识到其严重性，尽管政

---

① 该条例根据英文亦可以直译为《在九龙半岛建设医院治疗华人病者法规》，详细内容请参阅东华三院百年史略编纂委员会编《东华三院百年史略》，东华三院，1970，第 162～163 页。

② 因为各种原因，无法找到 1929 年和 1930 年的广华医院账目，故无法计算。1925～1928 年的不敷经费（计至最近元数）分别达 11400 元、3491 元、12882 元和 2191 元。有关历年广华医院的财政情况，可以参阅历年《总登记官年度报告》（*Annual Report of the Registrar General*）和《华民政务司年度报告》（*Annual Report of the Secretary for Chinese Affairs*）。

③ *Annual Report of the Secretary for the Chinese Affairs for 1929 and 1930*，Hong Kong.

府已经不断提高每年的津贴数量，但是广华医院的财政状况仍然没有得到改善。1925 年时任港督巡视广华医院时便对其经济问题至为关注，鉴于东华与广华同为华人慈善医院，而且两院在行政与财政上有诸多关系，他曾建议两院应该统一办理。此后，因为东华医院董事局忙于筹建东华东院事宜，两院合并问题一直没有提到议事日程。

直到 1929 年东华东院开幕之后，在当时董事局主席罗文锦先生的积极推动下便着手三院合并工作。1930 年 12 月立法局通过第 31 号条例——《1930 年东华医院修订条例》（*Ordinance to make certain provisions relating to the corporation named The Tung Wah Hospital*），翌年三院便宣告统一办理。① 条例规定东华三院董事局总理人数不少于 18 位，同时也不能超过 30 人，而其中至少有 6 位总理长居九龙。② 1930 年 12 月 4 日，该修订条例在立法局一读时就强调希望通过合并三家华人慈善医院以增加各商行和社会各界的继续支持，使华人医院的慈善募捐（voluntary contributions）传统与实践能够更为稳固。同时，亦希望借助香港最为悠久和具有影响力的东华医院的财政力量、管理经验和社会影响力以挽救另外两家相对新兴的医院（尤其是它们的财政问题）。③

三院统一办理并没有改善东华三院的财政问题，而且世界经济危机导致医院收入不断减少，而不断扩展的医院服务却令医院支出有增无减。如表 4－3 所示，1933 年三院收入锐减 7 万余元，而 1934 年也是因为政府的额外补助（47482 元）而勉强维持三院收支平衡。在随后的几年中，三院财政状况持续恶化，到 1937 年三院财政赤字更是达到 15 万余元。而在政府承诺提供全面补助的 1939 年，三院经费不敷数目还是超过 20 万元，其重要原因是患者数量的增加、医疗成本的提高以及医院慈善服务的拓展令三院的经费支出急剧增加，如表 4－3 所示，三院支出总数从 20 世纪 30 年代初的将近 50 万元增加到 1938 年的 60 多万元和 1939 年的 80 多万元。

---

① 东华三院百年史略编纂委员会编《东华三院百年史略》，东华三院，1970，第 88～89 页。

② 有关该条例详细内容请参阅 *Hong Kong Government Gazette*，December 12，1930，pp. 657 – 663. 三院统一办理之后，其组织结构也更为完善，包括财政部、产业部、庶务部、中药部、西药部、教育部、医务部、纠察部、总理巡症、总理参症、总理巡视东华医院、总理巡视广华医院和总理巡视东华东院。详细内容请参阅《东华医院董事局会议纪录》，庚午年（1930）12 月 11 日。

③ *Hong Kong Hansard*，December 4，1930，pp. 250 – 253.

表4-3 东华三院收入与支出（1931～1939年）

单位：元

年份		1931	1932	1933	1934	1935	1936	1937	1938	1939
东华医院	进	287194.07	303109.98	233124.52	263146.94	245275.62	269512.50	250812.12	307685.30	356579.62
	支	274310.77	285495.28	253465.43	244674.17	243227.95	269065.06	277554.44	280126.38	321128.02
	差	+12883.30	+17614.70	-20340.91	+18472.77	+2046.67	+447.44	-26742.32	+27558.92	+35451.60
广华医院	进	114683.65	133409.40	122927.02	119442.58	117889.46	125163.34	97147.85	103168.92	106967.77
	支	114271.68	132941.65	131808.75	119442.58	117776.45	125103.35	171190.72	181042.57	257457.77
	差	+411.97	+467.75	-8881.73	0	+113.01	+59.99	-74042.87	-77873.65	-150490.00
东华东院	进	105048.51	110577.45	114289.68	115743.23	104362.57	107383.45	80223.95	80931.67	92638.89
	支	101164.81	110473.79	122673.64	115743.23	104308.90	107358.18	133215.07	136798.72	199670.51
	差	+3883.70	+103.66	-8383.96	0	+53.67	+25.27	-52991.12	-55867.05	-107031.62
合计	进	506926.23	547096.83	470341.22	498332.75	467527.65	502059.29	428183.92	519344.81	591637.88
	支	489747.26	529852.52	507947.82	479859.98	465313.30	501526.59	581960.23	625526.59	813707.90
	差	+17178.97	+18186.11	-37606.60	+18472.77	+2214.35	+532.70	-153776.31	-106181.78	-222070.02

说明："+"表示盈余，"-"表示不敷。

资料来源：来自历年《华民政务司年度报告》(Annual Report of the Secretary for Chinese Affairs)上的东华三院账目。

面对频繁的经济困难，历任董事局本着开源节流的财政政策，通过多方努力试图改善医院的财政状况，[①] 避免医院服务因此受到影响甚至医院关闭。综观第一节所述，作为医院收入的两大主要来源，募捐与捐赠以及物业收入受经济危机的影响而产生间歇性波动。如表4-1和表4-4所示，以募捐与捐赠而言，除1932年之外，基本上呈现逐渐减少的趋势，到1939年东华医院的这一项收入比率更是低于10%，而比较1931年和1939年三院募捐与捐赠收入总数，其减幅将近达到一半。募捐与捐赠收入的减少除了因为不断有商行退出年捐名单之外，另外一个很重要的原因是在商业萧条时期，香港整体的慈善经济受到影响，社会各界善士没有那么多的资源用于慈善支出。

表4-4 东华三院募捐与物业收入比较 （1931~1939年）

单位：元

年 份	东华医院		广华医院		东华东院		合 计	
	募捐	物业	募捐	物业	募捐	物业	募捐	物业
1931	65029	128323	30428	7190	40141	1423	135598	136936
1932	106670	127323	44012	9200	32135	2062	182817	138585
1933	44209	118047	28896	19557	35412	2276	108517	139880
1934	51195	89547	47303	2516	26107	2460	124605	94523
1935	40835	91986	47624	3557	21203	1975	109662	97518
1936	87694	89946	53492	2750	16143	1977	157329	94673
1937	51214	126850	22872	4921	25350	1689	99436	133460
1938	60632	139986	31613	3146	25630	1641	117875	144773
1939	28965	148491	19268	5973	17984	1970	66217	156434

说明：（a）最近计至元数。（b）1932年东华医院募捐与捐赠收入增加的主要原因是该年的"各善士年捐和零捐"突然比往年增加达5万余元。

资料来源：来自历年《华民政务司年度报告》（*Annual Report of the Secretary for Chinese Affairs*）上的东华三院账目。

尽管如此，东华三院并没有放弃继续挖掘有限的慈善资源，在上述常规募捐与捐赠收入不断减少的情况下，董事局便积极举行临时筹募活动，包括演戏马戏筹款、游艺会筹款、沿门劝捐、卖花筹款、发售马票、万善缘胜会筹款与慈善足球比赛等（见表4-5）。而最能体现东华三院历届前贤希望始终

---

① 东华三院百年史略编纂委员会编《东华三院百年史略》，东华三院，1970，第105页。

能够以慈善募捐作为创办和维护医院主旨的努力是在 1938 年，当年首总理劳冕侬先生提议应该设法扩展医院的会员基础，从而通过收取会员费以弥补三院经费不敷。劳先生在董事局会议上曾指出："本院之所以建设系由街坊集捐而成，照例凡捐十元者，作为同人，此已行之数十年之久，现提议仿效钟声南华之征求办法，举办征求同人大会，筹募经费，但须令人有庆趣者，拟将本院各环之物业牺牲多少租项，改设街坊之阅书楼，或作聚集之所，并举办各种体育，于街坊有裨益者，方易征求也。"[①] 此项建议赢得多数总理支持，并即席推举六位总理成立委员会起草《征求同人大会章程》，至于这项举措的实际效果如何，因资料所限而无法考察。不过，它却反映了董事局对于社区慈善资源的重视与依赖。

表 4 - 5　东华三院临时筹募活动（1931～1939 年）

年　份	活动内容
1931	沿门劝捐、演戏筹款
1932	演戏筹款、慈善足球比赛
1933	慈善足球比赛、发售马票
1934	游艺会筹款、马戏筹款、演戏筹款、卖花筹款
1935	沿门劝捐、演戏筹款、万善缘胜会筹款、卖花筹款
1936	演戏筹款、万善缘胜会筹款
1937～1939	沿门劝捐、卖花筹款、演戏筹款、万善缘胜会筹款

说明：这些活动并不包括为赈灾恤难而举行的筹募活动。

资料来源：东华三院百年史略编纂委员会编《东华三院百年史略》，东华三院，1970，第 201～202 页；《东华医院董事局会议纪录》（1931～1939 年）；《香港工商日报》（1931～1939 年）。

不过，因为整体经济环境所限，上述临时筹募活动所筹措的经费总体上并不理想，[②] 尽管在个别年份也比较成功。表 4 - 1 中 "特殊收入" 一栏的比率波动（1931～1939 年）便能反映这些经费筹募活动的不稳定性，除了 1935 年和 1936 年之外，其余年份的特殊收入所得仅占很小的比重。

而就物业收入而言，如表 4 - 4 所示，在这段时期内，三院的这项收入基本上没有大的增长，反而 1934～1936 年，与往年相比缩减达 4 万元之多。其

① 《东华医院董事局会议纪录》，1938 年 10 月 5 日。
② 东华三院庚子年董事局编纂《香港东华三院发展史：创院九十周年纪念》，东华三院，1960，第 16 页。

原因除了经济危机影响物业本身贬值之外，同样也是因为经济危机令民生凋敝，从而造成很多尝铺租客纷纷请求减租和退租。① 而医院方面为避免物业收入继续减少，考虑要求增加租金。1938 年 8 月 24 日在东华医院董事局会议上，鉴于医院属下尝铺租金最为低廉，周兆五主席建议应该酌量增加。而首总理杨永康先生亦指出："现在本院尝业对于低廉之租项，适宜酌量增加，查各物业中，多已建筑日久，须要修葺，故认为应有加租之必要，以为弥补修葺之需，倡议本院各尝业应酌量加租。"② 这项提议于 1939 年 4 月 19 日董事局会议上达成一致，决定增加租项以弥补经费，估计每月租金能够增加 2500元左右。③

在历任董事局致力于积极增加收入的同时，医院当局也厉行节约政策。比如，1934 年董事局总理意识到经济危机仍然没有改善，便节约所有杂费（水、电、煤等）支出，同时亦裁撤冗员和简化院务，全年节省经费达 3 万余元。④ 此后，历任董事局也同样奉行开源节流之旨，⑤ 令医院在 1934～1936 年能够维持基本的收支平衡，并有些许盈余（见表 4－3）。

其实，在如此经济困难时期，东华三院在 1937 年之前之所以在收入逐渐减少而开支又不断增加的情况下，也能够维持基本的收支平衡，除了政府提供的特殊津贴之外，最为重要的原因是当年董事局总理的慷慨认捐。东华三院在 60 多年的发展过程中，在经费筹措问题上形成了一个非常优良的传统，正如 1935 年董事局主席冼秉熹先生所言："三院经费不敷，向例由每年各总理个人捐助及向外劝捐，以为弥补经费。"⑥ 1932 年在陈廉伯主席任内，鉴于当年经费预算不敷达 5 万元左右，便提议由当年总理认捐或劝捐，其中以主席担任 2000 元，而首总理每位担任 1500 元，殷商总理则每位负责 1000 元，行头总理及九龙总理则每位担任 500 元为限，多多益善。⑦ 翌年，鉴于当时戏

---

① 东华三院庚子年董事局编纂《香港东华三院发展史：创院九十周年纪念》，东华三院，1960，第 16 页。
② 《东华医院董事会会议纪录》，1938 年 8 月 24 日。
③ 这项决定于农历 1939 年 4 月 1 日起实施。具体内容参阅《东华医院董事局会议纪录》，1939年 4 月 19 日。当然，上述增加租金的决定已经是在政府答应提供全面补助之后的事情，因此也无益于改善之前的财政困难。
④ 东华三院百年史略编纂委员会编《东华三院百年史略》，东华三院，1970，第 105 页。
⑤ 《东华三院新任主席卢荣杰谈今后整理院务计划，力谋搏节注重保守计划维持现状》，《香港工商日报》1936 年 2 月 16 日。
⑥ 《东华医院董事会会议纪录》，乙亥年（1935）11 月 18 日。
⑦ 《东华医院董事会会议纪录》，壬申年（1932）11 月 5 日。

院所取院租过高，因此决定停止演戏筹款活动，而不敷之数亦由当年总理认捐，其中首总理每人 800 元，而总理每人 400 元。[①] 而在 1935 年董事局行将任满之期，全体总理同样以善款收入锐减，经费收支不平衡为由，动议总理个人认捐，其中主席负责 1000 元，首总理每位担任 750 元，其余各位总理则每位担任 500 元。除个人捐赠外，全体总理也必须向各亲友募捐，每位至少以 150 元为限，多多益善，而不足之数则由该总理补足。[②] 在 1936 年董事局任内也有同样的认捐行动，其中首总理每位担任 1000 元，其余总理则每位负责 500 元。[③]

因为频繁的总理认捐（不包括年捐）一定程度上加重了他们的经济负担，同时面对持续的商业不景气，这都令 20 世纪 30 年代后半期的总理选举遇到诸多困难，尤其是各行头总理纷纷推辞出任。根据院例，医院董事局向来由各行每年推举总理一位，出任院务。根据历年出任总理的情况，这些行会主要包括米行、入口洋货行、南北行、当押行、疋头绸缎行、办房行、糖业行、参茸药材行、金山莊行、银业行、燕梳行（保险业）等共 11 行。可是到 1930（庚午）年董事局任内，米行缺席代表出任总理。到 1933（癸酉）年，入口洋货行和糖业行又相继缺席。而在 1934（甲戌）年，更有参茸药材行、办房行、金山莊行、疋头绸缎行四行推辞选派代表出任总理。[④] 基于各行不断推辞出任总理，如果继续按照《1930 年东华医院修订条例》的规定，那么董事局总理人数则不能满足法定人数（不少于 18 位，不多于 30 位，其中 6 位常居九龙），于是 1935 年 3 月通过第 6 号条例——《1935 年东华医院修订条例》（*Ordinance to amend the Tung Wah Hospital Ordinance, 1935*），规定总理人数不少于 10 人，但不超过 20 人，其中至少 3 人常居九龙。[⑤] 作为新例实施后的第一年，1935 年东华三院董事局总理人数只有 11 人，为东华医院创院以来总理人数最少的年份。该年又有南北行拒绝推举代表出任总理，因此只剩下银业行、当押行和燕梳行三行，其余 8 位总理均为殷商。1936 年行头总理的推举工作一再难产，其余 8 位殷商总理已经如数选出，可是最后剩下的上述三行

① 东华三院庚子年董事局编纂《香港东华三院发展史：创院九十周年纪念》，东华三院，1960，第 15 页。
② 《东华医院董事局会议纪录》，乙亥年（1935）11 月 18 日。
③ 《东华医院董事局会议纪录》，丙子年（1936）10 月 12 日。
④ 《东华医院昨开顾问会议，讨论下届总理选人问题》，《香港工商日报》1936 年 2 月 16 日。
⑤ 有关该条例详细内容请参阅 *Hong Kong Government Gazette*, March 1, 1935, p. 141.

也复函东华医院表示未能选举代表出任总理。于是 1935 年总理于乙亥（1935）年 12 月 9 日（公历 1936 年 1 月 13 日）召集顾问会议敦劝各行头以维护华人慈善机构为责任而推举代表出任行头总理。正如永远顾问曹善允先生所言：

> 今日各行头总理之产生日益锐减，兄弟以为在商业不景气之中，各行头亦应勉尽责，查东华医院初办时期，历任总理皆由各行商担任，而本院亦造福我华人不少，以香港之医院而论，中西医合办者，仅东华医院而已，今各行头皆放弃推选总理，此乃不尽责任之表示，则难免院务有变迁，兄弟以为我华人应尽我华人之责任……兄弟希望各行头能在不景气中而努力表现，其任事之精神并希望各盛行有一分精神，则尽一分之力也。[①]

尽管各行年捐不断减少，但东华三院还是相当重视各行代表在医院董事局中的席位，这从历任总理极力维护东华医院这种创院原则的努力可见一斑。1935 年首总理吴泽华先生指出："若仅有殷商总理、而无行头总理、则不只会引起外地华商对于东华医院之诧异、而关于本港各行头之佳誉、实亦有影响、请诸位顾问、劝劝行头多些踊跃选出下届行头总理。"[②] 于是，会议决定先敦促金山庄行、当押行、燕梳行、银业行四行早日选出总理。不过，几经敦促，最后也只得金山庄行愿意推举代表出任总理。因此，在 1936 年董事局内，除了 1 位行头总理之外，其余 11 位均为殷商总理。[③]

很明显，各行相继拒绝推举代表出任总理，其中一个很重要的原因是在经费短绌时期，总理承担的认捐与劝捐压力日益增加。基于此，为消除各行的忧虑，1935 年主席冼秉熹先生在 1936 年新任总理推举主席和首总理的会议上便承诺：

> 至于经费问题，董事接事之始，即为通盘之计划，开源节流，年终核算，不特进支，足以相抵，且略有余美，堪为社会人士告慰，预计本年经费，当较本任为宽裕，则总理之担负，自必略轻，下任人选可望顺

---

① 《东华医院董事局会议纪录》，乙亥（1935）年 12 月 9 日。有关会议的详细内容请参阅《香港工商日报》1936 年 1 月 14 日。
② 《香港工商日报》1936 年 1 月 14 日。
③ 《香港工商日报》1936 年 2 月 13 日。

利，或不致发生困难，本届新任总理，比上届多一位，际此不景之秋，实为社会知名之士，济济多才，将见谟猷丕展，为闽港侨胞造福无量，可为预祝。①

综上所述，不管是通过临时筹募活动以增加慈善收入，还是通过增加租金以弥补物业贬值，又或是发扬总理的慷慨与慈善精神，还是厉行节约的院务政策，在面对医院支出不断增加的情况下，已经无法由医院董事局自行解决日益严重的财政问题。于是，在医院董事局内部有越来越多的声音希望呈请政府增加补助。

上文已经简单地论及政府对于东华医院的津贴情况，表4-6则详细地罗列了1931～1939年政府对于东华三院的具体津贴数量以及政府津贴在医院总体收入中的比重。如表4-1所示，在政府提供额外和全面补助之前，政府津贴在东华医院总体收入中的比例并不是很高。相对而言，政府对于广华医院和东华东院的津贴在这两家医院总体收入中的比重则要高得多。广华医院于1911年开幕之后，政府便从翌年开始提供每年8500元的津贴。因为广华医院持续的财政困难，政府从1919年开始提供15000元至25000元不等的特殊津贴以及部分棺材津贴和西药津贴。② 1912～1929年，政府津贴占广华医院总收入的比例大概维持在30%～50%。此外，东华东院于1929年开幕之后，政府同样从第二年开始提供补助，1930年津贴总数为25000元。③

表4-6　政府对东华三院的津贴数目及其在总体收入中的比例（1931～1939年）

年　份	东华医院		广华医院		东华东院		合　计	
	数目（元）	比例（%）	数目（元）	比例（%）	数目（元）	比例（%）	数目（元）	比例（%）
1931	20500	7.14	43000	37.49	27500	26.18	91000	17.95
1932	20500	6.76	43000	32.23	27500	24.87	91000	16.63

① 《香港工商日报》1936年2月14日。

② 政府对广华医院的津贴数目如下：1912～1918年为每年8500元，1919～1923年为每年28500元，1924年为23500元，1925年和1926年为33500元，1927年为38500元，1928年为44528.5元，1929年为40500元。至于1930年，未能找到医院账目，故并不清楚。有关详细内容请参阅公布在历年《总登记官年度报告》（*Annual Report of the Registrar General*）和《华民政务司年度报告》（*Annual Report of the Secretary for Chinese Affairs*）上的广华医院账目。

③ *Annual Report of the Secretary for the Chinese Affairs for 1930*，Hong Kong. 该年政府津贴占东华东院总收入的15.64%。至于其他年份，请见表4-6。

年　份	东华医院		广华医院		东华东院		合　计	
	数目（元）	比例（%）	数目（元）	比例（%）	数目（元）	比例（%）	数目（元）	比例（%）
1933	20500	8.79	43000	34.98	28060.50	24.55	91560.50	19.47
1934	67982	25.83	43000	36.00	29973.50	25.89	140955.50	28.29
1935	20500	8.36	43000	36.47	29572	28.34	93072	19.91
1936	20500	7.61	43000	34.36	29593	27.56	93093	18.54
1937	20500	8.17	43000	44.26	29540	36.82	93040	21.73
1938	50500	16.41	43000	41.68	29012	35.85	122512	23.59
1939	149500	41.93	43000	40.19	27500	29.69	220000	37.18

说明：（a）百分比四舍五入，保留两位小数点。（b）在东华 20500 元津贴中，其中 8000 元为普通津贴，10000 元为棺材津贴，2500 元为西药津贴。另外，1934 年和 1938 年政府还分别提供 47482 元和 30000 元特殊津贴。（c）在广华 43000 元津贴中，其中 8500 元为普通津贴，7000 元为棺材津贴，2500 元为西药津贴，25000 元为特殊津贴。（d）在东院 27500 元津贴中，其中 25000 元为普通津贴，2500 元为西药津贴。而在 1933～1938 年多出的津贴数目为戒烟津贴（grant for opium relief）。

资料来源：来自历年《华民政务司年度报告》（*Annual Report of the Secretary for Chinese Affairs*）上的东华三院账目。

如表 4－3 所示，在面对经济困难时期，东华三院在 1931 年和 1932 年还能基本维持收支平衡，并有些许盈余。不过，香港不断恶化的商业条件令东华三院的各项收入都有相当幅度的减少，与 1932 年相比，1933 年东华三院总体收入缩减达 7 万余元，而支出方面却减幅有限，最终导致该年经费不敷达 37000 余元。而鉴于社会经济不景和三院财政困难，1934 年董事局接任后就先行编造预算，殊不知该年预算不敷数字达 11 万余元，[①] 这种情况在东华医院创院 60 年以来是首次出现。如上所述，因为环境所限，已经无法由医院董事局自行解决日益严重的财政问题。于是，医院董事局唯有恳请政府提供特别津贴才能弥补日益增加的不敷之数。

甲戌（1934）年 8 月 9 日（1934 年 9 月 17 日）东华三院召集顾问联席会议讨论该年经费不敷以及向政府请求补助问题。当年主席刘平齐先生指出：

> 想列位对于本院经济困难情形必已洞悉无遗，统计本年预算不敷之数，东华医院约 65000 余元，东华东院约 22000 余元，广华医院约 23000

---

① 《东华医院董事局会议纪录》，甲戌（1934）年 8 月 9 日。

余元，收入相差之巨为历年所仅见，盖收入方面因受世界不景气影响，一切租项息项捐项均大告低迷，至支出方面虽经董等厉行节缩政策，如裁去员役以及节省杂用等费约可省回 4000 余元外，其他正当开销则已节无可节，且查本年广华医院由正月至六月止就医人数比去岁同一时期增多一万余名，医药之费视前增加甚巨，故论收入则低减多，盖论支出则节省有限。两两相形，因是不敷之数竟达十万有奇。……但默察本年商业凋敝情形，徒以劝捐所入决难弥缝不敷之数，董等愚见以为除劝捐外，惟有恳请政府特别津贴五万元，尚欠五万余元则另行设法筹措，以期收支相抵。素仰列位顾问先生德望并重，片言九鼎，望代向政府请求俾达目的。①

永远顾问罗文锦先生、周寿臣先生和罗旭龢先生对于三院的经济困难都深表同情，表示会尽力向政府请求。而且他们认为医院不应该采取过分节约政策以影响院务的正常进行，正如罗文锦先生所说："与其裁员减政，不如请求政府增加津贴。也又闻贵总理因节减经费而将电灯节省，吾以为如属可减者当应减之，诚恐从事节减则有影响于办公，而有碍于院务。"②

随后东华三院董事局将增加津贴的请求向总督提出，而总督方面亦转请殖民地部准许特别补助三院经费。1935 年 1 月底，华民政务司来函表示政府方面可以实时拨给 25000 元，不过剩下的津贴余款要视乎三院募捐的多少，政府表示采取一对一补助政策，即医院多募捐一元，政府即多补助一元。③

最后，政府将 1934 年特别津贴 47482 元于 1935 年 3 月 2 日全数拨给东华三院，正是这部分特别津贴，才令三院能够度过 1934 年财政危机。当然，政府补助并不是无条件的，殖民地部曾指示港督在东华三院提出一个更好的控制与管理东华三院财政的计划之前，暂时不要拨给 1934 年特别津贴。不过，港督认为当时医院财政问题已经相当严重，而且因为财政问题导致总理选举工作一再出现困难。因此，港督建议先拨给特别津贴，再随后着令医院推行财政制度改革。④

在医院收到政府特别津贴之后，华民政务司去函东华三院要求当年总理

---

① 《东华医院董事局会议纪录》，甲戌（1934）年 8 月 9 日。
② 《东华医院董事局会议纪录》，甲戌（1934）年 8 月 9 日。
③ 《东华医院董事局会议纪录》，甲戌（1934）年 12 月 21 日。Sir William Peel to Philip Cunliffe - Lister, January 30, 1935, CO 129/553/2, pp. 13 - 15.
④ N. L. Smith to Malcolm MacDonald, October 2, 1935, CO 129/553/2, pp. 9 - 12.

对于医院财政和行政事务应该加强与永远顾问磋商。同时，政府方面亦提出改善医院行政和财政事宜的相关章程。该章程几经医院董事局、永远顾问、华民政务司和总督之间的诸多磋商，便于 1935 年 7 月 2 日由华民政务司提出四条改组医院管理章程：①雇用合格会计员一名，管理三院之数目；②雇用华人核数员一名，将三院数目时加稽核，此核数员须先由政府同意；③东华医院总理每月须将三院收支数目造具，月结送交顾问总理及华民政务司查核；④每院之医务长（院长）须对总理直接负责，由总理议定职守章程，呈由华民政务司批准。[①]

不过，医院董事局并没有接受上述章程中的第四条。从前三条内容可以看出政府不断加强对医院财政制度的干预与控制，同时为避免医院总理的过激行为，政府暂时将这部分干预权力授予医院永远顾问。但是，政府试图扩大永远顾问权力的企图遭到了来自当时医院总理的极力反对，医院总理担心如果这么做的话，在未来将会很难推选殷商和各行代表出任总理。鉴于这个问题的严重性，医院当局便召开街坊会议讨论，不过，最后限于医院的财政困难以及政府提供特别津贴的条件，医院只能做出让步。[②] 其实，正如当时署理港督所说："东华三院总理可能已经意识到加强永远顾问的权力可能有助于推动院务，不过他们担心丢面子，这是华人生活中的一个重要因素。"[③] 当然，就政府方面而言，它们也意识到三院财政困难是向东华总理施加压力的有利机会，并借此推动医院改革和加强对医院的控制。[④]

因为东华三院致力于推行开源节流政策，并且效果不错（尤其是 1936 年募捐与捐赠收入比前年增加 5 万余元），医院财政状况于 1935 年和 1936 年有所改善，基本维持收支平衡，如表 4 - 3 和表 4 - 4 所示。但是，这种状况并没有持续很久，1937 年董事局接任之后，财政问题再度凸显。为支付医院的日常开支，1937 年 4 月医院董事局去函华民政务司，希望政府能够将 1937 年的额定津贴 91000 元提前拨付。[⑤] 同时，医院方面也再次去函华民政务司，希望政府鉴于医院的财政困难而每年赠给特别津贴 3 万元。[⑥]

---

① 《东华医院董事局会议纪录》，乙亥（1935）年 6 月 19 日。
② 《东华医院董事局会议纪录》，乙亥（1935）年 6 月 19 日。
③ N. L. Smith to Malcolm MacDonald, October 2, 1935, CO 129/553/2, pp. 9 - 12.
④ Malcolm MacDonald to N. L. Smith, November 9, 1935, CO 129/553/2, p. 8.
⑤ 《东华医院董事局会议纪录》，1937 年 4 月 8 日；《东华医院致政府书函》，1937 年 4 月 16 日。
⑥ 《东华医院致政府书函》，1937 年 4 月 20 日。

与此同时，1937年医院进支预算显示该年赤字达125000元（其中东华医院不敷达65000元，广华医院不敷达37000元，东华东院不敷达23000元），①面对此种经费短绌局面，医院当局随即于5月10日召集顾问和总理联席会议讨论呈请政府再度提供特别津贴事宜。当年主席周兆五先生指出，因为受世界不景气影响，医院收支难以相抵，尽管董事局已经设法筹措，亦难以弥补不敷之数。因此，他希望各位顾问能够再次向政府请求提供特别津贴。罗旭龢顾问随即表示，鉴于目前医院的经济状况，请求政府给予特别津贴已经在所难免。不过，他表示，政府同样因为经济问题而恐怕不能在1937年向医院提供特别津贴。但罗顾问承诺，在1938年政府编制预算时，他必定联同华民政务司尽力向政府请求将此项特别津贴加入政府财政预算内。对于此事，周主席也表示曾向华民政务司询问，回函亦表示在1937年政府不能拨出特别津贴，只能在1938年预算之内提出。②

尽管如此，医院方面还是召开多次会议讨论呈请政府提供特别津贴事宜。③而政府方面对于医院日益恶化的财政状况也颇感忧虑，因为不断增加的政府补助势必增加政府的财政负担。尽管，政府在1934年提供特别津贴时曾经通过制订改组三院管理章程而加强对医院的财政控制。不过改善情况并不令人满意，于是政府决定成立一个由一位香港华资银行经理和两位合格华人核数师组成的小型委员会调查东华三院的财政状况。而作为折中的办法，在委员会发布调查报告之前，政府方面亦答应为医院提供6万元的银行担保（透支）。④

港英政府随即将这些改善东华三院财政状况的建议呈交殖民地部批准，不过殖民地部对于港府不断增加对华人医院的补助表示相当不满，而且批评政府没有采取有效措施利用政府补助而对东华三院董事局和日常管理实施更为严密的控制。⑤而且，殖民地部对于东华三院的管理也相当失望，曾有一位高官表示：

　　　　这并不是第一次，香港政府不得不向华人医院提供援助。……我们

---

① 《东华医院董事局会议纪录》，1937年5月10日。
② 《东华医院董事局会议纪录》，1937年5月10日。
③ 《东华医院董事局会议纪录》，1937年8月12日。
④ N. L. Smith to William Ormsby-Gore, September 9, 1937, CO 129/561/1, pp. 8-10;《东华医院董事局会议纪录》，1937年11月25日。
⑤ Rogers to Hong Kong Governor, September 22, 1937, CO 129/561/1, pp. 2-3.

应当向东华三院施加压力对医院管理实施更多控制。即使这可能遭致政府与医院总理之间的矛盾，很明显，东华三院的管理（不管在财政上还是从医疗的观点来看）是令人不满的。我认为没有必要提供政府补助以支持这样的董事局，而且容易给政府造成负担，我认为最好的办法是接管医院以令它们处于令人满意的状况，如果有必要的话。为了实现这些目标，成立由署理港督建议的诸如此类的调查委员会看上去是非常有必要的。……鉴于目前医院管理体系的明显弊端，殖民地大臣准备考虑加强政府对医院的控制。①

其实，对于东华三院的管理弊端（尤其是在财政方面），港英政府同殖民地部一样都深表不满，时任署理港督在给殖民地大臣的信件中就曾指出："我很遗憾地表示需要再次进行最后干预才可能挽救医院陷于破产境地。缺乏预计和绸缪是医院财政管理的主要问题所在。"② 上述东华三院财政多元化策略和经济危机时的筹募努力，都足以显示医院在融资方面的极大成功和面对经济困难时的敏锐性与预见性，而东华三院在这个时候遭遇空前的财政危机，是任何慈善机构都无法回避的，这是由当时的社会经济条件所决定的。很显然，这些所谓的管理弊端只不过是政府加强对医院进行干预和控制的借口而已，而上述政府提出的提供特别津贴和银行担保的附加条件都足以显示政府在这个问题上的企图。

最能反映政府这一企图的是 1938 年 6 月华民政务司在答复当年医院提出的呈请政府补助 1937 年医院年不敷之数（15 万余元）的回函中提出的七项条件。这七项条件直接挑战医院董事局在医院行政与医务上的自主权，尽管这些自主权在 1897 年西医正式引入之后已经遭受或多或少的削弱。但是，在医院董事局接纳这七项条件之前，这种自主权至少在形式上和制度上却是完全独立的。

如表 4 - 3 所示，1937 年三院财政赤字达 15 万余元，此外，根据预算，1938 年经费不敷更是达 21 万余元。③ 面对这种严重的财政危机，当年董事局乃于 1938 年 5 月 13 日函请政府补助三院 1937 年不敷之数。④ 同年 6 月 16 日，

① Rogers to Hong Kong Governor, September 22, 1937, CO 129/561/1, pp. 2 - 3; William Ormsby - Gore to Hong Kong Governor, CO 129/561/1, pp. 6 - 7.

② N. L. Smith to William Ormsby - Gore, September 9, 1937, CO 129/561/1, pp. 8 - 10.

③ 《东华医院董事局会议纪录》，1938 年 5 月 11 日。

④ 《东华医院致政府书函》，1938 年 5 月 13 日。

东华三院便接到华民政务司来函（信件所署日期为 6 月 15 日），表示医院方面必须接受下列七项条件，政府方能同意提供补助。其条件包括：①贵总理应造具每年正确预算，以为依据；并将每年数目请政府特准之核数员核定，然后呈报。②每年预算，应由永远顾问总理批准。③医院中之医务及慈善工作，应划分清楚，其详细如下：（甲）每一部分应分别造具预算。（乙）用作医院及医务上之屋宇，应与用作慈善工作之屋宇分开，如周济无告贫民及老年人等。④医务工作应设医务值理以管理之，该值理内包括东华医院总理代表（其数目现建议三名）、医务局代表二名（如医务监督充任，则包括医务监督）及三院院长。由政府代表两位中之先进者为主席。⑤用中药医治之留医病人，应以逐渐废除为原则，其详细如下：（甲）中药之设备，只限于东华医院及广华医院内有限度之病房；（乙）中药治疗，只限于自动求用中药医治之留医病人。⑥此后如将东华医院公款投资，必须认真稳妥方可，不可再造按揭及置产等事业。⑦当局认为需要时，随时有全权以调查任何经济上或医务上之事项。①

　　显然，上述七项条件是相当严苛的，它们直接触及东华三院的财政权、行政权和医务权，而第七项条件更是赋予了政府进行全面干预的可能性。在接到上述来函后，医院董事局随即于 1938 年 6 月 22 日召开会议，当年总理认为函中所列七项条件关系三院前途，他们不敢擅自决定，必须召集顾问总理联席会议，方可决定。会议决定将来函中西文送交各永远顾问察阅，然后召集顾问总理联席会议进行讨论。② 在 1938 年 8 月 10 日董事局会议上，周兆五主席提出在召开顾问总理联席会议之前，应该首先了解当年总理对于七项条件的意见。于是，在此次会议上，董事局对上述七项条件进行逐款讨论。

　　关于第一项和第二项，各位总理一致认为应该将它们合并为一项，然后分甲、乙两项。而且，他们认为每年预算表应该由旧任总理造具，然后请政府特准之核数员核对。至于甲、乙两项字义如何修改，在顾问总理联席会议上再度讨论。至于第三项，当年首总理劳冕侬先生强调医务工作与慈善工作

①　香港东华三院癸卯年董事局编辑《东华三院医务委员会之成立经过及所属文件》，香港东华三院，1964。有关这份信函的英文内容请参阅 Board of Directors of Tung Wah Group of Hospitals (1963 - 1964) (ed.), *The Medical Committee: Its Formation and Organization*, Hong Kong: The Tung Wah Group of Hospitals, 1964.

②　《东华医院董事局会议纪录》，1938 年 6 月 22 日。

难以分列清楚，倡议不能接纳，其他总理亦表示赞同。关于第四项，总理认为根本没有必要设立医务值理，因为根据现有的安排，医院已经有永远顾问加以指导，而且也准备聘请医务顾问。① 在有关医务值理会（即医务委员会）的人员构成问题上，医院董事局极力反对三院掌院（即院长）参加，因为他们认为尽管三院院长由政府委派和支付薪水，但是在行政权限上，他们仍然由总理管理。因此，各位总理认为第四项条件也不能接纳，最多也只能聘请政府医务总监为三院医务顾问而已。因为第五项条件直接改变医院的创院宗旨和影响华人的医疗习惯，各位总理都表示该项条件一定不能接受。首总理杨永康先生直言："现在医官对于三院医务行政有逐渐取而代之之意，如以为用中药医治，则政府不给津贴，试观本港中文学校，政府仍有教育费津贴。以东华医院有七十年之悠久历史，而一旦废除中医，兄弟以为经费不敷，唯有酌量节省，如仍不敷然后停办，断不以因此而废除中药也，如中国政府在未宣布取缔中医之前，本院亦应保留中医医治病人，以符院旨。"② 林培生总理也强调，"中西医各有所长，但东华为我华人创办，应根据院章，原以中医为本，如因经费不敷，则可向各界劝捐以资挹注。"③ 劳冕侬先生更是认为如果不能维持医院宗旨，则宁愿停办医院。而周主席认为废除中医问题事关重大，必须由召开街坊会议进行公决。当然，他也提醒各位总理应该注意近年来政府为医院提供的财政援助。在这个问题上，会议决定交托律师罗显胜总理拟稿，由当年 11 位总理联函主席将不能接纳之理由向政府详细解释。至于最后两项条件，各位总理一致同意接纳。④

　　由于在此次会议一个星期之后也没有见到上述提到的联函，在 1938 年 8 月 17 日的董事局会议上，罗显胜先生便指出没有必要联函，而应该将当年全体总理的意见送交永远顾问，请他们给予指导和协助。因为第五项涉及中医存废问题，对于医院未来发展和华人立场至关重要，劳冕侬先生提出六点理由加以反驳：

① 1938 年 7 月 6 日董事局会议决定选聘中西医为总理医务顾问，以协助总理改善三院医务。而在 1938 年 8 月 24 日董事局会议上，就人选问题达成一致意见。会议决定聘请黄仲敏医生、三美医生和李祖佑医生为总理西医医务顾问；聘请劳英群先生、蔡咏南先生、何棣生先生和罗祯符先生为总理中医医务顾问。上述详细内容，请参阅《东华医院董事局会议纪录》，1938 年 7 月 6 日和 1938 年 8 月 24 日。
② 《东华医院董事局会议纪录》，1938 年 8 月 10 日。
③ 《东华医院董事局会议纪录》，1938 年 8 月 10 日。
④ 《东华医院董事局会议纪录》，1938 年 8 月 10 日。

（1）查我国历朝均有太医院及御医之设，是则中医在我国法律上久有地位，吾人似不应见有西医而将我国原有之医学置而不顾。

（2）医为学术之一，学术只有促其进步，而不应加以摧残，中医为我国原有学术之一，凡我华人对于本国学术理应尽力保护，故不能自绝于国人，而擅将其排挤。

（3）文化为立国之本，医学为文化之一，吾人若弃中医不用，便是将国本毁弃，国必自败，然后人败之，言念及此不禁怵然。

（4）人各有不同之信仰，及各有之习惯，强西人之不信任中药者，而服中药，固属不能。强华人之不信任西药者，而服西药亦属不可，政府对于宗教信仰，既准人民自由，则独于留院病人，又何必强其服用西药，况华人体魄与西人有异，病而服用西药未必可尽收效也，观之现日各环虽有公立医局赠送，而仍有多数病人因欲服食中药，而来院求诊者，可知之矣。

（5）卒业东瀛之西医余岩，曾提倡废止中医，但中央行政院暨蒋委员长，均一致否决，足见中医之不应废除矣，若三院贸然行之，则将何以自解也。

（6）东华之设立原因，华人不信西药，贫民宁愿死于道路，而不肯入国家医院求医，故前贤倡建东华时，亦只专用中药，敝总理等荷蒙众人委举主理院务，所负责任自应按照前贤定规，视力所及，加以改善，但不敢将前贤建院之旨有所更变，且街坊又无请求废除中药，若敝总理等贸然为之，实属有负众托。[①]

劳冕侬先生从理论与现实的角度陈述了反对中医废除的理由，可谓有理有据，这不仅反映了东华三院历任前贤对于中国传统医疗文化的尊重与坚持，同时也体现了他们对于创院宗旨的认可与维护。会议上还有总理认为，政府不应该乘东华三院经济困难之机而干预医院行政权和强迫改变医院宗旨。会议决定将上述劳冕侬先生的意见以全体总理的名义向永远顾问提出，并于顾问总理联席会议上再度讨论。[②]

在召开顾问总理联席会议之前，为统一当年总理意见，于1938 年 9 月 10 日董事局会议上再度讨论上述七项条件。除维持 8 月 10 日会议决议外，连原

---

① 《东华医院董事局会议纪录》，1938 年 8 月 17 日。

② 《东华医院董事局会议纪录》，1938 年 8 月 17 日和 1938 年 8 月 31 日。

来已经接纳的第七项条件也予以拒绝。关于第一项，各位总理一致认为应该将"特准"二字改为"注册"字样。同时将第二项中的"顾问总理批准"改为"顾问总理参阅"。至于第三项，各位总理表示医院宗旨乃慈善与医务合而为一，不应该分别造具预算，而且慈善预算难以预计；而要将医务用途和慈善用途的屋宇分开则更为困难。因此，该项条件也不予接纳。至于拒绝接纳第四项和第五项的理由已经在之前的董事局会议上详细阐述，维持原议。第六项同样维持原议，表示接受。而第七项则推翻原议，予以拒绝，因为董事局认为第一项已经列有预算及核数员核对，然后呈报，因此对于经济方面已经解决。至于医务方面，董事局认为已经由院长和巡院医官巡视，没有必要再进行随时调查。①

从上述董事局对于政府七项条件的讨论可以看出当年总理对于政府干预的反感与抵制情绪是相当强烈的，其实，历任总理对这一问题都相当谨慎。类似事件还可以追溯到1926年，当时医院总理发现某西医医生不守职责，于是将其调职。而该医生却向政府医官投诉，表示医院总理不应管理医务，只可以办理慈善事务。基于此，1929年政府便有组建医务委员会以管理三院医务的考虑。不过在历任董事局的极力反对之下，政府也只有将这个计划暂时搁置。② 这里必须指出的一点是之前的董事局之所以能够顶住政府的压力，其中一个很重要的原因是当时医院的财政还保持相当的独立性，并不依赖政府补助。那么，在依赖政府津贴的财政危机时期，医院董事局还能够无视政府的压力和附加条件吗？在随即召开的顾问总理联席会议上，当年总理还能够像之前那样维持对于政府七项条件的意见吗？

答案显然是否定的。在1938年10月17日召开的顾问总理协理联席会议上，在永远顾问的极力劝说下，医院方面在多项条件上一再让步，尽管他们在个别条款上也争取到部分权益。③ 除当年总理和协理之外，出席此次会议的

---

① 《东华医院董事局会议纪录》，1938年9月10日。
② 《东华医院董事局会议纪录》，1938年9月10日。
③ 1938年9月12日当年总理与四位立法局华人议员（当时也是医院永远顾问）就政府七项条件交换意见，四位华人议员就当年总理意见（1938年9月10日董事会议决议）提出看法。他们表示第一项、第二项、第三项、第六项和第七项都可以接纳，至于第四项则留待顾问总理联席会议讨论。关于第五项条件，他们建议应该在东华东院试办废除中医，如果试办后有街坊反对，则可以随时变更，具体办法则留待顾问总理联席会议再行商议。详细内容请参阅《东华医院董事局会议纪录》，1938年9月14日。另外，1938年10月15日董事局再度召开会议，讨论政府七项条件，而各总理之意见则维持原议。

还包括永远顾问罗旭龢先生、周埈年先生、罗文锦先生、李树芬医生、李右泉先生、李葆葵先生、黄屏荪先生和邓肇坚先生，其中前面四位还是立法局华人议员。① 因为在七项条件中，以第三、四、五项最为重要，因此周兆五主席首先将当年总理的意见向各位永远顾问解释。周主席认为如果强行将医院经费和医院服务分为慈善与医务两个方面，那么总理将无权负责全院事务，只能管理慈善工作。而且根据东华医院创院宗旨，赠医施药等服务也属于慈善性质，因此在实际运作中很难将医务与慈善事务分离。而在医务值理会成员构成上，周主席认为政府方面占有五个席位（其中三位是三院院长），而总理方面只有三个席位，而且其主席又属于政府医务署人员。如果将来在医务值理有事宜协商，东华总理担心无力反对。至于第五项，医院方面已经将反对理由复函各永远顾问。②

罗旭龢顾问随即发言，表示此次会议关系重大，为避免浪费时间，首先将次要条件进行讨论。可是令当年总理始料不及的是在这次顾问总理联席会议上，各位永远顾问一致推翻各位总理对于第一、二、七项条件所达成的反对意见，并倡议无条件地接纳第一、二、六、七项条件。而根据当时的会议纪录，当年总理对于各位永远顾问的倡议并没有提出任何反对意见。③

至于第三项，各位永远顾问与当年总理未能达成一致意见，同时鉴于第三、四、五项条件之间的连带关系，罗旭龢先生便提议先行讨论第四项条件。而关于第四项条件，其争论的焦点集中于以下几个方面。

首先，医院方面担心设立医务值理会进一步加强政府对于医院行政权的干预与控制。当年总理认为目前三院已经有政府巡院医官定期巡视，而且政府医务人员与医院方面也有定期医务会议，实在没有必要另外设立医务值理会。对于这一点，各位永远顾问都希望各位总理无须担心，并且表示政府医务总监并没有侵权之意。诚如罗文锦顾问所言："兄弟曾任本院主席，今日发言是仍就本院立场而言，现今卫生官对于本港居民之关怀，兄弟敢谓以前之卫生官无一可以与之相比，……深望列位见信本人之言，现在之卫生官不是欲夺总理之权，实欲造成三院为一妥善之医院而已。"④

其次，在医务值理会成员构成上，医院认为政府提议的人员组成以政府

---

① 其中何东爵士因病不能出席，不过他认为政府条件相当公道，因此极表赞同。
② 《东华医院董事局会议纪录》，1938 年 10 月 17 日。
③ 《东华医院董事局会议纪录》，1938 年 10 月 17 日。
④ 《东华医院董事局会议纪录》，1938 年 10 月 17 日。

代表占据多数，实在不利于维护医院权益。为平衡各方利益，永远顾问曾征询政府意见，而政府方面也同意任命两位永远顾问为医务值理会成员。周埈年顾问指出，永远顾问也曾经是医院总理，因此，在医务值理会中，政府方面和总理方面都各自占有五个席位。[1]

最后，鉴于当时三院院长不断挑战总理权威，在诸多问题上难以与总理和平共处。因此，董事局极力反对任命三院院长为医务值理，正如劳冕侬总理所说："反对掌院参加为关于前辈及将来总理防失地位耳，且最近掌院对于总理尝有侮慢事情发生，若再任医务值理，地位提高，则总理更难统属，现为后来总理设想，故应将总理之地位提高也。"[2]

对于这一点，各位永远顾问表示三院院长负责医院重要事宜，理应列席。而为了消除各位总理散失应有地位的担心，几经部分永远顾问与政府方面的磋商之后，政府也愿意做出如下两个方面的妥协：①对于设立医务值理会问题，将原先条款内容改为由东华医院总理请求总督设立，而他的工作也由总理授权进行。②出席医务值理会议时，如果医院总理中有一人反对，便不能执行会议决议，并且可以于48小时内提出书面反对。如有必要，可以与永远顾问磋商和诉诸总督。[3]

关于第五项，各位永远顾问都认为西医渐成潮流，而且三院中西医留医情况也显示西医较受欢迎，因此他们赞同政府提议。总理方面则坚持之前的反对废除中医的理由，不过他们也做出部分妥协，即维持当时三院现有中医病床数目不变，而将来不增多也不减少。此外，如果一定要废除中医，医院方面都表示必须召集街坊会议，留待坊众决定。尽管医院方面已经做出一些让步，但永远顾问中的四位华人议员仍然坚持逐渐废除中医的原则。当然，对于各位总理坚持保留中医的提议，罗文锦顾问也承诺会与政府医务总监商量。而之前留待未决的第三项条件，在讨论完其他条款之后，罗旭龢顾问便倡议完全接纳，其他顾问也表示赞同，而医院总理方面也没有提出任何反对意见。会议最后决定修改各项条件，呈请四位华人议员以英文改正，然后复函政府。[4]

1938年10月28日周兆五主席代表东华三院回函华民政务司，逐条答复

① 《东华医院董事局会议纪录》，1938年10月17日。
② 《东华医院董事局会议纪录》，1938年10月17日。
③ 《东华医院董事局会议纪录》，1938年10月17日。
④ 《东华医院董事局会议纪录》，1938年10月17日。

政府七项条件并交代讨论原委：

（一）第一、第二、第三、第六及第七项条件，经一致决议接纳。

（二）关于第四项条件，由于此项引起敝院组织之基本重要问题，及董事所负责任，不独系对于敝院，且系对于本港全体华人之问题；但若经详细讨论，复经华人代表将彼等于 9 月 28 日与贵司及医务监督会商之结果解释后，决议如下：（1）本院董事应请督宪下令，组织一医务委员会，及应将管理东华医院一切医务事宜之执行权，委托该委员会，惟必须依照以下所列条件执行。（2）医务委员会须依照左列人选组织之：（甲）医务监督或其代表；（乙）东华医院顾问总理二名；（丙）东华医院董事三名；（丁）巡院医官；（戊）东华三院院长三名。（3）督宪下令组织医务委员会时，须规定该委员会人选；并声明充任该会委员之东华医院顾问总理二名，须由各顾问总理自行选定，任期三年，及董事三名，由各董事自行选定，任期长短，照其在董事任内时期计。（4）医务委员会之权限，包括选用医生、女看护长、看护员、配药员及接生妇等等；惟对于委任该项人员，须由东华医院董事会核定，方得做实。（5）本条须视为医务委员会组织之基本规定。本院董事任委员者三名之中，对于该委员会通过之任何议案，若有意见不同，得声明反对，并得于会议后四十八小时内，诉诸本院顾问总理，及于必要时，最后得上诉于督宪。至该项议案，若经声明反对，则须俟本院顾问总理决定，如系上诉督宪，则俟督宪决定，然后方可执行。

（三）兹有一点，本席须正式登入记录者，事因联席会议议决该案，多系有感于华人代表报告，华人代表谓彼等由政府方面得悉，若敝院接纳钧函所载条件，或该条件经政府同意略为更改之点，则日后东华三院在医务委员会办理之下，如有经费不敷事情，概由政府担任；是以第四项条件，实系根据上述而接纳，此则须为了解者也。

（四）关于第五项，本人报告如左：（1）当日本席提议，经劳冕侬君和议，关于东华东院留医之人，只限于三间病房，该病房三间，现已指定。其以前为留医者居住之病房两大所，则拨作西法治疗处之用。至于东华广华两院，其用中药治疗者，一则限于病房九间，一则限于病房四间；该病房等现经指定，而将来亦不再加设。又中药治疗，只限于病人之自动请求用中医者。（2）罗旭龢爵绅改议，罗爵绅文锦和议，东华东院对于留医之病人，不应有中医之设备。（3）罗爵绅之改议，对于付表决时，只得四华人代表赞成，故不能通过。（4）本席所提原议，于表决时，出席者除只系四华人代表反对外，全体（其余四名顾问总理包括在内）均皆赞成。（5）华人代表向出席众人解释谓：彼等虽感觉罗爵绅之改议系难得众人同情，但彼等仍欲对众提出将该项改议登录，以记载彼等之意见；彼等以为限定只许东华广华两院用中药治疗留医者，系较进一步应采之办法，而该办法亦不能谓可致任何人于困难，因东华东院现在留医人数颇少，且东院留医者，若能废除中药疗治，则对于院务又可增进，使其较易管理也。（6）会议时董事曾向众解释谓：对于东华东院留医者废除中药疗治一事。彼等感觉实系无权表示赞成；即使对于该项提案，系属同意，若未经街坊授权，亦未便表示赞成，设使坚持该项主张，则彼等当然召集街坊叙会，由街坊决夺也。①

上文之所以不厌其烦地讨论政府七项条件并附录东华三院的冗长回函，其主要目的是为了了解各方（医院董事局、永远顾问和政府）对于政府条件的态度变化及其原因。如上所述，除了第六项条件之外，在最初医院董事局对于其他条件都表示反对，甚至修改了个别可能影响到总理权威的字样。可是，在10月17日的顾问总理联席会议上，在永远顾问的极力劝说下，其中多项条件根本没有经过讨论就一致通过。很显然，这对于总理权威来说是一种极大的挑战和损害。其实当年总理与永远顾问之间的紧张关系从1935年改组三院管理章程开始就已经凸显出来。当时，政府为改革三院财政制度而将监控财政预算权力赋予永远顾问，这引起当年总理的极力反对，并召集街坊大会讨论是否应该扩大顾问权限。② 除了顾问的压力之外，令当年董事局无法抵制政府干预的根本原因是日益严重的经济困难导致其逐渐散失财政独立性而不断依赖政府补助。在顾问总理联席会议上，周兆五主席的发言亦能说明这一点。他曾表示："……则掌院列席（参加医务值理会）与否，可无问题，兄弟以为应接纳，若各条件均不接纳，则政府不予拨款补助，今年断无能力筹款以弥补经费，医务值理会之设立，兄弟以为应有之举，且于医院有益无损。"③ 而永远顾问也非常清楚医院的财政困境，罗文锦顾问曾极力劝服各位

①《东华医院致政府书函》（复华民政务司英文函件及中文译本），1938年10月28日。
②《东华医院董事局会议纪录》，乙亥（1935）年6月19日。
③《东华医院董事局会议纪录》，1938年10月17日。

总理："今因中西医问题，如总理不接纳，不与政府携手，甚为可惜，近年本院选举极为困难，即为经费不敷之故，今若与政府携手，财政得以解决，便不致再有选举困难之事，而可望多人出而任理院务矣，……故兄弟甚赞成此事，如不接纳，兄弟实不能想及医院之将来如何也，甚望列位赞成此事。"①正是这样，各位永远顾问（尤其是四位华人议员）在上述讨论过程中的态度都相当强硬，他们很清楚医院总理可能会鉴于政府财政补助而做出诸多让步，尽管如罗旭龢顾问所说，他们也以医院顾问资格和华人代表地位而极力向政府争取有利于维护医院总理权威的条件。②

那么，永远顾问为何在对待政府七项条件的态度上如此倾向于政府呢？从顾问总理联席会议的发言情况来看，除了四位兼任华人议员的永远顾问积极发言之外，甚少有其他永远顾问详细表达个人观点。很明显，这四位华人议员已经基本主导了永远顾问的总体意见，而他们在上述讨论政府七项条件过程中的双重身份（医院顾问与立法局议员）更多地是以标志政府特征的立法局议员的姿态出现的。如果不是当年总理的极力反对，那么在第四项和第五项涉及医院行政权和中医存废的关键议题上，永远顾问也很有可能不会向政府积极争取。其实，永远顾问之所以赞同政府条件的一个重要因素是其中部分条款提高了永远顾问对于院务的管理权，尤其是在控制医院财政方面。

当然，将未能抵制政府干预的原因完全归咎于永远顾问则不免有失公允。综观 1929 年以来政府试图改组三院的行动以及上述港府及其官员对于加强控制（如果有必要的话，甚至可以接管）三院的决心，这些都足以显示政府干预是必然的趋势和结果，或许只是一个时间问题。如果说 1894 年鼠疫之后政府强行干预东华医院是担心它发展成为一种对抗港英政府的反英势力的话，那么这次以提供财政补助为条件而再度干预医院运作的主要目的，则是为了将以东华三院为代表的华人医疗资源纳入整个港英政府医疗体系。

从 20 世纪 30 年代开始，港英政府便通过立法等手段积极重组和扩展政府医疗卫生服务资源，到 20 世纪 30 年代末已初步建立起包括医院、医局、流动医局、护理与留产院、产前检查诊所、婴儿福利中心、社会卫生中心和健康中心等医疗机构在内的相对完善的医疗卫生服务网络。可是，作为香港医疗卫生服务的重要组成部分，以东华三院为代表的华人医疗网络却仍然独

---

① 《东华医院董事局会议纪录》，1938 年 10 月 17 日。
② 《东华医院董事局会议纪录》，1938 年 10 月 17 日。

立于政府医疗卫生体系。这个华人医疗网络除了东华三院之外，还包括一家传染病医院、一家产科医院和九个华人公立医局（Chinese Public Dispensaries），它们分布在港岛、九龙和新界地区。其服务范围涵盖中西医治疗、赠药、疫苗接种（天花和霍乱）、卫生教育与宣传、出生与死亡登记、护士和助产士培训、难民救济和施棺殓葬等。难能可贵的是，除了政府的额定补助之外，这个医疗网络主要依赖华人慈善募捐与物业投资得以维持和运作。对于政府来说，它们只需要拨出少数的津贴就能将大部分应该由政府承担的医疗服务转嫁给华人社会，这也是它们乐意看到的，尤其是当政府财政资源并不充裕的时候。不过随着 1937 年抗日战争的爆发，大量难民从周边地区不断涌入香港。不断激增的人口令香港医疗卫生服务的压力越来越大，不管是政府医疗机构还是华人医疗机构都出现前所未有的拥挤情况，尤其是病床需求日益紧张。① 同时，政府对于华人医疗机构的管理和医疗水平一向表示怀疑，尤其对东华三院由非医务人员出身的总理管理医务的情况相当不满，因此，可以看到在政府全面干预之前，政府医官时常通过三院院长而不断僭越总理的医务权和行政权。这其实也是造成总理与院长之间关系紧张的一个重要原因，同时也能说明为什么东华总理一致反对三院院长参加医务委员会。

正是基于上述两个因素，港英政府希望以增加政府补助为条件而将东华三院纳入政府医疗卫生体系，这样不仅可以更好地调配医疗资源以适应不断增加的人口需求，同时也可以改善三院的医疗和管理水平。而差不多在同一时期，政府便立即着手香港医疗资源的重组，1938 年港督任命一个由医务总监任主席的重组与改善现有政府医院和临床设施技术委员会，该委员会调查了有关医疗服务和公共卫生发展的一系列问题，包括地理与流行病学因素、医院设施与条件、门诊服务设施、实验设施、健康教育以及政府、非政府组织和私人开业医生之间的合作等。而其中的一个重要问题，便是如何确定东华三院在政府医疗体系中的角色。为了提高医疗服务质素，委员会建议将现有医院进行分类（Grade A 和 Grade B）。他们认为 A 类医院在建筑条件、医护人员和医疗设备等方面都具有最高的水平，能够收治那些急性病人或者需要特殊服务的病人。而 B 类医院在建筑条件、医护人员和医疗设备等方面则

---

① 上述详细内容请参阅杨祥银《近代香港医疗服务网络的形成与发展（1841－1941）》，载李建民主编《从医疗看中国史》，联经出版事业股份有限公司，2008，第 539 ～ 601 页；杨祥银：《20 世纪上半叶香港殖民政府医疗服务的重组与扩展》，《郑州大学学报》（哲学社会科学版）2011 年第 4 期，第 91 ～ 97 页。

相对来说不如 A 类医院，它们一般收治慢性或者那些不能支付昂贵医疗费用的病人。根据委员会的标准，以东华三院为代表的华人医院则被划为 B 类医院。[①]

在当时，包括重新将东华三院定位的委员会建议都已经获得了港英政府和殖民地部的同意。遗憾的是，所有的计划都因为 1941 年日本占领而遭搁置。不过政府重组东华三院的行动却没有停止，从二战后开始，东华三院的性质也从华人医院（Chinese hospitals）改变为政府补助医院（government - assisted hospitals）乃至政府公立医院（public hospitals），从而被逐渐纳入政府公共医疗体系之中。

现在回到政府七项条件和东华三院回函一事上来，尽管政府和医院方面都在某些条件上做出让步，尽管东华三院也得到了同意设立医务委员会而获得的政府承诺，即东华三院回函中的第三条内容："日后东华三院在医务委员会办理之下，如有经费不敷事情，概由政府担任。"可是这些安排并不足以保证医院董事局在行政权、医务权和财政权上的独立性。在 1938 年 12 月 23 日医务委员会正式成立之后，不管在人事任命上，还是在医院日常管理上，医院总理以前享有的绝对权威不断遭受医务委员会的挑战。虽然通过加入两位永远顾问以平衡政府与医院的代表席位，不过从上述永远顾问对于政府七项条件（尤其是中西医）的态度便足见这种人员构成仍然是非常不利于东华三院的；而之后医务委员会在特定疾病的中西医治疗权和聘任义务中医等涉及中医废除与西医扩张问题上的态度，也足以证明这个组织中的西医代表是占绝对多数的。[②]　正因如此，东华三院的中医服务日益面临西医力量的不断侵蚀，而三院整体医疗服务也日益呈现中消西长的趋势。

第三节　中消西长：医务委员会与西医霸权

在 1938 年 12 月 23 日政府正式答复 1938 年 10 月 28 日东华三院复函之前，东华三院已经于同年 11 月 23 日召开董事局会议推举医务委员会代表，会议最后选定周兆五、劳冕侬、杨永康、罗显胜、康镜波和林培生六位总理

①　*Report of the Technical Committee for the Reorganization and Improvement of Existing Official Hospital and Clinical Facilities appointed by the Governor, 1938 - 1939*，Hong Kong, 1939.

②　在涉及中西医议题上，通常只有三位东华代表支持中医。

为医务委员会候选成员，每次以三位轮流代表出席医务委员会会议。① 至 12 月 16 日，《香港政府公报》刊载出席医务委员会正式代表名单，除东华三院三位院长（东华院长谭嘉士医生、广华院长余朝光医生和东院院长林志纬医生）之外，东华董事局方面包括周兆五、劳冕侬和杨永康三位，而永远顾问方面包括罗文锦和李树芬，政府方面则有医务总监司徒永觉医生与华人医院和公立医局巡院医官都肥医生。② 1938 年 12 月 23 日医务委员会正式宣布成立，并同时举行第一次会议，议程主要包括：①报告总督有关医务委员会代表的任命；②宣布成立医务委员会的相关条件；③东华三院补助问题；④讨论 1939 年三院财政预算；⑤建议任命医务委员会秘书及其他事宜。③ 而 1939 年 2 月政府也承诺将 1937 年三院不敷之数 15 万元如数拨给东华三院。④

至此，表面上东华三院与政府已经就各项条件达成了一致意见，而且医务委员会也进入正式运作阶段。可是，东华三院与政府之间的紧张关系并没有因此得到解决。在医务委员会成立之后，政府与医院方面因为医务委员会的权责问题而不断产生矛盾，甚至东华三院方面停止派代表出席医务委员会会议。如上所述，因为医务委员会成员的构成在一定程度上是有利于政府的，在诸多涉及三院行政权、财政权和医务权的问题上，东华代表尽管据理力争，可是因为少数地位而只能任凭决议通过。根据双方达成的协议，医务委员会的权限主要集中于医务事宜，诸如选聘医生、看护长和药剂师等医疗人员，而且这些决定都需要由东华三院董事局核定才能正式生效。可是，在实际运作过程中，医务委员会基本由政府主导，正如劳冕侬先生所说，"现今之医委会有类于个人之独幕剧会议，时本院三代表所与辩论，而衷于理者，医官则以医务监督或护士局长名义反对。"⑤

正因如此，医务委员会的权限不断扩大，甚至有吞噬总理应有权限之嫌。杨永康先生在 1939 年 8 月 13 日东华三院特别紧急会议上的抗议辩词颇能反映

---

① 《东华医院董事局会议纪录》，1938 年 11 月 23 日。

② *Hong Kong Government Gazette*, December 16, 1938, p. 921; *Minutes of the Proceedings of the First Meeting of the Medical Committee of Tung Wah Group of Hospitals*, December 23, 1938, Hong Kong. 另外，有关司徒永觉医生自传请参阅 Selwyn Selwyn – Clarke, *Footprints: The Memoirs of Sir Selwyn Selwyn – Clarke*, Hong Kong: Sino – American Publishing Company, 1975.

③ 详细内容参阅 *Minutes of the Proceedings of the First Meeting of the Medical Committee of Tung Wah Group of Hospitals*, December 23, 1938, Hong Kong.

④ 《东华医院致政府书函》，1939 年 2 月 9 日。

⑤ 《东华医院董事局会议纪录》，1939 年 6 月 7 日。

医务委员会的越权行为与政府的不断干涉企图。杨先生指出：

> 去年顾问叙会时，政府有数条件提出……故当时勉励为接纳，不料因此竟受束缚，办事诸多棘手……但自医委会设立后，默察其所措施，殊与贫病无益，且对于中医似无形中加以限制，示意收症人员，凡病人入院概须由西医收症，冀使中医因此日渐淘汰。又于日前医务会议时，再提出取消东院中医，经予极力反对，迨后又提出取消中医跌打症，但为法律不许，故不实行。至于雇用女职员、男女看护生及买药物等，总理均无权处理，概须报由医务会定夺，现时三院无形中在都肥女医官掌握中，而三院掌院及看护长则为其爪牙也，似此以后三院用途概须报告医务会定夺，则可无须再设总理矣。日前接纳条件，设立医务会，不过以三院医务职责不妥为上进起见，以为可有改善，熟知更不如前。如三院向政府取药或有供给不足发生窒碍，而对于总理办事时予制肘，在职员亦有事秦事楚之叹无所适从，尚祈各位发挥伟论，免致本院数十年之总理制度及前贤创建苦心一旦销减，重蹈赞育医院覆辙。①

简言之，大到人事任命、财政预算、物品购买和中医治疗，小到请假制度、职工退休金、厨房改造、医院取暖设备和医院卫生等事务，医务委员会无不干涉。尽管医务委员会对于三院的干预是全方位的，但是，作为一个主管医务事宜的组织来说，它的"西医扩张和中医压制"政策对于三院医疗服务发展的影响是最为深远的。在这一政策主导下，西方医学在东华三院呈现不断扩张的趋势，其霸权地位也逐渐得以确立。相反，自从接受 1938 年政府七项条件之后，中医不仅从理论上丧失了继续发展的可能（因为规定以后三院中医病房数目保持不变，将来不增加也不减少；而且中医留医服务也只适用于那些自动求诊中医的患者）；而且因为医务委员会的压制中医政策，令三院中医的生存空间更为狭小。而医务委员会在特定疾病中西医治疗权和聘任义务中医这两个涉及中医废除与西医扩张问题上的强硬态度，更是将西医霸权特征暴露无遗。同时，这两个问题也是 1941 年 12 月香港沦陷之前，东华

---

① 《东华医院董事局会议纪录》，1939 年 8 月 13 日。赞育医院（Tsan Yuk Hospital）最初于 1922 年由华人西区公立医局（Chinese Western Public Dispensary）建立和管理，到 1934 年，政府以医院当局管理不善为由，建议该院由政府接管。详细内容请参阅 *Annual Report of the Medical Department for 1934*，Hong Kong. 有关赞育医院历史，可以参阅赞育医院《赞育医院七十五周年纪念》，香港医院管理局，1997。

三院董事局与医务委员会之间围绕权限之争而发生的最为激烈的对峙事件。①

关于特定疾病中西医治疗权的争论，在 1897 年东华正式引入西医之后便开始出现。因为 1894 年鼠疫，政府随后有一个非正式命令，即所有涉及公共卫生和法医性质的疾病都应该由西医治疗，尤其是诸如鼠疫和天花等恶性传染病。不过，因为华人社会的极力反对，东华医院仍然继续用中医治疗鼠疫和天花等传染病，还分别于 1904 年和 1910 年创建治疗鼠疫与天花的东华鼠疫医院与东华天花医院。② 不过，如上章所述，随着东华三院西医服务的不断发展，西医治疗在多项专科服务上取得了垄断地位，比如产科、儿科与妇科。而在特定疾病治疗上，西医留医人数之所以日益增加，甚至在 20 世纪 20 年代以后逐渐超过中医留医人数，除了西医因其治疗效果而逐渐赢得华人的认可之外，其中一个很重要的技术性因素是所有选择留医的病人首先需要在收症房受西医诊断，然后才能决定由中医还是西医进行治疗，尽管理论上可以由病人自由选择。

正是因为这道程序，西医在决定患者的治疗方法上享有很大权力，也正因如此，随着政府医官对三院医务干预的不断加强（通常通过三院院长），西医拒绝收治那些希望接受中医治疗的患者，或者驱逐那些正在接受中医治疗的患者强行出院的情况便开始不断出现。这些事件在医务委员会成立前夕已经频繁出现，1938 年 5 月东华三院接到医务总监来函，提出有关改善三院留医患者人满为患的诸多建议。其中有三条便直接涉及中医治疗权问题，医务总监建议：①凡入院病人不能擅自收留，须有掌院或各西医诊视，然后收留；②如入院病人，不应问其用中医或西医，须先由西医诊视；③三院骨节病人不应用中医诊治（即取消中医跌打）。③

其实，医务总监的根本目的是希望废除中医，为避免遭到董事局的激烈抵制，才改为以限制中医治疗开始。当然，即使是限制中医治疗，东华三院方面也是极力反对的，1938 年 5 月 11 日董事局召集会议讨论医官来函，并一致表示作为创院宗旨的中医一定不能取消。董事局担心如果中医受到过度限制或被取消的话，势必影响来自华人社会的募捐收入。诚如周兆五主席所言，

---

① 在三年零八个月（1941 年 12 月 25 日～1945 年 8 月 15 日）的日治时期，医务委员会停止运作。二战后，第一次医务委员会会议于 1945 年 9 月 26 日召开。在此之前，医务委员会共举行 32 次会议，其中于 1941 年 10 月（第 31 次）和 11 月（第 32 次）举行的会议纪录则丢失不见。有关这些会议的详细内容请参阅 *Minutes of the Proceedings of the Meetings of the Medical Committee of Tung Wah Group of Hospitals, 1938 – 1941*，Hong Kong.

② 李东海编撰《香港东华三院一百二十五年史略》，中国文史出版社，1998，第 8～9 页。

③ 《东华医院董事局会议纪录》，1938 年 5 月 11 日。

"据医官谓三院不应有中医，拟先由东院始废除中医云，兄弟以为对于中医万不能取消，此中医乃本院原始设立，倘一旦取消，对于捐款收入影响极大。"① 其实，1896 年政府准备在东华医院引入西医时，当时董事局反对的一个重要理由也是这一点。基于问题的严重性，会议决定呈请永远顾问指导，并函请华民政务司召集会议讨论此事。

不过，因为当时正值东华三院等待请求政府补助的答复，因此在部分疾病的中西医治疗问题上，董事局方面也做出一些让步。在 1938 年 9 月 14 日的董事局会议上，医院方面表示同意医务总监有关患肠热症及痢症病人由西医诊治的建议。② 不久，医务总监再次致函东华三院，要求所有意外伤症概由西医治疗，如果是重症的话，则必须送往玛丽医院或九龙医院治疗。对于这一点，东华方面也无条件接纳，并随即通知三院院长实时执行。③

面对医院方面的让步，医务总监更是变本加厉，在其示意下，三院院长和各西医不断干涉中医治疗。劳冕侬总理曾指出："最近东华中医收症后，翌日被西医驱逐出院，或有病人愿就中医，而被西医强行占去诊治，此又跌打医生所收之症，亦被西医拒收。"与此同时，巡院医官都肥医生也指令东华东院院长林志纬医生，"凡有脚气症，嗣后须由西医诊治；中医所医之脚气病人，亦须由西医诊治。"④ 因为政府医官与三院西医对于中医治疗权的不断剥夺，令三院内中医与西医之间的关系日益紧张；同时也影响到医院的正常治疗，导致患者诸多不满。

为平息争端和恢复医院秩序，东华三院董事局便于 1938 年 11 月 20 日召开中西医联席会议讨论中西医治疗权和西医侵犯中医问题。⑤ 除时任总理之外，出席会议的还有三位院长（谭嘉士、余朝光和林志纬）和三位中医医生（卢觉愚、黎景芳和弘耀南）。会议伊始，首先由周兆五主席陈述此次会议的目的和有关中西医治疗的既定安排，而对于西医侵犯中医的行径表示遗憾。随后，劳冕侬和杨永康两位首总理也相继发表意见，希望中西医能够从街坊利益出发而和衷共济。同时，他们也强调东华以中医为创院宗旨这一原则以

---

① 《东华医院董事局会议纪录》，1938 年 5 月 11 日。
② 《东华医院董事局会议纪录》，1938 年 9 月 14 日。
③ 《东华医院致政府书函》，1939 年 10 月 14 日。
④ 《东华医院董事局会议纪录》，1938 年 11 月 16 日。
⑤ 此次会议是东华三院历史上第一次中西医叙会。详细内容请参阅《东华医院董事局会议纪录》，1938 年 11 月 20 日。

及多数华人信仰中医这一事实，强烈要求政府医官和各西医不再干涉中医治疗。此外，他们也提醒按照设立医务委员会的条件，政府已经同意三院中医维持现有规模，因此西医方面理应遵守既定安排。而三位院长在西医干预中医这一问题，态度有所分歧。东华医院院长谭嘉士医生表示对目前造成的不利于中医的情况感到抱歉，他也表示会呈请巡院医官将不合理规定取消并重新制订。在面对总理指责东院院长林志纬先生下令收症房拒收中医病人这一指控时，林院长予以否定，并表示是因为收症房工人误会所致。而杨永康总理和弘耀南中医都表示并非工人误会所致，有明确证据显示拒收中医患者一事的确是林院长吩咐的。在争执不下之时，周兆五主席和劳冕侬总理出来圆场，并希望以后中西医加强沟通，以免发生误会和芥蒂。而广华院长余朝光医生则表示会进一步查证是否有中医病人被拒收或被西医强占治疗权。①

经过上述争论，不仅拒收或强占中医病人这一问题没有得到根本解决，谭嘉士医生更乘机提出所谓四类病症（脚气症、传染症、疠症和意外症）完全由西医治疗的建议，足见其扩张西医的野心。当然这一提议遭到总理和中医医生的极力反对，因为如果答应这一条件的话，那么中医医生基本上就没有患者可以收治。正如卢觉愚中医所说，"对于院内中西医收症，各有权责，倘谓传染症中医不能收治，凡属传染症多有发热，若发热症不能收，则中医无症可收。"②

当然，西医反对中医治疗传染病的主要原因是他们认为中医没有采取很好的隔离措施防止医院内感染，就这一点来说，西医的出发点也是基于专业考虑，对于他们的担忧也是可以理解的。为消除西医顾虑，医院决定专门拨出一间中医传染病房，收治那些希望由中医治疗的传染病患者。当然，医院总理与院长达成的妥协并没有得到医务委员会的同意，还需要继续讨论。③

杨永康总理在1938年11月16日的董事局会议上曾指出，"前经顾问联席会议设立医务值理会，现该会未成立之前，而有此诸多不妥，可见医官对于三院似有侵略之意。"④ 的确，正如杨永康总理所担心的，在医务委员会成立之后，医官对于三院医务的侵略企图更是昭然若揭。在中西医治疗权问题上，政府医官仍然坚持西医主导政策，在1939年3月2日的第四次医务委员会会议上，医务总监司徒永觉医生便倡议所有传染病、意外症和涉及法医性

---

① 《东华医院董事局会议纪录》，1938年11月20日。
② 《东华医院董事局会议纪录》，1938年11月20日。
③ 《东华医院董事局会议纪录》，1939年1月25日。
④ 《东华医院董事局会议纪录》，1938年11月16日。

质的病症必须由西医治疗。其实，意外症和涉及法医性质的病症由西医治疗这一提议已经得到了董事局的同意。因此问题的焦点在于中医是否可以继续治疗传染病患者。根据医务委员会的决议，凡是鼠疫、霍乱、天花、黄热症、斑疹、伤寒、脑膜炎、麻症、水痘、白喉、产后发热、猩红热、疯狗症、赤痢、伤寒和肺痨症等传染病都必须由西医诊治，并且要求医院方面立即将这一规定以中英文的形式张贴于院内。[①] 而医务委员会认为做出这一规定是为了贯彻 1936 年第 7 号条例——《检疫与疾病预防修订条例》（*Ordinance to amend and consolidate the law relating to Quarantine and the Prevention of Disease among human beings*），经过查阅，条例的确曾经规定了上述传染病的预防与治疗程序，可是并没有强制规定一定由西医治疗。[②] 这也是后来东华总理指责政府医官毫无法律依据的原因所在。

在接到上述决议的来函之后，东华三院董事局立即召开会议讨论，与会者一致认为三院平常收治的患者不外发热、伤寒等症，如果规定上述各种传染病中医一概不能诊治，则相当于无形中废除了中医。会议倡议由三院中西医顾问解释上述传染病症的中西医治疗情况；并命人详细确认政府条例是否确实规定传染病症概由西医治疗，如果中医可以治疗，则建议专门设立中医传染病病房。[③]

在传染病中西医治疗问题上，为听取更多专业意见，董事局于 1939 年 4 月 2 日召集中西医务顾问联席会议。杨永康总理首先指出，政府条例只是规定传染病不能在家内医治和不能与普通病人共处同一病房，需要隔离治疗，并没有规定中医不能诊治。随后，中医顾问何甘棠和劳英群先生以及劳冕侬总理都一致表示反对禁止中医治疗传染病，他们的反对理由基本相同，其中以劳英群先生的意见最具代表性。他说：

> 今日所议医官列来之传染症，不用中医诊治，应否接纳一事，兄弟有意见四点提出讨论：（1）中医不得诊治传染症，政府未有定例宣布，在法律上言不能接纳。（2）本院为全港华人建立，向来以中医为本，西医辅之，专为利便华人习惯起见，今日华人仍居多数信仰中医者，若中医不得诊治传染症状，则对于华人极不方便，在民情上言不能接纳。

---

① *Minutes of the Proceedings of the Fourth Meeting of the Medical Committee of Tung Wah Group of Hospitals*, March 2, 1939, Hong Kong；《东华医院董事局会议纪录》，1939 年 3 月 15 日。

② 有关条例详细内容，请参阅 *Hong Kong Government Gazette*（supplementary），January 17, 1936, pp. 100 – 138.

③ 《东华医院董事局会议纪录》，1939 年 3 月 15 日。

（3）传染症治疗方法，以兄弟所知，西医对于白喉、霍乱两症确有特效药；至其他之症尚未有特效药发明，中医则采对症治疗，亦往往收效，是则传染症在中医未尝无方法以治疗，若防向外传染，可采隔离疗治也。

（4）中西医治疗各有专长，建议诸总理通知中西医医生，各将治疗传染症方法提出互相研究，融会而贯通，之于社会人士受益甚大矣。①

可是，奇怪的是在会议上西医顾问没有做任何发言。会议最后倡议复函医务总监和华民政务司，要求准许中医治疗传染病，否则召集顾问及街坊大会留待公决。

不过，政府方面一直没有做出答复。尽管东华总理和中医仍然极力反对，医务委员会上述决议却已经在实施当中，三院收症房工人和西医严格执行传染病须由西医治疗这一规定，甚至频频出现滥用职权的情况。有中医曾指出，"至病人入院，收症人员一闻咳嗽，便指肺痨；偶遇泄泻，即称赤痢，未经诊视竟着其转西医一节，乃收症人员滥用之权。"② 正是如此，三院中医留医病人不断减少，中医病房则经常出现病床空置。而西医病床供应却日益紧张，多人共享一张病床的情况相当普遍。基于此，医务委员会便乘机要求将中医病房剩余床位借给西医使用，而董事局出于请求政府补助 1938 年和 1939 年不敷之数只能答应。③ 显然，政府医官的目的相当明确，他试图通过限制中医在某些疾病上的治疗权，然后以中医留医患者人数不断减少这一事实作为要求逐步限制或废除中医的理据。杨永康总理曾提醒董事局注意政府医官的这一企图，他说："现时医院病房自专由西医收症后，西医房每五人只得二床同用，而中医房则有空床多张，测其用意或为将来借口，中医无人求诊而取消中医之途径也。"④

上述禁止中医治疗传染病这一问题还没有得到根本解决，1940 年 7 月巡院医官再度干预中医治疗权，单方面命令三院院长执行新规定，即凡患脚气症、疟疾和营养不足玉蜀黍症概由西医治疗，不准中医留院治疗。当总理得知这一消息时，东华医院已经将上述三种病人强制迁往西医病房；东华东院脚气症和营养不足患者虽然没有被强制转移到西医病房，不过已经改由西医

---

① 《东华医院董事局会议纪录》，1939 年 4 月 2 日。
② 《东华医院董事局会议纪录》，1940 年 5 月 16 日。
③ 《东华医院董事局会议纪录》，1939 年 8 月 13 日、1940 年 3 月 19 日。
④ 《东华医院董事局会议纪录》，1939 年 8 月 13 日。

治疗；而广华医院方面除将部分将愈脚气症患者迁往荔枝角医院留医之外，[①]
其他由中医诊治病人则暂时未有迁移。对于巡院医官的强制干预行为，1940
年董事局主席李耀祥先生向巡院医官提出严厉抗议，而医官却解释说上述规
定已经取得前任董事局的认可。[②] 可是，令时任总理疑惑的是，并没有任何议
案曾经记录这一规定。

于是，董事局便于 7 月 26 日召集三院中医医生总理联席会议讨论上述三
症是否专由西医治疗事宜。与前面几次讨论中西医治疗权问题不同的是，在
这次会议上，东华三院总理的态度已经发生明显变化。他们已经不再主要以
维护中医这一创院宗旨为由而反对政府干预中医治疗，相反，他们都建议主
要从中西医治疗上述三症的实际效果来决定最终由中医还是西医取得治疗权。
正如李耀祥主席所说，"现为病人设想，如某症属某种医术诊治为快捷者，则
应用某种医术诊治，以期病者得早解除痛苦，非为国粹立场而言。"[③] 于是，
有总理提议先复函医务委员会，请求暂缓执行决议，待三院中医治疗上述三
症统计表格出来之后，以其治疗效果来决定是否应该继续由中医诊治。在与
会 25 位代表中，其中有 15 位赞成这一提议。会议随即推举潘诗宪等六位中
医组成委员会调查三院中医治疗三症的情况，并制作统计表，以备进一步研
究。而且，部分总理也承认西医在疟疾治疗上的确优于中医。[④] 当然，也有总
理和中医持保留意见。杨尊辉首总理就表示："统计乃理由之一，但本院为代
表街坊负责办理院务，对于街坊之舆论亦须采集，至中医学术，政府早已承
认，现在如此之症，不准中医诊治，则非街坊之本意，若将此扩大言之，
则不必斤斤以此三症而争辩，应在根本上力争，如麻痘等症亦应由中医诊

---

① 政府为缓和难民涌入而导致就医人数不断增加的压力，于 1938 年将位于荔枝角的一间旧监狱
下层改建为一家拥有 300 张病床的救济医院（Lai Chi Kok Relief Hospital），而将上层改建为一
家拥有 200 张病床的霍乱医院（Lai Chi Kok Cholera Hospital）。详细内容请参阅 *Annual Report
of the Medical Department for 1938*，Hong Kong.
② 1940 年 7 月 30 日东华三院召集三院中医顾问总理联席会议之后，再次向医务委员会提出严正
抗议。而当时医务委员会秘书解释说，在 1938 年 5 月 16 日时任三位首总理（周兆五、杨永
康和劳冕侬）与华民政务司叙会时已经答应凡脚气症患者都由西医诊治。而且，三位首总理
也同意"病人入院时不用问其须由中医或西医诊治"这一规定。但是，通过查证相关议案，
也没有发现任何成文规定。于是，董事局倡议函请三位首总理解释。不过，在现有的档案中，
笔者并没有发现三位首总理的解释，因此无从考证 1938 年叙会的情况是否属实。详细内容请
参阅《东华医院董事局会议纪录》，1940 年 7 月 30 日。
③ 《东华医院董事局会议纪录》，1940 年 7 月 26 日。
④ 《东华医院董事局会议纪录》，1940 年 7 月 26 日。

治也。"① 而三院中医也纷纷表示，中医在治疗上述三症上也有相当的把握，希望董事局呈请医务委员会能够将上述三症患者分拨一部分由中医治疗。②

1940 年 8 月 6 日，董事局会议继续讨论上述三症是否专由西医治疗问题。不过在这次会议上，多数总理同意疟疾与营养不良症由西医治疗，而不应争回中医治疗权。至于脚气症是否可以继续由中医诊治，则视统计表情况如何再另行讨论。③ 在 1940 年 8 月 12 日召开的第 19 次医务委员会会议上，这个问题被再度提出进行讨论。不过李耀祥主席希望待统计表出来之后再行研究，因此呈请医务委员会暂缓通过决议。④

令人意想不到的是，这次医务委员会居然同意东华三院方面的要求，甚至于 8 月 19 日自行取消命令，仍然准许中医继续诊治脚气病患者。更意外的是，董事局根据三院中医治疗脚气症统计表而一致同意放弃中医治疗权。在 8 月 26 日的董事局会议上，李耀祥主席宣布根据三院统计，脚气症中医治愈率仅达七成左右。他接着表示，"请各位讨论脚气症应否由中医诊治，但勿以存国粹为言，须为病人着想，为人道问题而决断。"正是根据李主席的这种评价标准，其他总理也纷纷表示脚气症应由西医诊治。林铭勋总理说，"现中医统计成绩未能达至七五以上，且出院之人数是否痊愈，清楚无从稽核，今西医既有此好成绩，应为病者设想，宜早日准由西医诊治，虽抗议亦无效也。"罗乃琚总理也表示，"西医诊治脚气症确有把握，成效在八九成以上，本院同人乃代表街坊办事，应为贫苦病人着想，使其寻求正路前进，须向西医求诊云。"而郭佩璋总理的意见更能反映当时大部分总理的心理，在面对西医治疗效果优于中医的情况下，与其苦苦争夺治疗权，倒不如争取主动地位，进而赢得"识时务者为俊杰"的美誉。⑤ 他指出："此次暂准由中医收治脚气症，

① 《东华医院董事局会议纪录》，1940 年 7 月 26 日。
② 不过，各位中医也表示不敢轻易诊治恶性脚气症，而慢性脚气症则可以治疗。详细内容参阅《东华医院董事局会议纪录》，1940 年 7 月 26 日。
③ 《东华医院董事局会议纪录》，1940 年 8 月 6 日。关于疟疾，在座八位总理中有七位同意由西医治疗，而不应争回中医治疗权。关于营养不良症，八位总理中有五位同意由西医治疗，而不应争回中医治疗权。关于缓性脚气症，八位总理中有四位赞成中医可以继续治疗，而有两位不赞成和两位中立，中立者表示必须视情况统计表如何再行定夺。
④ *Minutes of the Proceedings of the Nineteenth Meeting of the Medical Committee of Tung Wah Group of Hospitals*, August 12, 1940, Hong Kong.
⑤ 当时政府医官曾严厉批评东华总理未能真正认识到西方医学的科学化特征，而顽固坚持不断为科学医学所淘汰的传统中医。其实，并不是东华总理没有认识到西方医学的优势所在，而之所以固守中医，是因为他们害怕担负在其任内破坏东华创院宗旨的"罪名"。

皆赖李主席以最圆活之手腕得回，但以良心上言，应由西医诊治，兄弟以为在主动地位，根据调查之统计表，中医不及西医之成绩，现为病人着想，请由西医诊治脚气症病人。"① 于是，在 8 月 28 日的医务委员会会议上，全体代表达成一致意见，同意三院脚气症从此以后概由西医诊治。而医院方面，也在 9 月 10 日的董事局会议上达成共识，正式通知三院中医长执行新规，即凡脚气症、疟疾及营养不足玉蜀黍症须由西医诊治，毋庸烦劳中医。②

　　至此，围绕特定疾病中西医治疗权之争，东华三院方面与医务委员会之间暂时达成和解。不过，这次和解在很大程度上是董事局主动放弃中医治疗权的结果。显然，被政府主导的医务委员会在这次治疗权争夺中是大赢家，随着西医治疗权的扩张，中医留医服务不断萎缩。鉴于中医收治患者日益减少（尤其是东院中医留医病人几乎绝迹），1941 年 3 月医务委员会再度致函董事局，要求将中医病房空床转为西医使用。尽管东华部分总理仍然坚持中医病人减少是因为收症程序不合理所致，不过医院方面已经不再反对医务委员会决议，甚至提议取消中西医病房之分，将所有病床互相调配使用。③ 正是医务委员会的不断干预和董事局的一再妥协，至香港沦陷前，三院大部分中医病房已经被西医占用。④ 显然，最先于 1938 年 10 月 28 日三院回函政府七项条件中提出的维持中医病床数目不变的条款已经被完全破坏。而且，在日治时期，东华三院因为面临前所未有的财政危机和中药短缺，最终于 1945 年 7 月 8 日董事局会议上决定东华医院与广华医院的免费留医病人全部采用西药，而不用中药。至此，长达 75 年的中医留医服务宣告结束。⑤ 尽管二战后董事局也曾经提出重新设置中医病房，可是因为经济困难和政府医疗的西医

---

① 以上总理发言内容来自《东华医院董事局会议纪录》，1940 年 8 月 26 日。

② 《东华医院董事局会议纪录》，1940 年 9 月 10 日。有关近代东亚脚气症的研究，可参阅 Angela Ki Che Leung, "Weak Men and Barren Women: Framing Beriberi /Jiaoqi/Kakké in Modern East Asia, ca. 1830 – 1940," in Angela Ki Che Leung and Izumi Nakayama (eds.), *Gender*, *Health*, *and History in Modern East Asia*, Hong Kong: Hong Kong University Press, 2017, pp. 195 – 215.

③ 《东华医院董事局会议纪录》，1941 年 3 月 5 日。

④ 《东华医院董事局会议纪录》，1941 年 11 月 5 日。

⑤ 需要做出说明的是中医跌打外科留医病人仍然获赠外敷和内服中药，不过二战后开始也取消了，至此三院中医留医服务宣告结束。上述决议于 1945 年 8 月 31 日开始实施。详细内容参阅《东华医院董事局会议纪录》，1945 年 7 月 8 日。自 1941 年 12 月太平洋战争爆发后，东华东院就被香港政府征为英军医院，而香港沦陷后，又强行被日军接收。因此，作为民用医院的东华东院则停办三年之久。香港光复后，东华东院也随即于 1945 年 10 月 1 日重新复院。详细内容参阅东华三院百年史略编纂委员会编《东华三院百年史略》，东华三院，1970，第 124 ～ 125 页。

为本政策而未能恢复中医留医服务。①

当然，董事局内部对于争取中医治疗权态度的明显改变也是导致三院中医病床数目不断被西医侵占乃至中医留医服务终止的一个重要原因。而态度之所以发生转变，很大程度上是因为西医对于某些特定疾病的治疗效果的确优于中医。如表4-7所示，在政府医院中疟疾与脚气症的治愈率明显高于中西医兼治的华人医院（除1935年政府医院中脚气症的治疗死亡率例外），而根据医务报告，西医成效显著的一个重要原因是因为特效药的发明和应用。②

表4-7 政府医院与华人医院中疟疾与脚气症治疗死亡率比较（1934~1939年）

单位:%

年份	政府医院（Government Hospitals）		华人医院（Chinese Hospitals）	
	疟疾（malaria）	脚气症（beri-beri）	疟疾（malaria）	脚气症（beri-beri）
1934	1.26	20.00	18.03	32.49
1935	2.30	42.86	19.53	23.49
1936	3.55	17.78	17.75	20.48
1937	3.31	13.98	16.99	32.60
1938	3.43	12.64	20.87	34.02
1939	2.19	6.35	16.50	26.05

说话明：（a）政府医院全部以西医治疗，而华人医院（主要指东华三院）中则中西医兼治，因未能找到三院中西医分别治疗的统计情况，故无法在三院内部进行中西医治疗效果的比较。另外，1940年和1941年的统计情况无法获得，可能是丢失所致。（b）死亡率表示医院中当年该病死亡人数除以治疗人数。（c）百分比四舍五入，保留两位小数点。

资料来源：由历年《医务署年度报告》（Annual Report of the Medical Department）编纂和计算所得。

其实，随着西医的引入与不断扩展，东华三院总理对于西医优势的认识也日益深刻。1929年东华医院将1896年东华医院调查报告书翻译成中文时，医院总理在《绪言》中便盛赞西医服务对于医院发展的意义：

……简言之，本院可谓一布置完备之医院也，其医治病人，乃仿最

---

① 有关恢复中医留医服务的讨论，请参阅《东华医院董事局会议纪录》，1945年12月12日、1947年6月3日；王惠玲：《香港公共卫生与东华中西医服务的演变》，载冼玉仪、刘润和主编《益善行道：东华三院135周年纪念专题文集》，三联书店（香港）有限公司，2006，第69~70页。

② 当然，比较政府医院和华人医院治愈率时需要考虑到当时不同医院收治患者的病情严重情况，根据此表做出比较未必完全恰当，仅供参考。

新西法，且施用外科手术。……当本院处于 1896 年以前之地位，对于卫生与科学思想等，虽设施未得完备。而较当日别处医院，亦无有不及之处也。乃者，近代科学之昌明，卫生之进步，实令吾人梦想不到。……查本院初办之时，仅为香港一施用中药之医院而已，今一旦竟跃而为南华中之有名誉者，皆因办理完备，器用新式……。①

《绪言》还详细列举医院在外科手术、产科学、儿科学和眼科学等西医服务方面的长足发展，足见医院总理对于西医治疗效果的认可和重视。而 1940 年《香港工商日报》转引当年董事局主席李耀祥先生对于西医治疗脚气症效果的叙述也能反映当时总理对于西医治疗的信心。该报报道如下：

> 据李氏谓，关于中西医医治此症之成绩如何，同人等至为关怀，曾于七月廿六日召开中医会议，提出讨论，各中医亦谓对于急性脚气之治疗，无十分把握。复查医治成绩，亦以西医为优。本院有某职员之子患脚气病，初用中医治理，历久无功，继且转成戚心危症，险状百出，劳成绝望。乃即入院改用西医注射，施治后，只十分钟，即觉病状转好，人亦安定。继续医治十日，便已痊愈出院。此可为西医医治脚气病症优于中医之明证，盖西医对于此症有特效药，又有乙种维他命 B 针药，多于五分至十分钟之时间，即可挽救。而中医则只靠汤药，烹煎需时，功力复缓，自不能及时抢救。故为病人福利着想，脚气症病入院，由医务委员会指定归西医诊治。②

综上所述，在争夺中西医治疗权问题上，东华总理之所以坚持维护中医并不是因为反对西医，而是担心背负在其任内破坏东华以中医为创院宗旨的历史"罪名"。因此，在他们看来，只要能维持中医继续存在，至于西医如何扩张则一概不予节制。正是如此，东华三院总理对于医务委员会通过的诸如增聘西医以及增加西医病床和扩展西医门诊的决议则一般不会加以反对。而董事局与政府医官在中西医治疗权之争这一问题上之所以引发矛盾，在更大程度上，它并不单纯是一个中西医孰优孰劣的医疗问题，而是一个行政权实施的程序问题，因为东华三院总理反对的是政府医官无视总理的存在而肆意

---

① 《1896 年调查东华医院委员会报告书》，东华医院总理罗文锦等译，东华医院，1929，第 1～6 页。
② 《香港工商日报》1940 年 10 月 18 日。

将决议或命令直接交托三院院长执行，从而将总理权力架空，令其颜面荡然无存。

除上述中西医治疗权之争之外，另外一件引发医务委员会与董事局关系紧张并且涉及中医医生存和发展的事件则是义务中医的聘任问题。聘任义务中医源于三院中医门诊的压力，在 1940 年 7 月 23 日召开的董事局会议上，李耀祥主席提出鉴于三院中医门诊过分拥挤，而建议每院加聘义务中医两位。根据统计，1940 年上半年东华医院中医门诊数为 105097 人次，每位中医医生（共 6 位）每日平均诊治病人达 97 人次；广华医院中医门诊数为 98144 人次，每位中医医生（共 5 位）每日平均诊治病人达 108 人次；而东院中医门诊数为 70765 人次，每位中医医生（共 5 位）每日平均诊治病人达 77 人次。其中在病人最多的日子，东华、广华和东院每位中医医生平均诊治病人分别达 155 人次、166 人次和 133 人次。因为门诊数过多，三院中医的压力也随之加重，赠诊时间从原来每天 2 小时增加至 3 小时，甚至达到 4 小时。因此，为了缓解中医门诊压力，董事局建议聘请义务中医（不用支付薪水）担任赠诊医生。为避免遭到医务委员会的反对，董事局特意强调聘任的 6 位中医不会增加医院财政负担，同时他们也不会参与中医留医病人的治疗工作。如李耀祥主席所说，"现拟每院增加中医二名一事，本院总理之意非系强增中医治理病人，实欲解决街症病人拥挤情况而已。"①

尽管董事局在聘任义务中医问题上已经做出一些消除医务委员会忧虑的承诺，可是，这个提议在 1940 年 8 月 12 日的医务委员会会议上还是遭到了严厉抵制，未能获得通过。② 医务总监司徒永觉医生表示他非常了解东华三院总理为患者谋求福利的心情，不过他不能允许这种充其量只能算低劣的治疗方法（指中医）继续存在下去。而永远顾问李树芬医生也非常赞同医务总监的意见，他极力劝服东华三院代表能够从作为公众舆论领导者和教育者的角度出发引领广大无知的苦力阶层接受更为科学的治疗方法。同时，他对于医院

---

① 《东华医院董事局会议纪录》，1940 年 7 月 23 日。其实，在 1940 年 5 月 16 日董事局会议上，就曾经提出拟聘义务中医担任赠医工作。详细内容请参阅《东华医院董事局会议纪录》，1940 年 5 月 16 日。

② 在此次会议上，东华代表周日光总理因事缺席，而罗文锦顾问则在讨论聘任义务中医问题之前中途退场。因此在剩下的八位代表中，除东华两位代表（李耀祥主席和林铭勋首总理）之外，剩余六位则全部为西医。详细内容请参阅 *Minutes of the Proceedings of the Nineteenth Meeting of the Medical Committee of Tung Wah Group of Hospitals*，August 12，1940，Hong Kong.

董事局坚持中医治疗的这种愚蠢偏见和无知需求表示遗憾。① 从上述司徒永觉医生和李树芬医生的发言足见当时西医医生（不管是欧人西医还是华人西医）对中医的偏见和傲慢情绪还是相当强烈的。尽管东华三院两位代表一再强调聘任义务中医的必要性和紧迫性，可是其他代表仍然表示医务委员会作为一种进步的和负责任的组织绝对不会助长中医继续存在，而且认为改善当前中医门诊拥挤情况的合适方式是不断改善西医门诊设施。会议决定由李树芬医生在东华三院董事局会议上向各位总理解释医务委员会反对聘任义务中医的理由。②

1940 年 8 月 20 日医院方面召开董事局会议并邀请李树芬医生出席，向各位总理详细解释反对理由。不过，李医生希望在听取各位总理的意见之后再行解释。当然，所有总理都表示应该增聘义务中医，但是他们也一再承诺增聘义务中医并不是希望以此扩张三院中医服务，只不过是为了缓解日益增加的门诊压力和迎合街坊信赖中医的习惯。而且，他们也承认西医科学昌明，在某些疾病的治疗效果上的确优于中医。不过，各位总理也希望医务委员会能够理解目前三院中医门诊的确更受华人欢迎的现实。③ 正如郭佩璋总理所言：

> 中医诚为非科学化医学，但未彻底取消中医，则中医既然存在，自应加请中医，且本院为街坊医院，原始以中医为本，随后逐渐增加西医。现将街症统计，以中医为多，本院为民众枢纽，在西医科学虽属昌明，但为贫苦街坊需求，须尽量改良，否则中医之低能越弄越低。至于财政问题，完全不须动支公款，与预算绝无关系。拟加请义务中医，非为勉励人信仰，不过顺其自然而已，现以求诊者众多，为病人环境着想，故应加请义务中医也。④

至于李树芬医生的解释理由，其实并没什么新意，无非是强调西医为科

---

① *Minutes of the Proceedings of the Nineteenth Meeting of the Medical Committee of Tung Wah Group of Hospitals*, August 12, 1940, Hong Kong.

② *Minutes of the Proceedings of the Nineteenth Meeting of the Medical Committee of Tung Wah Group of Hospitals*, August 12, 1940；《东华医院董事局会议纪录》，1940 年 8 月 12 日。

③ 吴礼和总理表示东华医院中医门诊在三楼，而西医门诊在二楼，可是中医求诊人数反而比西医求诊人数多得多，足见华人更加信仰中医。详细内容请参阅《东华医院董事局会议纪录》，1940 年 8 月 20 日。

④ 《东华医院董事局会议纪录》，1940 年 8 月 20 日。

学化医学，应该劝勉华人信赖西方医学。他还指出自从医务委员会成立之后，医院财政由政府负担，而医务有赖于医务委员会的管理，正是如此才使得院务日趋完善。此外，李医生还向各位总理传达一项未经最后确定的提议，即华民政务司与三位华人议员商量之后建议将三院中医病房减少一间作为聘任义务中医的附加条件。①

随即，这个折中建议在 1940 年 8 月 28 日的医务委员会会议上提出讨论。不过，东华三院三位代表极力反对，他们认为根据当时的实际情况，中医病房的剩余床位已经拨给西医使用，因此并没有必要特意减少中医病房。② 至此，聘任义务中医问题再度陷入僵局，不过，董事局方面鉴于增聘门诊中医的紧迫性，决定召集顾问总理联席会议，并希望永远顾问能够向医务委员会和政府方面施加压力以推动这一问题尽快得到解决。与以往几次顾问总理联席会议不同的是，在 1940 年 9 月 16 日的会议上，大部分永远顾问（除李树芬医生）在聘任义务中医问题上表现出了前所未有的支持医院的态度。罗旭龢、罗文锦和何东三位顾问都表示，之前东华三院与政府达成的有关维持中医服务规模不变的协议仅限于中医留医服务，并没有规定中医门诊也应该遵守上述协议。因此，他们认为政府对于中医门诊无权干涉，甚至主张应该将加聘门诊中医列入下一年度的财政预算当中。同时，三位顾问指出，尽管西医为科学化医学，但是他们认为政府应该考虑到当时中医门诊的实际情况以及在疾病治疗上也应该注重病人的心理和医疗习惯。正如罗旭龢顾问所说：

> 兄弟以为应加聘与否，在乎街症之人数，与现目之中医多寡为定，现在人数既属过多，中医不敷分配，则应加聘，使病者获得相当治理。……中西治法各有好处，在中医固有数千年之悠久历史，自有其经验，若无成绩，则不能历久至今，且各病非必要西医方能治疗，中医亦何尝不可以愈人。此则不能一句抹煞也。在今日世界固科学进步，但仍须取病人心理，心理对于医学上有相当影响，此人人皆知。③

---

① 《东华医院董事局会议纪录》，1940 年 8 月 20 日。

② *Minutes of the Proceedings of the Twentieth Meeting of the Medical Committee of Tung Wah Group of Hospitals*, August 28, 1940, Hong Kong；《东华医院董事局会议纪录》，1940 年 9 月 3 日。其实，根据现有当时的协议，东华三院方面只是接受中医留医服务不再增加亦不再减少的原则。

③ 《东华医院董事局会议纪录》，1940 年 9 月 16 日。

何东顾问更以自己的实际经历证明病人心理对于疾病治疗的重要性，他说：

> 回忆兄弟于 1899 年任本院主席时，院内未有西医，因当时民众均信仰中医故也，迨后以西医具有经验开始，乃逐渐聘用西医耳。就以本人而论，少时信仰中医者，遇有疾病均由中医诊治也，西医治病亦非万全，盖最重要者，惟病人之心理，若得病人深信，则病自愈。昔日佐顿医生尝对本人谈及，谓有一自以为病之人对彼甚为信仰，彼只开一瓶糖水与服，自觉病瘥可为明证。①

在听取各位总理和顾问（李树芬顾问仍然持反对意见）的意见之后，罗旭龢顾问倡议应该增聘六位义务中医，同时与医务委员会磋商将其列入下年财政预算内。关于这项决议，除李树芬医生之外，其余一致赞成通过。②

上述顾问总理联席会议达成的聘任义务中医的提议再度在 1940 年 11 月 27 日的医务委员会会议上提出讨论。医务总监司徒永觉医生表示如果医务委员会同意，董事局必须答应以下两个条件：①如果增聘义务中医，医院方面一定要保证中医门诊数不会增加。②三院必须拥有足够的中医门诊空间和设施。关于第一个条件，李耀祥主席表示无法确保中医门诊数不再增加，因为主要取决于求诊患者的多少，医院方面不能单方面限制。林铭勋总理也表示增聘义务中医的目的并不是为了刻意扩充中医门诊，只不过是为了缓和现有中医医生的门诊压力。至于第二个条件，李耀祥主席表示东华东院的门诊空间可以满足增聘义务中医之后的需求，而东华和广华两院的中医门诊空间有限，具体如何解决需要留待董事局会议讨论。因此，会议决定暂时搁置表决，

---

① 《东华医院董事局会议纪录》，1940 年 9 月 16 日。何东顾问任东华医院董事局主席任期是农历 1898 年 11 月 13 日至 1899 年 12 月 7 日，因此准确来说，他应该是 1898 年的董事局主席。另外，何东顾问谈到 1898 年或 1899 年时没有西医是不正确的，根据 1896 年东华医院调查报告，自 1897 年 1 月 1 日起，东华正式引入西医。佐顿医生即 Dr. Gregory Paul Jordan，在香港行医期间，曾经于 19 世纪 80 年代署理港口卫生医官（Health Officer of the Port）和殖民地医官等职，也曾经于 1918~1921 年出任香港大学校长一职。此外，他还是晏打医生医务所（Drs Anderson & Partners）早期的重要合伙人。详细内容请参阅 Katherine Mattock，*Hong Kong Practice：Drs Anderson & Partners – the First Hundred Years*，Hong Kong：Drs Anderson and Partners，1984，pp. 1 – 27.

② 《东华医院董事局会议纪录》，1940 年 9 月 16 日。

待医院方面讨论之后再行决定。①

在 1940 年 12 月 10 日的董事局会议上，各位总理表示门诊空间并不是主要问题，相信可以安排。至于要确保中医门诊数不再增加，他们一致认为无法承诺，因为如果将来人口增加的话，则很难预测街坊对于中医门诊的实际需求。不过，董事局表示在派发中医门诊卡（outpatient tabs or tickets）方面可以做出让步，同意将每天派筹时间限定于早上 10～12 时之间，以诊断完当天派发的门诊卡为度。② 随后，李耀祥主席于 12 月 21 日将董事局意见致函医务委员会秘书，并在 12 月 23 日的医务委员会会议上提出讨论。不过，会议伊始，即使董事局做出上述让步，司徒永觉医生仍然坚决予以反对。他对于仍然有这么多人相信这种不能令人满意的治疗方法（指中医）感到悲哀，而且，他表示如果继续同意中医的扩展将很难向政府申请更多的财政补助。

此外，司徒永觉医生认为解决当时中医门诊拥挤情况的真正方法是改善西医设施。对于他的意见，罗文锦顾问提出严正抗议，表示医务委员会干涉医院聘任义务中医并没有法理基础。他还指出，如果这一问题还不能获得通过，将呈请港督予以解决。在陷入僵局之际，司徒永觉医生提出一个折中的建议，即首先由东华医院增聘两位义务中医试行三个月，如果办理妥善，然后在广华和东院照样推行。不过，司徒永觉医生提醒董事局必须同时遵守之前的承诺以及定期向医务委员会报告工作进展。③ 尽管没有达到之前的要求，基于医务总监的让步，董事局方面也只能同意。④ 最后，在 1941 年 1 月 31 日的会议上，医务委员会决定聘请卢启正和梁砺吾先生为东华医院义务中医，自 1941 年 2 月 1 日起生效，以三个月为试办期。⑤

至此，聘任义务中医问题经过长达半年的双方争论与妥协而得以解决。与中西医治疗权之争相比，在聘任义务中医问题上，医务总监之所以能够做

---

① *Minutes of the Proceedings of the Twenty-third Meeting of the Medical Committee of Tung Wah Group of Hospitals*, November 27, 1940, Hong Kong.

② 《东华医院董事局会议纪录》，1940 年 12 月 10 日。

③ *Minutes of the Proceedings of the Twenty-fourth Meeting of the Medical Committee of Tung Wah Group of Hospitals*, December 23, 1940, Hong Kong.

④ 《东华医院董事局会议纪录》，1940 年 12 月 24 日。

⑤ *Minutes of the Proceedings of the Twenty-fourth Meeting of the Medical Committee of Tung Wah Group of Hospitals*, January 31, 1941, Hong Kong；《东华医院董事局会议纪录》，1941 年 2 月 4 日。

出妥协，很大程度上是因为永远顾问的极力争取。表面上，东华三院董事局在此次事件中取得了胜利，但是这个问题依然没有得到解决，因为医务委员会并没有承诺什么时候开始在广华医院与东华东院同样增聘义务中医。而实际情况也是如此，在试行三个月之后，医务委员会只是同意东华医院继续聘任两位义务中医，试行期以6个月为限；至于其他两家医院是否同样增聘则没有做出说明。① 而在1941年12月医务委员会停止运作之前，根据会议记录，东华三院方面也没有提出任何要求在其他两院增聘义务中医的提议。②

同中医留医服务一样，三年零八个月的日治时期对于东华三院中医门诊服务的影响也是相当大的，因为中药供应紧张，在1945年7月8日的董事局会议上，医院决定中医内科门诊赠医不施药，而中医跌打门诊只施外敷药，内服中药则赠方不施药。③ 至此，长达75年的东华中医门诊的"赠医施药"传统也发生改变，从此中医门诊基本上只限于赠医，而不再免费施药。④ 这种改变对于三院中医门诊的影响是巨大的，因为免费施药的取消，导致中医门诊数不断减少，甚至开始明显少于西医门诊数。根据统计，1945年1～10月间三院中医门诊数为43094人次，而西医门诊数为71243人次。⑤ 这跟之前中医门诊数远远多于西医门诊数的情况形成了巨大反差，以1940年为例，当年三院中医门诊数为563202人次，而西医门诊数仅为125942人次。⑥

---

① *Minutes of the Proceedings of the Twenty – Seventh Meeting of the Medical Committee of Tung Wah Group of Hospitals*，May 20，1941，Hong Kong；《东华医院董事局会议纪录》，1941年5月21日。

② 有一点需要指出的是从1940年11月1日开始，东华三院中医门诊在星期日停诊。这个措施可能会影响到一部分急需求诊的患者转向西医门诊。根据1941年5月20日医务委员会会议纪录，在增聘两位义务中医之后，中医门诊数并没有增加，会议认为主要原因是星期日停诊。详细内容请参阅《香港工商日报》1940年10月31日；*Minutes of the Proceedings of the Twenty – Seventh Meeting of the Medical Committee of Tung Wah Group of Hospitals*，May 20，1941，Hong Kong. 二战后亦有中医医生来函表示愿意担任义务中医，可是三院董事局决定不再聘用。有关内容请参阅《东华医院董事局会议纪录》，1946年11月26日。

③ 《东华医院董事局会议纪录》，1945年7月8日；王惠玲：《香港公共卫生与东华中西医服务的演变》，载冼玉仪、刘润和主编《益善行道：东华三院135周年纪念专题文集》，三联书店（香港）有限公司，2006，第69页。

④ 二战后医院方面也曾经试图恢复中医内科门诊赠医施药，可是因为各种原因（人口增加和中药价格上涨）而被迫放弃，中医门诊服务维持1945年7月8日董事局会议达成的决议。有关内容请参阅《东华医院董事局会议纪录》，1947年10月4日、1947年10月11日。

⑤ 东华东院于1945年10月1日复院后，中医门诊就已经取消，之后也没有恢复。详细内容请参阅《东华医院董事局会议纪录》，1945年11月12日。

⑥ 《1940年东华医院广华医院东华东院三院统一院务报告书》。

综上所述，医务委员会的成立在某种程度上保证了政府对于东华三院的财政补助，而不至于因为财政危机而令医院服务萎缩甚至被迫关闭。其实，从1940年开始，政府津贴已经成为东华三院医务部（medical section）收入的最主要来源，以1940年为例，当年政府津贴（599209元）占医务部总收入（684947.96元）的87.48%；而到1947年这个比例更是达到94.08%。① 显然，从二战后开始，东华三院医务部已经几乎完全依赖于政府津贴。

但是，东华三院付出的代价也是惨重的。自从医务委员会成立以后，东华三院董事局原本在行政权、财政权和医务权上享有的绝对独立性便遭到干预和破坏。在医务委员会成立初期，围绕权限之争而引发的董事局与政府医官之间的紧张关系也是相当明显的。另外，医务委员会（由政府医务总监主导）的西医为本政策令东华三院中医服务不断萎缩。在经历日治时期之后，中医留医服务更惨遭被迫结束的厄运，而中医门诊也只限于东华医院与广华医院，其门诊数也日益低于西医门诊数。二战后，医务委员会的坚决反对态度更令东华三院在恢复或扩展中医留医与门诊服务上的努力陷于无望。表4-8和表4-9则反映了1938年医务委员会成立之后东华三院中西医服务的基本特征与发展趋势，即中医服务的不断萎缩与西医服务的不断扩张乃至西医霸权的确立。

表4-8 东华三院中医与西医人数比较（1939～1947年）

单位：名

年　份	东华医院		广华医院		东华东院		总　计	
	中医	西医	中医	西医	中医	西医	中医	西医
1939	6	5	5	5	5	5	16	15
1940	6	6	5	6	5	5	16	17
1945	2	5	2	5	0	5	4	15
1947	2	4	2	7	0	5	4	16

说明：（a）1941～1944年和1946年的相关统计情况未能找到。（b）中医即英文报告中的"herbalists"，而西医则对应"medical officers"。

资料来源：《东华医院广华医院东华东院三院统一院务报告书》（1940年和1947年）；《东华医院董事局会议纪录》（1945年11月12日）。

---

① 《东华医院广华医院东华东院三院统一院务报告书》（1940年和1947年）。有几点需要做出说明：（1）虽然1939年财政预算时已经将医务与慈善分开，不过当年三院账目并没有将收入项按照医务与慈善分开。（2）1941～1946年的相关统计资料都无法找到。（3）1947年三院医务部总收入和政府津贴分别为2391632.58元和2250000元。

表 4 - 9　东华三院中西医留医与门诊数百分比（1937~1947 年）

单位：%

年份	东华医院 留医		东华医院 门诊		广华医院 留医		广华医院 门诊		东华东院 留医		东华东院 门诊		总计 留医		总计 门诊	
	中	西	中	西	中	西	中	西	中	西	中	西	中	西	中	西
1937	45.1	54.9	82.4	17.6	25.1	74.9	80.8	19.2	29.9	70.1	72.0	28.0	33.7	66.3	79.9	20.1
1938	30.5	69.5	90.5	9.5	21.1	78.9	86.9	13.1	25.1	74.9	80.0	20.0	25.3	74.7	87.0	13.0
1939	24.1	75.9	90.2	9.8	13.9	86.1	95.4	4.6	22.1	77.9	77.4	22.6	18.8	81.2	88.8	11.2
1940	21.8	78.2	78.9	21.1	9.6	90.4	83.6	16.4	12.0	82.0	83.6	16.4	14.3	85.7	81.7	18.3
1945			48.8	51.2			35.3	64.7			0	100			37.7	62.3
1947	0	100	68.2	31.8	0	100	28.6	71.4	0	100	0	100	0	100	31.1	68.9

说明：（a）表中数字表示百分比，符号"%"省略。（b）百分比四舍五入，保留一位小数点。（c）留医数中包括留产数（maternity cases）。而门诊只包括内科和外科，不包括眼科、儿科和接种（天花和霍乱）数量。当然如果将后面这几种考虑进去，那么西医门诊的比例则要高得多，因为它们都是由西医治疗的。（d）1945 年数字只表示该年 1 月至 10 月的治疗情况，因为没有明确区分中医留医和西医留医情况，因此这里无法比较。而从 1945 年 8 月 31 日开始就基本上取消中医留医服务。（e）1941~1944 年和 1946 年的相关统计情况未能找到。

资料来源：由历年《医务署年度报告》（*Annual Report of the Medical Department*）、《东华医院广华医院东华东院三院统一院务报告书》（1940 年和 1947 年）和《东华医院董事局会议纪录》（1945 年 11月 12 日）编纂和计算所得。

小　结

　　财政独立性是东华三院董事局维持其自主权的根本基础，在 20 世纪 30年代后期，当医院面临前所未有的财政困难时，为确保医院的继续生存，董事局在涉及医院管理权和中西医服务发展方向等议题上做出一定让步，以换取政府对于三院的全面性补助。作为双方争论与妥协的产物，医务委员会从1938 年成立开始便全面干涉董事局原先享有的行政权、财政权与医务权，这也造成了董事局与政府医官之间的紧张关系。而在医务委员会的不断干预下，东华三院中西医服务呈现了与之前完全不同的发展趋势。相对于西医服务的不断发展与扩张态势，中医服务却面临着不断萎缩和被淘汰的历史厄运。当然，除了政府的强制干预外，东华三院西医服务之所以能够如此迅速发展的一个重要原因是华人社会对于西医治疗效果的主动体认。不管是作为西医服务接受者的华人患者、作为医院管理者的董事局、还是作为中医维护者的中医医生，他们日益认可和接受西医的优越性，并在实际行动上支持、推动东华三院西医服务的进一步发展。至此，西医的"文化霸权"基本得以确立，因为它已赢得当地人民群众的普遍接受和认可。

第五章　结语：殖民权力与医疗空间

前文从1894年鼠疫危机与西医引入、中西医共存以及财政危机与西医霸权三个方面着重分析了东华三院西医的移植、发展和扩张过程；当然，这个过程相对于三院中医服务来说，则是一个逐步萎缩与消退的历史过程。综观东华三院医疗服务的这段将近50年中消西长的过程，可以看到围绕着三院中西医服务而发生的港英政府与当地华人社会之间、港英政府与东华三院之间、东华三院董事局与永远顾问之间，以及西医（生）与中医（生）之间的复杂关系。而这种复杂关系背后所隐藏的则是《导论》中所指出的本书考察的核心主题，即殖民话语（colonial discourse）、殖民权力（colonial power）与空间生产/改造（production or reconstruction of space）之间的互动关系。

具体而言，这种互动关系涵盖以下几个方向：第一，港英政府为何积极地推动西方医学在东华三院的移植与扩张进程，它与管治的目标有怎样的关系？第二，在各种推动西方医学与公共卫生以及东华三院改革（或者说东华三院西医化）的活动中，殖民者/西方人（包括港英政府、欧人西医和医疗传教士）建构了何种有关"西医"与"中医"的殖民话语体系？[1] 而殖民者所建构的关于西方医学与本土医学的殖民话语体系又体现了何种知识观、文明观与世界观？第三，上述殖民话语体系的建构如何为殖民政治的权力运作提供合法性（legitimacy），而在这种殖民话语体系的辩护和支持下，殖民权力又是如何具体展演的？当然，殖民权力的操作在一定程度上巩固和强化了这种殖民话语体系的权威性。第四，香港华人社会（包括华人患者、东华三院董事局、东华三院永远顾问和华人社会中的新式力量）以何种方式理解与接受这种殖民话语体系和殖民权力运作中所蕴含的意识形态、殖民权威与文化（西医）霸权？第五，这种理解与接受对于代表或象征香港华人医疗观念与实践的东华三院这一华人医疗空间（medical space）的性质造成了怎样的冲击和

---

[1] 当然，在香港，东华三院被殖民者视为中医这一本土医疗体系（indigenous medical system）的象征，因此有关中医的殖民话语势必也包含他们对于东华三院医疗实践的评价与建构。

带来了多大的改造？同时，医疗空间性质的改造与再生产又在多大程度上强化了上述殖民话语体系和巩固了殖民权力？本章将以第二章、第三章和第四章的内容为基础，概括性地分析上述几个关系。

第一节　殖民话语的建构

上文已经提到，港英政府之所以同意华人社会创建以中医中药为唯一治疗方法的东华医院，其主要目的之一是考虑到当时香港华人不愿意去以西医西药为唯一治疗方法的国家医院等政府医院求诊这一现实。而且，在医院创建之后的20多年间，尽管医院存在各种各样的医疗恶习和卫生弊端，可是，除了殖民地医官的一般批评之外，港英政府基本上没有采取实际性改革措施来干预医院的医疗事务和日常管理。显然，在管治初期，港英政府对于华人的医疗习惯和实践还是做了相当程度的妥协与容忍。

那么，为什么在1894年鼠疫危机发生之后，港英政府对于东华医院的干涉与改革意图如此强烈呢？以下两个原因或许能够部分地回答这一疑问。首先是19世纪末20世纪初港英政府整体医疗服务焦点的变化，正如笔者在一些文章中所指出的，从1841年英国占领香港岛开始，为解决英军士兵中因气候、卫生和环境问题而造成的大规模死伤问题，并且使香港成为英国殖民者的合适居住地，港英政府启动了旨在控制传染病和地方性疾病以及改善总体健康和卫生条件的一系列措施。然而，这些卫生和医疗服务因港英政府的政治和财政考虑而主要针对殖民者，尤其是对帝国统治至关重要的英国士兵，而华人居民的健康相对来说则不受关注。正是如此，在19世纪末20世纪初之前，因为港英政府的统治策略及其财政因素的考虑，慈善组织在提供医疗服务方面扮演了重要的角色，尤其是针对不在政府医疗服务考虑之中的华人社会。

因此，从这里可以看出，上述港英政府对于华人医疗习惯与实践以及东华医院医疗实践的态度，与其说是一种妥协和容忍，倒不如说是一种责任的推卸和漠视，将其应当承担的华人医疗服务的责任转嫁给华人慈善组织。不过，随着管治的加强，港英政府通过建立医院、医局、卫生福利中心和诊所，颁布公共卫生条例以及改善居住卫生条件和个人卫生习惯等一系列措施不断扩展其医疗卫生服务对象。自19世纪末20世纪初以来，伴随着政府医疗服务的重组与扩展，同时也因为慈善团体医疗服务运作的困境，政府在提供医疗服务方面开始超越早期殖民医疗服务的"狭隘主义"倾向，在医疗服务方面承担越来越多的责任。不仅政府医疗卫生服务的内容和范围不断增加和扩展，同时政府也大幅度地增加对慈善医疗机构的财政资助。① 正是在这种背景下，东华医院的中医医疗实践已经日益影响到以西方医学和公共卫生为基础的港英政府医疗服务体系的建设与运作，因此，在殖民医学体制下，东华医院的西医化改革是大势所趋。

而1894年鼠疫危机以及由此引发的对于东华医院弊端的尖锐批评则为港英政府对于东华医院的改革提供了历史契机和合适借口。正如第二章所指出的，在港英政府和大部分西医医生看来，东华医院需要为这次鼠疫的暴发和大规模传播承担大部分责任。显然，东华医院的弊端或危险已经超越医院内部或当地华人社会内部，而向欧人社会扩散，严重影响到欧洲人的健康和当地统治的稳定性和权威性。尽管在鼠疫之前，东华医院的弊端已经存在，可是因为它们并没有造成对于欧人社会的严重影响，港英政府也因此一直熟视无睹。而这次鼠疫的暴发将东华医院置于相当被动的境地，在港英政府看来，东华医院不仅是鼠疫的发源地，而且更被视为对当地公共卫生安全的严重威胁。东华医院、鼠疫危机与当地公共卫生安全之间的这种内在关系的建构主要是基于政府医官的判断，他们认为东华医院的中医医生因为缺乏正确的疾病与死因诊断方法而造成鼠疫患者未能及时确诊，从而进一步导致鼠疫在社区中的大规模传播。当然，除了东华医院医疗实践的弊端之外，在鼠疫防治过程中，东华医院董事局所扮演的角色严重危及港英政府在香港社会中的合法性和权威性，这些因素都进一步促使港英政府试图改革和控制东华医院的意图与决心。而引入西医则被视为最不具意识形态和权力操纵企图的"中性"改革主张，不仅如此，西医在东华医院的引入更被视为对中国人心智的启蒙。

当然，殖民权力的干预需要合适的理由，因为根据《1870年东华医院条例》的相关规定，东华医院坚持"以中医中药治疗华人"为创院宗旨；而且，港英政府只拥有监督和在必要情况下关闭医院的权力，而不能干涉医院的日

---

① 详细内容参阅杨祥银《近代香港医疗服务网络的形成与发展（1841－1941）》，载李建民主编《从医疗看中国史》，联经出版事业股份有限公司，2008，第539～601页；杨祥银：《试论香港殖民政府的早期医疗服务》，《社会科学战线》2009年第2期，第116～120页；杨祥银：《20世纪上半叶香港殖民政府医疗服务的重组与扩展》，《郑州大学学报》（哲学社会科学版）2011年第4期，第91～97页。

常事务。因此，为实现干预的合法性，港英政府需要建构一套证明东华医院必须改革的话语论述体系。笔者以为，在某种程度上，关于中医、西医和西医优于中医的殖民话语成为港英政府和西医医生试图将西医引入东华医院和彻底取消东华中医服务的合法性基础，即知识和话语论述体系为医疗权力的干涉提供合法性、权威性和客观性。正是如此，港英政府一方面致力于塑造有关中医和东华医院乃至华人医疗习惯的消极形象；另一方面，为彻底取消这种形象，他们也积极建构有关西方医学的优越性，并强调西方医学对于当地社会文明化和中国人心智启蒙的重要意义。

在当时的香港，因为中医的医疗实践绝大部分发生在华人社会的日常生活领域，因此很少引起港英政府的关注，只有跟中医有着密切联系而且与政府保持紧密关系的东华医院备受政府医官的关注，因此它的中医实践经常遭受批评。上述已经提到，东华医院在 1894 年鼠疫危机发生之前，其医疗实践与卫生情况已经备受政府医官关注，在殖民地医官的年度报告中，可以看到各种各样的针对东华医院的尖锐批评，他们不仅怀疑中医中药的治疗功效，而且坚持认为东华医院是与时代不合的（anachronism）。正如殖民地医官艾尔思医生所指出的："很难想象在一个英国殖民地，这样的医院还能够继续存在下去，它的医生完全不懂解剖学、生理学、化学、外科学、医学或助产学。"他进一步指出，这样的机构对于启蒙中国人的心智来说是巨大的障碍。[①]

根据现有政府医疗报告显示，政府医官对于东华医院的批评最早可以追溯到 1872 年，在该年的殖民地医官报告中，署理殖民地医官杜兹（G. Dods）医生曾对于医院的医疗实践给予严厉批评："医院看上去有很多服务人员（attendants），但是当需要他们的时候我发现从来找不到他们。医院总是存在一种令人非常讨厌的做法，他们允许患者自己包扎伤口，他们总是胡乱包扎，而且随意使用药膏或洗液。他们对于诸如绷带、棉布或棉线这样的东西根本无知。……外科患者的治疗显示了他们的无知，这是非常值得悲痛的。"[②] 在1873 年殖民地医官报告中，对于东华医院批评的强硬态度仍然没有缓和的迹象，报告指出："目前这个机构（东华医院）很难说可以被称为医院，即使在最普遍的字面意义上。它作为当地穷人的避难所是更为合适的，只有当他们

---

① *Annual Report of the Colonial Surgeon for 1885*，Hong Kong.
② *Annual Report of the Colonial Surgeon for 1872*，Hong Kong.

的根深蒂固对于欧洲进步（European improvements）的厌恶情绪得到克服，它可能会比现在做得更好。至于医院的清洁情况，也只能相对于中国人的清洁观念来说才是可以接受的。"①

显然，在政府医官看来，东华医院根本不是一个可以提供治疗服务的类似于西方医院的医疗空间。尽管，东华医院的创建是为了代替因丑闻事件而导致关闭的收容垂死病人和摆放先人灵位的义祠，可是对于政府医官来说，东华医院跟义祠没有太大区别，仍然是那些垂死华人的"死亡之屋"。除了充当"死亡之所"外，东华医院同时还是穷人和难民的庇护所，他们在这里可以得到比较好的食宿，而且东华医院也会出资送他们返乡。正如1874年殖民地医官报告所指出的：

> 东华医院在当地华人看来就类似于英国国内的救济院（workhouse），这是穷人和流浪者的胜地，在这里他们可以得到不错的食物，有非常干净和不错的住宿条件，这些在中国人看来甚至有些奢侈，这都是他们在别的地方很难得到的。……至于治疗的效果几乎毫无作用可言，他们的处方非常简单，药剂量也很随意。如我以前所说的，医院的死亡率很高。这主要是由于中国人非常抗拒医院，直到他们快要临死前才会进医院。在这种情况下，最好的西方治疗也毫无作用。②

在随后的报告中，殖民地医官对于东华医院的批评仍然相当尖锐，不过其理由也不外乎上述这些观点。如上述所说，在1894年鼠疫危机之前，东华医院的上述弊端和消极影响主要局限于医院和华人社会内部，因而没有促使政府采取实际行动进行干预。可是，1894年鼠疫危机却令东华医院在医疗实践（包括内科、外科治疗方法以及病人分类等）和卫生管理（包括病房、病床、厕所和病人个人卫生等）等方面的弊端和缺陷完全地暴露在政府医生和欧人社会面前，当然这些所谓的弊端和缺陷主要是基于西方人的观点。正如第二章所指出的，在鼠疫暴发期间，政府医生和当地英文报纸对中医治疗鼠疫的医院进行了相当歧视性的评价和报道，他们认为东华医院管理的鼠疫医院是非常恐怖的，不仅卫生情况恶劣，而且治疗手段也毫无可取之处，而这些与他们对以西医治疗鼠

---

① *Annual Report of the Colonial Surgeon for 1873*, Hong Kong.
② *Annual Report of the Colonial Surgeon for 1874*, Hong Kong.

疫的政府医院和其他西医医院的描述形成了鲜明对比。①

除了针对东华医院管理的鼠疫医院之外，政府医官对东华医院的医疗观念与行为也进行了相当严厉的批评与指责，甚至质疑东华医院作为医疗机构的存在价值，建议政府应该彻底关闭东华医院而另设由政府管理和监督的华人贫民西医医院。② 在医院废除问题上，态度最为极端的是政府医务署高官阿特金森医生和劳森医生，他们力主东华医院应该彻底关闭，而另外创办一家完全以西方医学治疗和由欧洲人管理的政府贫民医院。阿特金森医生认为从医学的观点来说，东华医院应该被废除，因为医院无法履行条例的宗旨和目的，即医院无法为华人贫病患者提供合适的治疗。③ 而劳森也指出，鉴于东华医院存在严重的内科和外科暴行，要解决这个问题的唯一方法就是废除这家医院，除非它仅仅作为一家收容尸体和将死病人的收留房，不然它的存在对于香港和英国来说都是一种耻辱。④

此外，当时香港各大英文报纸也纷纷报道东华医院中医医疗实践的各种"恶习"，更将其描述为"死亡之屋"和"恐怖之屋"。这些报纸更是声称如果当局不采取合适措施向东华医院施加压力以改善这种恐怖状况，这将是对英国所吹嘘的所谓文明的玷污，同时也是英国人的一种耻辱。⑤

显然，上述有关来自政府医官与欧人社会的针对东华医院中医医疗实践的消极建构在1896年东华医院调查事件中成为一种主导的声音，而这种声音也宣称了引入西医的合理性与必要性，因为在欧洲人看来，西方医学是纠正中国医学弊端与陋习的"良药"。

而在1897年西医引入之后，为进一步打压中医和宣称西医扩张的正当性，各种有关东华医院中医的消极论述仍然充斥在政府医疗报告当中。在西医引入的首度年份报告中，阿特金森医生继续对东华医院的医疗实践与中医医生资格进行严厉抨击，"该院五分之四的病人是用所谓的中国方法医治的，这在英国统治的殖民地存在，着实有些反常。我的责任是从医学的角度来看

---

① *Hong Kong Telegraph*, 20 June 1894; James A. Lowson, "The Epidemic of Bubonic Plague in Hong Kong, 1894," *Hong Kong Government Gazette*, April 13, 1895, p. 395. 在当时鼠疫治疗的效果上，西医并没有优于中医，如第二章所指出的，中西医鼠疫治疗死亡率相差不大。显然，对于中医的贬抑和对于西医的尊崇是基于西方人的偏见。

② 有关针对东华医院的批评与指责，请详细参考第二章。

③ *Tung Wah Commission Report*, Hong Kong, 1896, Evidence, pp. 13, 17.

④ *Tung Wah Commission Report*, Hong Kong, 1896, Evidence, pp. 42 – 43, 46.

⑤ 有关各大英文报纸对东华医院的批评，请详细参考第二章。

待这个问题。毫无疑问，所谓的中国治疗方法其实只不过是庸医的医法或江湖医术。"① 为证明他所说的中国治疗方法的荒谬性，在报告中，他还援引 J. 戴亚·鲍尔（J. Dyer Ball）在《中国纪事》（*Things Chinese*）一书中对于中医理论的评价，鲍尔指出："医著宣称这门学科（中医）受到无数作家的关注。它的最古老的著作在基督教出现的好几个世纪前就已经写出来了。……如果真如他们自己所说的中国曾经有过人体解剖经验操作的话，那么经过这么长时间，估计也忘得差不多了，而且他们的医学著作也都是一些毫无根据的理论。"②

阿特金森医生以鲍尔的评价作为基础，继续对东华医院的医疗实践（尤其是外科）进行猛烈抨击，他说："那些医生根本就不像我们那样需要培训，他们只不过是些庸医。他们不用装作自己很懂外科知识，的确，在医院里也根本没有什么外科器材。对于他们来说，治疗所有外科伤症和疾病的万能药就是一些必不可少的石膏。他们从来不使用氯仿做麻醉之用。……同样地，他们觉得用麻醉药给患者恢复脱臼是很有趣的。"③

当然，在 1897～1938 年的中西医共存时期，因为在西医发展问题上，董事局一直给予积极支持，为避免导致过分压制中医而引发医院董事局、中医医生和华人社会的抵制情绪，政府医官对于东华医院中医实践的批判态度也有缓和的迹象，这些在医务署和东华医院年度报告中所反映的董事局、中医医生和西医医生之间的相对友好关系就足以证明。④ 不过，需要指出的是，在 1938 年医务委员会成立前后，随着政府干预的加强和西医霸权的推进，政府医官对于中医医生的存在已经相当敌视，医务总监司徒永觉医生在 1938 年报告中更是将中医医生的活动视为对医院管理的确切障碍。

而在医务委员会成立之后，在特定疾病治疗权争论和义务中医聘请问题上，政府医官和华人西医对于中医实践和中医医生资格的批评更加尖锐。正如第四章所分析的，在特定疾病治疗权争论上，在政府医官和东华三院永远顾问的压力下，中医医生在诸多疾病治疗上失去了治疗权，这也是导致东华

---

① *Annual Report of the Principal Civil Medical Officer for 1897*，Hong Kong.

② *Annual Report of the Principal Civil Medical Officer for 1897*，Hong Kong. 有关该书的详细内容可参阅 J. Dyer Ball，*Things Chinese: Being Notes on Various Subjects Connected with China*，London: Sampson Low，Marston，1892.

③ *Annual Report of the Principal Civil Medical Officer for 1897*，Hong Kong.

④ 当然，在这段时期间，他们之间的关系在某些问题上也曾出现紧张局面。

三院中医留医患者不断减少的主要原因。① 也正是这个原因，从 1939 年开始，
东华三院专职中医医生的数量日益减少，从 1939 年的 16 位减少到 1945 年的
4 位，而在同一时期，西医医生的数量一直维持在 15 位左右。显然，这种趋
势是政府医官所乐意见到的，因为他们一直希望彻底取消不具备经过正式培
训和享有专业资格的中医医生，即他们眼中的庸医或江湖郎中。即使是在义
务中医（不需要东华三院支付薪水）的聘任问题上，由政府主导的医务委员
会的态度也相当强硬。在多次讨论聘请义务中医的医务委员会会议上，司徒
永觉医生一再强调他不能允许这种充其量只能算低劣的治疗方法（指中医）
继续存在下去。而且，他对于仍然有这么多人相信这种不能令人满意的治疗
方法（指中医）感到悲哀；他还警告如果继续同意中医的扩展将很难向政府
申请更多的财政补助。就连永远顾问李树芬医生也非常赞同医务总监的意见，
他极力劝服东华三院代表能够从作为公众舆论领导者和教育者的角度出发引
领广大无知的苦力阶层接受更为科学的治疗方法。同时，他对于东华三院董
事局坚持中医治疗的这种愚蠢偏见和无知需求表示遗憾。②

从上述司徒永觉医生和李树芬医生的言论足见当时西医医生（不管是欧
人西医还是华人西医）对于中医的偏见和傲慢情绪是相当强烈的。就如司徒
永觉医生所说，尽管中医的确有助于减轻人们的痛苦，可是，不幸的是中医
实践在很大程度上仍然是一种庸医行为。③ 这也注定了在以西医为本的医疗体
系中，中医的生存空间是相当狭窄的，而且其行为的正当性也颇受质疑。

除了上述有关中医和东华医疗实践的消极建构之外，政府医官还将华人
的传统医疗习惯与实践描述为华人的愚昧、迷信与无知；而这些愚昧、迷信
与无知则被解释为华人拒绝使用西方医学和遵守公共卫生原则的根本原因。
在政府医疗报告中，通常都从当地人信仰和行为的固有观念来解释他们对于
西方医疗服务的疑虑，以及当地人对于医疗服务的利用、抵制与不服从态度。
在这些论述中，其中华人对于医院的害怕心理是最为典型的表现之一，在
1874 年报告中，殖民地医官艾尔思医生便指出："事实上，中国人对医院有一
种根深蒂固的抗拒，不管医院由本土华人医生还是欧洲外科医生负责，要纠

---

① 当然，在特定疾病治疗上，因为中医治疗效果远远差于西医，因此东华三院董事局也意识到
为了患者的福利着想，需要放弃中医在某些疾病上的治疗权。

② *Minutes of the Proceedings of the Nineteenth Meeting of the Medical Committee of Tung Wah Group of
Hospitals*，August 12，1940，Hong Kong.

③ *Annual Report of the Medical Department for 1938* ，Hong Kong.

正这种偏见需要一些时间。"① 正是这种所谓的"偏见"，香港华人都相当不愿意利用临床医疗服务，他们不仅害怕和不愿意去国家医院求诊，而且即使选择东华医院，也是在病情高度恶化或将死的情况下才会同意入院。这也能解释为什么东华医院的死亡率一直居高不下，根据统计，1872 年东华医院的入院人数是 922 人，而死亡人数达 287 人，死亡率超过 30%。② 而且，在 19 世纪末之前，死亡率一直处于一个相当高的水平，达 40%～50%。正是如此，在当地人眼中，医院通常被认为是肮脏的和令人恶心的地方，更何况考虑到当时普遍偏高的医院死亡率，毫无疑问，在他们看来，医院不仅不是治疗和康复的地方，更是等待死亡的地方，因此尽量避免跟它接触。正如 1880 年殖民地医官报告所指出的："这个医院这么高的死亡率主要是因为大部分病人在入院的时候就已经毫无救治的希望，中国人非常反感去医院看病，除了在最后弥留之际或是贫困至极的情况下。"③

而当地华人对于传统医疗体系的信仰和对西方医学（尤其是手术外科）的排斥心理更被认为是西方医学在中国传播、根植和扩张的主要障碍，艾尔思医生在 1876 年报告中坦言：

> 如果需要做手术，但手术的成功几率又比较小，或是残废的可能性比较大时，他们（华人）会拒绝动手术。作为他们的宗教信仰的结果的一部分，他们的拒绝不能被强制克服，或剥夺他们到当地医生（native doctors）那里看病的权利，虽然在欧洲人眼里，这些医生可能是庸医。……中国人拒绝用刀，很多情况跟印度相似。政府决不违背他们的意愿而允许动用手术来冒犯他们的国人。在欧洲人中已经形成一种惯例，他们都要同病人或朋友事先商量。而对英国人而言，只要有一线康复的希望，尽管会死也要选择做手术。……即使这些当地医生的治疗看起来多么荒唐，但我觉得没有什么办法可以废除它，因为这些当地华人还没有足够的信心向我们求诊。④

随着东华医院西医的引入以及政府、教会和私人西医医疗服务的扩展，华人医疗习惯从 19 世纪末开始也逐渐发生变化，他们对于西方医学的排斥和

---

① *Annual Report of the Colonial Surgeon for 1874*, Hong Kong.
② *Annual Report of the Colonial Surgeon for 1872*, Hong Kong.
③ *Annual Report of the Colonial Surgeon for 1880*, Hong Kong.
④ *Annual Report of the Colonial Surgeon for 1876*, Hong Kong.

抵制心理也不再那么强烈，尽管西医并不是他们在患病时的首选，他们一般会首先求诊中医或寻求其他民俗医疗方法。尽管如此，根据政府报告显示，即使在 20 世纪 30 年代，华人关于疾病和医疗的传统信仰仍然是现代西方医学与公共卫生进一步普及与发展的重要障碍，正如医务总监阿瑟·威灵顿（Arthur R. Wellington）医生在 1936 年报告中所指出的，"不受教育的华人关于疾病原因、传播渠道和影响传播渠道因素的传统信仰与现代观念相互冲突。香港与中国内地的毗邻以及它们之间的相互接触使得这种传统观念很难克服他们的偏见，而改变这种偏见的最大希望就在于宣传和教育。"① 正是如此，从 20 世纪 20 年代开始，港英政府积极通过设立政府公立医局、产前检查诊所、婴儿福利中心、学校福利中心和社会卫生中心等医疗与公共卫生机构进行宣传，向公众普及有关西方医学与公共卫生的基础知识。

综上所述，在有关中医、东华医院以及华人医疗习惯的殖民话语中，不仅中医被描述为迷信的、落后的和非科学的，中医医生被描述为庸医或江湖郎中，东华医院的医疗实践被描述为内科与外科的暴行，甚至是任何有关华人的医疗习惯都被贴上迷信和愚昧的标签。显然，这套殖民话语体系符合了萨依德（Edward W. Said）所说的"东方主义"（Orientalism）的想象性建构，因为这些建构基本上基于西方（医学）的标准和原则，那么建构出来的关于非西方事物的形象必然是扭曲的和片面的。萨依德所指的"东方主义"主要是指一种西方人所建构的关于东方的知识与话语体系，而在这套话语体系中，"东方几乎就是欧洲的一项发明"，它"帮助了对欧洲（或西方）的自我界定与示明"，而东方主义本身是"一种支配、再结构并施加权威于东方之上的西方形式"。② 也就是说，"东方"在东方主义的话语体系中被他者化了，成为被研究、被描述和被批判的目标，以确证和标示西方的存在。正如陶东风所指出的，"这套权力话语的基本操作方式是一整套二元对立模式：东方主义视野中的东方总是那么落后原始、荒诞无稽、神秘奇诡，而西方则是理性、进步、科学、文明的象征。"③

显然，比照萨依德的"东方主义"概念，上述有关中医、东华医院和华人医疗习惯的建构则是一种被西方人发明和他者化的东方形象的再现。而在

---

① *Annual Report of the Medical Department for 1936*，Hong Kong.
② 爱德华·萨依德：《东方主义》，王志弘等译，立绪文化事业有限公司，1999，第 1~4 页。有关本书的英文版可以参阅 Edward W. Said, *Orientalism*, New York：Pantheon Books, 1978.
③ 陶东风：《后殖民主义》，扬智文化事业股份有限公司，2000，第 79 页。

这种建构中，任何有关中医观念与实践的愚昧、落后与迷信的描述都是为了衬托和标示西方医学的理性、进步与科学，并以此宣称西方医学所具有的对于殖民地社会的文明化任务（civilizing mission）和进一步证明殖民统治的合理性；当然，同时也是为了强调东华三院西医化改革的必要性与正当性。

与中医、东华医院和华人医疗习惯的东方主义建构完全相反的是，西方医学被建构为一种实现殖民地社会文明化和中国人心智启蒙的重要手段。其实，这种有关西方医学优越性与文明化的话语体系普遍充斥在有关殖民医学史的研究中，英国著名殖民医学史专家大卫·阿诺教授就曾尖锐地指出了传统殖民医学史研究中所体现的殖民主义的文明化宣称和意识形态，即将西方医学视为殖民者留给殖民地社会的一种恩赐，他说：

> 过去将医学史视为英雄一般地对抗疾病的传统，在欧洲殖民主义史与欧洲史发展中，已独领风骚过很长一段时间。但这种观点强调殖民脉络下的趋势，忽视了被殖民者的经验；此外，医学工作者及殖民地总督经常援引医学当作殖民统治的人道主义热诚及高尚德行的证据，甚至替殖民主义本身辩护，因而加强了这种观点。特别是热带医学史，已经常被视为是以白种人的成就去对抗恶病、不佳环境以及当地人的无知、迷信、惰性的历史。一旦将医学等同于科学的客观性，而非政治建构与文化的加工品看待时，就惯常地当成是万灵丹；一种解放的途径，而非控制或压抑的手段。即使欧洲殖民主义持续在快速衰退时，许多学者依然抱持着医学是殖民主义中较值得称颂与唯一的优点；他们并有证据证明，去宣称不管殖民主义怎么样不利政治，却带给非洲及亚洲民众实质的利益。"①

显然，在这种殖民医学话语体系中，它宣称了西方医学的文明化任务与人道主义责任（humanitarian obligation），它以西方医学的专业客观性和科学性取代殖民统治攫取物质的目标与意识形态准则，② 与此同时，西方医学也成

---

① 大卫·阿诺：《医学与殖民主义》，《当代》，第170期，2001年10月，第40页。该文英文内容参阅 David Arnold, "Medicine and Colonialism," in W. F. Bynum and Roy Porter (eds.), *Companion Encyclopedia of the History of Medicine*, London and New York: Routledge, 1993, pp. 1393-1416. 另外，有关大卫·阿诺的殖民医学史研究请参阅刘士永《大卫阿诺与后殖民医学》，《当代》，第170期，2001年10月，第30～39页。
② 大卫·阿诺：《医学与殖民主义》，《当代》，第170期，2001年10月，第40页。

为证明殖民主义统治合理性与进步性的有利证据。当然，这种话语过分强调了西方医学对于殖民地社会的积极方面，而忽视了医学作为殖民权力操控与社会控制工具的消极维度，明显是为殖民主义本身辩护。

其实，在西方医学向任何非西方社会的移植与传播过程中，西方医学都宣称具有使当地社会文明化和启蒙当地人口的积极意义。以西方医学在近代中国的引入与传播为例，作为西医在近代中国传播的先锋，医疗传教士（medical missionaries）就将现代西方医学的传播视为促进中国文明化和启蒙化的重要事业，尽管他们仅仅将医疗活动作为传教的辅助手段而已。于 1838 年在广州成立的中国医疗传道会（Medical Missionary Society in China）就宣称，"如果能派遣一支由慈善的外科医师所组成的军队到中华帝国，那么无知与偏见等巨大的阻碍都会被一扫而空。……把科学当作工具来从根扫荡偶像崇拜信仰。这不是因为科学可以让异教徒改信基督教，而是要利用科学来证明他所信仰之宗教的虚假谬误，进而为他铺下追求真理的道路。"[①] 中国医疗传道会创始人之一、美国著名传教士伯驾（Peter Parker）医生也认为医疗传教可以让"中华帝国得到医学与外科学的启蒙，并且将福音传播到这个国家庞大的人口当中。"[②] 就如同李尚仁先生所指出的，医疗传教士常常认为当地人的传统医学与他们的宗教信仰有着紧密的联系，如果传教士能够证明他们的医术比当地医生高明，就可以连带地挫败当地宗教信仰的锐气，因此西方医学和科学成为打倒地方迷信的有力武器。[③]

---

① 转引自李尚仁《治疗身体，拯救灵魂：十九世纪西方传教医学在中国》，发表于"宗教与医疗学术研讨会"（中研院历史语言研究所，2004 年 11 月 16～19 日），第 4～5 页。

② 转引自李尚仁《治疗身体，拯救灵魂：十九世纪西方传教医学在中国》，发表于"宗教与医疗学术研讨会"（中研院历史语言研究所，2004 年 11 月 16～19 日），第 5 页。有关伯驾医生的研究可以参阅 George B. Stevens, *The Life, Letters, and Journals of the Rev. and Hon. Peter Parker MD*, Wilmington: Scholarly Resources, 1972; Edward V. Gulick, *Peter Parker and the Opening of China*, Cambridge: Harvard University Press, 1973; Tse Shuk - ping, "Peter Parker (1804 - 1888): A Diplomat and Medical Missionary in Nineteenth Century China" (M. A. Thesis, Hong Kong: University of Hong Kong, 2003).

③ 李尚仁：《治疗身体，拯救灵魂：十九世纪西方传教医学在中国》，发表于"宗教与医疗学术研讨会"（中研院历史语言研究所，2004 年 11 月 16 - 19 日），第 5 页。有关近代中国医疗传教活动的代表性研究成果可参阅 Harold Balme, *China and Modern Medicine: A Study in Medical Missionary Development*, London: United Council for Missionary Education, 1921; William Warder Cadbury and Mary Hoxie Jones, *At the Point of a Lancet: One Hundred Years of the Canton Hospital, 1835 - 1935*, Shanghai: Kelly and Walsh, 1935; Paul E. Adolph, *Surgery Speaks to China: The Experiences of a Medical Missionary to China in Peace and in War*, Philadelphia: China Inland Missions, 1945; TheronKue - Hing Young, "A Conflict of Professions: The Medical （转下页注）

　　其实，自明清以来，西方医疗技术已经通过一些天主教传教士和西方旅行者传入中国。但是，大规模的医疗传教活动则始于 19 世纪中期。其中，以英美传教士为主的新教偏好以医疗传教来吸引教徒，他们通过开设医院和诊所治病救人，通过征收学徒和开办医学院校培训西式华人医生，同时通过翻译医学书籍借以传播西方医学知识。

（接上页注④）Missionary in China," *Bulletin of the History of Medicine*，Vol. 47，No. 3，1973，pp. 250 - 272；Sara Waitstill Tucker，"The Canton Hospital and Medicine in Nineteenth - Century China，1835 - 1900，"（Ph. D. dissertation，Indiana University，1983）；Yuet - Wah Cheung and Peter Kong - ming New，"Missionary Doctors vs Chinese Patients：Credibility of Missionary Health Care in Early Twentieth Century China，" *Social Science and Medicine*，Vol. 21，No. 3，1985，pp. 309 - 317；Karen Minden，*Canadian Development Assistance：The Medical Missionary Model in West China，1910 - 1952*，Toronto：University of Toronto - York University Joint Centre for Asia Pacific Studies，1989；Gerald H. Choa，*"Heal the Sick" Was Their Motto：The Protestant Medical Missionaries in China*，Hong Kong：The Chinese University Press，1990；田涛：《清末民初在华基督教医疗卫生事业及其专业化》，《近代史研究》1995 年第 5 期，第 169 - 185 页；Kaiyi Chen，"Missionaries and the Early Development of Nursing in China，" *Nursing History Review*，Vol. 4，No. 1，1996，pp. 129 - 149；吴义雄：《在宗教与世俗之间：基督教新教传教士在华南沿海的早期活动研究》，广东教育出版社，2000；罗婉娴：《伦敦传道会与早期香港西方医疗体制的发展》，发表于"第三届近代中国基督教史研讨会"（香港：香港浸会大学近代史研究中心，2003 年 11 月 21 - 22 日）；李尚仁：《治疗身体，拯救灵魂：十九世纪西方传教医学在中国》，发表于"宗教与医疗学术研讨会"（中研院历史语言研究所，2004 年 11 月 16 - 19 日）；Ka - che Yip，"Colonialism and Medicine：State and Missionary Medical Activities in Hong Kong，" presented at The First Annual Conference of the Asian Studies Association of Hong Kong（Hong Kong：City University of Hong Kong，January 21 - 22，2006）；Wong Man Kong，"Local Voluntarism：The Medical Mission of the London Missionary Society in Hong Kong，1842 - 1923，" in David Hardiman（ed.），*Healing Bodies，Saving Souls：Medical Missions in Asia and Africa*，New York：Rodopi，2006，pp. 87 - 114；李尚仁：《展示、说服与谣言：十九世纪传教医疗在中国》，《科技、医疗与社会》，第 8 期，2009 年，第 9 - 74 页；李传斌：《条约特权制度下的医疗事业：基督教在华医疗事业研究（1835—1937）》，湖南人民出版社，2010；胡成：《何以心系中国：基督教医疗传教士与地方社会（1835—1911）》，《近代史研究》2010 年第 4 期，第 16 - 33 页；史如松、张大庆：《从医疗到研究：传教士医生的再转向——以博医会研究委员会为中心》，《自然科学史研究》2010 年第 4 期，第 475 - 486 页；Guangqiu Xu，*American Doctors in Canton：Modernization in China，1835 - 1935*，New Brunswick：Transaction Publishers，2011；潘荣华、杨芳：《晚清医学传教的空间转换与现代传播工具的崛起》，《自然辩证法研究》2011 年第 10 期，第 93 - 99 页；李传斌：《教会医院与近代中国的慈善救济事业》，《中国社会经济史研究》2006 年第 4 期，第 51 - 56 页；郭强、李计筹：《近代广东教会医院的创办及时空分布》，《宗教学研究》2014 年第 2 期，第 236 - 244 页；Bridie Andrews，"Missionary Medicine from the West，" in Bridie Andrews，*The Making of Modern Chinese Medicine，1850 - 1960*，Vancouver：University of British Columbia，2014，pp. 51 - 68；周晓杰：《教会医疗事业与近代山东社会（1860 - 1937）》（济南：山东大学硕士论文，2016）；徐溢明、吕虹：《巴慕德与中国近代医务传教》，《医学与哲学（A）》2018 年第 2 期，第 83 - 85 页。

香港作为近代中国中西医文化交流的中心，在管治初期就开始成为西方医疗传教士的传播阵地之一，香港近代史上第一家非政府医院就是伦敦传道会合信（Benjamin Hobson）医生于 1843 年创办的香港教会医院，该医院后来因为人事和财政问题于 1853 年关闭。① 显然，作为近代中国医疗传教的一部分，香港医疗传教活动的宗旨也秉持上述理念，合信医生在 1844 年香港教会医院的报告中就曾指出，"希望通过医疗传教活动令中国人能够皈依基督教，从而促进中国人的精神改善。……通过精神导师和医生的医疗实践以共同实现这一目标。"② 在香港教会医院于 1853 年关闭之后，直到 1881 年伦敦传道会才恢复在港的医疗活动，于当年在杨格（William Young）医生的主持下成立太平山医局（Tai - ping - shan Dispensary）。③ 之后，伦敦传道会在香港陆续开办了雅丽氏纪念医院、那打素医院、雅丽氏纪念产科医院和何妙龄医院。④

除了医疗传教士之外，为了推动西方医学在香港的传播和加强它在华人中的影响力，还有欧洲（私人）西医、欧人社会和港英政府（主要通过政府

① K. C. Wong and Wu Lien - Teh, *History of Chinese Medicine*, Tientsin: The Tientsin Press, 1932, pp. 215 - 216. 有关该医院的历史可以参阅 William Lockhart, *The Medical Missionary in China: A Narrative of Twenty Years' Experience*, London: Hurst and Blackett, 1861, pp. 202 - 210; Gerald H. Choa, *"Heal the Sick" was their Motto: The Protestant Medical Missionaries in China*, Hong Kong: The Chinese University Press, 1990, pp. 57 - 59.

② William Lockhart, *The Medical Missionary in China: A Narrative of Twenty Years' Experience*, London: Hurst and Blackett, 1861, pp. 202 - 203. 有关合信医疗传教的研究，可参阅 Anand N. Bosmia, Toral R. Patel, Koichi Watanabe, Mohammadali M. Shoja, Marios Loukas, and R. Shane Tubbs, "Benjamin Hobson (1816 - 1873): His Work as a Medical Missionary and Influence on the Practice of Medicine and Knowledge of Anatomy in China and Japan," *Clinical Anatomy*, Vol. 27, No. 2, 2014, pp. 154 - 161.

③ "In Memoriam: Dr. Wm. Young," *China Medical Missionary Journal*, Vol. 2, No. 3, 1888, pp. 139 - 140; K. C. Wong and Wu Lien - Teh, *History of Chinese Medicine*, Tientsin: The Tientsin Press, 1932, p. 317. 杨格医生曾撰文论及中国的医疗实践，可参阅 Wm. Young, "The Practice of Medicine in China," *Canada Medical Record*, Vol. 11, No. 12, 1882, pp. 265 - 269.

④ 有关这些医院的历史可以参阅 Edward Hamilton Paterson, *A Hospital for Hong Kong: The Centenary History of the Alice Ho Miu Ling Nethersole Hospital*, Hong Kong: Alice Ho Miu Ling Nethersole Hospital, 1987; F. R. Ashton, *Alice Ho Miu Ling Nethersole Hospital, 1887 - 1957*, Hong Kong: Alice Ho Miu Ling Nethersole Hospital, 1957; John MacKeith and Edward Hamilton Paterson, *Alice Ho Miu Ling Nethersole Hospital, 1887 - 1967*, Hong Kong: Alice Ho Miu Ling Nethersole Hospital, 1967; H. M. Michael, *When Science and Compassion Meet: A Turning Point in the History of Medicine in Hong Kong - The Alice Ho Miu Ling Nethersole Hospital 110ᵗʰ Anniversary Exhibition, 1887 - 1997*（矜悯为怀：香港科学医疗转折点：雅丽氏何妙龄那打素医院一百一十周年纪念展览），Hong Kong: Hong Kong Museum of Medical Science Society, 1997.

医官）积极致力于建构西方医学的优越性与文明化意义。香港西医书院创始人帕特里克·曼森医生和詹姆斯·康德黎医生在不同场合的讲话就颇能代表当时在港的欧洲西医医生对于西方医学之于中国启蒙化和科学化意义的观点。[①] 曼森医生在 1887 年 10 月 1 日香港西医书院开幕典礼的演讲中曾指出：

> 现在对于香港来说是开始承担一个明显长期被忽视的职责的机会：香港不能仅仅成为商品的交流中心和销售者，它也应该成为科学的交流中心和传播者。我相当坚信我们最终会成功，而当我们成功的时候，我们不仅能惠及中国，而且能够促进殖民地的物质繁荣。[②]

而康德黎医生在 1892 年 7 月 23 日该书院首届毕业典礼上，在阐释书院的

[①] 香港西医书院于 1887 年由何启、部分在港欧洲西医生和英国伦敦传道会共同创办，致力于培养华人西医和向中国传播西方医学。该书院于 1912 年并入香港大学而成为该大学医学院。相关研究可参阅 K. C. Wong and Wu Lien - Teh, *History of Chinese Medicine*, Tientsin: The Tientsin Press, 1932, pp. 317 - 323；罗香林：《国父之大学时代》，商务印书馆，1954；罗香林：《香港与中西文化之交流》，中国学社，1961，第 135 - 178 页；A. J. S. McFadzean, "Medical Education in Hong Kong," in *Medical Directory of Hong Kong*, Hong Kong: The Federation of Medical Societies of Hong Kong, 1970, pp. 28 - 37；Dafydd Emrys Evans, *Constancy of Purpose: An Account of the Foundation and History of the Hong Kong College of Medicine and the Faculty of Medicine of the University of Hong Kong, 1887 - 1987*, Hong Kong: Hong Kong University Press, 1987；黄汉纲：《孙中山与香港西医书院》，中国文史出版社，2001；罗婉娴：《1842 年至 1937 年间政府医疗政策与西医体制在香港的发展》（香港：香港浸会大学硕士论文，2003），第 75 - 100 页；Faith C. S. Ho, *Western Medicine for Chinese: How the Hong Kong College of Medicine Achieved a Breakthrough*, Hong Kong: Hong Kong University Press, 2017；Frank Ching, *130 Years of Medicine in Hong Kong: From the College of Medicine for Chinese to the Li Ka Shing Faculty of Medicine*, Singapore: Springer, 2018, pp. 21 - 46. 曼森医生为该书院第一任教务长，有关他的研究可以参阅 P. H. Manson - Bahr, *Patrick Manson: The Father of Tropical Medicine*, London: Nelson, 1962；Li Shang - jen, "British Imperial Medicine in Late Nineteenth - Century China and the Early Career of Patrick Manson," (Ph. D. dissertation, London: University of London, 1999)；Douglas M. Haynes, *Imperial Medicine: Patrick Manson and the Conquest of Tropical Disease*, Philadelphia: University of Pennsylvania Press, 2001；李尚仁：《帝国的医师：万巴德与英国热带医学的创建》，允晨文化出版公司，2012. 康德黎医生继曼森医生出任该书院第二任教务长，有关他的研究可以参阅 Neil Cantlie and George Seaver, *Sir James Cantlie: A Romance in Medicine*, London: John Murray, 1939；Jean Cantlie Stewart, *The Quality of Mercy: The Lives of Sir James and Lady Cantlie*, London: Allen & Unwin, 1983.

[②] 转引自 Gerald H. Choa, "Hong Kong's Health and Medical Services," in Albert H. Yee (ed.), *Whither Hong Kong: China's Shadow or Visionary Gleam*, Lanham: University Press of America, 1999, p. 153. 演讲全文参阅 Patrick Manson, "The Science and Practice of Western Medicine in China: An Inaugural Address delivered at the Opening of the College of Medicine for Chinese, Hong Kong (October 1st, 1887)," *The China Rewiew*, Vol. 16, No. 2, 1887, pp. 65 - 73.

创院宗旨和目的时，也表达了类似的观点：

> 吾人教育学生，不受金钱酬报或其他补助，只不过自愿献礼物于科学未昌明之大中华帝国而已。在中国尚流行吾人中世纪时代之蒙昧，星卜盛行，人民信之为医生，而科学的外科手术，则绝不采用，万千妇女，咸受痛苦，或竟被所谓产婆之邪术魔药所致命。……本书院工作之一般成效，因之将越出香港小岛，而影响且及于远处，所有香港及其他通商口岸之人民疾苦，得赖本院毕业同学之高级治疗学术为之解除。然所能完成者，亦不过如水中泡沫之临岸上沙石，而成为大中华帝国之科学输入之钥匙而已。①

至于欧人社会和港英政府，它们对于西方医学优越性的话语建构主要发生在 1894 年鼠疫危机之后，这一点在前三章中已经有相当充分的分析，这里仅列举一些表述加以补充。正如第二章所指出的，在鼠疫治疗效果上，尽管西医相对于中医来说并没有明显优势，可是港英政府却将自己的防疫行动描述为史诗般地用现代西方医学科学和公共卫生对抗传染病的神话。在他们看来，"西方医学与公共卫生对于那些缺乏基本卫生常识的愚昧的中国人来说是一种必要的补救药"。② 而当时英文报纸也将政府的以西方医学与公共卫生为基础的防疫措施视为英国人给予愚昧和迷信的中国人的一种礼物，1894 年 5月 24 日的《德臣西报》曾评论道："作为一种礼物，我们迫不及待地向华人介绍西方医学科学（western medical science）的好处并积极向他们传播。这是显示英国管治和英国法律功效的多么好的证明啊！"③

而在 1896 年东华医院调查事件中，政府医官有关西医治疗效果优越性的话语建构便成为港英政府积极推动东华医院引入西医的重要理由，他们直言这并不是试图干涉中国人的医疗习惯和加强对东华医院的控制，只是希望华人接受更为先进和文明的治疗方法。在 1897 年西医引入之后，西医治疗患者逐渐增加则成为证明西医优越性的有利证据，针对这种情况，卜力总督也直言："在现代科学的曙光面前，华人对于西医的传统偏见开始发生变化。"④

---

① 转引自罗香林《国父之大学时代》，商务印书馆，1954，第 6～7 页。
② Carol Benedict, *Bubonic Plague in Nineteenth - Century China*, Stanford: Stanford University Press, 1996, p. 168.
③ *China Mail*, 24 May 1894.
④ *Hong Kong Daily Press*, 27 November 1899.

而东华医院西医服务的不断发展和华人对于西医的逐渐接受，也成为英国人宣示西方科学优越感和英国管治开明性的重要凭证，东华医院眼科部（Ophthalmic Department）夏士敦（G. Montagu Harston）医生在 1907 年眼科部第二份年度报告中指出：

> 我想我现在可以说眼科部在华人社会中的受欢迎程度是相当普遍的。这种受欢迎程度不仅局限于殖民地，其中很多患者来自广州，甚至有一些患者来自西江（West River）流域的遥远农村。请原谅一下，我有些许的民族自豪感，想利用这个机会提一下英国的眼科技术处于世界领先地位。……对于东华医院董事局来说这是令人欣慰的，去年 11 月殖民地大臣通过总督表达了对于东华医院眼科部的赞赏之情。这种赞赏也立即得到了港英政府的认可，它们在我去年报告的建议下，立即采取措施对抗殖民地频繁的眼科疾病。乔丹（Jordan）医生被派去检查所有的政府学校，而我则被邀请去检查所有的私立学校。在一个学校中，我几乎检查了大约 50% 的学生。当然，值得高兴的是这个学校的老师能够与政府共同合作对抗这种疾病。结果是这个学校学生患沙眼的流行程度已经降到了最低点。没有什么更为显著的证据能够证明一个开明的政府对于社区福利的贡献，我有理由知道在港英政府的医疗建议下，将会采取必要的措施消除殖民地学童身上的这种健康污点。我也真诚地希望周边的和友好的中国政府能够效仿香港政府的做法，采取有效措施预防在中国所有大城市中相当盛行的盲疾。[1]

而随着华人对于西方医学的逐渐认可，在政府医疗报告中，也相对少地看到类似于上述殖民话语中所呈现的对于华人传统医疗习惯的尖锐批评，这些报告不仅将东华医院西医的发展部分地归功于董事局开明总理的协助与支持；同时也赞扬华人在注册的、合资格的西医医生（registered and qualified medical practitioners）与未注册的、不具资格的中医医生（unregistered and unqualified herbalists）面前开始主动地接受前者，尤其是遇到严重疾病时。而且，这些报告也声称在有辨识力的华人公众眼中，香港华人医院（即东华三

---

① *Report of the Inspecting Medical Officer of the Tung Wa Hospital for 1907*，Hong Kong. 东华医院眼科部成立于 1905 年 12 月。夏士敦医生为伦敦皇家眼科医院（Royal London Ophthalmic Hospital）眼科医生。有关情况还可以参阅眼科部第一份年度报告 *Report of the Inspecting Medical Officer of the Tung Wa Hospital for 1906*，Hong Kong.

院）之所以逐渐被认可是因为西医而不是中医。[①] 显然，在这些论述中，港英当局将华人社会对于西方医学的接受与认可度视为衡量华人思想开明性的标准，当然，在这个过程中，西方医学扮演着举足轻重的启蒙化角色。

毫无疑问，上述有关中医、西医、东华三院和华人医疗习惯的殖民话语不仅反映了殖民者的欧洲中心主义和种族主义思想，同时也深刻体现了殖民者所宣称的对于非西方社会的文明化任务。在这种文明化宣言中，殖民者宣称西方医学的引入与传播是为了解放殖民地社会的某种特定形式的"暴政"，即疾病对健康的暴政、迷信对科学的暴政、落后对进步的暴政以及野蛮对文明的暴政。[②] 体现在东华三院改革中，即意味着将现代西方医学引入这个暗含传统、落后、迷信与愚昧的华人医疗空间中，不仅使这个空间内的华人患者获得更为科学和文明的治疗；同时也促使这个空间的支持者，包括不开化的医院管理者和不具资格的中医医生以及那些未受过任何训练的护理人员都统

---

① *Annual Report of the Medical Department for 1937 and 1938*，Hong Kong.

② 有关殖民主义文明化任务的研究可以参阅 Louis Lindsay，"The Myth of a Civilizing Mission：British Colonialism and the Politics of Symbolic Manipulation," Issue 31 of Working Paper，Institute of Social and Economic Research，University of the West Indies，1981；Lewis Pyenson，*Civilizing Mission：Exact Sciences and French Overseas Expansion，1830 – 1940*，Baltimore：John Hopkins University，1993；Alice L. Conklin，*A Mission to Civilize：The Republican Idea of Empire in France and West Africa，1895 – 1930*，Stanford：Stanford University Press，1997；Parita Mukta，"The 'Civilizing Mission'：The Regulation and Control of Mourning in Colonial India," *Feminist Review* Vol. 63，No. 1，1999，pp. 25 – 47；Ronen Shamir and Daphna Hacker，"Colonialism's Civilizing Mission：The Case of the Indian Hemp Drugs Commission," *Law and Social Inquiry*，Vol. 26，No. 2，2001，pp. 435 – 461；James Patrick Daughton，"The Civilizing Mission：Missionaries，Colonialists and French Identity 1885 – 1914,"（Ph. D. dissertation，UC Berkeley，2002）；Peter Karibe Mendy，"Portugal's Civilizing Mission in Colonial Guinea – Bissau：Rhetoric and Reality," *International Journal of African Historical Studies*，Vol. 36，No. 1，2003，pp. 35 – 58；Harald Fischer – Tiné and Michael Mann（eds.），*Colonialism as Civilizing Mission：Cultural Ideology in British India*，London：Anthem Press，2004；Harald Fischer – Tiné，"Britain's Other Civilising Mission," *Indian Economic and Social History Review*，Vol. 42，No. 3，2005，pp. 295 – 338；Miwa Hirono，*Civilizing Missions：International Religious Agencies in China*，New York：Palgrave Macmillan，2008；Carey A. Watt and Michael Mann（eds.），*Civilizing Missions in Colonial and Postcolonial South Asia：From Improvement to Development*，New York：Anthem Press，2011；Amelia Lyons，*The Civilizing Mission in the Metropole：Algerian Families and the French Welfare State during Decolonization*，Stanford：Stanford University Press，2013；Michael Falser（ed.），*Cultural Heritage as Civilizing Mission：From Decay to Recovery*，Dordrecht：Springer，2015；Deborah A. Logan，*Harriet Martineau，Victorian Imperialism，and the Civilizing Mission*，London and New York：Routledge，2016；Marcus Otto，"From the Civilizing Mission to the Postcolonial Condition?" in Karel Van Nieuwenhuyse and Joaquim Pires Valentim（eds.），*The Colonial Past in History Textbooks：Historical and Social Psychological Perspectives*，Charlotte：Information Age Publishing，2018，pp. 115 – 132.

统纳入港英政府的规训体系中。对于东华三院这个华人空间中任何不符合现代卫生科学的标准、任何不符合现代医学科学的原则、任何不符合管治意图和目标的行为都需要进行干涉和改革，其中涉及医护人员的培训和取缔，病房空间的重新布置和安排，医疗服务的专业化分科和整合，医院卫生的维护以及医院财政状况的监管等。

第二节　殖民权力的运作

上述从不同角度分析了有关中医、西医、东华医院和华人医疗习惯的殖民话语的建构过程，而这些殖民话语也为殖民权力的运作提供了合法性与正当性。当然，需要指出的是，这并不是指只有殖民话语的建构才能实现和确保殖民权力的运作，它们之间的关系是互动的。正如萨依德所强调的，在"东方主义"这套话语体系中，单纯地将东方视为一种西方想象的观念或建构物是不够的，而必须从理念、文化与历史背后的社会权力关系来理解。基于此，他指出东方与西方之间的关系根本就是一种权力关系，一种支配与被支配的霸权关系。① 也就是说，"东方主义"作为一种话语结构和知识体系之所以能够长期占据统治地位，其根本原因在于西方对于东方的经济和军事霸权，正是如此，萨依德坦言："东方之所以会被东方化，不只是因为它是被一般的十九世纪欧洲人以各种相当平常的方式发现而成为东方的，而且由于它是有可能被——受屈服而被——制造成东方。"②

显然，话语建构背后所依赖的更是一种不平等的权力关系。正如萨依德所强调的"东方主义"话语中所体现的东西方之间的不平等关系一样，在上述有关中医与西医的殖民话语中，中医相对于西医来说显然是一个被剥夺了话语的他者，中医必须借由西医来替它表达。在这种殖民话语体系中，中医的"失语"与西医的"独语"深刻地反映了殖民政治脉络下中医与西医之间的不平等权力关系。简言之，或许正是因为管治背景下中医与西医之间的不平等权力关系注定了东华三院西医化改革的必然性。当然，不管话语建构与权力运作之间的关系如何，反观殖民权力对于东华三院的干涉与控制过程，港英政府的确利用了上述殖民话语来证明其行为的合法性与必要性。以下将

---

① 爱德华·萨依德：《东方主义》，王志弘等译，立绪文化事业有限公司，1999，第7~8页；陶东风：《后殖民主义》，扬智文化事业股份有限公司，2000，第84~85页。
② 爱德华·萨依德：《东方主义》，王志弘等译，立绪文化事业有限公司，1999，第8页。

结合上述三章有关东华三院西医化过程的内容概括性地分析殖民权力在东华三院的运作与展演过程，并以此从微观视角来理解殖民权力运作的方式与特征。

为了探讨殖民权力的运作，有必要首先简单地了解港英政府的性质与权力分配。港英政府权力来源于英国，以英皇名义由殖民地部（后改由外交及联邦事务部）派遣总督全权统治。总督由英皇任命，作为英皇代表行使对香港的统治，总督对香港的统治必须符合英国的利益。而总督则在行政局和立法局的协助下履行其管治职责，两局由官守和非官守议员组成，基本由委任产生。前者是总督制定政策的咨询机构，同时还有某些立法、行政和准司法的职能。立法局作为立法机构，主要负责法律的制订、修改与废除。不过，需要指出的是，行政局与立法局并不享有独立性，作为两局的当然主席，事实上总督对行政局和立法局拥有绝对的控制权。此外，还有一系列行政和司法部门维持政府的日常运作，不过，这些部门最终也由总督控制。[1] 上述的简单分析足以表明港英政府是一个高度集中化的政治体制，总督集行政与立法于一身。

在本书考察的这段时期内，尽管港英政府进行了各种各样的政制改革，可是从根本上来说并没有改变政府的政治架构与权力分配结构。以行政局和立法局为例，尽管增加了非官守议员，同时也开始有华人出任两局议员，不过因为官守议员的多数总能保证政府决议的成功通过，而且华人议员在两局的沉默角色很难发挥他们的参政议政功能。[2] 即使1883年成立的洁净局和随后改组而成的市政局成为港英政府的第一个进行有限选举的机构，不过这仍然没有改变政府的性质，因为不管是洁净局还是市政局，它们都不是一个具

---

① 丁新豹：《历史的转折：殖民体系的建立和演进》，载王庚武主编《香港史新编》（增订版），三联书店（香港）有限公司，2017，第84 – 105页。其他有关香港政府政治架构的研究可参阅 Charles Collins, *Public Administration in Hong Kong*, London：Royal Institute of International Affairs, 1952；Geoffrey Cadzow Hamilton, *Government Departments in Hong Kong, 1841 – 1966*, Hong Kong：Government Printer, 1967；Norman John Miners, *The Government and Politics of Hong Kong*, Hong Kong：Oxford University Press, 1975；刘曼容：《港英政府政治制度论：一八四一年至一九八五年》，香港文教出版企业有限公司，1998。

② T. C. Cheng, "Chinese Unofficial Members of the Legislative and Executive Councils in Hong Kong up to 1941," *Journal of the Hong Kong Branch of the Royal Asiatic Society*, Vol. 9, 1969, pp. 7 – 30；Norman John Miners, *The Government and Politics of Hong Kong*, Hong Kong：Oxford University Press, 1975, pp. 90 – 138；Norman John Miners, *Hong Kong under Imperial Rule, 1912 – 1941*, Hong Kong：Oxford University Press, 1987, pp. 43 – 78.

有自主权的市政权力机构（municipal authority）；而且因为其成员组成中以官员占据多数，因此权力也基本操控在政府手中。[1] 而作为维持管治基础的其他官僚机构（即其他行政和司法部门）的关键职位都掌握在管治者手中，在本书考察的这段时间内，对于华人来说参与港英政府管理的机会是相当有限的。显然，在华人人口占据绝对多数的香港，其政府却是一个完全由英国人主导的政府。正是如此，作为一个权力高度集中化的管治权力政体，它的合法性并不在于选举，因此，港英政府必须诉诸任何手段去合理化其管治的正当性和维持管治的稳定性，[2] 其中强制手段是使用频繁相当的统治策略。

毫无疑问，作为政府的管治目标，任何与东华三院有关的可能影响管治合法性与稳定性的观念与行为都必然遭到殖民权力的干预与控制。当然，这种干预与控制的规模与强度取决于港英政府的政治考虑以及东华三院对于政府权威的危险性和挑战性的程度大小。回顾港英政府与东华三院之间的关系，可以看到它们之间的关系不仅局限于医疗领域，在东华三院医疗服务没有全面专业化之前，东华与其说是一个医疗空间，倒不如说是一个准政治团体。尤其是在19世纪末之前，在政府没有发展出一套完善的处理华人事务的官僚机制与华人社会内部没有出现其他能与东华医院抗衡的团体之前，东华医院一直扮演着政府与华人社会之间的中介角色。而在华人眼中，东华医院俨然是一个处理华人事务的准政治与司法机构。正是东华医院这种不断发展的政治影响力一直令港英政府相当担忧，因为它削弱了港英政府在华人社会中的影响力，从而间接对其统治的合法性与权威性构成了严峻挑战。[3] 因此，对于港英政府来说，一直希望有机会能够加强对东华医院的进一步控制，可是苦于没有合适理由，同时也考虑到东华医院并没有什么真正危害管治的实际行为，尽管其医疗观念与实践为西方文明所不容。

而1894年鼠疫危机正好为港英政府对东华医院实施干预提供了良好契机与合适借口。如第二章所说，东华医院在这次鼠疫危机中不仅因为其医疗弊

---

[1] Margaret Jones, "Tuberculosis, Housing and the Colonial State: Hong Kong, 1900 - 1950," *Modern Asian Studies*, Vol. 37, No. 3, 2003, p. 659. 有关洁净局和市政局的历史请参阅刘润和《香港市议会史（1883—1999）：从洁净局到市政局及区域市政局》，康乐及文化事务署，2002。

[2] Kin - Lop Tse, "The Denationalization and Depoliticization of Education in Hong Kong, 1945 - 1992," (Ph. D. dissertation, University of Wisconsin - Madison, 1998), p. 51.

[3] Elizabeth Sinn, *Power and Charity: The Early History of the Tung Wah Hospital*, *Hong Kong*, Hong Kong: Oxford University Press, 1989, pp. 82 - 158.

端而未能有效地发现鼠疫与控制鼠疫的大规模传播，而且东华医院也需要为华人社会对政府鼠疫措施的抵制与反抗行为负责任，它更被港英政府和欧人社会视为在华人当中制造骚动和反抗行动的背后鼓动者和阴谋者。显然，鼠疫危机导致港英政府与东华医院之间的关系更加紧张，其不断发展的政治影响力与中国政府之间的某种共谋关系更增加了港英政府的担心与疑虑，这也预示了东华医院无法逃避被港英政府进一步干预与控制的命运。当然，这是港英政府强制干预的潜在原因之一，不过在这个问题上，港英政府并没有实际证据能够证明东华医院参与或组织华人社会的抵制活动。

正是如此，以人口健康和公共卫生安全为理由的政府防疫措施和随之启动的东华医院西医化改革成为港英政府进一步控制华人社会和东华医院的有效手段。综观管治的历史，针对1894年鼠疫危机而启动的防疫措施可以说是港英政府对华人社会进行全面干预与控制的第一次，尽管在管治初期，港英政府也频繁通过司法与警察系统加强对华人的监控与惩罚。[①] 在这次鼠疫危机中，港英政府动用一切可能的武力与劝服手段以控制鼠疫蔓延和救治鼠疫患者，其中调配的军事、警察与民用力量的规模在香港日常危机处理的历史上也是相当罕见的。它对于华人社会的控制与渗透也是全方位的，不仅强制规定鼠疫患者的治疗与隔离方法，而且控制人们的日常生活等一切可能影响和危及政府防疫措施效果的医疗习惯、丧葬习俗和卫生习惯等。这些防疫措施深刻地体现了管治压制性与强制性的一面，同时也体现了殖民政治的父权主义特征，即认为港英政府是出于善意和香港人们健康的考虑而实施必要的措施，它否定了华人社会的鼠疫防治措施的合理性与正当性。正是如此，在鼠疫防治过程中，尽管东华医院和中国政府从中斡旋，可是港英政府的态度仍然相当强硬，除了在鼠疫临床治疗上做出部分让步之外，其他有关鼠疫防治措施依旧严格执行。这也体现了政府鼠疫防治策略的公共卫生取向，即如何最大限度地将鼠疫传染范围局限在华人社区，而不至于危及欧人社区的健康安全，至于个别华人患者的治疗问题并不是政府的关注所在。而这种公共卫生取向的背后则是港英政府以殖民者利益为最高出发点的政治考虑。

除了华人社会之外，东华医院成为港英政府鼠疫防治过程中的干预与控制目标，鼠疫暴发伊始，政府医务署以东华医院中医医生未能有效诊断鼠疫

---

① 详细内容可以参阅 Christopher Munn, *Anglo - China: Chinese People and British Rule in Hong Kong, 1841 - 1880*, Hong Kong: Hong Kong University Press, 2001.

患者为由随即派遣欧人西医驻扎东华医院，负责监控和诊断被送入东华医院的疑似鼠疫患者。除港英地医官巡视和监督之外，这位西医的任命可以说是东华医院历史上西医向其渗透的开始，当然这并没有征得东华医院董事局的同意，显然是港英政府的强制举措。在鼠疫防治过程中，港英政府还向东华医院董事局施加压力，要求澄清有关针对外国医生鼠疫治疗的谣言和抚慰华人社会中不断高涨的排外情绪。不过，港英政府对于东华医院的干涉远远没有随着1894年鼠疫的暂时结束而停止，其干预意图与态度也愈加明显和强硬，其目标就是如何引入西医和改革东华医院医疗和管理弊端。正如第二章所分析的，东华引入西医是港英政府强制施加的结果，因为东华医院中医并不是导致1894年鼠疫暴发和扩散的原因所在，更何况西医在鼠疫治疗效果上并不明显优于中医，可是政府医官却一再强调东华医院需要为这次危机承担责任，而且以关闭医院作为迫使董事局接受政府改革的威胁。在讨论东华医院改革的过程中，绝大部分政府医生对中医和东华医院表现出相当敌视的态度，表示西医引入是一个不可避免的趋势；而且总督也在不同场合表示董事局应该接受调查报告的建议，更声称如果有人在这个问题上继续加以阻碍，必将采取任何可能的措施予以严惩。正是在港英政府的威逼下，东华医院董事局为避免医院被关闭，在改革问题上便一再让步，最后同意政府通过任命西人巡院医官和华人驻院西医的形式引入西医。西医引入对于董事局来说绝不是一个单纯的医疗问题，它将殖民权力以合法和非政治的形式渗透到医院内部，进而通过政府医生以医疗干预的形式逐渐侵吞和剥夺董事局对于医院的自主权，从而进一步削弱它在华人社会中的政治影响力和代表性。简言之，殖民权力的目标是通过加强医院的医疗化（medicalization）以实现医院的去政治化（depoliticization）。

需要指出的是，东华医院的中医创院宗旨和日常运作是以《1870年东华医院条例》为根据的，可是伴随东华医院西医化改革的同时却没有相应的条例修改，显然，在西医引入之后，东华医院的实际运作原则已经与条例相互矛盾。从这里也可以看出，殖民权力（尤其是总督权力）是凌驾于其法律之上的，法律的遵守与否完全取决于管治的目标与利益。

在1897～1938年的中西医共存时期，港英政府通过巡院医官与驻院西医进一步推动东华三院医疗服务的西医化，进而逐步侵犯和削弱董事局的自主权。以西医化来说，正如第三章所指出的，从驻院西医任命开始，其职责便很快发生转变，从最初的公共卫生监测（即负责医院的疾病与死因登记）功能迅速发展为集公共卫生与临床治疗为一体的医院西医服务的医务监督。而随着驻院西医治疗权限的扩张以及政府医官医务干涉的加强，东华三院的西医服务不管在留医还是门诊方面都得到了长足发展，这种发展不仅体现在治疗患者人数的增加，更为重要的是医疗服务内容的多元化。东华三院西医服务的扩张跟西医引入一样，也是在殖民权力的强制干预下实现的，从医院留医患者的入院开始到疾病的治疗过程都暗含着殖民权力的渗透。驻院西医在收症房的预先诊断角色和收症房杂役对于患者选择治疗方法的干预都影响到患者对于中西医治疗方法的取舍。而且，政府以公共卫生或患者健康为由，强制规定某些疾病必须由西医治疗，这种西医专治权涵盖儿科、产科、妇科和眼科等。需要指出的是，在这些安排都没有任何合法依据，在西医引入这个问题上，政府与东华医院达成的协议是任命一位华人驻院西医负责医院的疾病与死因登记，其治疗服务则取决于患者的主动请求。显然，在治疗过程中出现的强制要求患者改由西医治疗和确立西医专治权等西医扩张的表现都是在政府医官的直接命令或默许下进行的。

而随着西医的不断扩张，围绕着医院董事局与驻院西医之间的权限等问题，它们之间的关系也日趋紧张。与医院董事局积极支持医院西医发展的态度形成鲜明对比的是，驻院西医和巡院医官不仅处心积虑地压制中医医疗服务的发展，而且屡屡侵犯医院董事局的自主权。他们倚赖政府医官的威严，处处挑战董事局在医护人员任命和医疗设施扩张等所有涉及医院医疗服务事宜上的管理权。而助长驻院西医和巡院医官侵犯态度的一个关键原因是政府医官的支持，为削弱董事局权限，政府医官也经常将相关命令和要求绕过董事局而直接传达给驻院西医和巡院医官，而驻院西医和巡院医官依赖他们在医院内的西医医护人员网络而直接付诸实施。因此，我们可以看到，很多命令和要求都是在真正实施之后，董事局才发现和提出抗议的。而在大多数情况下，除了口头抗议之外，董事局基本上予以默认。当然，也并不排除例外情况，如果问题过于严重，董事局也会呈请永远顾问向总督提出抗议，而在这种情况下，为避免打击董事局继续办理医院的积极性，港英政府方面也会做出相应让步或妥协。

其实，从这里也可以看出港英政府与东华三院关系中殖民权力运作的一个微妙之处，即殖民政治通常通过最高权力机构下的多层官僚体系来实施，借助它们的强硬态度来试探东华三院对于殖民权力干预的接受程度，如果医院方面能够接受或默认，这自然是殖民权力的目标所在；而如果医院方面不能接受并向总督提出抗议，总督则时常以一种体谅董事局处境的姿态出现，以部分让步或妥协来换取医院对于政府的信任和支持。显然，在这种张弛有序的殖民政治策略中，东华三院明显处于一种被动的应付状态。

在上述所说的中西医共存时期，尽管港英政府的医疗与行政干预在不断加强，不过董事局在名义上仍然享有对医院各项事务的最高管理权和决定权。不过，随着医院财政独立性的丧失和政府津贴的增加，港英政府的干预开始全面危及董事局的自主性与独立性，而在 1938 年医务委员会成立之后，这个由政府控制的组织则基本接管了除慈善事务之外的董事局之前所拥有的涉及医院医疗与卫生事宜的所有权力。简而言之，大到人事任命、财政预算、物品购买和中医治疗，小到请假制度、职工退休金、厨房改造、医院取暖设备和医院卫生等事务，医务委员会无不干涉。在医务委员会的"西医扩张和中医压制"的政策主导下，西方医学在东华三院呈现不断扩张的趋势，其霸权地位也逐渐得以确立。相反，自从接受 1938 年政府七项条件之后，中医不仅从理论上丧失了继续发展的可能性；而且因为医务委员会的压制中医政策，令三院中医的生存空间日趋紧缩，最后中医留医服务被彻底取消，而中医门诊服务也只局限于东华医院和广华医院。

如果说港英政府是通过 1894 年鼠疫危机迫使东华医院引入西医，那么医务委员会的成立和随后西医霸权的确立则是利用医院的财政危机。财政独立性是影响东华三院董事局自主权的关键因素，在医院尚能维持财政自给自足之前，董事局对于政府的干涉表现出相当的抵制情绪，同时也付诸实际行动予以抗议。而在 1937 年出现严重的财政赤字后，董事局对于政府干涉只能一再妥协和让步。这一点可以从董事局对 1938 年医务委员会成立条件和医务委员会成立后关于特定疾病中西医治疗权和义务中医聘任等问题的态度上反映出来，董事局大部分总理也直言政府财政补助是医院能否继续生存的关键所在。根据东华三院对于香港医疗与社会服务的贡献和承担的责任，港英政府在提供全面财政补助之前，仅仅以每年有限的财政补贴转嫁自己的义务，① 这在某种程度上跟港英政府当初所宣称的文明化任务是相互矛盾的。可是，港英政府却一再以财政危机为"契机"向医院施加压力并要求按照其意图推动各项改革，并进而削弱其自主权和独立性，这在一定程度上也反映了殖民政

① 即使在政府提供全面补助之后，这些补助金额也远远低于政府医务署每年的财政开支，可是东华三院却承担了香港将近一半以上的留医与门诊压力，更何况东华三院还需要承担大量的社会与慈善事务。

治的卑劣伎俩。

在董事局于 1938 年 5 月 13 日函请政府补助三院 1937 年的不敷之数后，同年 6 月 16 日，东华三院便接到华民政务司来函，表示医院方面必须接受七项条件，政府方能同意提供补助。这七项条件直接挑战了医院董事局在医院行政与医务上的自主权，尽管这些自主权在 1897 年西医正式引入之后已经遭受或多或少的削弱。但是，在董事局接纳这七项条件之前，这种自主权至少在形式上和制度上是完全独立的。起初，董事局对于政府七项条件提出强烈抗议，表示除其中一项之外，坚决不能接受其他所有条件，甚至主动修改条件而希望政府接受。可是，港英政府通过医院永远顾问表达了相当强硬的态度，即如果不能接受则政府不会提供财政补助。尽管政府在部分条件上做出让步，可是这根本不能改变董事局权力被架空的事实，根据这些条件成立的医务委员会的权力分配则明显向政府倾斜。正如第四章所述，在医务委员会会议上，东华三院方面经常因为代表少数而未能落实其主张和维护其权益，更有东华三院总理戏称医务委员会会议为"独幕剧会议"。[1]

医务委员会成立之后，它便成为港英政府积极推动东华三院各项改革和控制董事局的合法机构，在对东华三院中西医服务发展趋势影响至深的关于特定疾病中西医治疗权和义务中医聘任这两个问题上，港英政府通过医务委员会再次表现出了相当强硬的态度，一方面通过增聘西医人员和强制规定特定疾病的西医专治权以推动西医霸权的全面确立；另一方面在中医服务问题上，政府则一再以财政和中医治疗效果为由予以压制，尽管在义务中医聘任问题上做出些许让步，不过仍然不能改变中医不断被侵吞的历史命运。

上述从港英政府如何利用鼠疫危机和财政危机并通过其多层官僚体系（主要通过医务署）如何推动东华西医的引入、扩张与霸权的确立，以及如何加强对东华三院的干预与控制，充分体现了在西医霸权确立和医院被控制过程中殖民权力的压制性与支配性。不过，这仅仅是殖民权力的一个方面，正如葛兰西指出的，除强制和压迫手段之外，霸权的形成和确立还依赖于被统治者对统治者主流意识形态和文化价值观念的默认或接受，即葛兰西所谓的"文化霸权"或"思想和道德领导权"。[2] 相对于借助监狱、法院和警察等官僚机构（葛兰西称其为政治社会）确立的政治支配而言，这种通过学校、教

---

① 《东华医院董事局会议纪录》，1939 年 6 月 7 日。

② Joseph V. Femia, *Gramsci's Political Thought: Hegemony, Consciousness and the Revolutionary Process*, Oxford: Clarendon Press, 1981, p. 24.

堂、家庭、工会和医院等非政治机构（葛兰西称其为市民社会）确立的霸权可以视为文化支配或意识形态支配。而体现在本书中，这种主流意识形态和文化价值观念便是上述所分析的有关西医优越性与文明化任务的殖民话语体系，即随着港英政府通过各种渠道对于西方医学与公共卫生宣传与教育的推动以及东华三院西医服务的发展，作为西医服务接受者的华人患者，作为医院管理者的华人董事局，作为中医维护者的中医医生，他们开始逐渐接受和认可西方医学，并在实际行动上支持与推动东华三院西医服务的进一步发展（主要相对于董事局来说）。

有关华人对于西方医学的恐惧与抵制情绪，在上述殖民话语中已经有相当详细的描述。当然，这种情绪在接受任何外来文化和思想的过程中都是普遍存在的，更何况在医疗观念和实践上，华人已经习惯于延续了几千年的中医和其他民俗医疗体系。回顾近代东华三院西医服务发展的历史，可以看到香港华人对于西医的态度经历了从抵制、疑虑、尝试到接受的过程，当然，这些过程并不是完全独立的，有时候这些矛盾情绪也会交织在一起。不过，从总体上来说，东华三院西医服务的逐渐流行是一个普遍趋势，当然其中除了华人患者对于西医治疗效果的主动体认之外，港英政府的强制干预与东华董事局的积极支持也是关键因素。

在 1894 年的鼠疫危机中，从华人社会对于政府以西方医学和公共卫生为基础的防疫措施的积极抵制就可以充分反映他们对于西医的排斥与恐惧情绪。正是这种排斥与恐惧心理，当政府强制规定将所有鼠疫患者转移到政府鼠疫医院时，就遭到了华人社会的激烈抵抗，而在华人社会的压力下，东华医院便呈请政府允许它们设立鼠疫医院以中医中药治疗。如第二章所分析的，在1894 年鼠疫危机中，东华医院收治的鼠疫患者占绝对多数，除了被警察或医生强制遣送入院的，几乎没有华人患者主动去政府鼠疫医院治疗，这也充分说明华人更愿意接受中医治疗。而围绕鼠疫治疗频繁出现的有关外国医生"剖眼挖心"的谣言更是反映了华人对于西方医学的猜忌与恐惧情绪。

在西医引入之后，东华医院的任何患者都难以逃避西方医学的优先诊断（即上述所说的驻院西医在收症房中的预先诊断角色），显然是因为这个入院程序而使华人患者与西方医学的接触日益频繁，再加上最初驻院西医的不断劝服以及强制干涉，一部分华人开始尝试西方医学的治疗方法。如第三章所指出的，因为西方医学在某些特定疾病治疗（尤其是外科手术和眼科）上的明显优势，便导致部分以尝试心理选择西医的患者开始主动选择西医，尤其是在一个中西医共存的医疗空间中，当西医效果明显优于中医时必然会促使一部分最初选择中医的患者转而求诊西医。在西医引入后不久的 1902 年，巡院医官汤姆森医生就在当年报告中宣称，"在东华医院中先前存在的对于引入欧洲治疗方法的激烈猜疑，在很大程度上已经消退下来。"① 此后，在入院患者当中选择西医的病人数目开始不断增加，以东华医院为例，大约从 1915 年开始，西医留医数开始超过中医留医数。到 1931 年三院统一时，三院西医留医治疗比例已经达到 68% 左右，而到 1940 年，该比例更是超过 85%。这些数据足以说明西方医学已经广为香港华人接受，至少在留医服务中是如此。政府医官在 1931 年医务署报告中也直言，尽管华人仍然按照自己的习惯自行选择治疗方法，不过当他们遇到严重疾病的时候，一般会比较相信西医。②

显然，在短短的 40 多年间，东华三院西医服务之所以如此迅速地获得华人患者的认可与接受，不是单靠港英政府或西医的强制就能实现的，其中一个更为关键的因素是华人对于西医治疗效果的主动体认。笔者以为，一种医疗体系能否被人们接受，最重要的决定因素是其有效性。显然，对于一个普通患者来说，他们并不清楚和了解中医与西医之间的学理差异，但对于他们而言，治疗效果是他们选择何种治疗方法的首要考虑因素。这也能解释为什么在 19 世纪上半叶当西方医疗传教士将西方医学引入中国时，他们在外科手术和眼科治疗方面能够很快赢得刚刚接触西方医学的中国人（尤其是下层阶级）的认可，其根本原因就在于西方医学在这些领域中的治疗效果相对于中医来说具有明显的优势。因此，在西医传教士开办的诊所或医院中，诸如肿瘤和沙眼等外科和眼科疾病患者是最为常见的。

需要指出的是，在本书考察的这段时期内，香港华人的医疗习惯的确发生了巨大变化，尤其是在东华三院留医服务中，华人求诊西医的比率在不断增加，到 20 世纪 40 年代，西医在东华三院内部更是确立了其霸权地位。那么，东华三院西医服务的发展趋势能否代表当时香港华人的医疗习惯呢？或者说，当时香港华人的医疗习惯或求医模式（程序）到底是怎么样的呢？香港中文大学社会学系李沛良（Rance P. L. Lee）教授对于 20 世纪 70～80 年代香港华人医疗习惯和求医程序的考察或许有助于我们猜想本书考察时期内华

---

① *Report of the Inspecting Medical Officer of the Tung Wa Hospital for 1902*，Hong Kong.
② *Annual Report of the Medical Department for 1937*，Hong Kong.

人的医疗习惯。他认为，当时大部分华人所遵循的求医程序总体上经历了一个从自我药疗（self-medication，包括自备中药和西药），到求诊（私人诊所）西医，再到求诊（私人诊所）中医，最后求诊西医医院（western medical hospital）的过程。① 根据上述分析，笔者试图带有猜测性地"还原"当时大部分华人的一般医疗习惯和求医程序。在没有求诊中医医生和西医医生之前，即在自我药疗这个阶段，他们可能会首先选择中药或其他民俗和传统疗法（也包括宗教活动），当然随着西药价格的降低和中药价格的攀升，② 用西药自疗的情况也会逐渐普遍。考虑到医疗成本和方便性，接下来他们可能会向私人开业的中医医生求诊，至于当他们选择进入医院治疗之前，是否会选择向私人开业的西医医生求诊则很难确定。而当他们选择入院治疗时，则会首先考虑中西医共存的东华三院，在这时华人仍然倾向于选择中医为首选治疗方法，而当中医治疗无效或遇到严重疾病时则会开始考虑西医治疗。当然，在西医治疗方面，政府医院和其他私人医院相对于东华三院来说更为先进，因此这些纯西医医院可能是他们的最终选择。

上述分析很大程度上带有推测的意味，并不能如实反映当时华人的真实医疗习惯和求医模式。但是，可以确定的是，在这段时期内，当时华人仍然坚持以中医治疗为治病首选的医疗习惯，尤其是病情不太严重时。③ 正如政府医官所言，"即使受教育的华人开始欣赏所谓的西方医学的价值，不过大部分华人仍然信仰传统的中国医药，当他们生病的时候，会向那些在这个城市开

---

① Rance P. L. Lee, "Perceptions and Uses of Chinese Medicine among the Chinese in Hong Kong," *Culture, Medicine and Psychiatry*, Vol. 4, No. 4, 1980, pp. 345-375. 李沛良也指出，在求医过程中也并不排除在少数华人当中存在被认为有助于治疗的宗教活动。其实这种情况直到今天也依然存在，宗教与医疗的关系不管在过去还是现在，不管在西方还是非西方社会都是相当紧密的。有关宗教与医疗的研究可以参阅 David Rudolph Belgum（ed.），*Religion and Medicine: Essays on Meanings, Values and Health*，Ames: Iowa State University Press, 1967；W. H. R. Rivers, *Medicine, Magic and Religion*, New York: AMS Press, 1979；Nathan Sivin, *Medicine, Philosophy and Religion in Ancient China: Researches and Reflections*, Aldershot: Varioum, 1995；Michel Strickmann, *Chinese Magic Medicine*, Stanford: Stanford University Press, 2002.

② 从 20 世纪 30 年代末开始，东华三院中医服务不断萎缩的另外一个重要原因是因为中药供应紧张而导致医院财政负担日益加重，因此东华三院在部分治疗上也开始取消免费赠药的传统，这直接导致中医门诊数量的减少，由表 4-9 可知，三院中医门诊比率迅速从 1940 年的 81% 左右降低为 1945 年的 37% 左右。而张公让先生在 1960 年发表的《50 年来中西医在香港之消长》一文中也指出中药价格攀升是二战后香港中医逐渐萎缩的一个重要因素。详细内容请参阅谢永光《香港中医药史话》，三联书店（香港）有限公司，1998，第 8~9 页。

③ *Annual Report of the Medical Department for 1931*，Hong Kong. 或许这也能解释为什么在 1940 年之前，东华三院中医门诊数总体上远远超过西医门诊数，具体内容可以参阅第三和第四章。

业的许多庸医求诊。许多华人之所以向政府医院求诊，一般只是在尝试完中医治疗之后才会选择，而这时已经耗尽他们的生存机会。"① 显然，在当时，对于大部分华人来说，西医仍然可能只是中医治疗效果欠佳或无效之后的绝望选择。②

与港英政府对中医的极端敌视态度形成鲜明对比的是，董事局对于西医在东华三院的引入、扩张乃至霸权的确立都表现出相当的宽容和支持态度。他们之所以在某些关于西医发展的议题上持反对态度，其根本原因并不在于反对西医，而是希望政府不要过于压缩中医的生存空间，以及借西医发展为名乘机干涉与控制董事局的权力。所以，对于董事局来说，西医在东华的引入、发展与扩张与其说是一个医学问题，倒不如说是一个政治问题。在1894年鼠疫危机中，东华医院董事局之所以出面请求政府设立使用中医治疗的鼠疫医院，其主要原因在于满足华人社会的要求以缓和日益高涨的可能引发排外事件的民众情绪。而在1896年东华医院调查过程中，尽管董事局对于引入西医的必要性有所保留，而且对于可能造成的消极后果也有所顾忌，但是，这种保留态度和怀疑情绪并不是基于医学考虑，而是考虑到华人习惯，因为如果东华医院引入西医，他们担心华人可能会有所顾忌，从而影响医院的募捐。而另外一个担心就是考虑到引入西医可能会背上破坏东华医院前贤所树立的中医创院宗旨，这是他们不希望承担的道德责任。显然，这跟港英政府和政府医官要求引入西医的理由不同，他们是基于对东华医院中医医疗实

① *Annual Report of the Medical Department for 1928*，Hong Kong.

② 有关二战后香港华人中医医疗习惯的研究可参阅 Gerald Choa，"Chinese Traditional Medicine and Contemporary Hong Kong," in Marjorie Topley (ed.), *Some Traditional Ideas and Conceptions in Hong Kong Social Life Today*, Hong Kong: Hong Kong Branch of the Royal Asiatic Society, 1967, pp. 22 – 30; Rance P. L. Lee, *The Stratification between Modern and Traditional Professions: A Study of Health Services in Hong Kong*, Hong Kong: Social Research Centre, Chinese University of Hong Kong, 1974; Marjorie Topley, "Chinese Traditional Etiology and Methods of Cure in Hong Kong," in Charles Leslie (ed.), *Asian Medical Systems: A Comparative Study*, Berkeley: University of California Press, 1976, pp. 243 – 265; Linda C. Koo, "Concepts of Disease Causation, Treatment and Prevention among Hong Kong Chinese: Diversity and Eclecticism," *Social Science & Medicine*, Vol. 25, No. 4, 1987, pp. 405 – 417; Lee R. P. and Cheung Y. W., "Receptivity to Traditional Chinese Medicine among Chinese Adolescents in Hong Kong," in Stella Quah (ed.), *The Triumph of Practicality: Tradition and Modernity in Health Care Utilization in Selected Countries*, Singapore: Institute of Southeast Asian Studies, 1989, pp. 101 – 120; Linda C. Koo, M. G. Caltarivas, C. Munro, and I. J. Lauder, "Self – medication among Hong Kong Chinese," *Social Science & Medicine*, Vol. 39, No. 12, 1994, pp. 1641 – 1647.

践弊端的批判，而董事局并不是从医疗意义上反对引入西医或对西医有所保留。

在西医引入后不久，西方医学不仅没有遭到华人社会的激烈抵制，反而，越来越多的华人开始接受和认可它。而这些变化也彻底消除了董事局对于进一步发展和推动西方医学的疑虑，与此同时（尤其是在 20 世纪 20 年代中期以后），董事局对于西方医学的态度也急剧改变，一改以往在西医问题上的沉默，转而积极主动地发展西医医学。而最能反映董事局对于西方医学态度急剧改变的例证是 1926 年董事局决定呈请香港中华医会就医院西医服务提出改良建议。从改良建议涉及的范畴和实施情况便可以看出董事局对于发展和改良西医服务的决心和努力程度，这说明这些华人精英从医疗效果上已经完全接受了西方医学。这一点从 1929 年董事局将 1896 年东华医院调查报告书翻译成中文时在《绪言》中对于西医的盛赞便可以反映出来，这份曾经令当年董事局大失颜面的报告在 30 年后却成为时任董事局赞赏前贤韬光养晦的例证。①

在 1938 年有关政府提供财政补助的七项条件的争论中，董事局方面之所以强烈反对，其根本原因不在于西医侵占或吞噬中医，而是关于医务委员会的权力分配问题。而在医务委员会成立之后，在涉及西医扩张的议题上，董事局对于西方医学的认可与接受度更是日趋明显。在 1940 年关于特定疾病中西医治疗权的争论上，东华三院总理的态度已经发生明显变化，他们已经不再主要以中医为创院宗旨和中华民族文化的精髓为由反对政府干预中医治疗。相反，大部分总理都建议主要从中西医治疗的效果来决定最终由中医还是西医取得治疗权。正如当年董事局主席李耀祥先生所说，"现为病人设想，如某症属某种医术诊治为快捷者，则应用某种医术诊治，以期病者得早解除痛苦，非为国粹立场而言。"而时任总理郭佩璋先生也强调，"但以良心上言，应由西医诊治，兄弟以为在主动地位，根据调查之统计表，中医不及西医之成绩，现为病人着想，请由西医诊治脚气症病人。"显然，在这次争论中，西医之所以能够获得某些特定疾病的专治权，在很大程度上是董事局主动放弃中医治疗权的结果。随着西医治疗权的扩张，中医留医服务不断萎缩，鉴于中医留医患者日益减少，董事局同意政府将部分中医病房拨给西医使用，甚至主动提议撤销中西医病房之分，将所有病床互相调配使用。通过上述分析，可以

---

① 《1896 年调查东华医院委员会报告书》，罗文锦等译，东华医院，1929，第 1~6 页。

看出西医在治疗效果上的优越性已经为董事局所深信。①

当然，需要指出的一点是董事局并不是一个只能表达一种声音的组织，在董事局内部，不同总理对于西医和政府干涉的态度是存在分歧的，这些在前面三章中已经有详细分析。不过，这种分歧的差异性随着东华三院西医的发展的确在不断减少，尤其是在1938年医务委员会成立之后，他们对于西医的态度更是趋于一致。除董事局之外，作为东华三院的一个重要组织，永远顾问委员会中永远顾问的态度很大程度上影响着东华三院西医服务的发展和政府对东华三院干涉的进程。由于永远顾问中有一部分人是政府行政局或立法局非官守议员（基本主导了永远顾问的总体意见），他们在诸多涉及医院改革的事务上，基本上都是站在支持西医和政府的立场上。如第四章所述，不管是在1938年政府七项条件还是1940年特定疾病中西医治疗权的争论中，或者在医务委员会会议上，这些永远顾问都向董事局施加相当压力以劝说他们接受政府的安排。当然，为缓和董事局与永远顾问之间围绕权力分配而引发的紧张关系，也并不排除在个别议题上永远顾问会呈请政府做出部分妥协或让步，比如在1940年关于义务中医的聘任问题上，就是因为永远顾问的请求而促使政府最后同意在东华医院聘请两位义务中医以做试验。②

在东华三院中西医竞争与冲突的关系中，因为中医医生不像西医医生和董事局那样有表达自己意见的渠道，即缺乏所谓的话语权优势。在本书所能利用的资料中，不管是政府报告还是东华三院档案都缺乏中医医生独立自主地表达他们观点的渠道与舞台，因此，我们看到的中医医生对于中西医的态度主要来自他者的叙述。③ 这里也只能根据这些有限的他者话语来简单地分析这段时期中医医生对于西医态度的变化。简言之，在西医引入之后，东华中医医生对于西医的一个总体态度是西医可以发展甚至进一步扩张，但是其底线是西医医生或政府不应该干涉中医的生存空间，即所谓的中西医和平共处原则。当然，这种态度主要也是基于西医在某些疾病上的治疗效果明显优于中医，正是如此，中医医生不仅会劝服某些由中医治疗无效的患者转而求诊

---

① 谢永光先生也指出，自从二战期间抗生素发明以来，西医便有了一种新武器，至此，中医在内科领域所拥有的优势已大不如前。具体内容请参阅谢永光《香港中医药史话》，三联书店（香港）有限公司，1998，第8~9页。

② 董事局的要求是在三院各自聘请两位义务中医。

③ 当然，在董事局召开的邀请中医参加的董事局会议（比如中医医生总理联席会议或中西医务顾问总理联席会议）上，中医是可以发表自己的独立观点的。不过，这些机会相当少。

西医，而且也会主动拒绝治疗那些他认为西医方法对患者更为有效的入院病人。[①] 巡院医官在 1906 年报告中也列举了两个例子来证明中医医生对于西医的态度开始发生变化，其中一个例子是一位医院中医医生带他的女儿来眼科部看病；另外一个例子则是一位医院中医医生自己亲自到眼科部求诊，而当他被其他病人发现身份时，他还引以为乐。[②]

当然，面对西医的霸权行径（收症房拒收选择中医治疗的患者和强行占用中医病床等），中医医生并不是忍气吞声，他们也会向董事局提出抗议。不过，他们的反对总是显得过于无力，与西医试图取缔中医的激进态度不同，中医医生争取的目标就是希望中医能够获得一定的生存空间。而在治疗上，中医医生也希望中西医能够发挥各自所长，医院中医顾问劳英群先生在 1939 年 4 月 2 日召开的中西医务顾问总理联席会议上的发言颇能代表东华三院中医医生的立场，他说："中西医治疗各有专长，建议诸总理通知中西医医生，各将治疗传染症方法提出互相研究，融会而贯通，之于社会人士受益甚大矣。"[③] 由此可以看出，中医医生对于到底选择何种治疗方法采取更为务实的态度，他们认为西医虽然日益有效，不过中医在某些疾病治疗上也有所长。当然，如果西医的确更为有效，他们也会放弃治疗权，在 1940 年有关脚气症、疟疾和玉蜀黍症中西医治疗权的争论上，中医医生也承认他们不敢医治恶性疟疾。[④] 不过，最终因为中医对于上述三种疾病的治疗效果明显不如西医，被剥夺了治疗权。显然，在现实的数据（当时董事局要求统计中西医治愈率）面前，中医医生也缺乏理由继续争取治疗权。

需要指出的是，相对于西医医生和董事局来说，在东华三院内部，中医医生是最弱势的群体，面对西医的侵犯，他们缺乏有效的权力资源予以回应和抵抗；而作为他们的支持者，随着董事局对于西医信心的不断加强，这种支持也逐渐流于形式。在诸多涉及中医命运的议题上，董事局对于中医医生的意见也开始不予重视，诸如在 1940 年有关脚气症、疟疾和玉蜀黍症中西医治疗权的争论上，尽管中医医生表示能够治疗其中一些慢性病症，可是在没有征求中医医生意见的情况下，董事局自行决定取消中医治疗权。而最能反映中医医生地位低下的表现是，在医务委员会的成员构成中，西医医生和总

---

① *Report of the Inspecting Medical Officer of the Tung Wa Hospital for 1902 and 1917*, Hong Kong.

② *Report of the Inspecting Medical Officer of the Tung Wa Hospital for 1906*, Hong Kong.

③ 《东华医院董事局会议纪录》，1939 年 4 月 2 日。

④ 《东华医院董事局会议纪录》，1940 年 7 月 26 日。

理各自拥有三个席位，可是作为代表医院中医服务的中医医生却没有任何代表。

当然，殖民权力的运作并不是单向的，除了由殖民者施加的政治支配与意识形态支配之外，殖民权力也会遭到被殖民者的各种形式的消极或积极抵抗。正如有学者指出："统治者与被统治者之间的政治关系不能被简单地描述为前者的绝对支配（absolute domination）与后者的绝对服从（absolute submission）。"① 不管是面对政府的鼠疫预防措施，还是面对政府和西医医生所推进的西医霸权，作为殖民权力（在本书中主要体现为西医霸权）的实施对象，华人大众、东华三院董事局和中医医生都予以相应的抵抗。② 而最为激进的抵抗形式主要体现在鼠疫危机当中，华人社会与港英政府之间甚至发生一定程度的武力冲突，这在香港历史上是第一次严重的日常（非军事状态）管治危机，严重危及管治的稳定性与权威性。除了积极的抵抗形式之外，在鼠疫危机中，华人社会还有各种各样的消极抵抗策略，诸如制造与传播谣言、藏匿鼠疫患者和纷纷离港等，这些抵制行动不仅严重影响了政府防疫措施的有效性，而且对香港的商业与经济活动造成了巨大冲击，尤其是大量华人离港导致诸多工厂纷纷倒闭和停产，这些对于港英政府管治都构成了严峻的挑战。而对于董事局来说，他们的抵抗形式是更为理性和平静的，他们一般通过向总督请愿的方式换取港英政府的部分让步。而中医医生作为医院内部权力分配的弱势群体，对于西医霸权的抵制主要是通过提出书面或口头抗议的形式，而这些抗议在很多时候也基本没有得到尊重。当然，也并不排除一些中医医生可能以辞职的形式抵制西医霸权，不过，不管怎样，这些抵抗都无法真正阻止西医霸权的进一步扩张。

有一点需要指出的是，在这些抵抗活动中，因为董事局的独特身份，华人社会和中医医生经常通过他们向政府施加压力。而董事局为避免与港英政府的正面对抗，或激化华人社会和中医医生的反对情绪，在调停与斡旋中总是处于左右为难的尴尬境地，而更多时候则是遭到双方的共同不满，这一点最为集中地体现在 1894 年鼠疫危机当中。

面对被殖民者的抵抗，殖民权力的实施者在不影响其统治根本利益的情

---

① Allen Guttmann, *Games and Empires：Modern Sports and Cultural Imperialism*，New York：Columbia University Press，1994，p. 6.

② 至于具体的抵抗活动，在前面三章中已经有所分析，这里仅仅简单总结这些抵抗形式的一般特点。

况下，也会适度地做出某些让步与妥协，以避免可能因过度干涉与压制而造成的更为激烈的抵抗活动。殖民权力的这种张弛有度的运作策略有助于维持统治者在与被统治者的互动关系中处于更为主动的地位。正如前文分析的，在防疫措施与所有涉及西医引入和扩张的议题上，港英政府总是首先采取最为严厉的措施和最为强硬的态度，并以此试探被殖民者（或者称权力实施对象）的接受程度与响应策略，如果超过他们的承受能力而遭到过激的抵抗，港英政府通常会做出一些让步以抚慰被殖民者的反对情绪。当然，在殖民者与被殖民者之间的不平等权力关系中，殖民者做出的妥协与让步也是相当有限的。

上述从殖民权力的不同方面概括性地分析了殖民权力的实施、妥协以及针对殖民权力可能引发的抵抗活动。笔者以为，只有通过对殖民权力的多维分析才能有助于我们了解东华三院中西医服务变迁过程中所渗透的各种复杂关系，其中涉及港英政府与华人社会、港英政府与东华三院董事局、中医医生与西医医生、华人社会与东华三院董事局以及殖民官僚机构之间的多重关系。

第三节 医疗空间的生产与改造

正如法国著名思想家福柯所指出的，"空间是任何权力运作的基础"，[1]"空间是权力、知识等话语转化成实际权力关系的关键"。[2] 他主要通过分析规训权力（disciplinary power）在监狱和医院等空间的运作与实施来考察近代西方社会规训化的过程。[3] 在福柯的分析中，他显然着眼于空间的物质与意识形态特征对于维持权力运作的重要性以及规训技术在空间中的具体实施过程。当然，这是空间与权力关系的一个重要方面，不过这里要着重考察的是权力的运作如何影响空间形态和空间性质的变化，即殖民权力的渗透对东华三院这一华人医疗空间的性质造成了怎样的冲击和带来了多大的改造？当然，在某种意义上，医疗空间性质的改造也意味着新空间的生产。

---

[1] 米歇尔·福柯、保罗·雷比诺：《空间、知识、权力——福柯访谈录》，载包亚明主编《后现代性与地理学的政治》，上海教育出版社，2001，第13~14页。

[2] 戈温德林·莱特、保罗·雷比诺：《权力的空间化》，载包亚明主编《后现代性与地理学的政治》，上海教育出版社，2001，第29页。

[3] Michel Foucault, *Discipline and Punish: The Birth of the Prison*, New York: Pantheon Books, 1977.

在考察空间性质的变化之前，需要了解东华三院这一华人空间性质的多样性。综观东华三院承担的多项社会服务，可以看出这一空间功能的多样性，它不仅是提供免费殓葬服务的死亡空间，提供免费食宿服务的救济空间，而且也是处理华人社会事务（尤其是在创院初期）与充当华人社会和港英政府之间中介角色的准政治空间。当然，作为一家医院的基本功能而言，它还是提供传统医疗服务的中医医疗空间和提供现代医学科学服务的西医医疗空间。

以死亡空间为例，在创建初期，东华医院对于华人来说是义祠功能的延伸，它与其说是一个治病救人的医疗空间，倒不如说是一个提供免费殓葬服务的"公众殓房"。① 也正是因为这种功能的错位，很多华人患者在入院时已经处于将死状态，因为他们来院的根本目的就是为了能够获得免费棺材和殓葬服务。除了接收这些入院等待死亡的患者之外，医院也会接收来自其他医院、公立医局、政府公众殓房和其他抵港船只的尸体。医院的这种功能也就能解释为什么医院接收的将死患者和尸体的数量以及提供免费殓葬服务的次数是如此之多，② 这种死亡的象征让港英政府医官相当怀疑东华医院是否具有医疗功能。

以救济空间为例，东华医院也同样延续了义祠的部分功能，在 1869 年东华医院接管义祠并将其改造为赠诊所之后，其中部分难民被遣送回乡。可是因为各种灾难频发使越来越多的难民涌入香港（尤其是当内地发生战事和动乱时），历届董事局便以救济责任为怀多予收容，为他们提供相对舒适的食宿环境。在初期，碍于医院条件有限，并没有专门的收容场所，这些难民杂居于患者之中，不仅造成疾病的相互传播，而且影响患者治疗。直到 1910 年，时任总理兴建栖流所一幢，专门收容难民、年长和久治不愈者。③ 不过，随着医院财政状况的恶化，为减少开支，遂在政府的干预下将栖流所关闭，其中的难民也相继被遣送。当然，这并不意味着医院难民救济活动的停止，在栖流所于 1935 年关闭之后，为应付内地因战事而不断涌入的难民的救济工作，医院也多次设立难民收容所，不过需要指出的是这些工作已经完全不同于之

---

① 有关香港的死亡管理与死亡空间政治，参阅 Chan Yuk Wah，"Where to Die? Death Management and the Politics of Death Space in Hong Kong，" in Michael Dickhardt and Andrea Lauser（eds.），*Religion，Place and Modernity：Spatial Articulations in Southeast Asia and East Asia*，Leiden and Boston：Brill，2016，pp. 312－342.

② 有关具体数目可以参阅历年政府医务报告和《东华医院征信录》。

③ *Report of the Inspecting Medical Officer of the Tung Wa Hospital for 1910*，Hong Kong.

前的日常救济事务，而成为一项应付突发危机的非常态救济活动。①

　　不管是作为死亡空间，还是作为救济空间，都充分反映了东华三院创院的慈善宗旨，以下这段话便能很好地体现这一点，"东华三院善业，以使老有所终，幼有所长，鳏寡孤独废疾者皆有所养为旨。不宁唯是，且更使死无所殓者，得有所葬，安其窀穸。是以施棺殓葬，与设置义庄义山，以为先侨谋身后事，可谓无微不至。历届总理之鸿恩厚泽，使孤魂有知，亦当含笑九泉。"②

　　对于这种集多种功能于一体的医院空间，政府医官在创院初期就提出诸多批评，认为医院的非医疗功能严重影响了医院治病救人的根本目的，甚至有医官认为东华医院在严格意义上讲不能被称为医院。显然，这种批评无视港英政府的管治弊端，因为之所以医院需要提供如此多样的社会服务，根本原因在于港英政府没有承担其应当履行的社会服务与救济责任，而一劳永逸地以"不干涉华人事务"为由将责任推给华人慈善组织。正是考虑到医院对于香港慈善与社会服务的重要贡献，港英政府对于东华存在的各种弊端也一再容忍，因此在1896年东华医院调查事件中，当部分政府医官要求彻底关闭医院时，便遭到了部分官员和医生的反对。作为证人之一的伊瓦特医生就提醒调查委员会应该注意东华医院在某种程度上是济贫医院、不治医院和将死病人死亡之所的联合体，他指出这三种机构在英国是独立存在的，而东华医院却承担了三个功能，因此不可避免地会造成一些弊端和困难。③

　　不过，在1897年西医引入之后，随着医院医疗服务专业化的不断发展，港英政府对于医院的任何影响医疗运作的非医疗功能开始予以干涉。政府医官多次在报告中批评医院接收的大部分患者是一些无法治愈的慢性病人和以寻求舒适食宿条件为目的的难民，④ 而在求诊患者人数日益增加的情况下，那些真正需要医疗服务的患者却不能得到应有的治疗。⑤ 正是如此，根据政府医

---

① 有关东华三院的难民救济服务，请参阅东华三院百年史略编纂委员会编《东华三院百年史略》，东华三院，1970，第93~94页。

② 东华三院百年史略编纂委员会编《东华三院百年史略》，东华三院，1970，第94页。

③ 有关是否关闭医院的争论，请详细参阅第二章。

④ 在这些收容的难民当中，居住最长的达24年之久，短期者亦有8~9年。详细内容请参阅东华三院百年史略编纂委员会编《东华三院百年史略》，东华三院，1970，第94页。

⑤ 政府报告也认为之所以会有这么多久治不愈而不愿离院患者，其根本目的也是为了能够在医院得到比较好的食宿条件，同时也可以减轻患者家属的负担。详细内容请参阅 Annual Report of the Medical Department for 1923 , Hong Kong.

务报告显示，1924 年入院患者人数突然比前年减少 500 多人，而根本原因就在于医院董事局决定减少收治那些难民和慢性患者。[①] 不过，这种措施并没有严格执行，因为董事局担心如果拒绝部分患者入院可能引发华人社会的反对，并进而造成医院募捐收入的减少，因此医院作为救济空间的压力仍然相当大。可是，在医院财政困难日益突出的情况下，政府便开始要求医院关闭栖流所以减少不必要的开支。政府之所以提出这个要求是因为其中部分开支是由港英政府提供的，而在医院总体财政状况紧张的情况下，政府希望董事局能够将更多的资源用于医疗服务上。从这里也可以看出，在殖民权力的干涉下，东华三院空间多样性的特征在不断发生改变，体现东华慈善精神的救济空间不断被体现医疗化趋势的医疗空间所取代。简言之，这种不同空间性质的取代意味着东华三院所提供的服务更加接近于它作为一家医院所应该承担的职责。[②]

就东华三院作为医疗空间而言，殖民权力干涉的主要目标是实现这一空间从传统中医医疗空间向现代西医医疗空间的转换，因此在某种意义上，上述所指的医疗化本质上是西医化。综观东华三院中西医服务的变化趋势，可以看到医院从一个纯粹的中医医院逐步发展为中西医共存的医疗空间；而到 20 世纪 40 年代，就其留医服务来说，东华三院更是成为一个以西方医学为唯一治疗方法的纯西医医院。这种医疗空间性质的变化一方面表现在空间物质特征的改革，尤其是医院建筑结构、病房分类和医院卫生体系完全基于西方医院的科学与卫生原则得以逐步落实。正是这些医疗空间物质特征的转变，使得根据最新西方医院标准建成的东华东院于 1929 年开幕之后，政府医官便将其称为香港华人现代化医院的典范。言外之意就是强调更早建立的东华医院和广华医院已经不再适应不断发展的医院西医化趋势，因此在港英政府的压力和董事局的支持下，这两家医院在建筑结构和医院卫生设施方面曾经数度重建和维修。[③]

---

① *Annual Report of the Medical Department for 1924*，Hong Kong.
② 当然，作为提供免费殓葬服务的死亡空间，并没有遭到港英政府的过多干涉，其根本原因在于这种死亡空间的存在并没有影响到医疗空间的正常运作。因为，在某种意义上，东华三院提供的殓葬服务已经从医院内部转移出来，而在医院空间之外设立了诸如义庄和义山等死亡空间。而救济空间所承担的服务却与医疗空间所提供的服务在医院内部相互交织，严重影响了医院的医疗化趋势，即影响医院如何成为一家真正的医院。
③ 其实，在 1896 年东华医院调查事件中，医院建筑结构安排和卫生条件是除了是否引入西医这一问题之外的另一关键问题。详细内容请参阅第二章。

　　当然，空间物质特征的变化是殖民权力作用的结果之一，而另外一个更为重要的结果是在殖民权力对于空间的控制下，空间内部华人患者、董事局和中医医生对于西方医学的态度逐渐发生改变，而正是这种改变使东华三院医疗服务日益西医化，反映在空间上就是西医空间对于中医空间的不断遏制与侵蚀。而反映到华人对于东华三院医疗空间性质的理解上，东华三院逐渐以西医空间而不是中医空间被他们所接受与使用。

　　更为重要的是，东华三院医疗空间性质的变化凸显了空间的象征性力量，即从中医空间向西医空间的转变不仅是西医服务的扩张，更是西方医学科学性与优越性这一体现殖民现代性的意识形态与文化价值观念对于被殖民者宰制的确立，或者说被殖民者所默认和接受。在这个时候，作为代表华人慈善传统与传统医疗文化观念的东华三院在殖民权力的规训下日益转变为象征西方文明与帝国支配的新式医疗空间。在某种意义上，东华三院经历和完成了空间的殖民主义化过程。① 显然，这种殖民主义完全不同于以军事占领、经济侵略和政治主导为主要特征的新旧殖民主义，它以殖民地人们的重要生活空间为媒介，向其灌输象征西方文明优越性与进步性的意识形态与价值观念，并以此为知识话语体系而实现殖民权力对于空间性质的合理与正当改造。

　　而新旧医疗空间的转变，其背后体现的更是不同权力关系的消长。在某种意义上，中医空间的萎缩与消亡其实反映的是东华三院作为一个华人准政治空间所拥有的政治影响力与社会代表性的日渐衰退。简而言之，殖民权力是通过医疗空间的西医化而实现东华三院的去政治化。正如冼玉仪所分析的，在 19 世纪末之前，东华医院不仅是一个医疗机构和华人慈善组织，同时也是一个准政治机构，它不仅处理华人社会的各种日常事务，而且长期承担华人

---

① 有学者指出，所谓空间殖民主义实际上是对过去殖民主义概念只注重军事、主权、政治、经济、文化侵略的补充，强调空间为列强从事其侵略提供了广泛的社会环境与文化环境。因此，空间殖民主义是殖民主义者奴役和剥削他人政策的一种延续和文化表现，其媒介则是人们赖以生存的空间环境。空间殖民主义的主要特征是在他人之乡，按自己的生活习性、文化偏爱去构造一个为自己所喜闻乐见的空间环境，以殖民空间移植来满足并宣扬自己的生活方式，去表现自己的文化优越感，无视他人、他乡的社会及生态环境，从视觉到物质感受上嘲弄地方文化，奴化他国民众的身心。上述内容转引自陈蕴茜《日常生活中殖民主义与民族主义的冲突——以中国近代公园为中心的考察》，《南京大学学报》（人文科学·社会科学版）2005年第5期，第86页。其他有关内容还可以参阅吴家骅《论"空间殖民主义"》，《建筑学报》1995年第1期，第38页。

社群与港英政府之间的中间人角色。① 同样如上面所指出的，东华医院作为一个准政治空间而不断发展的政治影响力对于港英政府的统治权威构成了严峻的挑战，而这个问题在1894年鼠疫危机中也被港英政府深刻意识到。正是在这个意义上，1897年西医引入的另外一个考虑是希望通过对其医疗服务的干预而实现对董事局权力的遏制与监控。而这个目的在1897年西医引入之后乃至1938年医务委员会的成立都足以显示港英政府试图通过医疗干涉来削弱董事局对于医院的自主权。因此，从20世纪初开始，东华三院作为华人社会代表的权威性以及充当华人社会与港英政府之间的中介性的衰弱跟董事局自身独立性与自主性的削弱有很大关系。

医务委员会的成立标志着董事局在制度上散失去了对于医院的独立自主权，因为这个机构基本上完全由政府主导。在去政治化和西医化的同时，作为东华三院创院宗旨的中医服务却沿着跟医疗化相反的道路发展，即中医服务的慈善化。1939年在医务委员会的压力下，医院账目开始划分为慈善账目和医务账目，而有关中医服务的所有开支均列入慈善账目。从这个划分可以看出在港英政府的眼中，中医服务还不是严格意义上的医疗服务，它只是一种赠医施药的慈善功能，这跟传统中国社会从宋代以来逐步发展的以赠医施药为宗旨的慈善组织的运作从观念上来说没有什么太大区别。② 因此，这种安排对于东华三院中医服务的发展来说绝对是一种压制，在医疗服务专业化不断发展的当时，中医却因为当局的歧视与偏见而被重新纳入慈善服务的行列。从空间结构而言，中医服务则被完全排除在西医留医服务所享有的医疗空间之外，简而言之，东华三院留医空间成为一个纯粹的西医空间。

综上所述，在本书考察的这段时期内，东华三院作为一个医疗空间（相对于留医服务来说）而实现从中医空间向西医空间的转变是殖民医疗体系下西医霸权的胜利和中医传统的失败。不过，在新的政治体制与权力形态下，在留医服务上，东华医疗空间有望实现中医空间的复兴与中西医空间的再度共存，并最终达到东华三院历史上从未出现过的两种医疗空间的真正融合，

---

① Elizabeth Sinn, *Power and Charity: The Early History of the Tung Wah Hospital, Hong Kong*, Hong Kong: Oxford University Press, 1989.

② 有关明清慈善医疗服务的研究可以参阅 Angela Ki Che Leung, "Organized Medicine in Ming – Qing China: State and Private Medical Institutions in the Lower Yangzi Region," *Late Imperial China*, Vol. 8, No. 1, 1987, pp. 134 – 166；梁其姿：《施善与教化：明清的慈善组织》，联经出版事业股份有限公司，1997。

即成为中西医结合医院。

实际上，在 1997 年香港回归后，伴随着香港中医药合法地位的确立，[①]作为曾经代表香港中医服务最高水平和最具规模的东华三院也率先在中医服务和中医研究方面迈出了重要步伐。在中医门诊服务方面，除不断扩大和改革医院原有的中医普通科门诊之外，从 21 世纪初开始，东华三院也致力于发展中医专科门诊服务（还设有中医流动诊所和中药检验中心）。在留医服务方面，医院也积极开拓中西医结合的发展道路，2006 年东华三院分别在广华医院和东华医院成立东华三院王泽森中西医药治疗中心和东华三院王李名珍中西医药治疗中心，为住院病人提供中医药和针灸、推拿等服务，其目的是为了融合中西医疗服务，进一步推动本地中医医疗制度，建立健全中医临床架构。[②] 随后，东华三院黄大仙医院和东华东院在上述两家中西药治疗中心的帮

① 从 20 世纪 80 年代开始，香港政府开始检讨中医药政策，于 1989 年 8 月成立中医药工作小组，并于 1995 年 4 月成立香港中医药发展筹备委员会，负责就如何促进、发展和规管香港中医药向政府提供建议。1997 年香港特区政府成立之后，政府对中医药的发展更加重视，基本法第 138 条就明确规定：“香港特别行政区政府希自行制订发展中西药和促进医疗卫生服务的政策。社会团体和私人可依法提供各种医疗卫生服务。”政府更是促请立法会于 1999 年 7 月 14 日通过《中医药条例》（Chinese Medicine Ordinance），该条例与 1884 年通过监管西医药的《医生登记条例》足足迟了 100 多年。而作为负责实施香港各项中医药规管措施的香港中医药管理委员会（Chinese Medical Council of Hong Kong）也根据该条例于 1999 年 9 月成立。而 2018 年香港特别行政区《行政长官 2018 年施政报告》将中医药正式纳入本港医疗系统，其中包括选址将军澳百胜角的首间中医医院，该医院将由政府斥资兴建并由非政府机构负责营运，预计将有四百张病床分阶段投入服务。有关 20 世纪 80 年代以来香港中医药发展概况和《中医药条例》以及相关内容，请访问香港中医药管理委员会官方网站 http：//www.cmchk.org.hk（2018 年 8 月 25 日访问）。其他内容还可以参阅香港中医药工作小组《中医药工作小组中期报告》，香港政府印务局，1991；香港中医药工作小组《中医药工作小组报告书》，香港政府印务局，1994；香港卫生福利局《香港特别行政区香港中医中药发展咨询文件》，香港卫生福利局，1997；香港中医药发展筹备委员会《香港中医药发展筹备委员会报告书》，香港政府印务局，1997 和 1999；谢永光《香港中医药史话》，三联书店（香港）有限公司，1998；邵善波、李璇《香港中医药发展的前景与方向》，一国两制研究中心，1999；邵善波、李璇《香港中医药发展研究报告第二期》，一国两制研究中心，2001；Hokari Hiroyuki，“The Presentation of Traditional Chinese Medicine（TCM）Knowledge in Hong Kong，” in Alan K. L. Chan，Gregory K. Clancey，and Hui - chieh Loy（eds.），Historical Perspectives On East Asian Science，Technology And Medicine，Singapore：World Scientific，2002，pp. 222 - 235；东华三院广华医院—香港中文大学中医药临床研究服务中心《东华三院广华医院 - 香港中文大学中医药临床研究服务中心周年纪念特刊》，该中心，2003；Sian Griffiths，“Development and Regulation of Traditional Chinese Medicine Practitioners in Hong Kong，” Perspectives in Public Health，Vol. 129，No. 2，2009，pp. 64 - 67；《首间中医院选址将军澳 设 400 病床资助门诊》，《东方日报》2018 年 10 月 11 日；香港中医管理委员会《香港中医药管理委员会报告书（1999 ~ 2017 年）》。
② 东华三院编辑《香港东华三院年报》（2005 ~ 2006 年度），东华三院，2006，第 52 ~ 53 页。

助下也分别于 2007 年和 2008 年开始提供类似服务，2009 年东华三院冯尧敬医院设立东华三院第三家中西医药治疗中心——王丘玉珊中西医药治疗中心。① 2011 年东华三院联合广华医院，成立中西医治疗团队，为留院病人提供中西医结合治疗服务。② 而为进一步推动中医临床服务的发展，东华三院于 2013 年开始研究开展"中医病房先导计划"，拟在广华医院增设 20 张由中医主导的床位，全面驱进中医主导的住院模式。③

目前，东华三院中医留医服务尽管还没有获得专门的中医病床，不过它已经向以西医为主导治疗方法的留医病人渗透，而随着中医临床研究的进一步发展，作为医疗空间的东华三院来说，其未来的发展趋势则有望实现中西医空间的真正融合，而这个医疗空间也将以融合中西医各自的特定优势继续为全港患者提供更为多元和优质的医疗健康服务。这种发展趋势对于 140 多年前的东华前贤来说也将是一种莫大的安慰，因为他们开创和秉承的创院宗旨可以再度得以延续和创新。

---

① 有关目前东华三院"中医医疗服务"与"中西医结合服务"的具体内容，请访问东华三院官方网站 http：//www.tungwah.org.hk/medical/mh – introduction/（2018 年 8 月 25 日访问）。

② 具体内容访问网站 https：//www3.ha.org.hk/kwh/main/tc/service – integrative.asp（2018 年 8 月 25 日访问）。

③ 《中西医结合治疗专题传媒简报会　公布"中医主导住院服务"计划步署》，《东华通讯》2013 年 3 月号，第 1 页。

参考文献

一 政府档案

Annual Report of the Colonial Surgeon, Hong Kong, 1845 – 1896.

Annual Report of the Principal Civil Medical Officer, Hong Kong, 1897 – 1927.

Annual Report of the Medical Department, Hong Kong, 1928 – 1939.

Annual Report of the Inspecting Medical Officer of Tung Wa Hospital, Hong Kong, 1897 – 1920.

Annual Report of the Inspecting Medical Officer of Kwong Wah Hospital, Hong Kong, 1911 – 1920.

Annual Report of the Registrar General, Hong Kong, 1891 – 1912.

Annual Report of the Secretary for Chinese Affairs, Hong Kong, 1913 – 1939.

British Parliamentary Papers：China24 ：*Correspondence*, *Dispatches*, *Reports*, *Ordinances and Other Papers relating to the Affairs of Hong Kong1846 – 60* , Shannon：Irish University Press, 1971.

British Parliamentary Papers：China25 ：*Correspondence*, *Dispatches*, *Reports*, *Returns*, *Memorials and Other Papers relating to the Affairs of Hong Kong1862 – 81* , Shannon：Irish University Press, 1971.

British Parliamentary Papers：China26 ：*Correspondence*, *Annual Reports*, *Returns*, *Conventions and Other Papers relating to the Affairs of Hong Kong1882 – 99* , Shannon：Irish University Press, 1971.

Great Britain, Colonial Office, Original Correspondence：Hong Kong, 1841 – 1951, Series 129 (CO 129), Public Record Office, London.

Great Britain, Colonial Office, Executive and Legislative Council Minutes：Hong Kong (from 1844), Series 131 (CO 131), Public Record Office, London.

Great Britain, Colonial Office, Hong Kong Blue Books, 1844 – 1940, Series 133 (CO 133), Public Record Office, London.

Great Britain, Colonial Office, Supplementary Correspondence: Hong Kong, 1873 – 1898 and 1906 – 1907, Public Record Office, London.

Great Britain, Foreign Office, General Correspondence: China 1815 – 1905, Series 17 (FO 17), Public Record Office, London.

Great Britain, Foreign Office, Embassy and Consular Correspondence, 1834 – 1930, Series 228 (FO 228), Public Record Office, London.

Great Britain, Foreign Office, Miscellanea, 1759 – 1935, Series 233 (FO 233), Public Record Office, London.

Historical and Statistical Abstract of the Colony of Hong Kong, 1841 – 1930, Hong Kong: Government Printers, third edition, 1932.

Hong Kong Administrative Report, 1879 – 1939.

Hong Kong Annual Administration Reports, 1841 – 1941, edited by Robert L. Jarman, London: Archive Editions, 1996.

Hong Kong Blue Books, 1844 – 1939.

Hong Kong Government Gazette, 1853 – 1941.

Hong Kong Hansard, 1890 – 1941.

Hong Kong Sessional Papers, 1884 – 1941.

Minutes of the Proceedings of the Meetings of the Medical Committee of Tung Wah Group of Hospitals, Hong Kong, 1938 – 1945.

Report on the Census of the Colony for Individual Years, Hong Kong, 1841 – 1941.

Report of a Committee of Inquiry into the Medical Department of the Colony and other Relative Matters, Hong Kong, 1895.

Report of the Commission by the Governor to enquire into the Working and Organization of the Tung Wa Hospital together with the Evidence taken before the Commission and other Appendices, Hong Kong, 1896.

Report of a Committee of Inquiry into the Adequacy of the Staff of the Medical Department of the Colony, Hong Kong, 1902.

Report of the Committee Appointed by His Excellency the Governor to Inquire into the Causes of Chinese Infantile Mortality in the Colony, Hong Kong, 22nd January, 1904.

Report of the Technical Committee for the Reorganization and Improvement of Existing Official Hospital and Clinical Facilities appointed by the Governor, 1938 – 1939，Hong Kong, 1939.

二 东华三院档案

《东华医院及东华东院征信录》（1930 – 1931 年）

《东华医院征信录》 （1873 – 1874，1877 – 1878，1885 – 1887，1891 – 1893，1895 – 1923，1926 – 1927，1932 – 1934 年）

《董事局会议纪录》（1903 – 1945 年）

《广华医院及东华东院征信录》（1932 – 1935 年）

《广华医院缘起及征信录》（1911 年）

《广华医院征信录》（1911 – 1931 年）

《院务报告书》（1929 – 1935，1940，1947 – 1948 年）

《政府公函》（华民政务司来函，1911，1913 – 1937 年）

《致政府书函》（1917 – 1926 年，1935 – 1941 年）

三 中英文报纸与期刊

American Journal of the Medical Sciences

British Medical Journal

China Mail

China Medical Missionary Journal（*China Medical Journal*）

Hong Kong Daily Press

Hong Kong Telegraph

Hong Kong Weekly Press

Johns Hopkins Hospital Bulletin

Journal of the Hong Kong Branch of the Royal Asiatic Society

Journal of Tropical Medicine

Public Health Reports

The Lancet

《华字日报》

《申报》

《香港工商日报》

四　中文著述

《1896 年调查东华医院委员会报告书》，罗文锦等译，东华医院，1929。

爱德华·萨依德：《东方主义》，王志弘等译，立绪文化事业有限公司，1999。

爱德华·赛义德：《东方学》，王宇根译，三联书店，1999。

安东尼奥·葛兰西：《狱中札记》，曹雷雨等译，中国社会科学出版社，2000。

澳门镜湖医院慈善会编《镜湖医院九十周季纪念特刊》，澳门镜湖医院慈善会，1961。

澳门镜湖医院慈善会编《镜湖医院一百十五周年纪念特刊》，澳门镜湖医院慈善会，1986。

澳门镜湖医院慈善会编《镜湖医院慈善会创办一百三十周年纪念特刊》，澳门镜湖医院慈善会，2001。

澳门镜湖医院慈善会编《孙中山先生诞辰 140 周年：镜湖医院慈善会创办 135 周年纪念特刊》，澳门镜湖医院慈善会，2006。

包亚明主编《后现代性与地理学的政治》，上海教育出版社，2001。

布劳特：《殖民者的世界模式：地理传播主义和欧洲中心主义史观》，谭荣根译，社会科学文献出版社，2002。

曹树基：《1894 年鼠疫大流行中的广州、香港和上海》，《上海交通大学学报》（哲学社会科学版）2005 年第 4 期，第 72 ~ 81 页。

曹树基、李玉尚：《鼠疫流行对近代中国社会的影响》，载复旦大学历史地理研究中心主编《自然灾害与中国社会历史结构》，复旦大学出版社，2001，第 133 ~ 167 页。

蔡青：《香港东华三院社会工作和慈善工作的启示》，《社会福利》2012 年第 5 期，第 45 页。

蔡荣芳：《香港人之香港史》，牛津大学出版社，2001。

蔡志祥：《十九世纪香港岛的瘟疫：政府和民间的对策》，发表于"医学与殖民主义与社会变迁研讨会"（中研院历史语言研究所，1998 年 5 月 20 ~ 21 日）。

蔡志祥：《打醮：香港的节日和地域社会》，三联书店（香港）有限公司，2000。

陈邦贤：《中国医学史》，上海书店，1984。

陈昌凤：《香港报业纵横》，法律出版社，1997。

陈芳明：《殖民地摩登：现代性与台湾史观》，麦田出版，2004。

陈建明：《近代基督教在华医疗事业》，载张学明、梁元生主编《历史上的慈善活动与社会动力》，香港教育图书公司，2005，第 159～178 页。

陈鸣：《香港报业史稿（1841－1911）》，华光报业有限公司，2005。

陈全柏：《当代香港慈善组织的社会整合功能研究：以香港东华三院为例》（广州：华南师范大学硕士论文，2011）。

陈绍剑主编《香港保良局百年史略》，香港保良局，1978。

陈伟超：《慈善广告中的助人故事：东华三院、香港公益金、香港乐施会慈善文本研究》（香港：香港中文大学哲学硕士论文，2008）。

陈蕴茜：《日常生活中殖民主义与民族主义的冲突：以中国近代公园为中心的考察》，《南京大学学报》（人文科学·社会科学版）2005 年第 5 期，第 82～95 页。

崔艳红：《19 世纪末 20 世纪初香港鼠疫与港英政府的应对措施》，《历史教学》2010 年第 12 期，第 51～57 页。

崔艳红：《港英政府应对公共危机管理的现代化开端：以 19 世纪末 20 世纪初香港鼠疫为研究对象》，《战略决策研究》2012 年第 6 期，第 65～71 页。

大卫·阿诺：《医学与殖民主义》，《当代》，第 170 期，2001 年 10 月，第 40～59 页。

东华三院制作《东华故事》（录像资料），东华三院医务科，2003。

东华三院编辑《东华三院八十周年纪念特刊》，东华三院，1951。

东华三院编辑《东华三院董事局与中国官员交流纪念册》，东华三院，1984。

东华三院编辑《东华三院社会服务概况》，东华三院，1972。

东华三院编辑《东华三院学务概况》，东华三院，1972。

东华三院编辑《东华三院医务概况》，东华三院，1972。

东华三院编纂《东华三院一百三十年》，东华三院，2000。

东华三院编辑《回归十年心系百载：东华三院的祖国梦》，东华三院，2008。

东华三院、香港中文大学编辑《慈善与医疗：东华三院的经验对华人社群的启示学术研讨会（香港中文大学；2013 年 12 月 20 日）》，东华三院，2013。

东华三院百年史略编纂委员会编《东华三院百年史略》，东华三院，1970。

东华三院尝产建设计划编纂委员会编辑《东华三院尝产建设计划》，东华三院，1964。

东华三院庚子年董事局编纂《香港东华三院发展史：创院九十周年纪念》，东华三院，1960。

东华三院广华医院－香港中文大学中医药临床研究服务中心编辑《东华三院广华医院－香港中文大学中医药临床研究服务中心周年纪念特刊》，该中心，2003。

东华三院教育史略编纂委员会编辑《东华三院教育史略》，东华三院，1963。

东华三院社会服务科编印《东华三院社会服务总览》，东华三院社会服务科，1998 和 2001。

东华三院文物馆编写《东华三院文物馆文献年份表》，东华三院文物馆，出版年份未详。

东华三院辛酉年董事局汇编《今日东华》，东华三院，1982。

东华三院医务科制作《东华三院中医服务》（录像资料），东华三院医务科，2006。

东华医院编辑《东华医院六十周年纪念记征文》，东雅公司，1931。

丁新豹：《香港早期之华人社会，1841－1870》（香港：香港大学哲学博士论文，1988）。

丁新豹编著《善与人同：与香港同步成长的东华三院（1870－1997）》，三联书店（香港）有限公司，2010。

帆刈浩之：《近代香港天花流行与中医药的社会化》，发表于"社会文化视野下的中国疾病医疗史研究"国际研讨会（天津：南开大学中国社会史研究中心，2006 年 8 月 11～14 日）。

饭岛涉：《鼠疫与近代中国》，研文出版，2000。

范燕秋：《医学与殖民扩张：以日治时期台湾疟疾研究为例》，《新史学》1996 年第 3 期，第 133～173 页。

范燕秋：《疫病、医学与殖民现代性：日治台湾医学史》，稻乡出版社，2005。

费克光：《中国历史上的鼠疫》，载刘翠溶、尹懋可主编《积渐所至：中国环境史论文集》，中研院经济研究所，1995，第 673～745 页。

冯自由编著《华侨革命组织史话》，正中书局，1954。

傅大为：《亚细亚的新身体：性别、医疗与近代台湾》，群学出版有限公司，2005。

傅科：《规训与惩罚：监狱的诞生》，刘北成等译，桂冠图书股份有限公司，1992。

高添强：《丧葬服务与原籍安葬》，载冼玉仪、刘润和主编《益善行道：东华三院 135 周年纪念专题文集》，三联书店（香港）有限公司，2006，第82～115 页。

高晞：《德贞传：一个英国传教士与晚清医学近代化》，复旦大学出版社，2009。

戈温德林·莱特、保罗·雷比诺：《权力的空间化》，载包亚明主编《后现代性与地理学的政治》，上海教育出版社，2001，第 29～39 页。

关礼雄：《日治时期的香港》，三联书店（香港）有限公司，1993。

广东省政协文史资料研究委员会编《香港报业春秋》，广东人民出版社，1991。

广华医院编辑《广华百载情》，广华医院，2012。

广华医院 95 周年纪念特刊编辑委员会编辑《广华医院 95 周年纪念特刊》，广华医院，2007。

郭少棠和范家伟：《香港传统中医中药历史研究报告（中期报告）》，2004。

郭卫东：《应对鼠疫：1894－1895 年的港澳》，《历史档案》2011 年第 4期，第 80～90 页。

郭智强：《多渠道解决我国 NGO 的资金瓶颈问题：来自香港东华三院的启示》，《东莞理工学院学报》2008 年第 6 期，第 40～44 页。

郝先中：《近代中医废存之争研究》（上海：华东师范大学博士论文，2005）。

何佩然编著《源与流：东华医院的创立与演进》，三联书店（香港）有限公司，2009。

何佩然编著《施与受：从济急到定期服务》，三联书店（香港）有限公司，2009。

何佩然编著《破与立：东华三院制度的演变》，三联书店（香港）有限公司，2010。

何佩然编著《传与承：慈善服务融入社区》，三联书店（香港）有限公司，2010。

何屈志淑：《默然捍卫：香港细菌学检验所百年史略》，香港医学博物馆学会，2006。

何小莲：《西医东渐与文化调适》，上海古籍出版社，2006。

何雪松：《空间、权力与知识：福柯的地理学转向》，《学海》2005 第 6 期，第 44~48 页。

胡成：《东华故事与香港历史的书写》，《读书》2003 年第 6 期，第 115~121 页。

胡成：《何以心系中国：基督教医疗传教士与地方社会（1835-1911）》，《近代史研究》2010 年第 4 期，第 16~33 页。

胡成：《医疗、卫生与世界之中国（1820~1937）：跨国和跨文化视野之下的历史研究》，科学出版社，2013。

黄棣才：《图说香港历史建筑（1897-1919）》，中华书局（香港）有限公司，2011。

黄棣才：《图说香港历史建筑（1841-1896）》，中华书局（香港）有限公司，2012。

黄棣才：《图说香港历史建筑（1920-1945）》，中华书局（香港）有限公司，2015。

黄汉纲：《孙中山与香港西医书院》，中国文史出版社，2001。

黄应贵主编《空间、力与社会》，中研院民族学研究所，1995。

姜锺赫：《鼠疫与香港殖民医学下的华人女性病患（1841-1900）》，《近代中国妇女史研究》，第 26 期，2015 年 12 月，第 67~132.

柯征、姚丰编辑《澳门镜湖医院慈善会会史》，澳门镜湖医院慈善会，2001。

赖文、李永宸：《岭南瘟疫史》，广东人民出版社，2004。

李敖：《孙逸仙和中国西化医学》，文星书店，1965。

李传斌：《条约特权制度下的医疗事业：基督教在华医疗事业研究（1835-1937）》，湖南人民出版社，2010。

李东海编撰《香港东华三院一百二十五年史略》，中国文史出版社，1998。

李谷城：《香港报业百年沧桑》，明报出版社，2000。

李谷城：《香港中文报业发展史》，上海古籍出版社，2005。

李建民主编《从医疗看中国史》，联经出版事业股份有限公司，2008。

李经纬等主编《中国医学通史》，人民卫生出版社，2000。

李经纬和鄢良编著《西学东渐与中国近代医学思潮》，湖北科学技术出版社，1990。

李培德：《香港鼠疫之日本发现》，《历史海流》1998年第3期，第37～41页。

李培德编《香港史研究书目题解》，三联书店（香港）有限公司，2001。

李尚仁：《欧洲扩张与生态决定论：大卫阿诺论环境史》，《当代》，第170期，2001年10月，第18～29页。

李尚仁：《医学、帝国主义与现代性：专题导言〉，《台湾社会研究季刊》，第54期，2004年，第1～16页。

李尚仁：《治疗身体，拯救灵魂：十九世纪西方传教医学在中国》，发表于"宗教与医疗学术研讨会"（中研院历史语言研究所，2004年11月16～19日）。

李尚仁：《十九世纪西方医学在中国》，发表于"从医疗看中国史"学术研讨会（中研院历史语言研究所，2005年12月13～15日）。

李尚仁主编《帝国与现代医学》，联经出版事业股份有限公司，2008。

李尚仁：《展示、说服与谣言：十九世纪传教医疗在中国》，《科技、医疗与社会》，第8期，2009年，第9～74页。

李尚仁：《帝国的医师：万巴德与英国热带医学的创建》，允晨文化出版公司，2012。

李永宸、赖文：《19世纪后半叶广州鼠疫传入路线的探讨》，《中华医史杂志》2003年第4期，第206～208。

李永宸、赖文：《1894年香港鼠疫考》，《中华中医药杂志》2005年第1期，第28～31页。

梁其姿：《施善与教化：明清的慈善组织》，联经出版事业股份有限公司，1997。

梁其姿：《面对疾病：传统中国社会的医疗观念与组织》，中国人民大学出版社，2012。

梁其姿：《麻风：一种疾病的医疗社会史》，朱慧颖译，商务印书馆，2013。

廖迪生、张兆和、蔡志祥合编《香港历史、文化与社会》，香港科技大学华南研究中心，2001。

林启彦：《严复与何启：两位留英学生近代化思想模式的探讨》，《近代史研究》2001 年第 3 期，第 1 ~ 20 页。

林友兰：《香港史话》，香港上海印书馆，1978。

刘存宽：《香港史论丛》，麒麟书业有限公司，1998。

刘曼容：《港英政府政治制度论：一八四一年至一九八五年》，香港文教出版企业有限公司，1998。

刘曼容：《利用与吻合：港英政府借助香港华人文化传统提高施政效率》，《学术研究》2005 年第 12 期，第 76 ~ 81 页。

刘翠溶、尹懋可主编《积渐所至：中国环境史论文集》，中研院经济研究所，1995。

刘润和：《香港市议会史（1883 – 1999）：从洁净局到市政局及区域市政局》，康乐及文化事务署，2002。

冼玉仪、刘润和主编《益善行道：东华三院 135 周年纪念专题文集》，三联书店（香港）有限公司，2006。

刘士永：《大卫阿诺与后殖民医学》，《当代》，第 170 期，2001 年 10 月，第 30 ~ 39 页

龙炳棠汇编《东华医院则例》，东华三院，1957。

罗婉娴：《1842 年至 1937 年间政府医疗政策与西医体制在香港的发展》（香港：香港浸会大学硕士论文，2003）。

罗婉娴：《伦敦传道会与早期香港西方医疗体制的发展》，发表于"第三届近代中国基督教史研讨会"（香港：香港浸会大学近代史研究中心，2003 年 11 月 21 ~ 22 日）。

罗婉娴：《西方医学与殖民管治：以二次世界大战前香港和新加坡为比较个案》（香港：香港浸会大学博士论文，2007）。

罗香林：《国父之大学时代》，商务印书馆，1954。

罗香林：《香港与中西文化之交流》，中国学社，1961。

罗香林：《国父在香港之历史遗迹》，珠海书院，1971。

罗伊·波特编著《剑桥医学史》，张大庆等译，吉林人民出版社，2000。

吕绍理：《展示台湾：权力、空间与殖民统治的形象表述》，麦田出版，2005。

马伯英：《中国医学文化史》，上海人民出版社，1994。

马伯英、高晞、洪中立：《中外医学文化交流史》，文汇出版社，1993。

马金科主编《早期香港史研究资料选辑》，三联书店（香港）有限公司，1998。

麦克尼尔：《瘟疫与人：传染病对人类历史的冲击》，杨玉龄译，天下远见出版股份有限公司，1998。

米歇尔·福柯、保罗·雷比诺：《空间、知识、权力：福柯访谈录》，载包亚明主编《后现代性与地理学的政治》，上海教育出版社，2001，第 1~17 页。

诺曼·J·迈因纳斯：《香港的政府与政治》，伍秀珊等译，上海翻译出版公司，1986。

区结成主编《九龙医院七十周年》，九龙医院，1997。

区结成：《当中医遇上西医》，三联书店，2005。

潘丽琼编著《东华情深系香港》，东华三院、快乐书房有限公司，2013。

彭海雄：《1894 年香港鼠疫研究》（广州：华南师范大学硕士论文，2005）。

彭南生：《行会制度的近代命运》，人民出版社，2003。

全汉升：《中国行会制度史》，食货出版社，1978。

邵善波、李璇：《香港中医药发展的前景与方向》，一国两制研究中心，1999。

邵善波、李璇：《香港中医药发展研究报告第二期》，一国两制研究中心，2001。

施坚雅：《泰国华人社会：历史的分析》，许华等译，厦门大学出版社，2010 年。

施其乐：《历史的觉醒：香港社会史论》，香港教育图书公司，1999。

石菘、宁越敏：《人文地理学"空间"内涵的演进》，《地理科学》2005 年第 3 期，第 340~345 页。

苏萍：《谣言与近代教案》，上海远东出版社，2001。

苏新华、张晓辉：《1894 年香港鼠疫的应对机制》，《广西社会科学》2005 年第 10 期，第 142~144 页。

苏新华：《清末穗港鼠疫与社会应对措施（1894－1911）》（广州：暨南大学硕士论文，2006）。

苏新华、张晓辉：《清末香港鼠疫与社会经济的发展：以港口检疫制度的建立为例》，《兰州学刊》2010年第9期，第198～200页。

孙晶：《文化霸权理论研究》，社会科学文献出版社，2004。

谭荣佳：《香港与近代西洋医学》（香港：香港大学硕士论文，1983）。

唐富满：《广州方便医院与近代广州社会》，《中山大学学报论丛》2007年第10期，第223～227页。

陶东风：《后殖民主义》，扬智文化事业股份有限公司，2000。

田涛：《清末民初在华基督教医疗卫生事业及其专业化》，《近代史研究》1995年第5期，第169～185页。

文菲：《香港的慈善机构：东华三院和保良局》，《港澳经济》1998年第2期，第47页。

王道远：《一八九四年七月叶赫森、北里柴三郎公布黑死病病原》，《科学发展》2003年7月11日，第367期，第77～78页。

王定华、李静波：《香港东华三院基础教育考察报告》，《基础教育参考》2014年第7期，第8～11页。

王赓武主编《香港史新编》，三联书店（香港）有限公司，1997。

王赓武主编《香港史新编》（增订版），三联书店（香港）有限公司，2017。

王惠玲：《香港公共卫生与东华中西医服务的演变》，载冼玉仪、刘润和主编《益善行道：东华三院135周年纪念专题文集》，三联书店（香港）有限公司，2006，第34～79页。

王明伦选编《反洋教书文揭帖选》，齐鲁书社，1984。

王玉芹：《日本对中国东北医疗卫生殖民统制研究》，社会科学文献出版社，2017。

威廉·F·拜纳姆：《19世纪医学科学史》，曹珍芬译，复旦大学出版社，2000。

吴国檾：《近四十年来香港医学发展史的研究概况》，《近代中国史研究通讯》2001年第31期，第73～91页。

吴国檾：《香港本土中医药历史的研究概况和史料征集》，《近代中国史研究通讯》2003第35期，第70～85页。

吴家骅：《论"空间殖民主义"》，《建筑学报》1995年第1期，第38页。

吴义雄：《在宗教与世俗之间：基督教新教传教士在华南沿海的早期活动研究》，广东教育出版社，2000。

伍连德：《中国之鼠疫病史》，《中华医史杂志》1936年第11期，第1042～1047页。

伍连德：《鼠疫概论》，卫生署海港检疫处，1937。

夏铸久、王志弘编译《空间的文化形式与社会理论读本》，明文书局，1993。

冼江编著《尤列事略》，香港中国文化学院，1951。

冼维逊编著《鼠疫流行史》，广东省卫生防疫站，1988。

香港东华三院癸卯年董事局编辑《东华三院医务委员会之成立经过及所属文件》，东华三院，1964。

香港康乐及文化事务署与东华三院（合办）、香港历史博物馆与东华三院文物馆（筹划）《香江有情：东华三院与华人社会》，香港历史博物馆，2010。

香港中文大学、东华三院编辑《东华三院档案资料汇编计划》，香港中文大学、东华三院，2006。

香港中央图书馆编辑《香港报刊及文献缩微资料介绍》，香港公共图书馆，2004。

香港中医管理委员会：《香港中医药管理委员会报告书（1999～2017年）》。

香港中医药工作小组：《中医药工作小组中期报告》，香港政府印务局，1991。

香港中医药工作小组：《中医药工作小组报告书》，香港政府印务局，1994。

香港中医药发展筹备委员会：《香港中医药发展筹备委员会报告书》，香港政府印务局，1997和1999。

谢永光：《香港中医药史话》，三联书店（香港）有限公司，1998。

新加坡同济医院编《同济医院一百二十周年历史专集》，同济医院，1989。

新加坡同济医院编《新加坡同济医院135周年纪念特刊：1867－2002》，同济医院，2002。

新加坡同济医院编《同济医院一百四十五周年暨同济医药研究院十周年

纪念特刊：百年善业融入社区》，同济医院，2002。

新加坡同济医院百年特刊出版委员会编《新加坡同济医院一百周年纪念特刊》，同济医院百年特刊出版委员会，1967。

亚洲电视新闻部制作《广济华胞：广华医院》（DVD），广华医院，2011。

熊月之：《西学东渐与晚清社会》，上海人民出版社，1995。

杨念群：《"地方感"与西方医疗空间在中国的确立》，发表于"中国十九世纪医学研讨会"（中研院历史语言研究所，1998 年 5 月 22 日）。

杨念群：《边界的重设：从清末有关"采生折割"的反教话语看中国人空间观念的变化》，《开放时代》2001 年第 12 期，第 42~55 页。

杨念群：《再造"病人"：中西医冲突下的空间政治，1832－1985 年》，中国人民大学出版社，2006 和 2013。

杨祥银：《婴儿死亡率与近代香港的婴儿健康服务（1903－1941 年）》，《中国社会历史评论》（第八卷），2007 年，第 88~113 页（该文另载李尚仁主编《帝国与现代医学》，联经出版事业股份有限公司，2008，第 147~188 页）。

杨祥银：《近代香港医疗服务网络的形成与发展》，载李建民主编《从医疗看中国史》，联经出版事业股份有限公司，2008，第 539~601 页。

杨祥银：《近代香港医疗、疾病与卫生史研究》，《史学理论研究》2008 年第 4 期，第 116~123 页。

杨祥银：《试论香港殖民政府的早期医疗服务》，《社会科学战线》2009 年第 2 期，第 116~120 页。

杨祥银：《公共卫生与 1894 年香港鼠疫研究》，《华中师范大学学报》（人文社会科学版）2010 年第 4 期，第 68~75 页。

杨祥银：《近代香港医疗卫生史研究的新视角》，《社会科学辑刊》2010 年第 4 期，第 209~213 页。

杨祥银：《20 世纪上半叶香港殖民政府医疗服务的重组与扩展》，《郑州大学学报》（哲学社会科学版）2011 年第 4 期，第 91~97 页。

杨祥银、王鹏：《19 世纪末 20 世纪初香港的医院体系》，《社会科学战线》2013 年第 6 期，第 92~97 页。

杨祥银：《殖民权力与医疗空间：香港东华三院中西医服务变迁（1894－1945）》，《历史研究》2016 年第 2 期，第 106~125 页。

杨祥银：《1894 年香港鼠疫谣言与政府应对措施》，《浙江社会科学》2017 年第 6 期，第 102～107 + 101 页。

杨逸歌：《中国大型慈善组织慈善资金获取源探讨：以香港东华三院慈善事业资金获取渠道为例》，《郑州大学学报》（哲学社会科学版）2014 年第 4 期，第 28～31 页

杨子婴主编《香港的回顾》，雅苑出版社，1984。

姚人多：《认识台湾：知识、权力与日本在台之殖民治理性》，《台湾社会研究季刊》，第 42 期，2001，第 119～182 页。

叶汉明：《华人社会、殖民地国家与妇女：香港一例》，载唐力行主编《国家、地方、民众的互动与社会变迁》，商务印书馆，2004，第 423～437 页。

叶汉明：《慈善活动与殖民主义：香港早期的保良事业》，载张学明、梁元生主编《历史上的慈善活动与社会动力》，香港教育图书公司，2005，第 214～236 页。

叶汉明编著《东华义庄与寰球慈善网络：档案文献资料的印证与启示》，三联书店（香港）有限公司，2009。

叶荫聪：《一个卫生城市的诞生：香港早期公共房屋的殖民建构》，《城市与设计学报》，第 13～14 期，2003，第 341～369 页。

樱井哲夫：《福柯：知识与权力》，姜忠莲译，河北教育出版社，2001。

余绳武、刘存宽主编《十九世纪的香港》，麒麟书业有限公司，1994。

余绳武、刘存宽主编《二十世纪的香港》，麒麟书业有限公司，1995。

余新忠：《清代江南的瘟疫与社会：一项医疗社会史的研究》，中国人民大学出版社，2003。

余新忠等著《瘟疫下的社会拯救：中国近世重大疫情与社会反映研究》，中国书店，2004。

余新忠主编《清以来的疾病、医疗和卫生：以社会文化史为视角的探索》，三联书店，2009。

余新忠、杜丽红主编《医疗、社会与文化读本》，北京大学出版社，2013。

赞育医院：《赞育医院七十五周年纪念》，香港医院管理局，1997。

詹姆斯·约尔：《葛兰西》，桂冠图书股份有限公司，1994。

张礼恒：《何启胡礼垣评传》，南京大学出版社，2005。

张学明、梁元生主编《历史上的慈善活动与社会动力》，香港教育图书公司，2005。

赵洪钧：《近代中西医论争史》，安徽科学技术出版社，1989。

郑远长：《东华三院的社会福利和慈善实践及其启示》，《社会福利》2009 年第 2 期，第 41~42 页。

祝平一编《健康与社会：华人卫生新史》，联经出版事业股份有限公司，2013。

五　英文著述

Abe, Kaori. *Chinese Middlemen in Hong Kong's Colonial Economy, 1830 – 1890*, London and New York: Routledge, 2017.

Aberth, John. *Plagues in World History*, Lanham: Rowman & Littlefield Publishers, Inc. , 2011.

Abugideiri, Hibba. *Gender and the Making of Modern Medicine in Colonial Egypt*, Burlington: Ashgate, 2010.

Adas, Michael. *Machines as the Measure of Men: Science, Technology, and Ideologies of Western Dominance*, Ithaca: Cornell University Press, 1989.

Adeleke, Tunde. *UnAfrican Americans: Nineteenth – Century Black Nationalists and the Civilizing Mission*, Lexington: University Press of Kentucky, 1998.

Adolph, Paul E. *Surgery Speaks to China: The Experiences of a Medical Missionary to China in Peace and in War*, Philadelphia: China Inland Missions, 1945.

Airlie, Shiona. *Thistle and Bamboo: The Life and Times of Sir James Stewart Lockhart*, Hong Kong: Oxford University Press, 1989; Hong Kong: Hong Kong University Press, 2010.

Amador, José. *Medicine and Nation Building in the Americas, 1890 – 1940*, Nashville: Vanderbilt University Press, 2015.

Amrith, Sunil S. *Decolonizing International Health: India and Southeast Asia, 1930 – 65*, New York: Palgrave Macmillan, 2006.

Amster, Ellen J. *Medicine and the Saints: Science, Islam, and the Colonial Encounter in Morocco, 1877 – 1956*, Austin: University of Texas Press, 2013.

Anderson, Warwick. *Colonial Pathologies: American Tropical Medicine, Race, and Hygiene in the Philippines*, Durham: Duke University Press, 2006.

Andrews, Bridie. *The Making of Modern Chinese Medicine, 1850 – 1960*, Vancouver: University of British Columbia, 2014.

Arnold, David (ed.), *Imperial Medicine and Indigenous Society*, Manchester: Manchester University Press, 1988.

Arnold, David. *Colonizing the Body: State Medicine and Epidemic Disease in Nineteenth – Century India*, Berkeley: University of California Press, 1993.

Arnold, David. "Medicine and Colonialism," in W. F. Bynum and Roy Porter (eds.), *Companion Encyclopedia of the History of Medicine*, London and New York: Routledge, 1993, pp. 1393 – 1416.

Arnold, David (ed.), *Warm Climates and Western Medicine: The Emergence of Tropical Medicine, 1500 – 1900*, Amsterdam: Rodopi, 1996.

Arnold, David. *Science, Technology and Medicine in Colonial India*, Cambridge: Cambridge University Press, 2000.

Arnold, David. "Disease, Rumour, and Panic in India's Plague and Influenza Epidemics, 1896 – 1919," in Robert Peckham (ed.), *Empires of Panic: Epidemics and Colonial Anxieties*, Hong Kong: Hong Kong University Press, 2015, pp. 111 – 130.

Ashton, F. R. *Alice Ho Miu Ling Nethersole Hospital, 1887 – 1957*, Hong Kong: Alice Ho Miu Ling Nethersole Hospital, 1957.

Atkinson, John M. *A Historical Survey of Plague in Hong Kong since Its Outbreak in1894*, Hong Kong, 1907.

Au, Sokhieng. *Mixed Medicines: Health and Culture in French Colonial Cambodia*, Chicago: University of Chicago Press, 2011.

Ax, Christina Folke, Niels Brimnes, and Niklas Thode Jensen (eds.), *Cultivating the Colonies: Colonial States and their Environmental Legacies*, Athens: Ohio University Press, 2011.

Bala, Poonam. *Imperialism and Medicine in Bengal: A Socio – Historical Perspective*, New Delhi: Sage Publications, 1991.

Bala, Poonam. *Medicine and Medical Policies in India: Social and Historical Perspectives*, Lanham: Lexington Books, 2007.

Bala, Poonam (ed.), *Biomedicine as a Contested Site: Some Revelations in Imperial Contexts*, Lanham: Lexington Books, 2009.

Bala, Poonam (ed.), *Contesting Colonial Authority*: *Medicine and Indigenous Responses in Nineteenth – and Twentieth – Century India*, Lanham: Lexington Books, 2012.

Bala, Poonam (ed.), *Medicine and Colonialism*: *Historical Perspectives in India and South Africa*, London: Pickering and Chatto, 2014.

Bala, Poonam (ed.), *Medicine and Colonial Engagements in India and Sub – Saharan Africa*, Cambridge: Cambridge Scholars Publishing, 2018.

Ball, J. Dyer. *Things Chinese*, *Being Notes on Various Subjects Connected with China*, London: Sampson Low, Marston, 1892.

Ball, J. Dyer. *Things Chinese*, *or Notes Connected with China*, London: John Murrary, fouth edition, revised and enlarged, 1904。

Balme, Harold. *China and Modern Medicine*: *A Study in Medical Missionary Development*, London: United Council for Missionary Education, 1921.

Bard, Solomon. *Traders of Hong Kong*: *Some Foreign Merchant Houses*, *1841 – 1899*, Hong Kong: Urban Council, 1993.

Bard, Solomon (ed.), *Voices from the Past*: *Hong Kong*, *1842 – 1918*, Hong Kong: Hong Kong University Press, 2002.

Barman, Charles. *Resist to the End*: *Hong Kong*, *1941 – 1945*, Hong Kong: Hong Kong University Press, 2009.

Barros, Juanita De, Steven Palmer, and David Wright (eds.), *Health and Medicine in the Circum – Caribbean*, *1800 – 1968*, London and New York: Routledge, 2009.

Bashford, Alison. *Purity and Pollution*: *Gender*, *Embodiment and Victorian Medicine*, New York: Palgrave Macmillan, 1998.

Bashford, Alison. *Imperial Hygiene*: *A Critical History of Colonialism*, *Nationalism and Public Health*, Basingstoke: Palgrave Macmillan, 2003.

Bashford, Alison (ed.), *Quarantine*: *Local and Global Histories*, New York: Palgrave Macmillan, 2016.

Beattie, James. *Empire and Environmental Anxiety*: *Health*, *Science*, *Art and Conservation in South Asia and Australasia*, *1800 – 1920*, New York: Palgrave Macmillan, 2011.

Beck, Ann. *A History of the British Medical Administration of East Africa*, *1900 – 1950*, Cambridge: Harvard University Press, 1970.

Belgum, David Rudolph (ed.), *Religion and Medicine: Essays on Meanings, Values and Health*, Ames: Iowa State University Press, 1967.

Bell, Heather. *Frontiers of Medicine in the Anglo – Egyptian Sudan, 1899 – 1940*, Oxford: Clarendon Press, 1999.

Bell, Walter George. *The Great Plague in London in1665*, New York: AMS Press, 1979.

Benedict, Carol. *Bubonic Plague in Nineteenth – Century China*, Stanford: Stanford University Press, 1996.

Bendiner, Elmer. "Alexandre Yersin: Pursuer of Plague," *Hospital Practice*, March 30, 1989, pp. 121 – 148.

Berger, Rachel. *Ayurveda Made Modern: Political Histories of Indigenous Medicine in North India, 1900 – 1955*, Basingstoke: Palgrave Macmillan, 2013.

Berney, Jane. "One Woman's Campaign: Stella Benson and the Regulation of Prostitution in 1930s Colonial Hong Kong," *Women' History Review*, 2017, pp. 1 – 17.

Bhattacharya, Nandini. *Contagion and Enclaves: Tropical Medicine in Colonial India*, Liverpool: Liverpool University Press, 2012.

Bhattacharya, Sanjoy, Mark Harrison, and Michael Worboys, *Fractured States: Smallpox, Public Health and Vaccination Policy in British India1800 – 1947*, Hyderabad: Orient Blackswan, 2005.

Bhattacharya, Sudip. *Unseen Enemy: The English, Disease, and Medicine in Colonial Bengal, 1617 – 1847*, Cambridge: Cambridge Scholars Publishing, 2014.

Bhaumik, Rahul. "The History of Colonial Science and Medicine in British India: Centre – Periphery Perspective," *Indian Journal of History of Science*, Vol. 52, No. 2, 2017, pp. 174 – 183.

Bibel, David J. and T. H. Chen, "Diagnosis of Plague: An Analysis of the Yersin – Kiasato Controversy," *Bacteriological Reviews*, Vol. 40, No. 3, 1976, pp. 633 – 651.

Birdwood, H. M. "The Plague in Bombay," *Journal of the Royal Society of Arts*, Vol. 46, 1898, pp. 305 – 333.

Bissell, William Cunningham. *Urban Design, Chaos, and Colonial Power in Zanzibar*, Bloomington: Indiana University Press, 2011.

Bivins, Roberta. "Coming 'Home' to (post) Colonial Medicine: Treating Tropical Bodies in Post – War Britain," *Social History of Medicine*, Vol. 26, No. 1, 2013, pp. 1 – 20.

Blake, Henry A. *Bubonic Plague in Hong Kong*; *Memorandum by His Excellency the Governor on the Result of the Treatment of Patients in Their Own Houses and in Local Hospitals during the Epidemic of 1903*, Hong Kong, 1903.

Board of Directors of Tung Wah Group of Hospitals (1963 – 1964) (ed.), *The Medical Committee: Its Formation and Organization*, Hong Kong: The Tung Wah Group of Hospitals, 1964.

Bollet, Alfred Jay. *Plagues & Poxes: The Impact of Human History on Epidemic Disease*, second edition, New York: Demos Medical Publishing, 2004.

Borowy, Iris (ed.), *Uneasy Encounters: The Politics of Medicine and Health in China 1900 – 1937*, New York: Peter Lang, 2009.

Bosmia, Anand N., Toral R. Patel, Koichi Watanabe, Mohammadali M. Shoja, Marios Loukas, and R. Shane Tubbs, "Benjamin Hobson (1816 – 1873): His Work as a Medical Missionary and Influence on the Practice of Medicine and Knowledge of Anatomy in China and Japan," *Clinical Anatomy*, Vol. 27, No. 2, 2014, pp. 154 – 161.

Bowers, John Z. *Western Medicine in a Chinese Palace: Peking Union Medical College, 1917 – 1951*, New York: Josiah Macy, Jr. Foundation, 1974.

Bowie, Donald C. "Captive Surgeon in Hong Kong: the Story of the British Military Hospital, Hong Kong 1942 – 1945," *Journal of the Hong Kong Branch of the Royal Asiatic Society*, Vol. 15, 1975, pp. 150 – 290.

Bright, Gina M. *Plague – Making and the AIDS Epidemic: A Story of Discrimination*, Basingstoke: Palgrave Macmillan, 2012.

Bremner, G. A. (ed.), *Architecture and Urbanism in the British Empire*, Oxford and New York: Oxford University Press, 2016.

Bremner, G. Alex and David P. Y. Lung, "Spaces of Exclusion: The Significance of Cultural Identity in the formation of European Residential Districts in British Hong Kong, 1877 – 1904," *Environment and Planning D: Society and Space*, Vol. 21, No. 2, 2003, pp. 223 – 252.

Brunton, Deborah (ed.), *Medicine Transformed: Health, Disease and Society in*

Europe1800 – 1930, Manchester: Manchester University Press, 2004.

Bu, Liping, Darwin H. Stapleton, and Ka – che Yip (eds.), *Science*, *Public Health and the State in Modern Asia*, London and New York: Routledge, 2012.

Bu, Liping, and Ka – che Yip (eds.), *Public Health and National Reconstruction in Post – War Asia*: *International Influences*, *Local Transformations*, London and New York: 2015.

Buckingham, Jane. *Leprosy in Colonial South India*: *Medicine and Confinement*, New York: Palgrave Macmillan, 2002.

Buell, Alan. *Romanticism and Colonial Disease*, Baltimore: Johns Hopkins University Press, 1999.

Bullock, Mary Brown. *An American Transplant*: *The Rockefeller Foundation and Peking Union Medical College*, Berkeley: University of California Press, 1980.

Bullock, Mary Brown and Bridie Andrews (eds.), *Medical Transitions in Twentieth – Century China*, Bloomington: Indiana University Press, 2014.

Burdett, Henry C. *Hospitals and Asylums of the World* (Volume 3: Hospitals – History and Administration), London: J. & A. Churchill, 1893.

Burnett, Kristin. *Taking Medicine*: *Women's Healing Work and Colonial Contact in Southern Alberta*, *1880 – 1930*, Vancouver: University of British Columbia Press, 2010.

Burton, Antoinette (ed.), *Gender*, *Sexuality and Colonial Modernities*, London and New York: Routledge, 1999.

Butler, Thomas. *Plague and Other Yersinia Infections*, New York and London: Plenum Medical Book Company, 1983.

Bynum, W. F. and Roy Porter (eds.), *Companion Encyclopedia of the History of Medicine*, London and New York: Routledge, 1993.

Cadbury, William Warder and Mary Hoxie Jones, *At the Point of a Lancet*: *One Hundred Years of the Canton Hospital*, *1835 – 1935*, Shanghai: Kelly and Walsh, 1935.

Cameron, Nigel. *An Illustrated History of Hong Kong*, New York : Oxford University Press, 1991.

Cantlie, James. *Plague*: *How to Recognise*, *Prevent*, *and Treat Plague*, London: Cassell and Co., 1900.

Cantlie, James. and C. Sheridan Jones, *Sun Yat Sen and the Awakening of China*, *London*: *Fleming H*. Revell Company, 1912.

Cantlie, Neil and George Seaver, *Sir James Cantlie*: *A Romance in Medicine*, London: John Murrary, 1939.

Carroll, John M. *Edge of Empires*: *Chinese Elites and British Colonials in Hong Kong*, Cambridge: Harvard University Press, 2005.

Carroll, John M. *A Concise History of Hong Kong*, Lanman: Rowman & Littlefield Publishers, 2007.

Chakrabarti, Pratik. *Medicine and Empire*, *1600 – 1960*, Basingstoke: Palgrave Macmillan, 2014.

Chan, Anita Kit – Wa and Wong Wai – ling (eds.), *Gendering Hong Kong*, Hong Kong: Oxford University Press, 2004.

Chan, Chak Kwan. *Social Security Policy in Hong Kong* : *From British Colony to China's Special Administrative Region*, Lanham: Lexington Books, 2011.

Chan, Ming K. (ed.), *Precarious Balance*: *Hong Kong between China and Britain*, *1842 – 1992*, Armonk: M. E. Sharpe, 1994.

Chan, Wai Kwan, *The Making of Hong Kong Society*: *Three Studies of Class Formation in Early Hong Kong*, Oxford: Clarendon Press, 1991.

Chan, Yuk Wah. "Where to Die? Death Management and the Politics of Death Space in Hong Kong," in Michael Dickhardt and Andrea Lauser (eds.), *Religion*, *Place and Modernity*: *Spatial Articulations in Southeast Asia and East Asia*, Leiden and Boston: Brill, 2016, pp. 312 – 342.

Chang, Jiat – Hwee. *A Genealogy of Tropical Architecture*: *Colonial Networks*, *Nature and Technoscience*, London and New York: Routledge, 2016.

Chater, Liz. *A Prominent Armenian from Calcutta and the Grand Old Man of Hong Kong* : *Sir Catchick Paul Chater* : *A Brief Personal Biography*, Kolkata: The Armenian Church, 2005.

Chatterjee, Srilata. *Western Medicine and Colonial Society*: *Hospitals of Calcutta*, *c.1757 – 1860*, Delhi: Primus Books, 2017.

Cheema, Gagandip. *Western Medicine and Colonial Punjab*: *A Socio – cultural Perspective (1849 – 1901)*, Chandigarh: Unistar Books, 2013

Cheng, T. C. "Chinese Unofficial Members of the Legislative and Executive

Councils in Hong Kong up to 1941," *Journal of the Hong Kong Branch of the Royal A-siatic Society*, Vol. 9, 1969, pp. 7 – 30.

Cheung, Yuet – Wah and Peter Kong – ming New, "Missionary Doctors vs Chinese Patients: Credibility of Missionary Health Care in Early Twentieth Century China," *Social Science and Medicine*, Vol. 21, No. 3, 1985, pp. 309 – 317.

Chin, Angelina. "The Management of Women Bodies: Regulating Mui Tsai and Prostitutes in Hong Kong under Colonial Rule, 1841 – 1935," *E – Journal on Hong Kong Cultural and Social Studies*, Vol. 1, 2002.

Chin, Angelina. *Bound to Emancipate: Working Women and Urban Citizenship in Early Twentieth – Century China and Hong Kong*, Lanman: Rowman & Littlefield Publishers, 2012.

Ching, Frank. *130 Years of Medicine in Hong Kong : From the College of Medicine for Chinese to the Li Ka Shing Faculty of Medicine*, Singapore: Springer, 2018.

Chiu, Ling – yeong. "The Life and Thought of Sir Ho Kai," (Ph. D. dissertation, Sydney: University of Sydney, 1968).

Chiu, Stephen Wing – kai. *The Politics of Laissez – faire: Hong Kong's Strategy of Industrialization in Historical Perspective*, Hong Kong: Hong Kong Institute of Asia – Pacific Studies, Chinese University of Hong Kong, 1994.

Chiu, Stephen W. K., Lisanne S. F. Ko, and Rance P. L. Lee, "Decolonization and the Movement for Institutionalization of Chinese Medicine in Hong Kong: A Political Process Perspective," *Social Science & Medicine*, Vol. 65, No. 5, 2009, pp. 1045 – 1058.

Choa, Gerald. "Chinese Traditional Medicine and Contemporary Hong Kong," in Marjorie Topley (ed.), *Some Traditional Ideas and Conceptions in Hong Kong Social Life Today*, Hong Kong: Hong Kong Branch of the Royal Asiatic Society, 1967, pp. 22 – 30.

Choa, Gerald H. "A History of Medicine in Hong Kong," in *Medical Directory of Hong Kong*, Hong Kong: The Federation of Medical Societies of Hong Kong, 1970, pp. 11 – 26; 1981, pp. 11 – 27; 1985, pp. 13 – 29.

Choa, Gerald H. *The Life and Times of Sir Kai Ho Kai: A Prominent Figure in Nineteenth – Century Hong Kong*, Hong Kong: Chinese University Press, 1981 and 2000.

Choa, Gerald H. *"Heal the Sick" Was Their Motto : The Protestant Medical Missionaries in China*, Hong Kong: The Chinese University Press, 1990.

Choa, Gerald H. "The Lowson Diary: A Record of the Early Phases of the Bubonic Plague in Hong Kong 1894," *Journal of the Hong Kong Branch of the Royal Asiatic Society*, Vol. 33, 1993, pp. 129 – 145.

Choa, Gerald H. "Hong Kong's Health and Medical Services," in Albert H. Yee (ed.), *Whither Hong Kong: China's Shadow or Visionary Gleam*, Lanham: University Press of America, 1999, pp. 153 – 186.

Chow, Anne. "Metamorphosis of Hong Kong Midwifery," *Hong Kong Journal of Gynaecology Obstetrics and Midwifery (HKJGOM)*, Vo. 1, No. 2, 2000, pp. 72 – 80.

Christopher. Cowell, "The Hong Kong Fever of 1843: Collective Trauma and the Reconfiguring of Colonial Space," *Modern Asian Studies*, Vol47, No. 2, 2013, pp. 329 – 364.

Chu, Cecilia. "Combating Nuisance: Sanitation, Regulation, and the Politics of Property in Colonial Hong Kong," in Robert Peckham and David M. Pomfret (eds.), *Imperial Contagions: Medicine, Hygiene, and Cultures of Planning in Asia*, Hong Kong: Hong Kong University Press, 2013, pp. 17 – 36.

Chu, Cindy Yik – yi. *The Maryknoll Sisters in Hong Kong , 1921 – 1969 : In Love With the Chinese*, New York: Palgrave Macmillan, 2004.

Chu, Cindy Yik – yi (ed.), *Foreign Communities in Hong Kong, 1840 s– 1950 s*, New York: Palgrave Macmillan, 2005.

Chugh, T. D. "Commemorating Alexandre Emile Jean Yersin: History of the Plague," *Current Medicine Research and Practice*, Vol. 8, No. 4, 2018, pp. 142 – 143.

Chung, Stephanie Po – Yin. *Chinese Business Groups in Hong Kong and Political Change in South China, 1900 – 1925*, New York: St. Martin's Press, 1998.

Chung, Vincent, Eric Wong, Jean Woo, Sui Vi Lo, and Sian Griffiths, "Use of Traditional Chinese Medicine in the Hong Kong Special Administrative Region of China," *Journal of Alternative and Complementary Medicine*, Vol. 13, No. 3, 2007, pp. 361 – 368.

Chung, Yuehtsen Juliette. "Eugenics in China and Hong Kong: Nationalism and Colonialism, 1890s – 1940s," in Alison Bashford and Philippa Levine (eds.), *The Oxford Handbook of the History of Eugenics*, Oxford and New York: Oxford University Press, 2010, pp. 258 – 273.

Clemow, Frank G. "The Endemic Centres of Plague," *Journal of Tropical Medicine*, March, 1900, pp. 200 – 205.

Clemow, Frank Gerard. *The Geography of Disease*, Cambridge: Cambridge University Press, 1903.

Collins, Charles *Public Administration in Hong Kong*, London: Royal Institute of International Affairs, 1952.

Coltman, Robert. *The Chinese, Their Present and Future: Medical, Political, and Social*, Philadelphia: Davis, 1891.

Conklin, Alice L. *A Mission to Civilize: The Republican Idea of Empire in France and West Africa, 1895 – 1930*, Stanford: Stanford University Press, 1997.

Constantine, Stephen. *The Making of British Colonial Development Policy, 1914 – 1940*, London: Frank Cass, 1984.

Cooter, Roger and John Pickstone (eds.), *Medicine in the Twentieth Century*, Amsterdam: Harwood Academic Publishers, 2000.

Cowie, Leonard W. *Plague and Fire, London, 1665 – 1666*, London: Wayland Publishers Ltd. , 1970.

Crozier, Anna. *Practising Colonial Medicine: The Colonial Medical Service in British East Africa*, London and New York: I. B. Tauris, 2007.

Croizier, Ralph C. *Traditional Medicine in Modern China: Science, Nationalism, and the Tensions of Cultural Change*, Cambridge: Harvard University Press, 1968.

Cunningham, Andrew. "Transforming Plague: The Laboratory and the Identity of Infectious Disease," in Andrew Cunningham and Perry Williams (eds.), *The Laboratory Revolution in Medicine*, Cambridge: Cambridge University Press, 1992, pp. 209 – 244.

Cunningham, Andrew and Bridie Andrews (eds.), *Western Medicine As Contested Knowledge*, Manchester: Manchester University Press, 1997.

Curtin, Philip D. *Death by Migration: Europe's Encounter with the Tropical World in the Nineteenth Century*, Cambridge: Cambridge University Press, 1989.

Curtin, Philip D. *Disease and Empire: The Health of European Troops in the Conquest of Africa*, Cambridge: Cambridge University Press, 1998.

Daughton, James Patrick. "The Civilizing Mission: Missionaries, Colonialists and French Identity, 1885 – 1914," (Ph. D. dissertation, University of California at Berkeley, 2002).

Davidson, Roger and Lesley A. Hall (eds.), *Sex, Sin and Suffering: Venereal Disease and European Society Since 1870*, London and New York: Routledge, 2001.

Davies, Stephen. *Strong to Save: Maritime Mission in Hong Kong from Whampoa Reach to the Mariners' Club*, Hong Kong: City University of Hong Kong Press, 2017.

Digby, Anne, Waltraud Ernst, and Projit B. Mukharji (eds.), *Crossing Colonial Historiographies: Histories of Colonial and Indigenous Medicines in Transnational Perspective*, Cambridge: Cambridge Scholars Publishing, 2010.

Duncan, Josette. "Health, Dominion and the Mediterranean: Colonial Medicine in Nineteenth – Century Malta, Cyprus and the Ionian Islands," (Ph. D. dissertation, University of Warwick, 2014).

Eager, John Macauley. *The Present Pandemic of Plague*, Washington: Government Printing Office, 1908.

Ebrahimnejad, Hormoz (ed.), *The Development of Modern Medicine in Non – Western Countries: Historical Perspectives*, London and New York: Routledge, 2009.

Echenberg, Myron J. "Pestis Redux: The Initial Years of the Third Bubonic Plague Pandemic, 1894 – 1901," *Journal of World History*, Vol. 13, No. 2, 2002, pp. 429 – 449.

Echenberg, Myron J. *Black Death, White Medicine: Bubonic Plague and the Politics of Public Health in Colonial Senegal, 1914 – 1945*, Portsmouth: Heinemann, 2002.

Echenberg, Myron J. *Plague Ports: The Global Urban Impact of Bubonic Plague, 1894 – 1901*, New York: New York University Press, 2007.

Edmond, Rod. *Leprosy and Empire: A Medical and Cultural History*, Cambridge: Cambridge University Press, 2006.

Eitel, Ernest John. *Europe in China: The History of Hongkong from the Beginning to the Year1882*, London: Luzac & Company, 1895.

Endacott, G. B. *A Biographical Sketch – Book of Early Hong Kong*, Singapore: D. Moore for Eastern Universities Press, 1962.

Emerson, Geoffrey Charles. *Hong Kong Internment, 1942 – 1945 : Life in the Japanese Civilian Camp at Stanley*, Hong Kong: Hong Kong University Press, 2008.

Endacott, G. B. *A History of Hong Kong*, London and Hong Kong: Oxford University Press, 1958 and 1964.

Endacott, G. B. *Government and People in Hong Kong, 1841 – 1962 : A Constitutional History*, Hong Kong: Hong Kong University Press, 1964.

Endacott, G. B. *A History of Hong Kong*, Hong Kong: Oxford University Press, revised edition, 1973.

Endacott, G. B. and A. Hinton, *Fragrant Harbour: A Short History of Hong Kong*, Hong Kong: Oxford University Press, 1962.

Ernst, Waltraud. *Mad Tales From the Raj: Colonial Psychiatry in South Asia, 1800 – 58*, London and New York: Anthem Press, 2010.

Ernst, Waltraud. *Colonialism and Transnational Psychiatry: The Development of an Indian Mental Hospital in British India, c. 1925 – 1940*, London: Anthem Press, 2014.

Ernst, Waltraud and Bernard Harris (eds.), *Race, Science and Medicine, 1700 – 1960*, London and New York: Routledge, 1999.

Ernst, Waltraud, Biswamoy Pati and T. V. Sekher, *Health and Medicine in the Indian Princely States, 1850 – 1950*, London and New York: Routledge, 2018.

Evans, Dafydd Emrys. "Chinatown in Hong Kong: The Beginnings of Taipingshan," *Journal of the Hong Kong Branch of the Royal Asiatic Society*, Vo. l. 10, 1970, pp. 69 – 78.

Evans, Dafydd Emrys. *Constancy of Purpose: An Account of the Foundation and History of the Hong Kong College of Medicine and the Faculty of Medicine of the University of Hong Kong, 1887 – 1987*, Hong Kong: Hong Kong University Press, 1987.

Fanon, Franz. *A Dying Colonialism*, New York: Grove Press, 1967.

Falser, Michael (ed.), *Cultural Heritage as Civilizing Mission: From Decay to Recovery*, Dordrecht: Springer, 2015.

Farley, John. *Bilharzia: A History of Imperial Tropical Medicine*, Cambridge: Cambridge University Press, 2003.

Farmer, Paul, Jim Yong Kim, Arthur Kleinman, and Matthew Basilico (eds.), *Reimagining Global Health: An Introduction*, Berkeley: University of California Press, 2013.

Faubion, James D. (ed.), *Power* (Volume 3 of Essential Works of Foucault, 1954 – 1984), New York: New Press, 2000.

Faure, David. *Emperor and Ancestor: State and Lineage in South China*, Stanford: Stanford University Press, 2007.

Faure, David (ed.), *Society: A Documentary History of Hong Kong*, Hong Kong: Hong Kong University Press, 1997.

Faure, David, James Hayes, and Alan Birch (eds.), *From Village to City: Studies in the Traditional Roots of Hong Kong Society*, Hong Kong : Centre of Asian Studies, University of Hong Kong, 1984.

Feierman, Steven and John M. Janzen (eds.), *The Social Basis of Health and Healing in Africa*, Berkeley: University of California Press, 1992.

Femia, Joseph V. *Gramsci's Political Thought: Hegemony, Consciousness and the Revolutionary Process*, Oxford: Clarendon Press, 1981.

Few, Martha. *For All of Humanity: Mesoamerican and Colonial Medicine in Enlightenment Guatemala*, Tucson: University of Arizona Press, 2015.

Fischer – Tiné, Harald and Michael Mann (eds.), *Colonialism as Civilizing Mission: Cultural Ideology in British India*, London: Anthem Press, 2004.

Fischer – Tiné, Harald, "Britain's Other Civilising Mission," *Indian Economic and Social History Review*, Vol. 42, No. 3, 2005, pp. 295 – 338.

Fisher, Carney T. "The Plague in Hong Kong 1894," presented at the International Conference on Hong Kong and Modern China (Hong Kong: University of Hong Kong, December 3 – 5, 1997).

Fitzgerald, Rosemary. "A 'Peculiar and Exceptional Measure': The Call for Women Medical Missionaries for India in the Later Nineteenth Century," in Robert A. Bickers and Rosemary Seton (eds.), *Missionary Encounters: Sources and Issues*, Richmond: Curzon Press, 1996, pp. 174 – 196.

Fletcher, Angharad. "Imperial Sisters in Hong Kong: Disease, Conflict and Nursing in the British Empire, 1880 – 1914," in Helen Sweet and Sue Hawkins (eds.), *Colonial Caring: A History of Colonial and Post – colonial Nursing*, Manchester: Manchester University Press, 2015, pp. 41 – 60.

Forbes, G. I. "Plague in Hong Kong, 1894 – 1929," *Far East Medical Journal*, Vol. 5, 1969, pp. 398 – 405.

Foucault, Michel. *Discipline and Punish: The Birth of the Prison*, New York: Pantheon Books, 1977.

Fung, Chi – ming. *A History of Queen Mary Hospital Hong Kong, 1937 – 1997*, Hong Kong: Queen Mary Hospital, 1997.

Gabaccia, Donna R. and Dirk Hoerder (eds.), *Connecting Seas and Connected Ocean Rims: Indian, Atlantic, and Pacific Oceans and China Seas Migrations from the 1830 s to the1930 s*, Boston: Brill, 2011.

Gauld, Robin and Derek Gould, *The Hong Kong Health Sector: Development and Change*, Hong Kong: Chinese University Press, 2002.

George, Janet. "Moving with Chinese Opinion: Hong Kong's Maternity Service, 1881 – 1941" (Ph. D. dissertation, Sydney: University of Sydney, 1992).

George, Janet. "The Lady Doctor's 'Warm Welcome': Dr. Alice Sibree and the Early Years of Hong Kong's Maternity Service, 1903 – 1909," *Journal of the Hong Kong Branch of the Royal Society of Hong Kong*, Vol. 33, 1993, pp. 81 – 109.

Gintjee T. J. and Howard H. Johnson, "San Francisco's First Chinese Hospital," *The Modern Hospital*, October 1925, pp. 283 – 85.

Gombay, Nicole and Marcela Palomino – Schalscha (eds.), *Indigenous Places and Colonial Spaces: The Politics of Intertwined Relations*, London and New York: Routledge, 2018.

Goswami, Manu. *Producing India: From Colonial Economy to National Space*, Chicago: Chicago University Press, 2004.

Gramsci, Antonio. *Selections from the Prison Notebooks of Antonio Gramsci*, edited and translated by Quintin Hoare and Geoffrey Nowell Smith, London: Lawrence & Wishart, 1971.

Greenwood, Anna (ed.), *Beyond the State: The Colonial Medical Service in British Africa*, Manchester: Manchester University Press, 2016.

Greenwood, Anna and Harshad Topiwala, *Indian Doctors in Kenya, 1895 – 1940: The Forgotten History*, Basingstoke: Palgrave Macmillan, 2015.

Greenwood, Walter. "John Joseph Francis, Citizen of Hong Kong, A Biographical Note," *Journal of the Hong Kong Branch of the Royal Asiatic Society*, Vol. 26, 1986, pp. 17 – 45.

Griffiths, Sian. "Development and Regulation of Traditional Chinese Medicine Practitioners in Hong Kong," *Perspectives in Public Health*, Vol. 129, No. 2, 2009, pp. 64 – 67.

Griffiths, Sian M. , Jin Ling Tang, and Eng Kiong Yeoh (eds.), *Routledge Handbook of Public Health in Asia: Perspectives on Global Health*, London and New York: Routledge, 2014.

Guggenheim, Michael and Ola Söderström (eds.), *Re – shaping Cities: How Global Mobility Transforms Architecture and Urban Form*, London and New York: Routledge, 2010.

Gulick, Edward V. *Peter Parker and the Opening of China*, Cambridge: Harvard University Press, 1973.

Guttmann, Allen. *Games and Empires: Modern Sports and Cultural Imperialism*, New York: Columbia University Press, 1994.

Ham, Daniel. "The Management of Malaria and Leprosy in Hong Kong and the International Settlement of Shanghai, 1880s – 1940s," (Ph. D. dissertation, University of Cambridge, 2013).

Hamilton, Geoffrey Cadzow. *Government Departments in Hong Kong, 1841 – 1966*, Hong Kong: Government Printer, 1967.

Hamilton, Sheilah E. *Watching Over Hong Kong: Private Policing 1841 – 1941*, Hong Kong: Hong Kong University Press, 2008.

Hardiman, David (ed.), *Healing Bodies, Saving Souls : Medical Missions in Asia and Africa*, New York: Rodopi, 2006.

Hardiman, David and Projit Bihari Mukharji (eds.), *Medical Marginality in South Asia: Situating Subaltern Therapeutics*, London and New York: Routledge, 2012.

Harrison, Mark. *Public Health in British India: Anglo – Indian Preventive Medicine 1859 – 1914*, Cambridge: Cambridge University Press, 1994.

Harrison, Mark. *Climates and Constitutions: Health, Race, Environment and British Imperialism in India, 1600 – 1850*, Oxford: Oxford University Press, 1999.

Harrison, Mark. *Disease and the Modern World: 1500 to the Present Day*, Cambridge: Polity Press, 2004.

Harrison, Mark. *Medicine and Victory: British Military Medicine in the Second World War*, Oxford and New York: Oxford University Press, 2004.

Harrison, Mark. Margaret Jones and Helen M. Sweet (eds.), *From Western Medicine to Global Medicine: The Hospital Beyond the West*, Hyderabad: Orient Blackswan, 2009.

Harrison, Mark. *Medicine in An Age of Commerce and Empire: Britain and Its Tropical Colonies, 1660 – 1830*, Oxford: Oxford University Press, 2010.

Harrison, Mark. "Medicine and Colonialism in South Asia since 1500," in Mark Jackson (ed.), *The Oxford Handbook of the History of Medicine*, Oxford: Oxford University Press, 2011, pp. 285 – 301.

Harun, Hairudin. "Medicine and Imperialism: A Study of British Colonial Medical Establishment, Health Policy and Medical Research in the Malay Peninsula, 1786 – 1918," (Ph. D. dissertation, University of London, 1988).

Harun, Hairudin. *Medicine and Imperialism: A History of British Colonial Medicine in the Malay Peninsula*, London: Aaron Quill, 2017.

Hassan, Narin. *Diagnosing Empire: Women, Medical Knowledge, and Colonial Mobility*, Burlington: Ashgate, 2011.

Hatcher, Paul and Nick Battey, *Biological Diversity: Exploiters and Exploited*, Hoboken: John Wiley & Sons, 2011.

Hawgood, Barbara J. "Alexandre Yersin (1863 – 1943): Discoverer of the Plague Bacillus, Explorer and Agronomist," *Journal of Medical Biography*, Vol. 16, No. 3, 2008, pp. 167 – 172.

Hayes, J. N. *Epidemics and Pandemics: Their Impacts on Human History*, Santa Barbara: ABC – CLIO, 2005.

Hayes, James. "Visits to Tung Wah Group of Hospitals' Museum, 2nd October, 1976," *Journal of the Hong Kong Branch of the Royal Asiatic Society*, Vol. 16, 1976, pp. 262 – 263.

Hayes, James. "The Nam Pak Hong: Commercial Association of Hong Kong, 1868 – 1968," *Journal of the Hong Kong Branch of the Royal Asiatic Society*, Vol. 19, 1979, pp. 216 – 226.

Haynes, Douglas M. *Imperial Medicine: Patrick Manson and the Conquest of Tropical Disease*, Philadelphia: University of Pennsylvania Press, 2001.

Headrick, Daniel R. "The Tools of Imperialism: Technology and the Expansion of European Colonial Empires in the Nineteenth Century," *Journal of Modern History*, Vol. 51, No. 2, 1979, pp. 231 – 263.

Headrick, Daniel R. *The Tools of Empire: Technology and European Imperialism in the Nineteenth Century*, Oxford: Oxford University Press, 1981.

Headrick, Daniel R. *Power over Peoples: Technology, Environments, and Western Imperialism, 1400 to the Present*, Princeton: Princeton University Press, 2010.

Healey, Madelaine. *Indian Sisters: A History of Nursing and the State, 1907 – 2007*, London and New York: Routledge, 2014.

Heinrich, Larissa. *The Afterlife of Images: Translating the Pathological Body between China and the West*, Durham: Duke University Press, 2008.

Herzog, Maximilian Joseph. *The Plague: Bacteriology, Morbid Anatomy, and Histopathology, including a Consideration of Insects as Plague Carriers*, Manila: Bureau of Public Printing, 1904.

Hewa, Soma. *Colonialism, Tropical Disease and Imperial Medicine: Rockefeller Philanthropy in Sri Lanka*, Lanham: University Press of America, 1995.

Hewson, Mariana G. *Embracing Indigenous Knowledge in Science and Medical Teaching*, Dordrecht: Springer, 2015.

Hillier, Sheila M. and J. A. Jewell, *Health Care and Traditional Medicine in China, 1800 – 1982*, London and New York: Routledge, 1983.

Hirono, Miwa. *Civilizing Missions: International Religious Agencies in China*, New York: Palgrave Macmillan, 2008.

Hiroyuki, Hokari. "The Presentation of Traditional Chinese Medicine (TCM) Knowledge in Hong Kong," in Alan K. L. Chan, Gregory K. Clancey, and Hui – chieh Loy (eds.), *Historical Perspectives On East Asian Science, Technology And Medicine*, Singapore: World Scientific, 2002, pp. 222 – 235.

Hirst, Leonard Fabian. *The Conquest of Plague: A Study of the Evolution of Epidemiology*, Oxford: Clarendon Press, 1953.

Ho, Faith C. S. *Western Medicine for Chinese: How the Hong Kong College of Medicine Achieved a Breakthrough*, Hong Kong: Hong Kong University Press, 2017.

Ho, Pui – yin. "Consider Leisure as Charity: Case Study of Tung Wah Hospital, 1900s – 1930s," paper presented at the Symposium on Daily Lives of Urban Elite in the Twentieth Century China and France (Hong Kong: Chinese University of Hong Kong, December 18 – 19, 2006).

Ho, Pui – yin. *Making Hong Kong: A History of Its Urban Development*, Northampton: Edward Elgar Publishing, 2018.

Hobbins, Peter. *Venomous Encounters : Snakes , Vivisection and Scientific Medicine in Colonial Australia* , Manchester: Manchester University Press, 2017.

Hodges, Sarah. " 'Looting' the Lock Hospital in Colonial Madras during the Famine Years of the 1870s," *Social History of Medicine*, Vol. 18, No. 3, 2005, pp. 379 – 398.

Hoe, Susanna. "It Made Their Blood Boil: The British Feminist Campaign against Licensed Prostitution in Hong Kong," in Anita Kit – Wa Chan and Wong Wai – ling (eds.), *Gendering Hong Kong*, Hong Kong: Oxford University Press, 2004, pp. 119 – 150.

Hokkanen, Markku. *Medicine, Mobility and the Empire: Nyasaland Networks, 1859 – 1960* , Manchester: Manchester University Press, 2017.

Holdsworth, May and Christopher Munn (eds.), *Dictionary of Hong Kong Biography*, Hong Kong: Hong Kong University Press, 2012.

Hollen, Cecilia Van. *Birth on the Threshold: Childbirth and Modernity in South India*, Berkeley: University of California Press, 2003.

Hom, Laureen D. "Early Chinese Immigrants Organizing for Healthcare: The Establishment of the Chinese Hospital in San Francisco," in Grace J. Yoo, Mai – Nhung Le, and Alan Y. Oda (eds.), *Handbook of Asian American Health*, New York: Springer Science and Business Media, 2013, pp. 353 – 362.

Home, Robert. *Of Planting and Planning: The Making of British Colonial Cities*, London: E. and F. N. Spon, 1997.

Hong Kong Museum of Medical Sciences Society, *Plague, SARS and the Story of Medicine in Hong Kong*, Hong Kong: Hong Kong University Press, 2006.

Hoppe, Kirk Arden. *Lords of the Fly: Sleeping Sickness Control in British East Africa, 1900 – 1960* , Westport: Praeger, 2003.

Howard – Jones, Norman. "Was Shibasaburo Kitasato the Co – discoverer of the Plague Bacillus?" *Perspectives in Biology and Medicine*, Vol. 16, No. 2, 1973, pp. 292 – 307.

Howard – Jones, Norman. "Kitasato, Yersin and the Plague Bacillus," *Clio Medica*, Vol. 10, No. 1, 1975, pp. 23 – 27.

Howell, Philip. "Prostitution and Racialised Sexuality: The Regulation of Prostitution in Britain and the British Empire before the Contagious Diseases Acts," *Environment and Planning D: Society and Space*, Vol. 18, No. 3, 2000, pp. 321 – 339.

Howell, Philip. "Race, Space and the Regulation of Prostitution in Colonial Hong Kong," *Urban History*, Vol. 31, No. 2, 2004, pp. 229 – 248.

Hsu, Elisabeth. *The Transmission of Chinese Medicine*, Cambridge: Cambridge University Press, 1999.

Hutcheon, Robin. *Bedside Manner: Hospital and Health Care in Hong Kong*, Hong Kong: Chinese University Press, 1999.

Iliffe, John. *East African Doctors: A History of the Modern Profession*, Cambridge: Cambridge University Press, 1998.

Ingham, Michael. *Hong Kong: A Cultural History*, Oxford: Oxford University Press, 2007.

Ip, Iam – Chong. "Welfare Good or Colonial Citizenship? A Case Study of Early Resettlement Housing," in Agnes S. Ku and Ngai Pun (eds.), *Remaking Citizenship in Hong Kong: Community, Nation and the Global City*, London and New York: Routledge, 2012, pp. 36 – 37.

Jackson, Mark (ed.), *The Oxford Handbook of the History of Medicine*, Oxford: Oxford University Press, 2011.

Jackson, Mark (ed.), *A Global History of Medicine*, Oxford and New York: Oxford University Press, 2018.

Jaschok, Maria and Suzanne Miers (eds.), *Women and Chinese Patriarchy: Submission, Servitude, and Escape*, Hong Kong: Hong Kong University Press, 1994.

Johnson, Jennifer. "New Directions in the History of Medicine in European, Colonial and Transimperial Contexts," *Contemporary European History*, Vol. 25, No. 2, 2016, pp. 387 – 399.

Johnson, Ryan and Amna Khalid (eds.), *Public Health in the British Empire*: *Intermediaries*, *Subordinates*, *and the Practice of Public Health*, *1850 – 1960*, London and New York: Routledge, 2012.

Johnson, Tina Phillips. *Childbirth in Republican China*: *Delivering Modernity*, Lanham: Lexington Books, 2011.

Jones, Colin and Roy Porter (eds.), *Reassessing Foucault*: *Power*, *Medicine and the Body*, London and New York: 1994.

Jones, Margaret. "Infant and Maternal Health Services in Ceylon, 1900 – 1948," *Social History of Medicine*, Vol. 15, No. 2, 2002, pp. 263 – 289.

Jones, Margaret. "Tuberculosis, Housing and the Colonial State: Hong Kong, 1900 – 1950," *Modern Asian Studies*, Vol. 37, No. 3, 2003, pp. 653 – 682.

Jones, Margaret. *Health Policy in Britain's Model Colony*: *Ceylon*, *1900 – 1948*, Hyderabad: Orient Longman, 2004.

Kan, Lai – bing and Grace H. L. Chu, *Newspapers of Hong Kong*: *1841 – 1979*, Hong Kong: University Library System, Chinese University of Hong Kong, 1981.

Kang, David J. "Women's Healing Spaces: A Case Study of the Female Patients and their Foreign Doctor in the Canton Hospital, 1835 – 55," *Journal of Comparative Asian Development*, Vol. 11, No. 1, 2012, pp. 3 – 34.

Kang, David Jong Hyuk. "Trained to Care: The Institutionalization of Nursing in Hong Kong (1887 – 1900)," in Lars Peter Laamann and Joseph Tse – Hei Lee (eds.), *The Church as Safe Haven*: *Christian Governan in China*, Leiden and Boston: Brill, 2018, pp. 151 – 175.

Kao, George. *Cathay by the Bay*: *Glimpses of San Francisco's Chinatown in the Year 1950*, Hong Kong: Chinese University Press, 1988.

Keller, Richard C. "Geographies of Power, Legacies of Mistrust: Colonial Medicine in the Global Present," *Historical Geography*, Vol. 34, 2006, pp. 26 – 48.

Keller, Richard C. *Colonial Madness*: *Psychiatry in French North Africa*, Chicago: University of Chicago Press, 2008.

Kelton, Paul. *Cherokee Medicine*, *Colonial Germs*: *An Indigenous Nation's Fight against Smallpox*, *1518 – 1824*, Norman: University of Oklahoma Press, 2015.

Kidambi, Prashant. *The Making of an Indian Metropolis: Colonial Governance and Public Culture in Bombay, 1890 – 1920*, Burlington: Ashgate, 2007.

Kilborn, Omar I. *Heal the Sick: An Appeal for Medical Missions in China*, Toronto: The Missionary Society of the Methodist Church, 1910.

Kim, Hoi – eun. *Doctors of Empire: Medical and Cultural Encounters between Imperial Germany and Meiji Japan*, Toronto: University of Toronto Press, 2014.

King, Ambrose Y. C. and Rance P. L. Lee (eds.), *Social Life and Development in Hong Kong*, Hong Kong: Chinese University Press, 1981.

King, Frank H. H. *A Research Guide to China – Coast Newspapers, 1822 – 1911*, Cambridge, Mass: East Asian Research Center, Harvard University, 1965.

Kleinman, Arthur K., Peter Kunstadter, E. Russell Alexander, and James L. Gale (eds.), *Medicine in Chinese Cultures: Comparative Studies of Health Care in Chinese and Other Societies*, Washington: U. S. Dept. of Health, Education, and Welfare, 1975.

Ko, Tim – keung. "A Review of Development of Cemeteries in Hong: 1841 – 1950," *Journal of the Hong Kong Branch of the Royal Asiatic Society*, Vol. 41, 2001, pp. 241 – 280.

Kohn, George Childs (ed.), *Encyclopedia of Plague and Pestilence: From Ancient Times to the Present*, New York: Infobase Publishing, third edition, 2008.

Koo, Linda C. "Concepts of Disease Causation, Treatment and Prevention among Hong Kong Chinese: Diversity and Eclecticism," *Social Science & Medicine*, Vol. 25, No. 4, 1987, pp. 405 – 417.

Koo, Linda C., M. G. Caltarivas, C. Munro, and I. J. Lauder, "Self – medication among Hong Kong Chinese," *Social Science & Medicine*, Vol. 39, No. 12, 1994, pp. 1641 – 1647.

Koo, Linda C. "Chinese Medicine in Colonial Hong Kong (Part I)," *Asia Pacific Biotech News*, Vol. 1, No. 33, 1998, pp. 682 – 684.

Koo, Linda C. "Chinese Medicine in Colonial Hong Kong (Part II)," *Asia Pacific Biotech News*, Vol. 2, No. 1, 1998, pp. 10 – 16.

Koo, Linda C. "Chinese Medicine in Colonial Hong Kong (Part III)," *Asia Pacific Biotech News*, Vol. 2, No. 2, 1998, pp. 34 – 37.

Kumar, Anil. *Medicine and the Raj: British Medical Policy in India, 1835 –*

1911 , Walnut Creek: AltaMira Press, 1998.

Kuo, Huei – Ying. *Networks Beyond Empires: Chinese Business and Nationalism in the Hong Kong – Singapore Corridor, 1914 – 1941* , Leiden: Brill, 2014.

Kwong, Chi Man and Tsoi Yiu Lun, *Eastern Fortress: A Military History of Hong Kong, 1840 – 1970* , Hong Kong: Hong Kong University Press, 2014.

Lagrange, Emile. "Concerning the Discovery of the Plague Bacillus," *Journal of Tropical Medicine and Hygiene* , Vol. 29, 1926, pp. 299 – 303.

Lai, Him Mark. *Becoming Chinese American: A History of Communities and Institutions* , Walnut Creek: AltaMira Press, 2004.

Lam, Wai – man. *Understanding Political Culture of Hong Kong: The Paradox of Activism and Depoliticization* , London: M. E. Sharpe, 2004.

Lau, K. Y. and S. Lawson, "Discussion Paper—Coexistence of Modern Western Medicine and Traditional Chinese Medicine in Hong Kong," *Hong Kong Practitioner* , Vol. 17, No. 5, 1995, pp. 209 – 214.

Law, Wing Sang. *Collaborative Colonial Power: The Making of the Hong Kong Chinese* , Hong Kong: Hong Kong University Press, 2009.

Lazich, Michael C. "Seeking Souls through the Eyes of the Blind: The Birth of the Medical Missionary Society in Nineteenth – Century China," in David Hardiman (ed.), *Healing Bodies , Saving Souls : Medical Missions in Asia and Africa* , New York: Rodopi, 2006, pp. 59 – 86.

Leasor, James. *The Plague and the Fire* , London: Allen & Unwin, 1962.

Lee, Pui – Tak. "Business Networks and Patterns of Cantonese Compradors and Merchants in Nineteenth Century Hong Kong," *Journal of the Hong Kong Branch of the Royal Asiatic Society* , Vol. 31, 1991, pp. 1 – 39.

Lee, Pui – Tak. "The Hong Kong Plague of 1894: A Political and Social Analysis," presented at the International Conference on "The Ideas, Organization, and Practice of Hygiene in Han Society from the Traditional to the Modern Periods" (Taipei: RCHSSA, Academia Sinica, November 22 – 24, 2004).

Lee, Pui – Tak (ed.), *Colonial Hong Kong and Modern China: Interaction and Reintegration* , Hong Kong: Hong Kong University Press, 2006.

Lee, Pui – Tak. "Colonialism versus Nationalism: The Plague of Hong Kong in 1894," *Journal of Northeast Asian History* , Vol. 10, No. 1, 2013, pp. 97 – 128.

Lee, R. P. and Cheung Y. W., "Receptivity to Traditional Chinese Medicine among Chinese Adolescents in Hong Kong," in Stella Quah (ed.), *The Triumph of Practicality: Tradition and Modernity in Health Care Utilization in Selected Countries*, Singapore: Institute of Southeast Asian Studies, 1989, pp. 101 – 120.

Lee, Rance P. L. *The Stratification between Modern and Traditional Professions: A Study of Health Services in Hong Kong*, Hong Kong: Social Research Centre, Chinese University of Hong Kong, 1974.

Lee, Rance P. L. "Interaction between Chinese and Western Medicine in Hong Kong: Modernization and Professional Inequality," in Arthur K. Kleinman, Peter Kunstadter, E. Russell Alexander, and James L. Gale (eds.), *Medicine in Chinese Cultures: Comparative Studies of Health Care in Chinese and Other Societies*, Washington: U. S. Dept. of Health, Education, and Welfare, 1975, pp. 219 – 240.

Lee, Rance P. L. "Perceptions and Uses of Chinese Medicine among the Chinese in Hong Kong," *Culture, Medicine and Psychiatry*, Vol. 4, No. 4, 1980, pp. 345 – 375.

Lee, S. H. "Historical Perspectives in Public Health: Experiences from Hong Kong," in Sian M. Griffiths, Jin Ling Tang, and Eng Kiong Yeoh (eds.), *Routledge Handbook of Public Health in Asia: Perspectives on Global Health*, London and New York: Routledge, 2014, pp. 5 – 20.

Lee, Siew Hua, *150 Years of Caring : The Legacy of Tan Tock Seng Hospital*, Singapore: Tan Tock Seng Hospital, 1994.

Legg, Stephen. *Prostitution and the Ends of Empire: Scale, Governmentalities, and Interwar India*, Durham: Duke University Press, 2014.

Legg, Stephen. *Spaces of Colonialism: Delhi's Urban Governmentalities*, Malden: Blackwell Publishing, 2007.

Lei, Sean Hsiang – lin. "Sovereignty and the Microscope: Constituting Notifiable Infectious Disease and Containing the Manchurian Plague (1910 – 1911)," in Angela Ki Che Leung and Charlotte Furth (eds.), *Health and Hygiene in Chinese East Asia: Policies and Publics in the Long Twentieth Century*, Durham: Duke University Press, 2010, pp. 73 – 106.

Lei, Sean Hsiang – lin. *Neither Donkey Nor Horse: Medicine in the Struggle Over*

China's Modernity, Chicago: University of Chicago Press, 2014.

Leslie, Charles (ed.), *Asian Medical Systems : A Comparative Study* , Berkeley: University of California Press, 1976.

Lethbridge, H. J. "Hong Kong Cadets, 1862 – 1941," *Journal of the Hong Kong Branch of the Royal Asiatic Society*, Vol. 10, 1970, pp. 36 – 56.

Lethbridge, Henry J. "A Chinese Association in Hong Kong: The Tung Wah," *Contributions to Asian Studies* , Vol. 1, 1971, pp. 144 – 158.

Lethbridge, Henry J. "Prostitution in Hong Kong: A Legal and Moral Dilemma," *Hong Kong Law Journal*, Vol. 8, No. 2, 1978, pp. 149 – 173.

Lethbridge, Henry J. *Hong Kong, Stability and Change: A Collection of Essays*, Hong Kong: Oxford University Press, 1978.

Leung, Angela Ki Che. "Organized Medicine in Ming – Qing China: State and Private Medical Institutions in the Lower Yangzi Region," *Late Imperial China*, Vol. 8, No. 1, 1987, pp. 134 – 166.

Leung, Angela Ki Che and Charlotte Furth (eds.), *Health and Hygiene in Chinese East Asia: Policies and Publics in the Long Twentieth Century*, Durham: Duke University Press, 2010.

Leung, Angela Ki Che. "Weak Men and Barren Women: Framing Beriberi / Jiaoqi/Kakké in Modern East Asia, ca. 1830 – 1940," in Angela Ki Che Leung and Izumi Nakayama (eds.), *Gender, Health, and History in Modern East Asia*, Hong Kong: Hong Kong University Press, 2017, pp. 195 – 215.

Leung, Gabriel M. and John Bacon – Shone (eds.), *Hong Kong's Health System: Reflections, Perspectives and Visions*, Hong Kong: Hong Kong University Press, 2006.

Leung, Ping – Chung, Charlie Changli Xue, and Yung – Chi Cheng (eds.), *A Comprehensive Guide to Chinese Medicine*, River Edge: World Scientific, 2003.

Leung, Yan Fun. "Organizational Development in the Tung Wah Group of Hospitals," (Master Thesis, Hong Kong: University of Hong Kong, 1983).

Levine, Philippa. "Modernity, Medicine and Colonialism: The Contagious Diseases Ordinances in Hong Kong and the Straits Settlements," *Positions*, Vol. 6, No. 3, 1998, pp. 675 – 705.

Levine, Philippa. *Prostitution, Race and Politics: Policing Venereal Disease in the*

British Empire, London and New York: Routledge, 2003.

Lewis, Milton, Scott Bamber, and Michael Waugh (eds.), *Sex*, *Disease and Society*: *A Comparative History of Sexuality Transmitted Diseases and HIV/AIDS in Asia and the Pacific*, Westport: Greenwood Press, 1997.

Lewis, Milton J. and Kerrie L. MacPherson (eds.), *Public Health in Asia and the Pacific*: *Historical and Comparative Perspectives*, London and New York: Routledge, 2008.

Li, Shang – jen. "British Imperial Medicine in Late Nineteenth – Century China and the Early Career of Patrick Manson," (Ph. D. dissertation, University of London, 1999).

Lim, Patricia. *Forgotten Souls*: *A Social History of the Hong Kong Cemetery*, Hong Kong: Hong Kong University Press, 2011.

Lindsay, Louis. "The Myth of a Civilizing Mission: British Colonialism and the Politics of Symbolic Manipulation," Issue 31 of Working Paper, Institute of Social and Economic Research, University of the West Indies, 1981.

Lipson, Loren George. "Plague in San Francisco in 1900: The United States Marine Hospital Service Commission To Study the Existence of Plague in San Francisco," *Annals of Internal Medicine*, Vol. 77, No. 2, 1972, pp. 303 – 310.

Liu, Shi – yung. "Medical Reform in Colonial Taiwan," (Ph. D. dissertation, Pittsburgh: University of Pittsburgh, 2000).

Lo, Ming – Cheng M. *Doctors within Borders*: *Profession*, *Ethnicity*, *and Modernity in Colonial Taiwan*, Berkeley: University of California Press, 2002.

Lockhart, William. *The Medical Missionary in China*: *A Narrative of Twenty Years' Experience*, London: Hurst and Blackett, 1861.

Logan, Deborah A. *Harriet Martineau*, *Victorian Imperialism*, *and the Civilizing Mission*, London and New York: Routledge, 2016.

Low, Bruce. "Report upon the Progress and Diffusion of Bubonic Plague from 1879 to 1898," in *Annual Report of the Medical Officer of the Local Government Board for the year 1898 – 1899*, London, 1899, pp. 199 – 258.

Lynteris, Christos. "Suspicious Corpses: Body Dumping and Plague in Colonial Hong Kong," in Christos Lynteris and Nicholas H. A. Evans (eds.), *Histories of Post – Mortem Contagion*: *Infectious Corpses and Contested Burials*, New York: Palgrave Macmillan, 2018, pp. 109 – 133.

Lyons, Amelia. *The Civilizing Mission in the Metropole*: *Algerian Families and the French Welfare State during Decolonization*, Stanford: Stanford University Press, 2013.

Lyons, Maryinez. *A Colonial Disease*: *A Social History of Sleeping Sickness in Northern Zaire, 1900 – 1940*, Cambridge: Cambridge University Press, 1991.

Ma, Ho Kai. "Obstetrics and Gynaecology in Hong Kong," *Hong Kong Journal of Gynaecology Obstetrics and Midwifery* (*HKJGOM*), Vo. 1, No. 1, 2000, pp. 4 – 16.

Ma, Shu – Yun. "Power, Accidents, and Institutional Changes: The Case of a Chinese Hospital in Hong Kong," *Continuity and Change*, Vol. 27, No. 1, 2012, pp. 151 – 174.

MacKeith, John and Edward Hamilton Paterson, *Alice Ho Miu Ling Nethersole Hospital, 1887 – 1967*, Hong Kong: Alice Ho Miu Ling Nethersole Hospital, 1967.

MacLeod, Roy and Milton Lewis (eds.), *Disease, Medicine and Empire*: *Perspectives on Western Medicine and the Experience of European Expansion*, London and New York: Routledge, 1988.

MacPherson, Kerrie L. *A Wilderness of Marshes*: *The Origins of Public Health in Shanghai, 1843 – 1893*, Oxford and New York: Oxford University Press, 1987.

MacPherson, Kerrie L. "Caveat Emptor! Attempts to Control the Venereals in Nineteenth Century Hong Kong," in Linda Bryder and Derek A. Dow (eds.), *New Countries and Old Medicine*: *Proceedings of an International Conference on the History of Medicine and Health*, Auckland: Pyramid Press, 1995, pp. 72 – 78.

MacPherson, Kerrie L. "Conspiracy of Silence: A History of Sexuality Transmitted Diseases and HIV/AIDS in Hong Kong," in Milton Lewis, Scott Bamber, and Michael Waugh (eds.), *Sex, Disease and Society*: *A Comparative History of Sexuality Transmitted Diseases and HIV/AIDS in Asia and the Pacific*, Westport: Greenwood Press, 1997, pp. 85 – 112.

MacPherson, Kerrie L. "Health and Empire: Britain's National Campaign to Combat Venereal Diseases in Shanghai, Hong Kong and Singapore," in Roger Davidson and Lesley A. Hall (eds.), *Sex, Sin and Suffering*: *Venereal Disease and European Society Since 1870*, London and New York: Routledge, 2001, pp.

173 – 190.

MacPherson, Kerrie L. "Invisible Borders: Hong Kong, China and the Imperatives of Public Health," in Milton J. Lewis and Kerrie L. MacPherson (eds.), *Public Health in Asia and the Pacific: Historical and Comparative Perspectives*, London and New York: Routledge, 2008, pp. 10 – 54.

Mahone, Sloan and Megan Vaughan (eds.), *Psychiatry and Empire*, New York: Palgrave Macmillan, 2007.

Manderson, Lenore. *Sickness and the State: Health and Illness in Colonial Malaya, 1870 – 1940*, Cambridge: Cambridge University Press, 1996.

Manson – Bahr, P. H. *Patrick Manson: The Father of Tropical Medicine*, London: Nelson, 1962.

Manson, Patrick. "The Science and Practice of Western Medicine in China: An Inaugural Address delivered at the Openning of the College of Medicine for Chinese, Hong Kong (October 1st, 1887)," *The China Rewiew*, Vol. 16, No. 2, 1887, pp. 65 – 73.

Marcovich, Anne. *French Colonial Medicine and Colonial Rule: Algeria and Indochina*, London and New York: Routledge, 1988.

Marian, Meaghan. "Colonial Medicine, the Body Politic, and Pickering's Mangle in the Case of Hong Kong's Plague Crisis of 1894," (Munk School of Global Affairs Working Papers Series, October 12, 2011).

Marian, Meaghan Jeannine. "Fever Dreams: Infectious Disease, Epidemic Events, and the Making of Hong Kong," (Ph. D. dissertation, University of Toronto, 2016).

Marks, Shula. "What is Colonial about Colonial Medicine? And What has Happened to Imperialism and Health?" *Social History of Medicine*, Vol. 10, No. 2, 1997, pp. 205 – 219.

Marriott, Edward. *Plague: A Story of Science, Rivalry, and the Scourge That Won't Go Away*, New York: Henry Holt, 2002.

Marriott, Edward. *The Plague Race: A Tale of Fear, Science, and Heroism*, London: Picador, 2002.

Mattock, Katherine. *Hong Kong Practice: Drs Anderson & Partners – the First Hundred Years*, Hong Kong: Drs Anderson and Partners, 1984.

McCoy, Alfred W. and Francisco A. Scarano (eds.), *Colonial Crucible*: *Empire in the Making of the Modern American State*, Madison: University of Wisconsin Press, 2009.

McFadzean, A. J. S. "Medical Education in Hong Kong," in *Medical Directory of Hong Kong*, Hong Kong: The Federation of Medical Societies of Hong Kong, 1970, pp. 28 – 37.

McNeill, William H. *Plagues and Peoples*, Garden City: Anchor Press, 1976.

Meerwijk, Maurits Bastiaan. "Fever City: Dengue in Colonial Hong Kong," *Journal of the Royal Asiatic Society Hong Kong Branch*, Vol. 55, 2015, pp. 7 – 31.

Michael, H. M. *When Science and Compassion Meet*: *A Turning Point in the History of Medicine in Hong Kong – The Alice Ho Miu Ling Nethersole Hospital 110th Anniversary Exhibition, 1887 – 1997*, Hong Kong: Hong Kong Museum of Medical Science Society, 1997.

Mills, James H. *Madness, Cannabis and Colonialism*: *The 'Native Only' Lunatic Asylums of British India 1857 – 1900*, New York: Palgrave Macmillan, 2000.

Minden, Karen. *Canadian Development Assistance*: *The Medical Missionary Model in West China, 1910 – 1952*, Toronto: University of Toronto – York University Joint Centre for Asia Pacific Studies, 1989.

Miners, Norman John. *The Government and Politics of Hong Kong*, Hong Kong: Oxford University Press, 1975.

Miners, Norman John. "State Regulation of Prostitution in Hong Kong, 1857 – 1941," *Journal of the Hong Kong Branch of the Royal Asiatic Society*, Vol. 24, 1984, pp. 143 – 161.

Miners, Norman John. *Hong Kong under Imperial Rule, 1912 – 1941*, Hong Kong: Oxford University Press, 1987.

Mendy, Peter Karibe. "Portugal's Civilizing Mission in Colonial Guinea – Bissau: Rhetoric and Reality," *International Journal of African Historical Studies*, Vol. 36, No. 1, 2003, pp. 35 – 58.

Mohr, James C. *Plague and Fire*: *Battling Black Death and the 1900 Burning of Honolulu's Chinatown*, New York: Oxford University Press, 2005.

Moran, Michelle T. *Colonizing Leprosy*: *Imperialism and the Politics of Public*

Health in the United States, Chapel Hill: University of North Carolina Press, 2007.

Mukharji, Projit Bihari. *Nationalizing the Body: The Medical Market, Print, and Daktari Medicine*, London and New York: Anthem Press, 2009.

Mukta, Parita. "The 'Civilizing Mission': The Regulation and Control of Mourning in Colonial India," *Feminist Review*, Vol. 63, No. 1, 1999, pp. 25 - 47.

Munn, Christopher. *Anglo - China: Chinese People and British Rule in Hong Kong, 1841 - 1880*, Hong Kong: Hong Kong University Press, 2001.

Myers, Garth Andrew. *Verandahs of Power: Colonialism and Space in Urban Africa*, Syracuse: Syracuse University Press, 2003.

Nathan, Carl F. *Plague Prevention and Politics in Manchuria, 1910 - 1931*, Cambridge: East Asian Research Center, Harvard University, 1967.

Ndege, George O. *Health, State, and Society in Kenya*, Rochester: University of Rochester Press, 2001.

Neill, Deborah J. *Networks in Tropical Medicine: Internationalism, Colonialism, and the Rise of a Medical Specialty, 1890 - 1930*, Stanford: Stanford University Press, 2012.

Ng, Michael H. K. and John D. Wong (eds.), *Civil Unrest and Governance in Hong Kong: Law and Order from Historical and Cultural Perspectives*, London and New York: Routledge, 2017.

Ngai, Mae. *The Lucky Ones: One Family and the Extraordinary Invention of Chinese America*, Princeton: Princeton University Press, 2012.

Ngalamulume, Kalala. *Colonial Pathologies, Environment, and Western Medicine in Saint - Louis - du - Senegal, 1867 - 1920*, New York: Peter Lang, 2012.

Ngo, Tak - Wing (ed.), *Hong Kong's History: State and Society under Colonial Rule*, London and New York: Routledge, 1999.

Nguyen, Thuy Linh. *Childbirth, Maternity, and Medical Pluralism in French Colonial Vietnam, 1880 - 1945*, Rochester: University of Rochester Press, 2016.

Niles, Mary. "Plague in Canton," *China Medical Missionary Journal*, Vol. 8, No. 2, 1894, pp. 116 - 119.

Njoh, Ambe. *Planning Power: Town Planning and Social Control in Colonial Africa*, London: UCL Press, 2007.

Njoh, Ambe J. *Urban Planning and Public Health in Africa: Historical, Theoretical and Practical Dimensions of a Continent's Water and Sanitation Problematic*, London and New York: Routledge, 2016.

Norton – Kyshe, James William. *History of the Laws and Courts of Hong – Kong, Tracing Consular Jurisdiction in China and Japan and including Parliamentary Debates, and the Rise, Progress, and Successive Changed in the Various Public Institutions of the Colony from the Earliest Period to the Present Time*, London: T. Fisher Unwin; Hong Kong: Noronha and Company, 1898.

Norton – Kyshe, James William. *History of the Laws and Courts of Hong – Kong from the Earliest Period to1898*, Hong Kong: Vetch and Lee, 1971.

Novy, Frederick G. "The Bubonic Plague," *Popular Science Monthly*, Vol. 57, 1900, pp. 576 – 592.

Noyes, John. *Colonial Space: Spatiality in the Discourse of German South West Africa, 1884 – 1915*, Chur: Harwood Academic Publishers, 1992.

Olumwullah, Osaak A. *Dis – ease in the Colonial State: Medicine, Society, and Social Change among the AbaNyole of Western Kenya*, Westport: Greenwood Press, 2002.

Osborne, Michael A. *The Emergence of Tropical Medicine in France*, Chicago: University of Chicago Press, 2014.

Otto, Marcus. "From the Civilizing Mission to the Postcolonial Condition?" Karel Van Nieuwenhuyse and Joaquim Pires Valentim (eds.), *The Colonial Past in History Textbooks: Historical and Social Psychological Perspectives*, Charlotte: Information Age Publishing, 2018, pp. 115 – 132.

Ow, Yuk, Him Mark Lai, and P. Choy (eds.), *A History of the Sam Yup Benevolent Association in the United States, 1850 – 1974*, San Francisco: Sam Yup Benevolent Association, 1975.

Packard, Randall M. *The Making of a Tropical Disease: A Short History of Malaria*, Baltimore: Johns Hopkins University Press, 2007.

Packard, Randall M. *A History of Global Health: Interventions into the Lives of Other Peoples*, Baltimore: Johns Hopkins University Press, 2016.

Pande, Ishita. *Medicine, Race and Liberalism in British Bengal: Symptoms of Empire*, London and New York: 2009.

Parks, Richard C. *Medical Imperialism in French North Africa: Regenerating the Jewish Community of Colonial Tunis*, Lincoln: University of Nebraska Press, 2017.

Paterson, Edward Hamilton. *A Hospital for Hong Kong: The Centenary History of the Alice Ho Miu Ling Nethersole Hospital*, Hong Kong: Alice Ho Miu Ling Nethersole Hospital, 1987.

Pati, Biswamoy and Mark Harrison (eds.), *Health, Medicine, and Empire: Perspectives on Colonial India*, Hyderabad: Orient Longman, 2001.

Pati, Biswamoy and Mark Harrison (eds.), *The Social History of Health and Medicine in Colonial India*, London and New York: Routledge, 2009.

Pati, Biswamoy and Mark Harrison (eds.), *Society, Medicine and Politics in Colonial India*, London and New York: Routledge, 2018.

Patterson, Karl David. *Health in Colonial Ghana: Disease, Medicine, and Socio – Economic Change, 1900 – 1955*, Waltham: Crossroads Press, 1981.

Patton, Adell Jr. *Physicians, Colonial Racism, and Diaspora in West Africa*, Gainesville: University Press of Florida, 1996.

Peard, Julyan G. *Race, Place, and Medicine: The Idea of the Tropics in Nineteenth – Century Brazil*, Durham: Duke University Press, 2000.

Peckham, Robert. "Infective Economies: Empire, Panic and the Business of Disease," *Journal of Imperial and Commonwealth History*, Vol. 41, No. 2, 2013, pp. 211 – 237.

Peckham, Robert and David M. Pomfret (eds.), *Imperial Contagions: Medicine, Hygiene, and Cultures of Planning in Asia*, Hong Kong: Hong Kong University Press, 2013.

Peckham, Robert (ed.), *Empires of Panic: Epidemics and Colonial Anxieties*, Hong Kong: Hong Kong University Press, 2015.

Peckham, Robert. "Spaces of Quarantine in Colonial Hong Kong," in Alison Bashford (ed.), *Quarantine: Local and Global Histories*, New York: Palgrave Macmillan, 2016, pp. 66 – 84.

Peckham, Robert. "Critical Mass: Colonial Crowds and Contagious Panics in 1890s Hong Kong and Bombay," in Harald Fischer – Tiné (ed.), *Anxieties, Fear and Panic in Colonial Settings: Empires on the Verge of a Nervous Breakdown*, New York: Palgrave Macmillan, 2016, pp. 369 – 391.

Peckham, Robert. *Epidemics in Modern Asia*, Cambridge: Cambridge University Press, 2016.

Perry, Yaron, and Efraim Lev, *Modern Medicine in the Holy Land: Pioneering British Medical Services in Late Ottoman Palestine*, London and New York: Tauris Academic Studies, 2007.

Phillips, David R. *The Epidemiological Transition in Hong Kong: Changes in Health and Disease since the Nineteenth Century*, Hong Kong: Centre of Asian Studies, University of Hong Kong, 1988.

Platt, Jerome J., Maurice E. Jones and Arleen Kay Platt, *The Whitewash Brigade: The Hong Kong Plague of 1894*, London: Dix Noonan Webb, 1998.

Pollitzer, R. "Plague and Plague Control in China," *Chinese Medical Journal*, Vol. 66, No. 6, 1948, pp. 328 – 333.

Polu, Sandhya L. *Infectious Disease in India, 1892 – 1940: Policy – Making and the Perception of Risk*, New York: Palgrave Macmillan, 2012.

Pomerantz, Linda. *Wu Tingfang (1842 – 1922): Reform and Modernization in Modern Chinese History*, Hong Kong: Hong Kong University Press, 1992.

Power, Helen J. *Tropical Medicine in the Twentieth Century: A History of the Liverpool School of Tropical Medicine, 1898 – 1990*, London and New York: Routledge, 1998.

Prasad, Srirupa. *Cultural Politics of Hygiene in India, 1890 – 1940: Contagions of Feeling*, New York: Palgrave Macmillan, 2015.

Prince, Ruth J. and Rebecca Marsland (eds.), *Making and Unmaking Public Health in Africa: Ethnographic and Historical Perspectives*, Athens: Ohio University Press, 2014.

Pryor, E. G. "A Historical Review of Housing Conditions in Hong Kong," *Journal of the Hong Kong Branch of the Royal Asiatic Society*, Vol. 12, 1972, pp. 89 – 129.

Pryor, E. G. "The Great Plague of Hong Kong," *Journal of the Hong Kong Branch of the Royal Asiatic Society*, Vol. 15, 1975, pp. 61 – 70.

Pyenson, Lewis. *Civilizing Mission: Exact Sciences and French Overseas Expansion, 1830 – 1940*, Baltimore: John Hopkins University, 1993.

Ramanna, Mridula. *Western Medicine and Public Health in Colonial Bombay*,

1845 – 1895 , Delhi: Orient Longman, 2002.

Rankin, John. *Healing the African Body: British Medicine in West Africa, 1800 – 1860* , Columbia: University of Missouri Press, 2015.

Rennie, Alexander. "Report on the Plague Prevailing in Canton during the Spring and Summer of 1894," in *Medical Reports of Imperial Maritime Customs for the year ended 30th September1894* , 47 th and48 th Issue, Shanghai: Statistical Department of the Inspectorate General of Customs, 1895, pp. 65 – 72.

Renshaw, Michelle. *Accommodating the Chinese: The American Hospital in China, 1880 – 1920* , London and New York: Routledge, 2005.

Risse, Guenter B. *Plague, Fear, and Politics in San Francisco's Chinatown*, Baltimore: Johns Hopkins University Press, 2012.

Rivers, W. H. R. *Medicine, Magic and Religion*, New York: AMS Press, 1979.

Rogaski, Ruth. *Hygienic Modernity: Meanings of Health and Disease in Treaty – Port China*, Berkeley: University of California Press, 2004.

Roy, Rohan Deb and Guy N. A. Attewell (eds.), *Locating the Medical: Explorations in South Asian History*, Oxford and New York: Oxford University Press, 2018.

Sabben – Clare, E. E. , David J. Bradley and Kenneth Kirkwood (eds.), *Health in Tropical Africa during the Colonial Period*, Oxford: Oxford University Press, 1980.

Sadowsky, Jonathan Hal. *Imperial Bedlam: Institutions of Madness in Colonial Southwest Nigeria*, Berkeley: University of California Press, 1999.

Said, Edward W. *Orientalism*, New York: Pantheon Books, 1978.

Salm, Steven J. and Toyin Falola (eds.), *African Urban Spaces in Historical Perspective*, Rochester: University Rochester Press, 2005.

Samanta, Arabinda. *Living with Epidemics in Colonial Bengal*, London and New York: Routledge, 2018.

Sayer, Geoffrey Robley. *Hong Kong, 1841 – 1862 : Birth, Adolescence and Coming of Age*, Hong Kong: Hong Kong University Press, 1975.

Sayer, Geoffrey Robley. *Hong Kong, 1862 – 1919 : Years of Discretion*, Hong Kong: Hong Kong University Press, 1980.

Scott, Ian. *Political Change and the Crisis of Legitimacy in Hong Kong*, Honolulu: University of Hawaii Press, 1989.

Sehrawat, Samiksha. *Colonial Medical Care in North India*: Gender, State and Society, *c. 1840 – 1920*, Delhi: Oxford University Press, 2013.

Selin, Helaine (ed.), *Encyclopaedia of the History of Science*, Technology and Medicine in Non – Western Cultures, Boston: Kluwer Academic Publishers, 1997; Dordrecht: Springer, 2008 and 2016.

Selin, Helaine (ed.), *Medicine across Cultures*: History and Practice of Medicine in Non – Western Cultures, Boston: Kluwer Academic Publishers, 2003.

Selwyn – Clarke, Selwyn. *Footprints*: The Memoirs of Sir Selwyn Selwyn – Clarke, Hong Kong: Sino – American Publishing Company, 1975.

Shah, Nayan. *Contagious Divides*: Epidemics and Race in San Francisco's Chinatown, Berkeley: University of California Press, 2001.

Shamir, Ronen and Daphna Hacker, "Colonialism's Civilizing Mission: The Case of the Indian Hemp Drugs Commission," *Law and Social Inquiry*, Vol. 26, No. 2, 2001, pp. 435 – 461.

Sharma, Madhuri. *Indigenous and Western Medicine in Colonial India*, Delhi: Foundation Books, 2012.

Shemo, Connie A. *The Chinese Medical Ministries of Kang Cheng and Shi Meiyu*, *1872 – 1937*: On a Cross – Cultural Frontier of Gender, Race, and Nation, Bethlehem: Lehigh University Press, 2011.

Silva, Carlos Nunes (ed.), *Urban Planning in Sub – Saharan Africa*: Colonial and Post – Colonial Planning Cultures, London and New York: Routledge, 2015.

Silva, Kalinga Tudor. *Decolonisation, Development and Disease*: A Social History of Malaria in Sri Lanka, New Delhi: Orient BlackSwan, 2014.

Simmons, David S. *Modernizing Medicine in Zimbabwe*: HIV/AIDS and Traditional Healers, Nashville: Vanderbilt University Press, 2012.

Simpson, William John. *Report on the Causes and Continuance of Plague in Hong Kong and Suggestions as to Remedial Measures*, London: Waterlow and Sons Limited, 1903.

Simpson, William John. *A Treatise on Plague*: Dealing with the Historical, Epidemiological, Clinical, Therapeutic and Preventive Aspects of the Disease, Cambridge:

Cambridge University Press, 1905.

Sinn, Elizabeth. *Materials for Historical Research: Source Materials on the Tung Wah Hospital1870 – 1941*, *The Case of a Historical Institution*, Hong Kong: Centre of Asian Studies, University of Hong Kong, 1982.

Sinn, Elizabeth. "The Tung Wah Hospital, 1869 – 1896: A Study of a Medical, Social and Political Institution in Hong Kong," (Ph. D. dissertation, Hong Kong: University of Hong Kong, 1986).

Sinn, Elizabeth. *Power and Charity: The Early History of the Tung Wah Hospital, Hong Kong*, Hong Kong: Oxford University Press, 1989.

Sinn, Elizabeth. "Chinese Patriarchy and the Protection of Women in 19th – Century Hong Kong," in Maria Jaschok and Suzanne Miers (eds.), *Women and Chinese Patriarchy: Submission, Servitude, and Escape*, Hong Kong: Hong Kong University Press, 1994, pp. 141 – 169.

Sinn, Elizabeth. *Power and Charity: A Chinese Merchant Elite in Colonial Hong Kong*, Hong Kong: Hong Kong University Press, 2003.

Sinn, Elizabeth. "Moving Bones: Hong Kong's Role as an 'In – between Place' in the Chinese Diaspora," in David Strand and Sherman Cochran (eds.), *Cities in Motion : Interior , Coast , and Diaspora in Transnational China*, Berkeley: Institute of East Asian Studies, University of California, 2007, pp. 247 – 271.

Sinn, Elizabeth. "Hong Kong as an In – between Place in the Chinese Diaspora," in Donna R. Gabaccia and Dirk Hoerder (eds.), *Connecting Seas and Connected Ocean Rims: Indian, Atlantic, and Pacific Oceans and China Seas Migrations from the 1830 s to the 1930 s*, Boston: Brill, 2011, pp. 225 – 250.

Sinn, Elizabeth. *Pacific Crossing: California Gold, Chinese Migration, and the Making of Hong Kong*, Hong Kong: Hong Kong University Press, 2013.

Sinn, Elizabeth and Christopher Munn (eds.), *Meeting Place: Encounters across Cultures in Hong Kong, 1841 – 1984*, Hong Kong: Hong Kong University Press, 2017.

Sivaramakrishnan, Kavita. *Old Potions, New Bottles: Recasting Indigenous Medicine in Colonial Punjab (1850 – 1945)*, New Delhi: Orient Longman, 2006.

Sivin, Nathan. *Medicine, Philosophy and Religion in Ancient China: Researches and Reflections*, Aldershot: Varioum, 1995.

Skinner, George William. *Chinese Society in Thailand*: *An Analytical History*, Ithaca: Cornell University Press, 1957.

Smith, Carl T. "The Emergence of a Chinese Elite in Hong Kong," *Journal of the Hong Kong Branch of the Royal Asiatic Society*, Vol. 11, 1971, pp. 74 – 115.

Smith, Carl T. "Notes on Tung Wah Hospital, Hong Kong," *Journal of the Hong Kong Branch of the Royal Asiatic Society*, Vol. 16, 1976, pp. 263 – 280.

Smith, Carl T. "The Chinese Church, Labour and Elites and the Mui Tsai Question in the 1920's," *Journal of the Hong Kong Branch of the Royal Asiatic Society*, Vol. 21, 1981, pp. 91 – 113.

Smith, Carl T. *A Sense of History*: *Studies in the Social and Urban History of Hong Kong*, Hong Kong: Hong Kong Educational Publishing Company, 1995.

Smith, Carl T. *Chinese Christians*: *Elites*, *Middlemen*, *and the Church in Hong Kong*, Hong Kong: Hong Kong University Press, 2005.

Smith, Leonard. *Insanity*, *Race and Colonialism*: *Managing Mental Disorder in the Post – Emancipation British Caribbean*, *1838 – 1914*, New York: Palgrave Macmillan, 2014.

Snelders, Stephen. *Leprosy and Colonialism*: *Suriname Under Dutch Rule*, *1750 – 1950*, Manchester: Manchester University Press, 2017.

Solomon, Tom. "Alexandre Yersin and the Plague Bacillus," *Journal of Tropical Medicine and Hygiene*, Vol. 98, No. 3, 1995, pp. 209 – 212.

Solomon, Tom. "Hong Kong, 1894: The Role of James A. Lowson in the Controversial Discovery of the Plague Bacillus," *The Lancet*, Vol. 350, July 5, 1997, pp. 59 – 62.

Solomon, Tom. *The Hong Kong Plague of 1894 and the Discovery of the Cause of Plague*, Hong Kong: Museum of Medical Sciences, 2003.

Stevens, George B. *The Life*, *Letters*, *and Journals of the Rev. and Hon. Peter Parker MD*, Wilmington: Scholarly Resources, 1972.

Stewart, Jean Cantlie. *The Quality of Mercy*: *The Lives of Sir James and Lady Cantlie*, London: Allen & Unwin, 1983.

Strand, David and Sherman Cochran (eds.), *Cities in Motion*: *Interior*, *Coast*, *and Diaspora in Transnational China*, Berkeley: Institute of East Asian Studies, University of California, 2007.

Stratton, D. "History of Nursing in Government Hospitals," *Hong Kong Nursing Journal*, Vol. 14, 1972, pp. 34 – 37.

Strickmann, Michel. *Chinese Magic Medicine*, Stanford: Stanford University Press, 2002.

Sufian, Sandra M. *Healing the Land and the Nation: Malaria and the Zionist Project in Palestine, 1920 – 1947*, Chicago: University of Chicago Press, 2007.

Sugarman, Michael William. "Slums, Squatters and Urban Redevelopment Schemes in Bombay, Hong Kong, and Singapore, 1894 – 1960," (Ph. D. dissertation, University of Cambridge, 2018).

Summers, William C. "Congruences in Chinese and Western Medicine from 1830 – 1911: Smallpox, Plague and Cholera," *Yale Journal of Biology and Medicine*, Vol. 67, No. 1 – 2, 1994, pp. 23 – 32.

Sutphen, Mary P. and Bridie Andrews (eds.), *Medicine and Colonial Identity*, London and New York: Routledge, 2003.

Sutphen, Mary Preston. "Not What, But Where: Bubonic Plague and the Reception of Germ Theories in Hong Kong and Calcutta, 1894 – 1897," *Journal of the History of Medicine and Allied Sciences*, Vol. 52, No. 1, 1997, pp. 81 – 113.

Sutphen, Mary Preston. "Rumoured Power: Hong Kong, 1894 and Cape Town, 1901," in Andrew Cunningham and Bridie Andrews (eds.), *Western Medicine as Contested Knowledge*, Manchester: Manchester University Press, 1997, pp. 241 – 261.

Sutphen, Molly. *Cookie – cutter Epidemics? The Colonial Office and the Plague Epidemics in Cape Town and Hong Kong, 1901 – 1902*, London: Institute of Commonwealth Studies, University of London, 1992.

Sutphen, Molly. "The Uses of History: Bubonic Plague in Hong Kong, 1894 – 1901," presented at the International Conference on Infectious Diseases and Human Flows in Asia (Hong Kong: Centre of Asian Studies and School of Public Health, University of Hong Kong, June 9 – 10, 2005).

Sweeting, Anthony. *Education in Hong Kong, Pre –1841 to 1941: Fact and Opinion*, Hong Kong: Hong Kong University Press, 1990.

Szreter, Simon. "The GRO and the Public Health Movement in Britain, 1837 – 1914," *Social History of Medicine*, Vol. 4, No. 3, 1991, pp. 435 – 463.

Tang, Kwong – Leung. *Colonial State and Social Policy: Social Welfare Development in Hong Kong1842 – 1997* , Lanham: University Press of America, 1998.

Taylor, Dorceta E. *The Environment and the People in American Cities, 1600 s– 1900 s: Disorder, Inequality, and Social Change*, Durham: Duke University Press, 2009.

Thomson, George Sloane and John Thomson, *A Treatise on Plague: The Conditions for Its Causation, Prevalence, Incidence, Immunity, Prevention, and Treatment*, London: Swan Sonnenschein and Co. , 1901.

Tian, Xiaoli. "Rumor and Secret Space: Organ – Snatching Tales and Medical Missions in Nineteenth – Century China," *Modern China*, Vol. 41, No. 2, 2015, pp. 197 – 236.

Topley, Marjorie. "Chinese Traditional Etiology and Methods of Cure in Hong Kong," in Charles Leslie (ed.), *Asian Medical Systems: A Comparative Study* , Berkeley: University of California Press, 1976, pp. 243 – 265.

Topley, Marjorie. *Cantonese Society in Hong Kong and Singapore: Gender, Religion, Medicine and Money*, Hong Kong: Hong Kong University Press, 2011.

Trauner, Joan B. "The Chinese as Medical Scapegoats in San Francisco, 1870 – 1905," *California History*, Vol. 57, No. 1, 1978, pp. 70 – 87.

Trujillo – Pagan, Nicole. *Modern Colonization by Medical Intervention: U. S. Medicine in Puerto Rico*, Leiden and Boston: Brill, 2013.

Tsai, Jung – fang. *Hong Kong in Chinese History: Community and Social Unrest in the British Colony, 1842 – 1913* , New York: Columbia University Press, 1993.

Tsang, Carol C. L. "Knowing Chinese Women: Richard Tottenham and Colonial Medicine in Interwar Hong Kong," *Journal of the Royal Asiatic Society Hong Kong Branch*, Vol. 53, 2013, pp. 167 – 181.

Tsang, Steve. *A Modern History of Hong Kong*, Hong Kong: Hong Kong University Press, 2004.

Tsang, Steve. *Governing Hong Kong: Administrative Officers from the 19th Century to the Handover to China, 1862 – 1997* , Hong Kong: Hong Kong University Press, 2007.

Tse, Kin – Lop. "The Denationalization and Depoliticization of Education in Hong Kong, 1945 – 1992," (Ph. D. dissertation, University of Wisconsin – Madison, 1998).

Tse, Shuk Ping. "Peter Parker (1804 – 1888): A Diplomat and Medical Missionary in Nineteenth – Century China," (M. A. thesis, University of Hong Kong, 2003).

Tucker, Sara Waitstill. "The Canton Hospital and Medicine in Nineteenth – Century China, 1835 – 1900," (Ph. D. dissertation, Indiana University, 1983).

Tung Wah Group of Hospitals, *A Descriptive Sketch of the Work Carried on in the Tung Wah Hospital, Po Yan Street, the Tung Wah Eastern Hospital, Sookunpoo, the Kwong Wah Hospital, Kowloon*, Hong Kong: The Hospitals, 1940.

Vaughan, Megan. *Curing Their Ills: Colonial Power and African Illness*, Cambridge: Polity Press, 1991.

Victoir, Laura and Victor Zatsepine (eds.), *Harbin to Hanoi: The Colonial Built Environment in Asia, 1840 to 1940*, Hong Kong: Hong Kong University Press, 2013.

Waddington, Keir. *Charity and the London Hospitals, 1850 – 1898*, New York: Boydell Press, 2000.

Wald, Erica. *Vice in the Barracks: Medicine, the Military and the Making of Colonial India, 1780 – 1868*, Basingstoke: Palgrave Macmillan, 2014.

Wang, Hsiu – yun. "Strange Bodies: Women, Gender and Missionary Medicine in China, 1870s – 1930s," (Ph. D. dissertation, University of Wisconsin – Madison, 2003).

Warren, Adam. *Medicine and Politics in Colonial Peru: Population Growth and the Bourbon Reforms*, Pittsburgh: University of Pittsburgh Press, 2010.

Watson, James L. and Evelyn S. Rawski (eds.), *Death Ritual in Late Imperial and Modern China*, Berkeley: University of California Press, 1988.

Watt, Carey A. and Michael Mann (eds.), *Civilizing Missions in Colonial and Postcolonial South Asia: From Improvement to Development*, New York: Anthem Press, 2011.

Watts, Sheldon J. *Epidemics and History: Disease, Power and Imperialism*, New Haven: Yale University Press, 1997.

Wellington, A. R. *Memorandum on Changes in the Public Health Organizations of Hong Kong during the Period 1929 – 1937*, Hong Kong, 1937.

Welsh, Frank. *A History of Hong Kong*, London: Harper Collins Publishers, 1993.

White, Luise. *Speaking with Vampires*: *Rumor and History in Colonial Africa*, Berkeley: University of California Press, 2000.

Wilding, Paul, Ahmed Shafiqul Huque, and Julia Tao Lai Po – wah (eds.), *Social Policy in Hong Kong*, Lyme: Edward Elgar, 1997.

Wilson, John. *Medical Notes on China*, London: J. Churchill, 1846.

Winterbottom, Anna and Facil Tesfaye (eds), *Histories of Medicine and Healing in the Indian Ocean World* (Volume Two: The Modern Period), Basingstoke: Palgrave Macmillan, 2016.

Wong, K. C. and Wu Lien – Teh, *History of Chinese Medicine*, Tientsin: The Tientsin Press, 1932.

Wong, Man Kong. "Local Voluntarism: The Medical Mission of the London Missionary Society in Hong Kong, 1842 – 1923," in David Hardiman (ed.), *Healing Bodies*, *Saving Souls*: *Medical Missions in Asia and Africa*, New York: Rodopi, 2006, pp. 87 – 114.

Wong, T. W. and K. P. Fung, "The Plague Pandemics and the Discovery of the Plague Bacillus," *Asia Pacific Journal of Public Health*, Vol. 2, No. 2, 1988, pp. 144 – 149.

Wong, T. W., S. L. Wong, and Stuart P. B. Donnan, "Traditional Chinese Medicine and Western Medicine in Hong Kong: A Comparison of the Consultation Processes and Side Effects," *Journal of the Hong Kong Medical Association*, Vol. 45, No. 4, 1993, pp. 278 – 284.

Worboys, Michael. "British Colonial Medicine and Tropical Imperialism: A Comparative Perspective," in G. M. van Heteren, A. de Knecht – van Eekelen and M. J. D. Poulissen (eds.), *Dutch Medicine in the Malay Archipelago*, *1816 – 1942*, Amsterdam: Rodopi, 1989, pp. 153 – 167.

Worboys, Michael. "Colonial Medicine," in Roger Cooter and John V. Pickstone (eds.), *Companion to Medicine in the Twentieth Century*, London and New York: Routledge, 2003, pp. 67 – 80.

Wright, Arnold (ed.), *Twentieth Century Impressions of British Malaya*: *Its History*, *People*, *Commerce*, *Industries*, *and Resources*, London: Lloyd's Greater Britain

Publishing Company, 1908.

Wright, Arnold (ed.), *Twentieth Century Impressions of Hongkong, Shanghai, and Other Treaty Ports of China: Their History, People, Commerce, Industries, and Resources*, London: Lloyds Greater Britain Publishing Company, 1908.

Wyman, Walter. *The Bubonic Plague*, Washington: Government Printing Office, 1900.

Xu, Guangqiu. *American Doctors in Canton: Modernization in China, 1835 – 1935*, New Brunswick: Transaction Publishers, 2011.

Yang, Xiangyin. "The Development of Medical Services Network in Colonial Hong Kong, 1841 – 1941," paper presented at the Seminar on Chinese History in view of Medicine and Healing (Taipei: Institute of History and Philology, Academia Sinica, Taiwan, December 13 – 15, 2005).

Yee, Albert H. (ed.), *Whither Hong Kong: China's Shadow or Visionary Gleam*, Lanham: University Press of America, 1999.

Yeoh, Brenda S. A. *Contesting Space: Power Relations and the Urban Built Environment in Colonial Singapore*, Oxford: Oxford University Press, 1996.

Yeoh, Brenda S. A. *Contesting Space in Colonial Singapore: Power Relations and the Urban Built Environment*, Singapore: Singapore University Press, 2003.

Yeoh, Brenda S. A. "Municipal Sanitary Ideology and the Control of the Urban Environment in Colonial Singapore," in Alan R. H. Baker and Gideon Biger (eds.), *Ideology and Landscape in Historical Perspective: Essays on the Meanings of Some Places in the Past*, Cambridge: Cambridge University Press, 2006, pp. 148 – 172.

Yip, Ka – che. *Health and National Reconstruction in Nationalist China: The Development of Modern Health Services, 1928 – 1937*, Ann Arbor: Association for Asian Studies, 1995.

Yip, Ka – che. "Colonialism and Medicine: State and Missionary Medical Activities in Hong Kong," paper presented at the First Annual Conference of the Asian Studies Association of Hong Kong (Hong Kong: City University of Hong Kong, January 21 – 22, 2006).

Yip, Ka – che. "Colonialism, Disease, and Public Health: Malaria in the History of Hong Kong," in Ka – che Yip (ed.), *Disease, Colonialism, and the*

State: *Malaria in Modern East Asian History*, Hong Kong: Hong Kong University Press, 2009, pp. 11 – 30.

Yip, Ka – che (ed.), *Disease, Colonialism, and the State*: *Malaria in Modern East Asian History*, Hong Kong: Hong Kong University Press, 2009.

Yip, Ka – che. "Science, Culture, and Disease Control in Colonial Hong Kong," in Liping Bu, Darwin H. Stapleton, and Ka – che Yip (eds.), *Science, Public Health and the State in Modern Asia*, London and New York: Routledge, 2012, pp. 15 – 32.

Yip, Ka – che. "Segregation, Isolation, and Quarantine: Protecting Hong Kong from Diseases in the Pre – war Period," *Journal of Comparative Asian Development*, Vol. 11, No. 1, 2012, pp. 93 – 116.

Yip, Ka – che. "Transition to Decolonization: The Search for a Health Policy in Post – war Hong Kong, 1945 – 85," in Liping Bu and Ka – che Yip (eds.), *Public Health and National Reconstruction in Post – War Asia*: *International Influences, Local Transformations*, London and New York: 2015, pp. 13 – 33.

Yip, Ka – che, Yuen – sang Leung, and Man – kong Wong, *Health Policy and Disease in Colonial and Postcolonial Hong Kong, 1841 – 2003*, London and New York: Routledge, 2016.

Yoo, Theodore Jun. *It's Madness*: *The Politics of Mental Health in Colonial Korea*, Berkeley: University of California Press, 2016.

Young, Theron Kue – Hing. "A Conflict of Professions: The Medical Missionary in China," *Bulletin of the History of Medicine*, Vol. 47, No. 3, 1973, pp. 250 – 272.

Yu, Xiu – Ling. "Exclusion as Oppression: A Quest for Extra – legal Status for Chinese Medicine in Colonial Hong Kong," in Michael H. K. Ng and John D. Wong (eds.), *Civil Unrest and Governance in Hong Kong*: *Law and Order from Historical and Cultural Perspectives*, London and New York: Routledge, 2017, pp. 46 – 62.

Yule, W. L. "A Scottish Doctor's Association with the Discovery of the Plague Bacillus," *Scottish Medical Journal*, Vol. 40, No. 6, 1995, pp. 184 – 186.

Zeheter, Michael. *Epidemics, Empire, and Environments*: *Cholera in Madras and Quebec City, 1818 – 1910*, Pittsburgh: University of Pittsburgh Press, 2015.

Zhou, Hong. "The Origins of Government Social Protection Policy in Hong Kong, 1842 – 1941," (Ph. D. dissertation, Waltham: Brandies University, 1992).

Zietz, Björn P. and Hartmut Dunkelberg, "The History of the Plague and the Research on the Causative Agent Yersinia Pestis," *International Journal of Hygiene and Environmental Health*, Vol. 207, No. 2, 2004, pp. 165 – 178

索 引

T

Z

后　记

　　本书是我在香港中文大学历史系（2004～2007年）完成的博士论文基础上修改而成，之所以会对近代香港疾病医疗史乃至东华三院的发展历史感兴趣，很大程度上源于15年前的那场SARS疫情。在2003年春夏之交，"严重急性呼吸系统综合征"（Severe Acute Respiratory Syndrome, SARS）病毒袭击香港。这场突如其来地降临香江的灾难，使这座饱经风霜的国际性大都市再度面临严峻考验。SARS疫情的肆虐不仅造成严重的公共卫生危机与社会经济损失，同时也给予香港社会一个新的契机，即重新反思政府的管理与施政能力、生态平衡与经济发展、医疗资源的组织与运用、媒体的信任度与职业伦理乃至民间社会的支持架构等诸多问题。

　　而对于普通香港市民来说，这场SARS疫情唤起了他们对于100多年前那场鼠疫的历史记忆。据相关记载，这场鼠疫最初来自云南地区，1894年5月开始袭港。美国著名历史学家威廉·麦克尼尔（William McNeill）教授在《瘟疫与人》一书中就曾记载："后来到了一八五五年，云南发生军事叛变。于是中国军队越过萨尔温江，去平息叛变，由于不明白感染鼠疫的风险，途中染上这种病，并将它带回江河对岸，进入中国境内其他地区。……直到一八九四年，这种病传到广州和香港，引起当地欧洲居民的恐慌。"① 根据香港政府统计，1894年有2679人染病，他们大部分不能痊愈。1894年后，这场鼠疫仍然不断地在香港出现，一直延续至1923年，前后共有21867人感染疫症，其中20489人死亡，死亡率高达93.7%。② 而在19世纪末至20世纪初，这场鼠疫开始由香港传到上海、天津等中国沿海城市，继而波及亚洲、欧洲、美洲和非洲的60多个国家和地区，死亡人数达千万以上，它被称为人类历史上

---

① 麦克尼尔：《瘟疫与人：传染病对人类历史的冲击》，杨玉龄译，天下远见出版股份有限公司，1998，第177页。

② Gerald H. Choa, *The Life and Times of Sir Kai Ho Kai*, Hong Kong: Chinese University Press, 2000, p. 278.

的第三次鼠疫大流行。①

　　当然，促使我对 1894 年香港鼠疫问题感兴趣的一个重要原因是我在中国社会科学院研究生院世界历史系攻读硕士研究生期间（2001～2004 年）一直相当关注西方医学疾病史研究的最新趋势。而当时我也打算在硕士研究生毕业之后申请香港或国外的大学继续攻读博士学位，因此理所当然地将 1894 年香港鼠疫问题作为未来的研究计划。正是如此，我将研究计划题目定为"传染病、公共卫生与香港社会：香港鼠疫的社会文化史考察（1894～1923）"，该研究希望以 1894～1923 年香港鼠疫为研究对象，从社会文化史的角度探讨这场传染病的发展历史、流行原因与特点，香港社会各界的防疫措施与回应行为，以及鼠疫所产生的政治、经济与社会后果。而在随后的研究过程中，我尤其关注东华医院在 1894 年香港鼠疫当中所扮演的角色以及因为鼠疫危机而导致的东华医院西医化改革趋势。因此，我后来重新思考了博士论文选题，希望以 1894～1941 年东华医院（三院）中西医服务变迁来考察殖民权力对于华人医疗空间的形塑与改造，并以此探讨中西医服务变迁背后所涉及的港英政府与华人社会之间、港英政府与东华三院董事局之间、中医医生与西医医生之间以及华人社会与东华三院董事局之间的多重关系。更为重要的是，希望通过这个特殊个案，从微观视角来考察西方医学在近代中国传播过程中所发生的中西医之间的对抗与互动关系，以及华人社会对于西方医学的认可与接受过程。

　　2007 年博士毕业之后，我便回到现在任职的温州大学人文学院从事教研工作。过去几年，我也陆续将博士论文当中的部分内容加以修改发表。而此次借出版之际，我也对整篇博士论文做了一定程度的修改，尤其是比较多地补充了跟论文主题相关的背景资料以及相关领域的最新研究成果。

　　本书在选题与写作过程中得到了很多相关领域的专家学者的帮助与指导，在此深表感谢。首先，要感谢博士指导老师叶汉明教授和郭少棠教授，她们在本书的选题与写作的不同阶段提供了很多宝贵的意见和资料，叶教授更是不吝时间对书稿的修改和润饰提供了不少意见。当然，文中出现的任何错误与不当之处概由本人负责。其次，要感谢张学明教授为本人提供有关第一辅助范围考试的相关参考书目以及就论文写作所提出的诸多宝贵建议。同时，

---

① Myron J. Echenberg, *Plague Ports：The Global Urban Impact of Bubonic Plague, 1894－1901* ，New York：New York University Press, 2007.

也要感谢校外答辩委员叶嘉炽教授的诸多富有建设性的意见。

此外，还有很多学者对本书的写作给予关心和支持，在此一并致以诚挚谢意，其中有于沛研究员、姜芃研究员、梁元生教授、梁其姿教授、余新忠教授、古伟瀛教授、胡成教授、朱鸿林教授、刘士永博士、李尚仁博士、范家伟博士、黄文江博士、雷祥麟博士、王惠玲博士、罗伊·麦克劳德（Roy MacLeod）教授、彼得·鲍尔德温（Peter Baldwin）教授、弗吉尼亚·碧利奇（Virginia Berridge）教授、大卫·皮尔兹（David Pietz）教授与古恩特·里斯（Guenter B. Risse）教授等。当然，历史的研究与写作离不开珍贵的档案资料，位于广华医院内的东华三院文物馆的全体工作人员为我的查档工作提供了诸多便利与支持，在此深表感谢。另外，本书的出版还要感谢社会科学文献出版社徐思彦老师，她为此书的出版提供了诸多帮助和支持。

当然，在此书付梓之际，我还要感谢我的家人，没有他们的支持和鼓励是很难完成这本书的。尤其是我的父母和爱人为我分担了更多的家庭职责，使我能够有更多精力投入我所钟爱的研究工作当中。而将近10岁的儿子尽管越来越淘气，不过带给我更多的是快乐与幸福。随着他的渐渐长大，他也开始慢慢"懂得"我的研究工作，而我有时也愿意与他分享自己的研究乐趣，这很大程度上也是我在学术研究道路上努力前进的精神动力。

杨祥银

2018 年 10 月于茶山温州大学城

图书在版编目(CIP)数据

殖民权力与医疗空间：香港东华三院中西医服务变
迁：1894－1941年 / 杨祥银著. --北京：社会科学文
献出版社，2018.12
ISBN 978－7－5201－2671－7

Ⅰ.①殖… Ⅱ.①杨… Ⅲ.①医院－卫生服务－研究
－香港－1894－1941 Ⅳ.①R199.2

中国版本图书馆 CIP 数据核字（2018）第 301191 号

殖民权力与医疗空间
——香港东华三院中西医服务变迁（1894～1941年）

著　　者／杨祥银

出 版 人／谢寿光
项目统筹／王玉敏
责任编辑／沈　艺　王玉敏

出　　版／社会科学文献出版社·联合出版中心（010）59367153
　　　　　地址：北京市北三环中路甲29号院华龙大厦　邮编：100029
　　　　　网址：www.ssap.com.cn
发　　行／市场营销中心（010）59367081　59367083
印　　装／三河市龙林印务有限公司

规　　格／开　本：787mm×1092mm　1/16
　　　　　印　张：23.25　字　数：391千字
版　　次／2018年12月第1版　2018年12月第1次印刷
书　　号／ISBN 978－7－5201－2671－7
定　　价／129.00元

本书如有印装质量问题，请与读者服务中心（010－59367028）联系